徐刚 著

生命哲学视域下的道教服食研究

儒道释博士论文丛书

巴蜀书社

U0292213

《儒道释博士论文丛书》缘起

国家"985 工程"四川大学宗教、哲学与
社会研究创新基地首席科学家
《儒道释博士论文丛书》
编委会主编　卿希泰

儒道释是中华民族传统文化的三大支柱，源远流长，内容丰富，影响深远，它对中华民族的共同心理、共同感情和强大凝聚力的形成与发展，均起了极其重要的作用，是我们几千年来战胜一切困难、经过无数险阻、始终立于不败之地的精神武器，在今天仍然显示着它的强大生命力，并在新的世纪里，焕发出更加灿烂的光彩。

自从 1978 年中国共产党第十一届三中全会确立改革开放路线以来，我国对儒道释传统文化的研究工作，也有了很大的发展，在全国各地设立了许多博士点，使年轻的研究人才的培养工作走上了有计划有组织地进行的轨道，一批又一批的博士毕业生正在茁壮成长，他们是我国传统文化研究方面的一支强大的新生

力量，是有关各学科未来的学术带头人。他们的博士学位论文有一部分在出版之后，已在国内外的同行学者中受到了关注，产生了很好的影响。但因种种原因，学术著作的出版甚难，尤其是中青年学者的学术著作出版更难。因此还有相当多的博士学位论文难以及时发表。不及时解决这一难题，不仅对中青年学者的成长不利，且对弘扬中华优秀传统文化，促进学术交流也不利。我们有志于解决此一难题久矣，始终均以各种原因未能如愿。直到1999年，经与香港圆玄学院商议，喜得该院慨然允诺捐资赞助出版《儒道释博士论文丛书》，当年即出版了第一批共 5 本博士学位论文。此后的 10 余年间，在圆玄学院的鼎力支持及丛书编委会同仁的共同努力下，一批又一批优秀的博士学位论文通过这个平台展现在世人面前，到 2013 年，已出版了 15 批共 130 部；这些论著的作者，有很多已经成长为教授、博士生导师。2014年，圆玄学院因自身经济方面的原因，停止资助本丛书，我们深感遗憾，同时也对该院过往的付出与支持致以敬意和感谢！

令人欣慰的是，当陈耀庭教授得知本丛书陷入困境的消息后，即与上海城隍庙商议，上海城隍庙决定慷慨施以援手。2015年，慈氏文教基金有限公司董事长王联章先生也发心资助本丛书。学术薪火代代相传，施善之士前赴后继。在党中央弘扬中华民族优秀传统文化的英明决策指引下，本丛书必然会越办越好，产生它的深远影响。

本丛书面向全国（包括港澳台地区）征稿。凡是以研究儒、道、释为内容的博士学位论文，皆属本丛书的出版范围，均可向本丛书的编委会提出出版申请。

本丛书的编委会是由各有关专家组成，负责审定申请者的博士学位论文的入选工作。我们掌握的入选条件是：（1）对有关学科带前沿性的重大问题做出创造性研究的；（2）在前人研究的基础上有新的重大突破、得出新的科学结论从而推动了本学科向前发展的；（3）开拓了新的研究领域、对学科建设具有较大贡献的。凡具备其中的任何一条，均可入选。但我们对入选论文还有一个最基本的共同要求，这就是文章观点的取得和论证，都须有科学的依据，应在充分占有第一手原始资料的基础上进行，并详细注明这些资料的来源和出处，做到持之有故、言之成理，避免夸夸其谈、华而不实。我们提出这个最基本的共同要求，其目的乃是期望通过本丛书的出版工作，在年轻学者中倡导一种实事求是地、一步一个脚印地进行学术研究的严谨学风。

由于编委会学识水平有限和经验与人力的不足，难免会有这样或那样的失误，恳切希望能够得到全国各有关博士点和博士导师以及博士研究生们的大力支持和帮助，对我们的工作提出批评和建议，加强联系和合作，给我们推荐和投寄好的书稿，让我们一道为搞好《儒道释博士论文丛书》的出版工作、为繁荣祖国的学术文化事业而共同努力。

2015 年 10 月 1 日于四川大学宗教、哲学

与社会研究创新基地，道教与宗教文化研究所

编委会按：2017 年，慈氏文教基金有限公司因自身原因中止资助，其资助金额由北京东岳庙管委会慷慨承担，谨此致谢。

目　录

序

  道教学界著名的前辈四川大学的蒙文通先生说："神仙之事，晚周已盛。"① 他将晚周的仙道分为三派，即行气派、服食派、房中派。蒙先生说："必古之言药饵者，专以药物，不事其余，故姮娥有得仙之说。""而秦汉之方士，每言入海求奇药，见安期生，食枣大如瓜。""《汉志》神仙家复有《芝菌》，有《黄冶》，此药饵也。明此数者皆传自汉以上。"② 可知道教服食之术渊源古远。徐刚博士的专著《生命哲学视域下的道教服食研究》，就是 21 世纪对这一领域运用现代学术理论和方法进行研究的一个硕果。

  道教服食不仅历史悠久，更是内容宏富，《生命哲学视域下的道教服食研究》一书，其角度和研究内容正如作者所说："试图把道教服食放在生命的大系统中予以认识。试图从道教独特的生理观念、哲学思维、历代食材种类、工艺、解毒、宗教性、广泛性、现代性等诸方面呈现这一现象。"作者通过八章的体量条分缕析地对以上内容进行了阐论，逻辑清晰，引证丰富合理，时

---

① 《蒙文通文集》第一卷，巴蜀书社，1987 年，第 316 页。
② 同上，第 337－338 页。

有新见。本书有大量的资料呈现和极富价值的列表分析，例如第四章关于道教服食所用食材、工艺、计量、方剂统计的研究，作者就详细地对晋代的《葛仙翁肘后备急方》、唐代的《孙真人备急千金要方》、宋代的《急救仙方》、明代的《仙传外科集验方》所用的动物类、植物类、其他类、工艺方法、计量方法、方剂进行统计，发现虽然历经数代，但道教服食的计量方法和加工工艺进展不大的情况。这种结论的得出都是建立在大量的统计数据的基础上，让人看到作者在学术研究中的踏实功夫。

本著作的一大特色就是巨量又细致的列表分析，作者从庞杂的资料中不辞辛苦地将其分门别类地整理入表，创新性地运用现代的营养学、医学、生物学、化学等学科的研究成果对道教服食的经典文献进行系统的研究、分析，得出不少的新观点，其理论与实践的价值都值得充分肯定。第八章以《食疗本草》为例对道教服食的食材进行了现代营养成分探讨，对《食疗本草》所载食材的现代营养、化学成分做了一个很详细的列表，内容丰富，阐述精详，发前人所未发。

全书结构合理，逻辑清晰，资料非常丰富，研讨有深度、有广度，是道教服食研究领域的一部力作，学术价值可圈可点。

徐刚博士是我指导的一位非常刻苦努力的优秀学生，他在攻读博士学位期间即已发表五篇 CSSCI 学术期刊论文，并独立获得一项四川省教育厅的重点课题，这在博士生中是不多见的。今欣闻他的博士学位论文出版，真是可喜可贺！

千淘万漉虽辛苦，吹尽狂沙始到金！

是为序。

张　钦

2018 年初春于四川大学文星花园

绪　论

一　选题缘由和意义

以《生命哲学视域下的道教服食研究》作为选题是一项富有挑战性的工作，不但因为这一选题确实有待于深入的研究，需要从新的角度对道教的服食思想进行全新的审视、梳理和系统的论述，更为重要的是通过该选题的研究，可以为现代社会在处理食品危机、环境危机，以及健康生活等方面提供一定的借鉴。

（一）按照身体←→服食←→生命←→环境的思路，从生命的大视野下研究服食问题

仙道贵生，生命精神是道教养生文化的根本。"道"是对生命存在进行形而上终极思考而得到的理论精华，是一个包含生命意蕴、融宇宙之本与生命之本为一体的概念。道教生命哲学在内在结构和理论形式上表现为一系列相互关联的观念体系，主要包括以"道"为核心的生命本源观、以气为基础的生命机制观、以德为内涵的生命本质观、以自然为特征的生命本性观、以形神二元为基础的生命结构观、以生死自然之变为内容的生命过程观、以贵生重生为准则的生命价值观、以自然无为为原则的生命存在观、以形神兼养为特色的生命修养观、以身心超越为目标的生命境界观。这些观念都是围绕生命问题展开的。①

人的身体是有常常被人所忽视的智慧的，人的生命里面蕴藏着巨大的秘密，关涉着人的过去、现在、未来，生与死、忧与乐、灵与肉等等。人的生命是一个异常复杂的系统，如何去认知以及所采取的认知方法是构成不同生命学问的根本原因。西方采用实证、实测的物质模型的方法，这是物质实验赖以存在的手段，以寻找生命的物质基础为目的，找到了细胞、核酸等等；中国采用直觉、体悟、思辨的思维模型方法，以形象、符号去反映、描述生命，以寻找生命的功能关系为目的，找到了精、气、神等。至于生命的本质是细胞，还是精气神，学界一直争论不休。西方的生命科学偏重于揭示生命的物质层面的奥秘，东方生命哲学着重于揭示生命的精神层面。而道教服食恰恰就在实际中寻求生命有限性突破的方法，使两者更好地统一起来，尽管在探索中失败之处颇多。

对道教服食进行系统研究，是有重要价值和意义的。首先，食物是有特定生命意蕴的，这有助于认识道教生命哲学的基本精神。虽然历史在变迁，生命在进化，但作为生命精华形态的人来讲，天天饮食，同时永远需要身心之安顿，永远追求生命的价值和意义。其中善待生命、关爱万物的宇宙情怀、提升精神境界的安身立命之道，为现代人在物欲横流的今天建构精神家园提供借鉴。其次，在对道教服食进行研究的同时，我们也注意到，关于

---

① 李霞：《生死智慧——道家生命观研究》，人民出版社，2004年版，第3页。

生命科学的研究既需要凭借理论的基础、历史的遗产和传统的积淀，也需要借助科学的手段和现实的条件。道教养生注重生命，仙道贵生，更进一步讲，道家重性、道教贵生。生命诚可贵，服食是道门重要的养生方式之一，论文选题的目的，旨在解决道教服食与传统饮食的互动关系、道教服食疗法、现代营养学的介入问题，并将其放在生命哲学的视域下，力求在理论和方法上对当今的饮食文化和养生文化有所助益。

（二）对道教服食疗法的研究，有助于审视当代食疗面临的问题

中国古代讲究药食同源。食疗是中华民族最基本的养生保健、防病治病手段。在道教中，有为数众多的食疗方法，因此，掌握古代食疗的理法原则，对食疗临床具有重要的作用。《素问·五常政大论》认为，谷肉果菜，食养尽之。孙思邈认为，为医须先洞晓病源，以食治之。如食疗不愈，然后用药。《山海经》记载了一百多种药物，成为早期药食同源的佐证。道教产生后，当时许多道士都兼通医药学，主张将"食疗"与"药疗"相结合，将食治放在医治疾病的重要位置。道教认为，人与自然界息息相关，必须做到与自然界的变化相适应，食材的选择亦需如此。随着生产力的不断发展，人们的生活水平逐步提高，在食物方面，人们要求要富有营养和保健功能，因此食疗越来越受到人们的重视。然而，单就食疗药膳的概念来讲，可谓是五花八门，同时还存在研究范围不明、定位不明、研究模糊等问题。同时，消费者对食疗药膳乱服乱用的现象相当严重，从目前食疗研究的现状来看，所谓食疗配方杂而多端，理论研究犹待深化。因此，研究道教食疗有其必要性。

（三）对道教饮食的生命及生态伦理的关照，有助于使人思考当代生态环境问题

在当代饮食中，有些人可以说无所畏惧，什么东西都想吃，都敢吃，在动物身上，貌似除了毛发没吃外，几乎吃遍其全身的每一个部位。同时，在各种动物身上，用尽各种如"酷刑"一样的原料初加工方法和烹调工艺，可谓五花八门，对动物被烹杀的惨叫之声已经麻木，有时全无怜悯之心，不以为耻反以为乐。对提供食材的各种动物没有感恩慈悲之心和相关的"终极关怀"，真是值得反思。道教认为助天生物，助地养形，人虽然是天地的精华，但要体悟天地之道，依赖各种食源才能养生。由于地理环境不同，物性相异，食源的具体特性也不尽相同，并且物无定味，适口者珍。不同地域的人，因为食源的具体特征不同，从而形成一定的饮食特色。在道教经典中，有诸多的饮食禁忌和戒杀戒律，对规范人的行为，处理人和提供各种食材的自然之间的关系提供了有益的启示。和谐饮食，道法自然。道文化认为，天、地、人是一个自然和谐的系统。这有助于我们按照自然规律的变化而饮食养生。因此，对道教饮食的生命生态伦理的关照，有助于使人反思当代饮食中肆无忌惮、无所不吃所引起的一系列影响生态和谐的问题。

（四）尝试对道教服食解毒的探索，希望有助于深化对当代食品安全的认识

现代营养学认为，食品的危害因素是有毒有害物质，包括各种污染物、天然有毒有害成分、人为不当添加物和加工储物过程中的衍生物。除天然有毒有害成分外，其余三种也可统称为污染物。从营养学的分析来看，天然食品，不管是植物性还是动物性食品都存在固有的一些有毒有害成分。

　　食品中危害因素的危害性表现为导致人体健康的食源性病害，概括起来有以下两个大方面：急性短期效应的食源性疾病和慢性长期效应的食源危害。在食源性疾病中，食物中毒是最为常见的一种类型。食物中毒在我国食品卫生国家标准《食物中毒诊断标准及技术处理总则》中定义为："指摄入了含有生物性、化学性有毒有害的食品或把有毒有害物质当做食品摄入后所出现的非传染性急性、亚急性疾病。"根据食品污染成分以及引起发病的致病因子和疾病性质，一般可将各种食源性疾病分为以下八类：细菌性食物中毒；真菌性食物中毒；动物性食物中毒；植物性食物中毒；化学性食物中毒；食源性食物中毒；食源性寄生虫病；放射病。食源性危害指长期摄入含较少量污染物的食品引起的中毒状态，包括慢性中毒，如对人体的免疫、生殖、神经的毒性危害，三致作用（即致畸、致癌、致突变）。有时把营养不平衡所引起的慢性退行性疾病也纳入食源性危害。另外，食物中存在的某些成分会导致一些人群的过敏，这也是食品中的有害因素的危害性表现。① 道教里面也有详尽的关于服食中毒以及解毒的记载，包括植物类、动物类、其他类、蛊毒类，种类多样，是古代实践智慧的结晶，笔者就此探讨之，古为今用，相互参照。

　　（五）研究服食对传统饮食文化的影响，希望能够借助"道文化"的挖掘，对当代食品问题有所助益

　　中国饮食文化博大精深，异彩纷呈，是中华民族个性与传统的表现方式之一。作为土生土长的中国宗教，自道教创立以来，

---

　　① 参见黄刚平主编：《烹饪营养卫生学》，东南大学出版社，2007年版，第72页。

著名炼丹术士众多，保存下来的外丹经诀众多，炼丹术具体内容丰富，产生的社会影响较大。同时，对饮食文化的发展也有重要的作用。

道教服食养生术是道教信仰者通过摄取食物、药物、气、符等来防治疾病、养护身心，以求长生成仙的过程中所应用的一切手段、方法、知识等活动方式的总和。黄永锋先生认为它包括服药、服气、辟谷、道教饮食、服符五种技术类型，是一类富有特色的道教养生技术。①

当代中国食品危机、环境问题日益凸显，不仅对人的生命质量有害，而且对其他物种和生态环境都造成重大的破坏。仙道贵生，积极挖掘道教中的优异因素是十分必要的。民以食为天，"安民之本，必资于食"，"安谷则昌，绝谷则危"，健康的饮食是长寿延年的重要保证。积极从道教及其他宗教中汲取有益于人类身心健康的法宝，用之于当代，这对于构建食源的获取与自然的和谐、饮食的和谐、身心和谐，促进现代人的身体健康，提高生活质量，具有深远的启迪意义。因此，以道教服食为切入点分析其对饮食文化的影响以及两者之间的互动，是非常有意义的。

（六）尝试对道教服食食材用现代营养学的方法进行探讨，有助于拓展新的研究视野

当代，行业内饮食文化内容丰富，但由于厨师的文化基础的原因，操作技艺很高，但写出来的东西不多。而有些所谓的美食理论家，对其中的具体技艺又不是真正清楚，故专门的烹饪经典专著少。而所见之文章，其理论的系统性有待于进一步的深化。

---

① 黄永锋：《道教服食技术研究》，东方出版社，2008 年 4 月，第 27 页。

苏轼在《石钟山记》中说："事不目见耳闻，而臆断其有无，可乎？郦元之所见闻，殆与余同，而言之不详；士大夫终不肯以小舟夜泊绝壁之下，故莫能知；而渔工水师虽知而不能言，此世所以不传也。而陋者乃以斧斤考击而求之，自以为得其实。余是以记之，盖叹郦元之简，而笑李渤之陋也。"用在这里颇为贴切。

从道教服食与传统饮食文化的互动方面，有待于进行深入专门研究。就目前研究该问题的思维方式来看，可以概括为"一二三四五六八"的模式，即一道、二阴阳、三才（天地人）、四时、五行、六爻、八卦的模式，多用"象"思维、"模型"思维、"类比"思维的方式。在研究的思维方式上，能否有所突破，将是研究拓展该领域的关键。

食品风险评估就是通过现有的资料包括毒理学数据、污染物残留数据、统计手段、暴露量及相关参数的评估等系统的、科学的步骤，对食品中生物、化学或物理因素对人体健康产生的不良后果进行识别、确认和定量，决定某种食品有害物质的风险。[①]道教的服食过程，有些东西是否具有日常的可食性是值得进一步研究的。因此，笔者认为应该借鉴营养学等相关学科的经验、方法、成果，拓展视野，有助于对其进行深入的分析。

二　相关研究小结

除已经出版的涉及道教养生的学术著作外，通过当时的中国知网检索，涉及道教生命观和养生类文献有：博士论文4篇、硕

[①]　参考黄刚平主编：《烹饪营养卫生学》，东南大学出版社，2007年版，第75页。

士论文 15 篇、期刊文章 79 篇、会议文章 5 篇。涉及道教人体观、病理观文献有：博士论文 2 篇、硕士论文 4 篇、期刊文章 11 篇。涉及食疗文献有：博士论文 5 篇、硕士论文 22 篇、期刊文章 832 篇、会议文章 1518 篇。涉及道教服食文献有：期刊文章 16 篇。涉及饮食观的文献有：博士论文 2 篇、硕士论文 4 篇、期刊文章 16 篇、会议文章 2 篇。与道教伦理相关的文献有：博士论文 13 篇、硕士论文 29 篇、期刊文章 138 篇、会议文章 2 篇。综观国内外围绕道教服食的研究，具有如下特点：关于道教身体观、道教病理观、道教健康观、道教食疗、道教服食解毒的文献相对薄弱。另外，专门研究道教服食、道教饮食的著作不多，仅有黄永锋先生的《道教服食技术研究》和《道教饮食养生指要》。同时也看到，关于服食的内涵和外延尚有不同的观点，亦在不断的发展变化中。黄永锋先生是放在技术哲学层面力求解决服食的相关问题，在其专著《道教服食技术研究》中将服食界定为：服药、服气、服符、饮食、辟谷，并对其进行了积极有益的开拓。该书在技术哲学语境中探究道教服食文化，系统探讨道教服食技术本质、要素、结构，细致分析道教服食技术规程，理性评价道教服食技术的养生功能、社会影响、伦理价值，并从技术目的与技术功效的矛盾运动、技术继承与技术创新的相互促动，社会需求变迁的作用、科技整体进步等内外因素剖析道教服食技术发展的动力机制，拓展了道教养生视域。

另外，从目前相关研究文献来看，对该主题的研究，尚存在继续深化的必要性。

一是对道教生命观的理论探讨文献相对较多，集中在精、气、神方面的论述居多，思维方式上主要还是阴阳五行为主导，对道教服食中的生命观论述较少；对道教身体观的论述相对较少，对于作为服食生理基础的身体，有必要进行再探讨，身体是有智慧的，这一点往往被忽视；对道教病理观的问题探讨较少，主要在部分文章和著作的章节里面进行了说明，道教的病理观与身体观、服食是密切联系的，对其进行深入分析探索是必要的。

二是关于道教饮食的文章和著作较少，主要是几篇硕士论文和黄永锋先生的《道教饮食养生指要》。中国的饮食文化博大精深，异彩纷呈，源远流长，而土生土长的道教中，关于饮食的文献是丰富的，这种鲜明的对照，凸显出道教饮食方面研究的薄弱，因此，对此进行研究非常迫切。

三是目前尚没有出现道教食疗的专门著作，中国古代讲究药食同源，食疗思想和文献内容很丰富，自古有十医九道之说，因此，开拓这方面的研究是很有现实意义的；对道教服食和传统饮食之间互动的研究目前是一个空白，对两者之间的相互影响进行开拓研究，能够理清之间的关系，对道教的研究是有益的。

四是关于道教解毒方剂研究的著作和文章比较少，笔者对此进行汇总探讨，对当代的医药和日常的健康生活都是有意义的。

五是关于宗教伦理方面包括道教伦理方面的探讨和文献相对比较丰富，对于道教服食与生命、生态伦理的研究，对当代环境问题的研究是有借鉴意义的。

六是对道教服食的研究，目前历史文献的方法比较常见，为了更好地开拓研究的新视野，探索性地引入其他现代学科的方法是非常有必要的，推陈出新、古为今用。由于服食是与人体密切相关的，故笔者试图用现代营养学的方法进行探讨，关于道教饮食的现代营养学介入，能够有利于进一步在应用性上挖掘。当然这只是一种探索，算是抛砖引玉。

鉴于服食内容的广泛性，对其内涵和外延尚在研究过程中，在前辈研究的基础上，本书主要采用系统论的方法，以服食为中心，在道教生命观和服食的哲学基础上，主要集中在道教食材、工艺、量化单位、服食解毒疗法、服食与传统饮食文化的互动方面、服食的饮食层面的现代营养学探讨，鉴于服气与采气进入体内的方式与途径不同，将服气、服符、存神作为道教服食的宗教特征进行分析。传统道文化是有灵性的，当然，本人才疏学浅，道教生命哲学视域下服食研究的现代意义及未来发展有待于进一步深入研究，不足之处尚请方家指正。

三　研究方法、研究的难点、可能的创新点

（一）研究方法

1. 统计分析（服食食材的统计工作是非常复杂的，要经过多个版本的校订、查证，涉及朝代更迭后食材的变化，以及相同性、不同性等一系列统计）。

2. 运用宗教学、哲学、文献学、统计学、营养学等学科交叉互动的方法。

3. 理论分析与实践应用相结合。

本书在坚持科学、系统思维为总体方法的基础上，将哲学思辨和《道藏》文献整理、历史分析和逻辑分析、归纳分析和演绎分析、理论分析与实证分析等多种具体方法有机地结合起来。

（二）研究的难点、可能的创新点

1. 研究的难点

（1）道教服食是一个复杂的问题，要清晰地梳理其脉络比较困难，本书只能沿着道教历史主线的基本方向，将其分为道教服食的生理观，道教服食的哲学观，道教解毒疗法，道教服食食材、工艺、量化单位，以及道教服食对饮食文化的影响，道教饮食的营养学分析进行重点考察。

（2）道教服食本身涵盖的内容很多，历史跨度较大，本书在道教服食食材的研究方面，无法对所有问题进行一一解决，只能选取《道藏》所见的主要材料，按照所涉及的问题进行统计。

（3）我国幅员辽阔、地大物博，自然条件千差万别，加之朝代不断更迭，战乱频发，作为土生土长的道教，对其与传统饮食文化的互动所涉及的具体材料特征的研究面临很多困难，故以葛洪、孙思邈为例展开。

（4）论文涉及的道教服食食材的营养学探讨，面临很多实际问题，这需要大量的实证研究、调查分析，可能会面临时间及资源的限制。本部分主要以代表性的《食疗本草》为例进行探讨。由于诸因素的影响，本部分尚不能进行系统分析，只能在定性方面尽可能的去做探讨，希望能抛砖引玉。

2. 可能的创新点

从选题和内容安排的角度看，学术界对道教身体观、道教病理观、道教心理观、道教生命观、道教饮食观、道教解毒观等问题有一定的关注，但关于道教解毒的专著、道教服食对饮食文化的影响的著作尚未出现，对道教服食进行现代性分析也相对薄弱。本书在前辈研究的基础上，以道教的生命修炼历程为基础，系统阐论道教的生理观、哲学观、身神观、变化观与服食的内在关系，并进行概括、总结和提炼，希望有所突破。同时，在当前环境问题、食品安全问题不断凸显的情况下，放在道教生命哲学的视域下研究服食问题，亦有现实意义和参考价值。可能的创新点主要有：

（1）以《道藏》所见文献《肘后备急方》、《孙真人备急千金要方》、《急救仙方》、《仙传外科集验方》所用动物类、植物类、汤剂类、其他类食材进行系统详尽的统计，并制作相应的图表，力求揭示历经东晋至元明期间道教所见服食食材的变化。

（2）通过研究发现，道教服食是有层次性的，服食食材是广泛而多样的，服食解毒疗法是深刻的；道教从外丹转向内丹，对道教服食的发展有一定的负面影响。但"服食如何助推内丹"成为新的课题。

（3）对道教服食与传统饮食文化的互动进行探讨。

此外，本书还对道教服食解毒方进行梳理总结，这些能够反映道教的实践智慧。同时，在研究方法、研究视域方面力求有所突破，使对服食的研究突破以往仅仅依靠文献相互说明的局限性，力求有一定的应用性。

第一章　道教服食的生理学基础

生命是什么？西方学者比夏认为："生命乃是抗拒死亡的各个功能的总和。"[1] 自古以来，健康长寿是人类美好的愿望，道教在先民长生理念和神仙思想的基础上，形成了以长生不死、神仙信仰为核心的道教义理体系，明确提出"是曹之要当重生，生为第一"[2]，认为"生，道之别体"，将"生"提高到"道"的本体高度。这种神仙信仰集中体现了追求长寿的意识。

道教生命哲学思想不同于其他流派的生命哲学。盖建民教授认为，道教生命哲学主要有三个基本思想：贵人重生、"生为第一"的乐生观；"我命在我不在天"的生命自主观；延生有术的生命操作观。[3] 李刚教授认为，道教生命哲学的三大特性即主体性、实证性和超越性，其建立了我命在我、神仙可学、心作主宰的主体论，注重运用和实证，主张超越生死的对立，以获生命的

①　莫里斯·迪热：《政治社会学》，华夏出版社，1987 年版，第 183 页。
②　王明：《太平经合校》，中华书局，1960 年版，第 613 页。
③　盖建民：《从道教生命哲学看道教文化的现代意义》，《宗教：世纪之交的多视角思维——福建省宗教研究会论文集（三）》，1999 年 10 月。

永恒。其最基本的特征是：以人生哲学为主，以宇宙本体论为辅，以个人为本位，追求个体生命的永恒性。道教生命哲学的主体性，展示了道教对个体自我自由选择的重视，使人成为自我生命的主人。① 李大华教授认为，道教生命哲学本身也是宗教哲学，它在讲求生命意志及其冲动时需要理性。可是，生命哲学总伴随着生命的主动性，其非理性倾向性比理性倾向性更为突出。"道"是道教生命哲学绝对的本质。遵循生命序次，爱养自然，就是最大的道德。②

第一节　道教生命起源论

道教天人合一的生命观为道教重生惜命、生道合一等思想提供了理论依据。就道与生的关系而论，"道者有而无形，无（形）而有情，变化不测，通神群生，在人之身则为神明"。③ 而且"道不可见，因生而明之；生不可常，用道以守之。若生亡则道废，道废则生亡。生道合一，则长生不死，羽化成仙"。④ 并认为道与生之间有所区别，"道无生死，而形有生死。所以言生死者，属形不属道也。形所以生者，由得其道也；行所以死者，由失其道也。人能存生守道，则长存不亡也。"⑤ 因此养生

---

　　① 李刚：《道教生命哲学的特性》，《江西社会科学》，2004 年 9 月。
　　② 李大华：《关于道教生命哲学基本特征的思考》，《中国哲学史》1999 年第 1 期。
　　③ 《道藏》，第 11 册，397 页。备注：《道藏》，文物出版社、上海书店、天津古籍出版社联合出版，1988 年版，以下所引《道藏》均用此版本，不再一一标注。
　　④ 《道藏》，第 11 册，397 页。
　　⑤ 同上。

慎勿失道，为道慎勿失生；使道与生相守，生与道相保，二者不相离，方能长生久视。

一　道生万物

（一）天道自然

道教认为，"道"是"万物之母"。道是万物之所然，万理之所稽，万物得道以生，即谓万物的变化生灭都是遵循此根本的理。同时，"人法地，地法天，天法道，道法自然"。[①] 人以地为法，地以天为法，天以道为法，道则唯以自己为法，更别无所法。"道常无为而无不为"。道是无为的，故虽生成万物，却不作主宰，老子说："大道泛兮，其可左右。万物恃之以生而不辞，功成而不有。衣养万物而不为主，可名于小；万物归焉而不为主，可名为大。以其终不自为大，故能成其大。"[②]

道教认为：天道自然，人道自己。人生而命有长短者，非自然。即是说，生是天道自然而成，但个体生命的长短则是人道炼养的结果。为此，道教十分注重发挥"自我"的炼养能力，知"道"为生灭的关键，发挥"我命在我不在天"的主观能动性。

老子以道为先于天，亦即认为天必根据于其理，天之理即天所以。凡规律皆附于物事而见，不能独见；规律之存在实不同于事物。故道惟恍惟忽，亦有亦无。有实而无形，虽存在而非感官所能察觉。

变与反乃道所包含之基本规律。老子说："大曰逝，逝曰

① 饶尚宽译注：《老子》第25章，中华书局，2007年版，第63页。
② 饶尚宽译注：《老子》第34章，中华书局，2007年版，第85页。

远，远曰反。"① "反者道之动。"② 道之生万物，又有其次序。老子说："道生一，一生二，二生三，三生万物。万物负阴而抱阳，冲气以为和。"③

关于"道"的本根性，《庄子》一书有大量论述。《齐物论》认为：道通为一。庄子在《大宗师》中说："夫道，有情有信，无为无形；可传而不可受，可得而不可见；自本自根，未有天地，自古以固存；神鬼神帝，生天生地；在太极之先而不为高，在六极之下而不为深，先天地生而不为久，长于上古而不为老。"④ 也就是说，"道"是自本自根的；"道"是宇宙间最初的存在者，"道"具有无限的超越性。在庄子看来，"道"不仅是无生命的万物之本，也是生命之本，人的形体、精神以及整个生命都是由"道"产生的，也是由"道"赋予其存在根据的。人的整个生命，从形体到精神，归根到底都是"道"赋予的。"道"既能生物，也能杀物，但是这都是无意为而为之。万物的生灭，生命的存亡，都是"道"运动的不同形态。

（二）道生万物

在老子的思想中，"道"是生命产生的终极根源。"有物混成，先天地生，寂兮寥兮，独立而不改，周行而不殆，可以为天下母，吾不知其名，强字之曰道，强为之名曰大。"⑤ "道冲而用之或不盈，渊兮似万物之宗。湛兮似或存，吾不知其谁之子，象

---

① 饶尚宽译注：《老子》第 25 章，中华书局，2007 年版，第 63 页。
② 饶尚宽译注：《老子》第 40 章，中华书局，2007 年版，第 100 页。
③ 饶尚宽译注：《老子》第 42 章，中华书局，2007 年版，第 105 页。
④ 《道藏》第 16 册，第 18 页。
⑤ 饶尚宽译注：《老子》第 25 章，中华书局，2007 年版，第 63 页。

帝之先。"①

　　大道无形，生育天地。以道为体是道教宇宙观的理论基石。道体论是道教对宇宙万物纷纭现象进行本质抽象的结果，阐释了宇宙万物生成变化的基本规律。道是万物由以生成的究竟所以，而德则是一物由以生成之所以。一物之所以一物者，即德。老子说："道生之，德畜之，物行之，势成之。是以万物莫不尊道而贵德。道之尊，德之贵，夫莫之命而常自然。"②

　　（三）与天合德

　　"道生之，德畜之，长之育之，亭之毒之，养之覆之。生而不有，为而不恃，长而不宰，是谓玄德。"③　庄子认为：物得以生谓之德；行非道不生，生非德不明。在道体论中，道与德表现为道体、德用的辩证关系。"道"为"德"之体，"德"为"道"之用。即是说，由于道具有绝对抽象性和超越性的本性，彰显道在具体万物中的功用，还需"德"的辅助。"道"、"德"并举，体用不二，共同化生、蓄养万物。

　　道与德之间具有体用的辩证关系。常道、可道之名义源自《道德经》第一章"道可道，非常道"。老子认为，凡是超越一切规定性的抽象存在物，即常道；但道与万物又存在着一定的关联，因此又会表现出一些可感的特性，即可道。常道与可道是一体两用。

　　道教将生命炼养和道德修养紧密结合，把"积善立功"作为长寿及得道升仙的必备条件。《抱朴子内篇》云："欲求仙者，

---

① 　饶尚宽译注：《老子》第4章，中华书局，2007年版，第11页。
② 　饶尚宽译注：《老子》第51章，中华书局，2007年版，第123页。
③ 　同上。

要当以忠孝和顺仁信为本。若德行不修，而但务方术，皆不得长生也"。①修德、积善成为贯通天地、得道成仙的依据；人成仙还是鬼，个体的善恶甚为关键。

二　性命和合、精气神合一

（一）性命和合

道教素以"仙道贵生"为立教之宗旨。随着道教义理不断发展，道教形成了独具特色的生命观。这种生命观是其宇宙观在生命问题上的自然呈现，是道教通过对生命的起源、生命的存在形式、生命的炼养途径以及生命终极意义等问题的不断探索而形成的一套生命学说体系，并对整个道教理论体系的科学性、修行实践的合理性等，都有着至关重要的影响。对于生命的存在形式，道教有时用性与命来表征。《太上老君内观经》认为：从道受分谓之命，自一禀性谓之性。《元气论》认为：性不可离于元气，命随类而化生。性、命、元气化生万物，但是万物性同而命各有异。性命和合，人得以生，性命离异，人得以死。道教有时用形神俱妙来说明人的生命存在。并认为，生命源于道气，成于父精母血；既成生命的体征主要表现为形与神的结合。

性指人的精神、意识，是人先天具有的一种清净、纯而不杂的本性；命指人的躯体、形体，也是一种人们无法摆脱的先天规定性。《玄肤论》指出：性则神，命则精与气。《元始天尊说得道了身经》认为：性定命住，性命双全，形神俱妙，与道合真。

---

① 王明：《抱朴子内篇校释》，中华书局，1985 年，第 53 页。

与精、气、神等构成生命诸要素相比，"性"为先天至神之灵之谓，"命"是先天至精一气之谓。精与性，命之根。性之造化系于心，命之造化系于身。命有身累，则有生有死；性受心役，则有往有来。精神乃性命之本，性无命不立，命无性不存。因此，其名虽二，其理一也。

（二）精气神合一

道教关于生命的构成元素有时用精、气、神来指称，精气神合一才会有生命的存在，《太上老君内观经》云："谛观此身，从虚无中来，因缘运会，积精聚气，乘业降神，和会受生。"与构成生命的形、神两极相比较，气相当于形，精、气合为神。①《七部语要》云"形者，气之聚也，气虚则形羸。神者，精之成也，精虚则神悴。"②《元气论》对精、气、神，以及三者与生命的关系给予了具体说明："精者，血脉之川源，守骨之灵神，故重之以为宝；气者，肌肉之气云，固形之真物，故重之以为生。人之一身，法象一国，神为君，精为臣，气为民。民有德，可为尊，君有道，可以永久有天下。是以能养气有功，可化为精，养精有德，可化为神；养神有道，可化为一身，永久有其生。"③道教把"神"等同于"精"，即"神者，精也"、"精者，体之神"，从而将生命构成元素简约为"精"与"气"，所以，道教有时对精的炼养更为重视。《养性延命录》引《服气经》曰："道者，气也。保气则得道，得道则长存。神者，精也。保精则神明，神明则长生。精者，血脉之川流，守骨之灵神也。精去则

---

① 《道藏》第11册，第396页。
② 《道藏》第22册，第625页。
③ 同上，第389页。

骨枯，骨枯则死矣。"①　"道以精为宝，施之则生人，留之则生身，生身则求度在仙位。"②《元气论》引《仙经》亦云："阴阳之道，精液为宝，谨而守之，后天而老。"③在构成生命基本要素的形神关系中，由于"形本生精，精生于神。不以施精，故能与天合德；不与神化，故能与道同式。"④至此，道教已把宝精、啬神提高到"与天合德"、"与道同式"的高度来认识。

道教认为，人之生死是气之聚散。气聚则生，气散则死，精气神合一才会有生命的存在。与构成生命的形、神两极相比较，气相当于形，精、气合为神。

《元始天尊说得道了身经》云："性定命往，性命双全，形神俱妙，与道合真。"⑤　"夫性者，先天至神之灵之谓也，命者、先天至精一气之谓也。精与性，命之根也。性之造化系乎心，命之造化系乎身，命有身累，则有生有死；性受心役，则有往有来。是知身心两字，精神之舍，精神乃性命之本也。性无命之本也，性无命不立，命无性不存，其名虽二，其理一也。"⑥

人是形、气、神的统一体。《钟吕传道集·论真仙》认为：人之生，即精血为胎胞，于太初之后而有太质。阴承阳生，气随胎化，三百日形圆。灵光入体，从而与母分离。《西山群仙会真记·养生》云："人物异性，受生惟一炁，魂得之于天，体魄得之于地。无形无象，自空中来，即父精母血，以无为有。三百日

---

① 《道藏》第22册，第234页。
② 《道藏》第18册，第483页。
③ 《道藏》第22册，第386页。
④ 同上，第229页。
⑤ 《道藏》第1册，第806页。
⑥ 《道藏》第4册，第503页。

胎完，胎完气足者生。是由无而有，不善养生则以有还无矣。"①
《内景经》云："长生至慎房中急。此在乎妙用之道，元气结之
为精矣。身中之精，元气之本。"② 从而构成道教对生命现象的
多层次、多维度阐释。

三　我命在我不在天

在生命问题上，道教主张人的主体能动性，即我命在我，不
属于天。"修短在己，得非天与，失非人夺。"③ "养神在心，不
死由我。"④ 在《悟真篇》看来，"一粒灵丹吞入腹，始知我命
不由天"。⑤ 道教坚信："人能弘道，非道弘人"。⑥

《元气论》认为：人之初生，禀天地之元气，为神为形；受
元一之气，为液为精。随着天气与地气的减耗，元气变弱，身体
将生病。也就是说生成生命的道气会不断衰退，需要后天不断摄
生，恢复元气，以求长生。

针对寿限的具体差异，《养性延命录》载："人生而命有长
短者，非自然也，皆由将身不谨，饮食过差，淫泆无度，忤逆阴
阳，魂神不守，精竭命衰，百病萌生，故不终其寿。"⑦ 只有使
形神合道，才可以实现长生成仙的理想。《养性延命录》引太史

---

① 《道教》第 4 册，第 656 页。
② 《道藏》第 22 册，第 619 页。
③ 同上，第 643 页。
④ 《道藏》第 4 册，第 605 页。
⑤ 王沐：《悟真篇浅解》，中华书局 1990 年版，第 11、118 页。
⑥ 《净明宗教录. 湖洞真述净明大道说》，《藏外道书》第 7 册，第 828 页，巴
蜀书社 1994 年版。下引《藏外道书》版本同，不再注明。
⑦ 《道藏》第 22 册，第 385 页。

公之论曰：夫神者，生之本；形者，生之具也。神之所托者，形
也。神形离别则死，死者不可复生，离者不可复返，故乃圣人
重之。①

（一）形神合道，长生成仙

道者，"神异之物，灵而有性，虚而无象，随而不测，影响
莫求。不知所以然而然，通生无匮，谓之道。"② 又《西升经》
云：形神合同，故能长久。"③ 人得道之后，因能与道合一，故
可长生久视。

《坐忘论》载："道有深力，徐易形神，形随道通，与神合
一，谓之神人。神性虚融，体无变灭，形与道同，故无生死。"④
只有这样才能形神合道、飞升昆仑。

道教生命观认为，"夫气者，胎之元也，形之本也。胎既诞
矣，而元精已散；形既动矣，而本质渐弊。是故须纳气以凝精，
保气以炼形，精满而神全，形休而命延，元本既实，可以固
存耳。"⑤

（二）生道合一

老子认为："天长地久。天地所以能长且久者，以其不自
生，故能长生。是以圣人后其身而身先，外其身而身存。以其无
私，故能成其私。"⑥

道教生命观认为：人的生命来源于大道，其终极归宿也应回

---

① 《道藏》第22册，第229—230页。
② 同上，第896页。
③ 同上，第896—897页。
④ 同上，第896页。
⑤ 同上，第615页。
⑥ 饶尚宽译注：《老子》第7章，中华书局，2007年版，第18页。

归于大道。人的个体生命终归是要结束的,它只有与无限的大道合一,才能获得永恒的意义。即如《太上老君内观经》所说的,道无生死,而形有生死。所以言生死,属形不属道;形所以生,由其得道,形所以死者,由其失道。因此,生不可常,用道以守之,只有生道合一,才能长生。

道教认为生命之原来自于"道气","道生阴阳,阴阳生天地,天地生父母,父母生我身。"①《太上老君内观经》指出:气来入身谓之生,从道受生谓之命。此即表明,道教视气为生机之源,人禀道受气之后方可得生,方具形神,方会有生命。《真诰》认为:"人体自然,与道气合。"② 唐吴筠《元气论》亦曰:"人与物类,皆禀一元之气,而得生成。""生命之根,元气是矣。"③ 在道教宇宙观中,气与道一样,都是万物之本元,万物都是大道造化的产物,人的生命也不列外,"人之根本者,男精女血既凝,有道自然而生。"④《元气论》把道化生命的过程简括为:"既有大道,道生阴阳,阴阳生天地,天地生父母,父母生我身。"⑤"夫道者何谓焉?道即元气也"⑥ 故要把握生命的主动性:我命在我不在天,生命长存在炼养。李刚教授认为,超越宇宙,掌握生死,这就是道教生命哲学主体性的恢宏气度,道教生命哲学的主体性,其要旨包含上述两方面的内容:一方面是对自我生命的自作主宰,坚持'我命在我不在天';另一方面是对道

---

① 《道藏》第22册,第383页。
② 《道藏》第20册,第516页。
③ 《道藏》第22册,第385页。
④ 同上,第616页。
⑤ 同上,第383页。
⑥ 同上,第386页。

德主体性的强调，人们有权对善恶作自由选择。发挥道德主体性从而延长生命存在的时间，提高生命存在的质量，这中间"心"是关键所在。故从多侧面、多角度去阐述治心养心，是道教生命哲学讲主体性的重要内容。[1] 道教生命哲学不是空谈义理，而是主张实证，通过自己的身体力行去体验生命的真谛所在，从而超越生死，超越人与自然的对立，获得永恒。超越性是道教生命哲学的一个显著特性。所谓"超越"，对道教来说，就是超越生命的死亡，走向无限，到达永恒；就是超越天人对立，超越天对于人的生命的压迫，实现人的生命对于自然的主宰。道教生命哲学是一种行动哲学，强调神仙可学，就是对生命问题进行实际的体证。走实证的路，这就是道教生命哲学选择的人生路向。[2]

第二节　道教人体生命现象

一　生命孕育

（一）人体生命的孕育

道教关于怀胎期间的生命现象的学说，体现出生命的物质性和发展性，这是服食的生理基础。道教对禀道受气的生命在胞胎中的孕育过程给予了详细说明："一七日，如藕根。二七日，如稠酪。三七日，如鞋袜。四七日，如温石。五七日，有风触胎名

---

① 李刚：《道教生命哲学的特性》，《江西社会科学》，2004 年 9 月。
② 同上。

摄提，头及两臂、腥，五种相现。六七日，有风名旋转，两手足四相现。七七及八七日，手足十指，二十四相现。九七日，眼耳鼻口及下二穴，大小便处九种相现。十七日，有风名普门，吹令坚实，及生五脏。十一七日，上下气通。十二七日，大小肠生。十三七日，渐知饥渴，饮食滋味，皆从脐入。十四七日，身前身后，左右二边，各生五十条脉。十五七日，又生二十条脉。一身之中，共有八百吸气之脉，至是皆具。十六七日，有风名甘露，安置两眼，通诸出入息气。十七七日，有风名毛拂，能令眼耳鼻口，咽喉胸臆，一切合入之处，皆得通滑。十八七日，有风名无垢，能令六根清净。十九七日，眼目鼻舌，四根成就；得三种报，曰身、命、意。二十七日，有风名坚固，二脚二手，二十指节，至一身二百大骨及诸小骨，一切皆生。二十一七日，有风名生起，能令生肉。二十二七日，有风名浮流，能令生血。二十三七日，生皮。二十四七日，皮肤光悦。二十五七日，血肉滋润。二十六七日，发毛爪甲皆与脉通。二十七七日，发毛爪甲，悉皆生就。二十八七日，生屋宇园池河等八想。二十九七日，各随自业，或熏或白。三十七日，熏白相现。三十一七日至三十四七日，渐得增长。三十五七日，肢体具足。三十六七日，不乐住腹。三十七七日，生不争、臭秽、黑暗三想。三十八七日，有风名蓝花，能令长伸两臂，转身向下。次有趋下风，能令足上首下，以向生门。是时也，万神必唱，恭而生男；万神必唱，奉而生女。至于五脏六腑，筋骨髓脑，皮肤血脉，精脏、水脏，二万八千形影，一万二千精光，三万六千出入，八万四千毛窍，莫不各有其神以主之。"① 这与现代科学所认识的胎儿发育情况有很多的相似，不排除具备解剖实践活动的丰富经验。

尽管人结胎的规律都是一致的，但胚胎的情况却并不相同，"其结胎受化，有吉有凶，有寿有夭，有短有长，皆禀宿根。结气不纯，藏胃积滞，六府败伤，形神不固，体不受灵，死气入孔，何由得存?"② 此说虽有神秘的先天因素，但依据现代科学的观点就是遗传对人的生命的影响是至关重要的。

生命孕育历程亦有注意事项，由于儿在胎，日月未满，阴阳未备，腑脏骨节皆未成足，故自初讫于将产，饮食居处，皆有禁忌："妊娠食羊肝，令子多厄；食山羊肉，令子多病。妊娠食驴马肉，令子延月。妊娠食骡肉，产难。妊娠食兔肉、犬肉，令子无音声并缺唇。妊娠食鸡子及干鲤鱼，令子多疮。妊娠食鸡肉、糯米，令子多寸白虫。妊娠食椹并鸭子，令子倒出，心寒。妊娠食雀肉并豆酱，令子满面多𪒫黯黑子。妊娠食雀肉、饮酒，令子心淫情乱，不畏羞耻。妊娠食鳖，令子短项。妊娠食冰浆，绝胎。妊娠勿向非常地大小便，必半产杀人。"③

道经的相关记载对当代妊娠健康研究有重要的价值。在《备急千金要方》卷二中，提到"逐月养胎"，其意义不仅在于妇女孕期的保护调养，更在于对胎儿的"胎养"和"胎教"，从生命调养的角度看，可算是较早的"养生"了。中医认为，很多疾病的发生都是因为先天禀赋不足导致的，因此，"胎教"与

---

① 《道藏》第 18 册，第 528 – 529 页。
② 《道藏》第 25 册，第 12 页。
③ 《中华道藏》第 22 册，第 44 页。备注：《中华道藏》，张继禹主编，华夏出版社，2004 年版，以下所引《中华道藏》均用此版本，不再一一标注。

"胎养"具有重要的意义。

在道经中，亦引用文王胎教："凡受胎三月，逐物变化，禀质未定。故妊娠三月，欲得观犀象猛兽，珠玉宝物；欲得见贤人君子，盛德大师；观礼乐、钟鼓、俎豆，军旅陈设，焚烧名香；口诵诗书、古今箴诫；居处简静，割不正不食，席不正不坐，弹琴瑟，调心神，和情性，节嗜欲。庶事清净，生子皆良，长寿忠孝，仁义聪惠，无疾。斯盖文王胎教者也。"①

道教养生是"形神"并养，健康的精神与心理对于生命状态具有很大的影响，"长寿忠孝，仁义聪惠"的人，罹患疾病的可能性会减少。从道经的记载来看，对人体胚胎发育的过程有系统的认识，而且提出了相应的方药进行养护，具体如下。

"妊娠一月，名始胚。饮食精熟，酸美受御，宜食大麦，毋食腥辛，是谓才正。妊娠一月，足厥阴脉养，不可针灸其经。足厥阴内属于肝，肝主筋及血。一月之时，血行否涩，不为力事，寝必安静，无令恐畏。"② 分别从饮食、起居、精神上提出了注意事项，并用乌雌鸡汤方予以"胎养"。

"妊娠二月，名始膏。无食辛臊，居必静处，男子勿劳，百节皆痛，是为胎始结。妊娠二月，足少阳脉养，不可针灸其经。足少阳内属于胆，主精。二月之时，儿精成于胞裹，当慎护惊动也。"③ 宜服艾叶汤方。

"妊娠三月，名始胎。当此之时，未有定仪，见物而化。欲生男者，操弓矢；欲生女者，弄珠玑。欲子美好，数视璧玉；欲

---

① 《中华道藏》第 22 册，第 44 页。
② 同上，第 44－45 页。
③ 同上，第 45 页。

子贤良，端坐清虚，是谓外象而内感者也。妊娠三月，手心主脉养、不可针灸其经。手心主内属于心，无悲哀、思虑、惊动。"① 宜服用雄鸡汤方。

"妊娠四月，始受水精，以成血脉。食宜稻粳，羹宜鱼雁，是谓盛血气，以通耳目，而行经络。妊娠四月，手少阳脉养，不可针灸其经。手少阳内输三焦。四月之时，儿六腑顺成。当静形体，和心志，节饮食。"② 宜服用菊花汤方。

"妊娠五月，始受火精，以成其气。卧必晏起，沐浴浣衣，深其居处，厚其衣服。朝吸天光，以避寒殃。其食稻麦，其羹牛羊，和以茱萸，调以五味，是谓养气，以定五脏。妊娠五月，足太阴脉养，不可针灸其经。足太阴内输于脾。五月之时，儿四肢皆成，无大饥，无甚饱，无食干燥，无自炙热，无大劳倦。"③ 宜服用阿胶汤主之方。

"妊娠六月，始受金精，以成其筋。身欲微劳，无得静处，出游于野，数观走犬，及视走马。食宜鸷鸟、猛兽之肉，是谓变腠理纫筋，以养其力，以坚背膂。妊娠六月，足阳明脉养，不可针灸其经。足阳明内属于胃，主其口目。六月之时，儿口目皆成。调五味，食甘美，无大饱。"④ 宜服麦门冬汤方。

"妊娠七月，始受木精，以成其骨。劳身摇肢，无使定止，动作屈伸，以运血气。居处必燥，饮食避寒，常食稻粳，以蜜腠理，是谓养骨而坚齿。妊娠七月，手太阴脉养，不可针灸其经。

① 《中华道藏》第 22 册，第 45 页。
② 同上，第 46 页。
③ 同上。
④ 同上，第 47 页。

手太阴内属于肺，主皮毛。七月之时，儿皮毛已成。无大言，无号哭，无薄衣，无洗浴，无寒饮。"① 宜服用葱白汤主之之方。

"妊娠八月，始受土精，以成肤革。和心静息，无使气极，是谓密腠理，而光泽颜色。妊娠八月，手阳明脉养，不可针灸其经。手阳明内属于大肠，主九窍。八月之时，儿九窍皆成。无食燥物，无辄失食，无忍大起。"② 宜服用芍药汤主之之方。

"妊娠九月，始受石精，以成皮毛，六腑百节，莫不毕备。饮醴食甘，缓带自持而待之，是谓养毛发、致才力。妊娠九月，足少阴脉养，不可针灸其经。足少阴内属于肾，肾主续缕。九月之时，儿脉续缕皆成。无处湿冷，无着炙衣。"③ 宜服用半夏汤方。

"妊娠十月，五脏俱备，六腑齐通，纳天地气于丹田，故使关节、人神皆备，但俟时而生。妊娠一月始胎，二月始膏，三月始胞，四月形体成，五月能动，六月筋骨立，七月毛发生，八月脏腑具，九月谷气入胃，十月诸神备，日满即产矣。宜服滑胎药，入月即服。"④ 所以到了临产，宜服用"令滑易产"的丹参膏。

这十个月里面还会根据情况服用其他不同的方剂如补胎汤、黄连汤、茯神汤、调中汤、安中汤、柴胡汤、杏仁汤、葵子汤和猪肾汤等等。这些方剂实则根据具体情况做出的针对生命的养护而非是疾病的治疗。道经不仅载录了丰富的关于妊娠的知识，而

---

① 《中华道藏》第22册，第47页。
② 同上，第47－48页。
③ 同上，第48页。
④ 同上。

且载录了相应的养护生命的方药，可对未来的健康打下一定的基础。

（二）人身难得

人的出生问题很重要，仙道贵生，所以应该重视自己的身体，注意养生，"然则人身岂易得哉！鞠育之恩，又岂浅浅哉！夫以天地父母之恩，生此不易得之身，至可贵至可宝者，五福一曰寿而已。既得其寿，则富贵利达，致君泽民，光前振后，凡所以掀揭宇宙者，皆可为也。盖身者，亲之身。轻其身，是轻其亲矣。安可不知所守，以全天与之寿，而有以尽事亲之大乎。或曰：婴孺之流，天真未剖，禁忌饮食，又无所犯，有至夭枉者，何欤？曰：此父母之过也。为父母者，或阳盛阴亏，或阴盛阳亏，或七情郁于内，或八邪袭于外，或母因胎寒而饵暖药，或父以阴萎而饵丹药，或胎元既充，淫欲未已，如花伤培，结子不实。既产之后，禀赋怯弱，调养又失其宜，骄惜太过。睡思既浓，尚令咀嚼；火合既暖，犹令饮酌；厚袭重覆，且令衣着；抚背拍衣，风从内作；指物为虫，惊因戏谑；危坐放手，我笑渠恶；欲令喜笑，肋胁指龊；雷鸣击鼓，且与掩耳；眠外过时，不令早起；饮食饱妖，不与戒止；睡卧当风，恐吓神鬼；如此等事，不一而已。斯言也，演山省翁之至言也。父母者，因是而鉴之，则后嗣流芳，同此一寿，岂不伟欤！"①

由此可知，人生之不易。道教把生命的源头推至道气，个体生命则是从道气分灵、父精母血的阴阳结合，历经十月孕育而成。禀道之气是生命之本原，人与万物的生命都源于它，它是形

成生命的必备条件。由于形成人的生命之气最为珍贵，所以，在所有生命中人的生命也最为宝贵。陶弘景在《养性延命录序》中指出："夫禀气含灵，唯人为贵。"①《元气论》亦云："生成长养，最尊最贵者，莫过人之气也。"② 由于道与气的特殊关联，使得人的生命与道之间形成了一致不二的关系，生命成为道的符号和具体形态，即如《老子想尔注》所云："生，道之别体也。"③《三元参赞延寿书》指出：人之寿，天元六十，地元六十，人元六十，共一百八十岁。不知戒慎，则日加损焉。精神不固，则天元之寿减矣；谋为过当，则地元之寿减矣；饮食不节，则人元之寿减矣。当宝啬而不知所爱，当禁忌而不知所避，神日以耗，病日以来，而寿日以促矣。

二　男女生命现象的差异

（一）男女发育的周期不同—— 男八女七

"男八女七"是男女生长发育周期的一种说法。该理论认为男性的成长周期是以八年为单位，女性的生命周期数是七年为单位。即男性每八年身体有一次明显的生长变化；女性每七年身体体现比较大的变化。道教认为"道非有所异也，但有尊卑等故耳。故百岁之人黄头发，二百岁之人两颧起，三百岁之人万物耳，四百岁之人面纵理，五百岁之人方瞳子，六百岁之人胁肋胼，七百岁人骨体填，八百岁之人肠为筋，九百岁之人延耳生，

①　《道藏》第 22 册，第 228 页。
②　同上，第 383 页。
③　饶宗颐：《老子想尔注校笺》，上海古籍出版社，1991 年，第 33 页。

千岁之人飞上天，上谒上皇太一。为仙真人重瞳子，故能彻视八方。食芝服丹即不老。人万八千岁更为童子，男八女七，从此始。"①

《黄帝内经》认为："女子七岁，肾气盛，齿更发长。二七而天癸至，任脉通，太行脉盛，月事以时下，故有子。三七，肾气平均，故真牙生而长极。四七，筋骨坚，发长极，身体盛壮。五七，阳明脉衰，面始焦，发始堕。六七，三阳脉衰于上，面皆焦，发始白。七七，任脉虚，太行脉衰少，天癸竭，地道不通，故形坏而无子也。丈夫八岁，肾气实，发长齿更。二八，肾气盛，天癸至，精气溢写，阴阳和，故能有子。三八，肾气平均，筋骨劲强，故真牙生而长极。四八，筋骨隆盛，肌肉满壮。五八，肾气衰，发堕齿槁。六八，阳气衰竭于上，面焦，发鬓斑白。七八，肝气衰，筋不能动，天癸竭，精少，肾藏衰，形体皆极。八八，则齿发去。肾者主水，受五藏六府之精而藏之，故五藏盛，乃能写。今五藏皆衰，筋骨解堕，天癸尽矣。故发鬓白，身体重，行步不正，而无子耳。帝曰：有其年已老而有子者何也？岐伯曰：此其天寿过度，气脉常通，而肾气有余也。此虽有子，男不过尽八八，女不过尽七七，而天地之精气皆竭矣。"②据此，人们可以根据不同年龄段的身体变化，进行养生保健，使身体按照自然规律，更好地生长变化。

（二）左阳右阴、男左女右

道教认为左阳右阴，阳生而阴杀。阳从左，阴从右。左右为阴阳之道路，阴气右行，阳气左行。如诊脉时的男左女右，都是

---

① 《道藏》第 27 册，第 155 页。
② 《中华道藏》第 20 册，第 8 - 9 页。

左阳右阴。"色见上下左右，各在其要。上为逆，下为从。女子右为逆，左为从；男子左为逆，右为从。易，重阳死，重阴死。阴阳反他，治在权衡相夺，《奇恒》事也，《揆度》事也。搏脉痹躄，寒热之交。脉孤为消气，虚泄为夺血。孤为逆，虚为从。行《奇恒》之法，以太阴始。行所不胜曰逆，逆则死；行所胜曰从，从则活。八风四时之胜，终而复始，逆行一过，不复可数，论要毕矣。"①

（三）男子以精为主、女子以血为主

中医的精、血均为维持人体生命活动的基本物质，广义的精指精微物质，狭义的精指生殖之精液。血也是精微物质，但它有形可见为红色液体，而广义的精是无形可见的。精为先天肾所生，血为后天脾所生。但先天是靠后天维系，而后天源于先天。精血属阴，精为阴中之阳，血为阴中之阴。故有"精血同源"之说，精血的盈亏决定人体的健康与否。道教认为："男子以精为主，女子以血为主。故精盛则思室，血盛则怀胎。若孤阳绝阴，独阴无阳，欲心炽而不遂，则阴阳交争，乍寒乍热，久而为劳。"②

并且"赢女则养血，宜及时而嫁；弱男则节色，宜待壮而婚。书云：男破阳太早，则伤其精气；女破阴太早，则伤其血脉。书云：精未通而御女以通其精，则五体有不满之处，异日有难状之疾。书云：未笄之女，天癸始至，已近男色，阴气早泄，未完而伤。书云：童男室女，积想在心，思虑过当，多致苛损，

---

① 《中华道藏》第 20 册，第 71－72 页。
② 《道藏》第 18 册，第 530 页。

男则神色先散，女则月水先闭。"①

可见，精血的保养非常重要，精血不能消耗过度，要注意男女房事，否则身体极易虚损。

三　道教人体内景世界的关键点——三丹田②

道教认为，"阳炁赤名曰玄丹，阴气黄名曰黄精，阴阳既交，二炁降精，化神结胎，上应于九天。九天之炁，则下布丹田，与精合凝，结会命门。要须九过，是为丹田。上化下凝，以成于人。"③ 道教认为人的生命是由神的阴阳二气相互作用而成，并且与九天之炁相感应，再由丹田凝结孕育，才成为人。这是赋予九天之炁以万物本原的意义，为人返还虚无、修炼成仙奠定理论基础，但也看到了人生命是由阴阳即男女相互作用而成的结果。

道教不仅对丹田有一个系统的认识，而且还十分重视其在人体生理中的重要作用。在道教的各种丹经中一般将丹田分为上、中、下三丹田，而且认为它们在人体中具有不同的作用。关于三丹田在人体中的地位和作用，杜光庭《太上老君说常清静经注》指出："三元者，上元、中元、下元也。上为三境，生于万物，天下三元，掌人性命。且上元主泥丸脑宫，为上丹田；中元主心府绛宫，则为中丹田；下元主炁海，属肾宫，为下丹田。此之三

---

① 《道藏》第 18 册，第 530 页。

② 该部分参见杨玉辉：《道教养生学》，宗教文化出版社，2006 年 12 月，第123 页。

③ 《道藏》第 25 册，第 12 页。

元，上主于神，中主于炁，下主于精，故乃掌人性命也。"①《杂著捷径》曰："两眉间为上丹田，心为中丹田，脐轮三寸为下丹田。气中生神，神在上丹；精中生气，气在中丹；真水真气，合而成精，精在下丹。"②

（一）上丹田

"上丹田"又称"泥丸"，其它还有"祖窍"、"干宫"、"清虚符"、"玄室"、"黄房"、"天谷"、"紫府"、"髓海"等异名。上丹田位于头部，因其在三丹田中位置最高，故称上丹田。关于上丹田的具体部位，《抱朴子内篇·地真》说："或在脐下二寸四分下丹田中，或在心下绛宫金阙，中丹田也；或在人两眉间，却行一寸为明堂，二寸为洞房，三寸为上丹田也。"③《胎息精微论》云："脑为泥丸，泥丸是土，有两条脉，下彻肾精。其精在肾，谓精流入泥丸则为脑。脑色黄，故象于土也。"④《修真十书·杂著指悬篇·谷神不死论》亦云："谷者，天谷也，神者，一身之元神也。天之谷含造化，容虚空；地之谷，容万物，载山川，人与天同所禀也，亦有谷焉。其谷藏真一，宅元神。是以头有九宫，上应九天，中间一宫，谓之泥丸，乃元神所住之宫。其空如谷，而神居之，故谓之谷神。神存则生，神去则死。日则接于物，夜则栖于梦，神不能安其居也。"⑤ 在人体中，上丹田为诸阳之会，是藏神之府。《仙经》谓："脑海为上丹田，藏神之

---

① 《道藏》第 17 册，第 185 页。
② 《道藏》第 4 册，第 692 页。
③ 王明著：《抱朴子内篇校释》（增订本），中华书局，1985 年版，第 323 页。
④ 《道藏》第 18 册，第 447 页。
⑤ 《道藏》第 4 册，第 618 页。

府也。"① 在修炼中，上丹田在炼精化气阶段为还精补脑、去矿留金的处所，在炼气化神阶段为阳神上迁的处所。

（二）中丹田

"中丹田"又叫"黄庭"、"规中"、"中黄"、"丹扃"、"戊己门"、"元宫"等名。其位置有人认为是两乳之间的绛宫，也有人认为是在心之下，脐之上。中丹田为人体藏气之府。《仙经》云："绛宫为中丹田，藏气之府也。"② 《如是我闻·开关说法》谓："心下有一窍，名曰绛宫，乃是龙虎交会之处；直下三寸六分，名曰土釜，又曰黄庭，是为中丹田——左名堂、右洞房，元英居左，白元居右。亦是空开一穴，内亦方圆一寸二分，乃是藏炁之所、养丹之地——直至脐后约有三寸六分。故曰天上三十六，地下三十六，自天至地八万四千里。人自心至肾有八寸四分：天心三寸六分，地肾三寸六分，中丹田一寸二分——非八寸四分而和？脐门号曰生门，内有七窍通外肾，乃精气泄漏之窍。"③ 在修炼中，中丹田乃练气化神之所，为结胎、炼胎、养胎的地方。

（三）下丹田

"下丹田"又名"正丹田"、"关元"、"气海"、"气穴"、"金炉"、"性命之祖"、"生气之源"、"阴阳之会"、"呼吸之门"、"五脏六腑之本"等。其位置一般认为是在脐下腹部，为人体藏精之府，元气化生之地。《仙经》曰："脐下三寸为下丹

---

① 胡孚琛主编：《中华道教大辞典》，中国社会科学出版社，1995 年版，第 1163 页。
② 同上，第 1167 页。
③ 《道藏男女性命双修秘功》，辽宁古籍出版社，1994 年版，第 190 页。

田，藏精之府也。"①《金丹大要·鼎器妙用章》云："内鼎者，即下丹田。在脐之三寸，一曰脐后肾前，一曰前对脐后对肾，一曰脐之下肾之上。凡此说者，犹暗中而射垛也。有道之士，只要认取下丹田之极处为准。盖下丹田是神气归藏之府，方圆四寸，一名太中极。太中极者，言当一身上下四向之中，故曰太中极也。大海者，以贮人一身之血气，故曰大海。"②

丹田在修炼中具有十分重要的作用，《云笈七籖》认为，丹田是人之根、精神之所藏、五气之元、赤子之府，男子以之藏精，女子以之藏月水，主生子，合和阴阳之门户。下丹田不仅是藏精之府，也是任脉、督脉、冲脉和带脉的会合之处，是汇集、贮存、转运真气的场所，男子藏精、女子养胎亦都在此。因此，下丹田乃百脉之枢纽，生命之根源。

第三节 人体气血流布

时空支配下的人体气血流布理论的依据是《周易》天人合一观、时空合一观。从广义上来讲，即在不同的时间，气血皆有所异，"法往古者，先知《针经》也。验于来今者，先知日之寒温，月之虚盛，以候气之浮沉，而调之于身，观其立有验也。观其冥冥者，言形气荣卫之不形于外，而工独知之，以日之寒温，月之虚盛，四时气之浮沉，参伍相合而调之，工常先见之，然而

---

① 胡孚琛主编：《中华道教大辞典》，中国社会科学出版社，1995年版，第1163页。

② 《道藏》第24册，第19页。

不形于外，故曰观于冥冥焉。通于无穷者，可以传于后世也，是故工之所以异也。然而不形见于外，故俱不能见也。视之无形，尝之无味，故谓冥冥，若神髣髴。"①　"写②（泻）必用方，方者，以气方盛也，以月方满也，以日方温也，以身方定也，以息方吸而内针，乃复候其方吸而转针，乃复候其方呼而徐引针，故曰写必用方，其气而行焉。补必用员，员者行也，行者移也，刺必中其荣，复以吸排针也。故员与方，排针也。故养神者，必知形之肥瘦，荣卫血气之盛衰。血气者，人之神，不可不谨养。"③《黄帝内经·灵枢》第五十四篇认为："失神者死，得神者生也。血气已和，营卫已通，五脏已成，神气舍心，魂魄毕具，乃成为人。五脏坚固，血脉和调，肌肉解利，皮肤致密，营卫之行，不失其常，呼吸微徐，气以度行，六腑化谷，津液布扬，各如其常，故能长久。其五脏皆不坚，使道不长，空外以张，喘息暴疾；又卑基墙薄，脉少血，其肉不石，数中风寒，血气虚，脉不通，真邪相攻，乱而相引，故中寿而尽也。使道隧以长，基墙高以方。通调营卫，三部三里起。骨高肉满，百岁乃得终。"④《血气形志篇第二十四》认为："夫人之常数，太阳常多血少气，少阳常少血多气，阳明常多气多血，少阴常少血多气，厥阴常多血少气，太阴常多气少血，此天之常数。"⑤

因此，传统医学的运气学说理论，其目的就是寻找自然现象与生命现象共同的周期规律，从而摸索出周期性流行病、多发病

---

① 《中华道藏》第 20 册，第 123 – 124 页。
② 备注：写，同"泻"。下同，不再逐一说明。
③ 《中华道藏》第 20 册，第 124 页。
④ 《道藏》第 21 册，第 434—435 页。
⑤ 《中华道藏》第 20 册，第 115 页。

的防治方法。这是古代先贤借助古代天文历法对生命所做出的预测，人体气血流布皆法天地之大道。

一　人一生的气血变化

人的一生随着年龄的变化，气血亦有所变化，"人生十岁，五脏始定，血气已通，其气在下，故好走；二十岁，血气始盛肌肉方长，故好趋；三十岁，五脏大定，肌肉坚固，血脉盛满，故好步；四十岁，五脏六腑十二经脉，皆大盛以平定，腠理始疏，荣货颓落，发鬓斑白，平盛不摇，故好坐；五十岁，肝气始衰，肝叶始薄，胆汁始减，目始不明；六十岁，心气始衰，若忧悲，血气懈惰，故好卧；七十岁，脾气虚，皮肤枯；八十岁，肺气衰，魄离，故言善误；九十岁，肾气焦，四脏经脉空虚；百岁，五脏皆虚，神气皆去，形骸独居而终矣。"[1]

并说："能知七损八益，则二者可调，不知用此，则早衰之节也。年四十，而阴气自半也，起居衰矣；年五十，体重，耳目不聪明矣；年六十，阴萎，气大衰，九窍不利，下虚上实，涕泣俱出矣。故曰：知之则强，不知则老，故同出而名异耳。智者察同，愚者察异，愚者不足，智者有余，有余则耳目聪明，身体轻强，老者复壮，壮者益治。是以圣人为无为之事，乐恬澹之能，从欲快志于虚无之守，故寿命无穷，与天地终，此圣人之治身也。"[2]

---

[1] 《道藏》第21册，第435页。
[2] 《中华道藏》第20册，第36－37页。

二　一年四季人体的气血变化

一年四季人的气血变化是不同的，具有一定的规律性。"五日谓之候，三候谓之气，六气谓之时，四时谓之岁，而各从其主治焉。五运相袭，而皆治之，终期之日，周而复始，时立气布，如环无端，候亦同法。故曰：不知年之所加，气之盛衰，虚实之所起，不可以为工矣。"①岐伯曰："气用有多少，化治有盛衰，衰盛多少，同其化也。……风温春化同，热曛昏火夏化同，胜与复同，燥清烟露秋化同，云雨昏暝埃长夏化同，寒气霜雪冰冬化同。此天地五运六气之化，更用盛衰之常也。……春气西行，夏气北行，秋气东行，冬气南行。"②并认为，冬至之后，一阳气升，一阴气降。夏至之后，一阳气下，一阴气上。冬夏二至，阴阳相合；春秋二分，阴阳相离。

上半年和下半年的气血变化亦有不同，"数之始，起于上而终于下，岁半之前，天气主之，岁半之后，地气主之，上下交互，气交主之，岁纪毕矣。故曰，位明气月可知乎？所谓气也。"③

"夫圣人之起度数，必应于天地，故天有宿度，地有经水，人有经脉。天地温和，则经水安静；天寒地冻，则经水凝泣；天暑地热，则经水沸溢；卒风暴起，则经水波涌而陇起。夫邪之入于脉也，寒则血凝泣，暑则气淖泽，虚邪因而入客，亦如经水之

---

① 《中华道藏》第 20 册，第 52 页。
② 同上，第 340－352 页。
③ 同上，第 339－340 页。

得风也，经之动脉，其至也亦时陇起，其行于脉中循循然，其至寸口中手也，时大时小，大则邪至，小则平，其行无常处，在阴与阳，不可为度，从而察之，三部九候，卒然逢之，早遏其路。吸则内针，无令气忤，静以久留，无令邪布；吸则转针，以得气为故，候呼引针，呼尽乃去，大气皆出，故命曰写。"①

岐伯又曰："正月、二月，天气始方，地气始发，人气在肝。三月、四月，天气正方，地气定发，人气在脾。五月、六月，天气盛，地气高，人气在头。七月、八月，阴气始杀，人气在肺。九月、十月，阴气始冰，地气始闭，人气在心。十一月、十二月，冰复，地气合，人气在肾。"②

《脉要精微论篇》认为："万物之外，六合之内，天地之变，阴阳之应，彼春之暖，为夏之暑，彼秋之忿，为冬之怒，四变之动，脉与之上下，以春应中规，夏应中矩，秋应中衡，冬应中权。是故冬至四十五日，阳气微上，阴气微下；夏至四十五日，阴气微上，阳气微下。"③

"故春气始于下，秋气始于上，夏气始于中，冬气始于标。春气始于左，秋气始于右，冬气始于后，夏气始于前。此四时正化之常。故至高之地，冬气常在，至下之地，春气常在，必谨察之。"④　岐伯曰："天气不足，地气随之，地气不足，天气从之，运居其中而常先也。恶所不胜，归所同和，随运归从而生其病也。故上胜则天气降而下，下胜则地气迁而上，胜多少而差其

----

① 《中华道藏》第 20 册，第 125 - 126 页。
② 同上，第 72 页。
③ 同上，第 78 - 79 页。
④ 同上，第 352 页。

分，微者小差，甚者大差，甚则位易气交易，则大变生而病作矣。"①

"春脉者肝也，东方木也，万物之所以始生也，故其气来，耎弱轻虚而滑，端直以长，故曰弦，反此者病。"② "五藏受气于其所生，传之于其所胜，气舍于其所生，死于其所不胜。病之且死，必先传行，至其所不胜，病乃死。此言气之逆行也，故死。肝受气于心，传之于脾，气舍于肾，至肺而死。心受气于脾，传之于肺，气舍于肝，至肾而死。脾受气于肺，传之于肾，气舍于心，至肝而死。肺受气于肾，传之于肝，气舍于脾，至心而死。肾受气于肝，传之于心，气舍于肺，至脾而死。此皆逆死也。一日一夜五分之，此所以占死者之早暮也。"③

"所谓逆四时者，春得肺脉，夏得肾脉，秋得心脉，冬得脾脉，其至皆悬绝沉涩者，命曰逆四时。未有藏形，于春夏而脉沉涩，秋冬而脉浮大，名曰逆四时也。病热脉静，泄而脉大，脱血而脉实，病在中脉实坚，病在外脉不实坚者，皆难治。"④ "星辰者，所以制日月之行也。八正者，所以候八风之虚邪以时至者也。四时者，所以分春秋冬夏之气所在，以时调之也，八正之虚邪，而避之勿犯也。以身之虚，而逢天之虚，两虚相感，其气至骨，入则伤五藏，工候救之，弗能伤也。故曰：天忌不可不知也。"⑤

逆四时而生乱气奈何？岐伯曰："春刺络脉，血气外溢，令人少气；春刺肌肉，血气环逆，令人上气；春刺筋骨，血气内

① 《中华道藏》第 20 册，第 355 页。
② 同上，第 90 页。
③ 同上，第 93 页。
④ 同上，第 97 页。
⑤ 同上，第 123 页。

著，令人腹胀。夏刺经脉，血气乃竭，令人解㑊；夏刺肌肉，血气内却，令人善恐；夏刺筋骨，血气上逆，令人善怒。秋刺经脉，血气上逆，令人善忘；秋刺络脉，气不外行，令人卧不欲动；秋刺筋骨，血气内散，令人寒栗。冬刺经脉，血气皆脱，令人目不明；冬刺络脉，内气外泄，留为大痹；冬刺肌肉，阳气竭绝，令人善忘。凡此四时刺者，大逆之病，不可不从也。反之，则生乱气相淫病焉。故刺不知四时之经，病之所生，以从为逆，正气内乱，与精相薄，必审九候，正气不乱，精气不转。"①

气血与健康有密切的关系，"邪气盛则实，精气夺则虚。"②"秋冬为逆，春夏为从，治主病者。"③"春亟治经络，夏亟治经俞，秋亟治六府，冬则闭塞，闭塞者，用药而少针石也。"④"余闻气穴三百六十五以应一岁，未知其所，愿卒闻之。"⑤"是故春气在经脉，夏气在孙络，长夏气在肌肉，秋气在皮肤，冬气在骨髓中。帝曰：余愿闻其故。岐伯曰：春者，天气始开，地气始泄，冻解冰释，水行经通，故人气在脉。夏者，经满气溢，入孙络受血，皮肤充实。长夏者，经络皆盛，内溢肌中。秋者，天气始收，腠理闭塞，皮肤引急。冬者盖藏，血气在中，内著骨髓，通于五藏。是故邪气者，常随四时之气血而入客也，至其变化，不可为度，然必从其经气，辟除其邪，除其邪则乱气不生。"⑥

①《中华道藏》第 20 册，第 254－255 页。
② 同上，第 129 页。
③ 同上。
④ 同上，第 131 页。
⑤ 同上，第 208 页。
⑥ 同上，第 254 页。

三 一月内人体的气血变化

一月之内，由于月亮的盈缺，引起人气血的相应变化，故要"法天则地，合以天光。"[1] 因此，"凡刺之法，必候日月星辰，四时八正之气，气定乃刺之。是故天温日明，则人血淖液而卫气浮，故血易写，气易行；天寒日阴，则人血凝泣而卫气沉。……是以因天时而调血气也。是以天寒无刺，天温无疑，月生无写，月满无补，月郭空无治，是谓得时而调之。因天之序，盛虚之时，移光定位，正立而待之。故曰月生而写，是谓藏虚；月满而补，血气扬溢，络有留血，命曰重实；月郭空而治，是谓乱经。阴阳相错，真邪不别，沉以留止，外虚内乱，淫邪乃起。"[2]

四 一日内人体的气血变化

中医气机升降沉浮理论认为：人身之气机，日日俱从子时生发，子后则气生，午后则气降。子时指夜里23点至凌晨，气血流注于胆经。丑时，指凌晨1－3点，气血流注于肝经。寅时，指凌晨3－5点，气血流注于肺经。卯时，指早晨5－7点，气血流注于大肠经。辰时，指上午7－9点，气血流注于胃经。巳时，指上午9－11点，气血流注于脾经。午时，指上午11－13点，气血流注于心经。未时，指下午13－15点，气血流注于小肠经。申时，指下午15－17点，气血流注于膀胱经。酉时，指下午17－19点，气血流注于肾

---

[1] 《中华道藏》第20册，第122页。
[2] 同上，第122－123页。

经。戌时，指晚上 19 –21 点，气血流注于心包经。亥时，指晚上 21 –23 点，气血流注于三焦经（参见下表）。

表 1　天干与十二经相配表①

日干	甲	乙	丙	丁	戊	己	庚	辛	壬	癸
经脉	胆	肝	小肠	心	胃	脾	大肠	肺	膀胱三焦	肾心包
井穴	足窍阴	大敦	少泽	少冲	厉兑	隐白	商阳	少商	至阴	涌泉

表 2　地支与十二经相配表②

十二支	子	丑	寅	卯	辰	巳	午	未	申	酉	戌	亥
十二经	胆	肝	肺	大肠	胃	脾	心	小肠	膀胱	肾	心包	三焦

　　子午流注用的是五输穴。五输穴分别指井（象征经气如泉水初出的源头）、荥（指经气尚小）、俞（指经气渐盛）、经（指经气更盛）、合穴（指经气冲盛），分布在十二经脉肘膝以下。五输穴描述了人体气血运行的状况。针灸学认为人体周身三百六十六穴，统于六十六穴，及十二经脉的五输穴，人每日一身周流六十六穴，每时周流五穴，故时辰可配经络取穴。具体参见下表。

---

① 张其成：《易学与中医》，广西科学技术出版社，2007 年 7 月，第 125 页。
② 同上。

表3　时干、八卦与八穴配属关系表①

时干	八卦	开穴	时干	八卦	开穴
甲	乾	公孙	己	离	列缺
乙	坤	申脉	庚	震	外关
丙	艮	内关	辛	巽	后溪
丁	兑	照海	壬	乾	公孙
戊	坎	临泣	癸	坤	申脉

五　一刻内人体的气血变化

一刻约为一时辰之八分之一，更精确地讲，每一时刻，气血的变化也是有规律的，"甲子之岁，初之气，天数始于水下一刻，终于八十七刻半；二之气，始于八十七刻六分，终于七十五刻；三之气，始于七十六刻，终于六十二刻半；四之气，始于六十二刻六分，终于五十刻；五之气，始于五十一刻，终于三十七刻半；六之气，始于三十七刻六分，终于二十五刻。所谓初六，天之数也。乙丑岁，初之气，天数始于二十六刻，终于一十二刻半；二之气，始于一十二刻六分，终于水下百刻；三之气，始于一刻，终于八十七刻半；四之气，始于八十七刻六分，终于七十五刻；五之气，始于七十六刻，终于六十二刻半；六之气，始于六十二刻六分，终于五十刻。所谓六二，天之数也。丙寅岁，初之气，天数始于五十一刻，终于三十七刻半；二之气，始于三十

①　张其成：《易学与中医》，广西科学技术出版社，2007年7月，第134页。

七刻六分，终于二十五刻；三之气，始于二十六刻，终于一十二刻半；四之气，始于一十二刻六分，终于水下百刻；五之气，始于一刻，终于八十七刻半；六之气，始于八十七刻六分，终于七十五刻。所谓六三，天之数也。丁卯岁，初之气，天数始于七十六刻，终于六十二刻半；二之气，始于六十二刻六分，终于五十刻；三之气，始于五十一刻，终于三十七刻半；四之气，始于三十七刻六分，终于二十五刻；五之气，始于二十六刻，终于一十二刻半；六之气，始于一十二刻六分，终于水下百刻。所谓六四，天之数也。次戊辰岁，初之气，复始于一刻，常如是无已，周而复始。"①

太阳的运行与人体气血流布是有关系的，"日行一周，天气始于一刻；日行再周，天气始于二十六刻；日行三周，天气始于五十一刻；日行四周，天气始于七十六刻；日行五周，天气复始于一刻，所谓一纪也。是故寅午戌岁气会同，卯未亥岁气会同，辰申子岁气会同，巳酉丑岁气会同，终而复始。"②

并且，"言天者求之本，言地者求之位，言人者求之气交。帝曰：何谓气交？岐伯曰：上下之位，气交之中，人之居也。故曰：天枢之上，天气主之；天枢之下，地气主之；气交之分，人气从之，万物由之。此之谓也。帝曰：何谓初中？岐伯曰：初凡三十度而有奇。中气同法。帝曰：初中何也？岐伯曰：所以分天地也。帝曰：愿卒闻之。岐伯曰：初者地气也，中者天气也。帝曰：其升降何如？岐伯曰：气之升降，天地之更用也。帝曰：愿闻其用何如？岐伯曰：升已而降，降者调天；降已而升，升者谓

---

① 《中华道藏》第 20 册，第 283－285 页。
② 同上，第 285 页。

地。天气下降，气流于地；地气上升，气腾于天。故高下相召，升降相因，而变作矣。"① 因此，把握气血变化的规律性，能更好的指导养生实践活动。

第四节　道教服食的病理观

道教病理观是指道教关于人体疾病发生的原因、发生机制、发展规律以及疾病过程中机体的形态结构、功能变化和病变转归的认识和实践观点。疾，病也。段玉裁注：急也，速也。矢能伤人，矢之去甚速。病之来，多无期无迹也。病，疾加也，段玉裁注：疾甚为病。"病"字"丙"音，南方丙丁火，火在五脏配"心"，心为君主之官，主不明则十二官危，因此，"病"比"疾"重，"疾"为外伤，"病"为心病，古代兵家言：攻心为上，攻城为下，"病"之三味尽矣。医（醫）：治病工也。古代的"醫"字从"匸"　　（矩意，代表工匠，医为治病工），从"矢"（箭头，代表针具），从"殳"（摩的假借字，指按摩疗法），从"酉"（酒，汤剂）。② 这体现了古代传统医学文化的丰富性。

道教认为，病有三种：时病、年病、身病，"所谓药者，可以疗病。凡病有三等：当风卧湿，冒暑涉寒。劳逸过度，饥饱失时。非次不安，则曰患矣。患为时病。及夫不肯修持，恣情纵意。散失元阳，耗损真气。年高憔悴，则曰老矣。老为年病。及

---

① 《中华道藏》第 20 册，第 286 页。
② 曲黎敏：《中医与传统文化》，人民卫生出版社，2005 年 1 月，第 100 页。

夫气尽体空，魂消神鼓。长吁一声，四大无主。体卧荒郊，则曰死矣。死为身病。且以时之有病，以春夏秋冬，运行于寒暑温凉。阳太过，而阴不足。当以凉，治之也。阴太过，而阳不足。当以温，治之也。老者多冷，而幼者多热。肥者多涎，而羸者多积。男子病生于气，妇人患本于血。补其虚，而取其实。保其弱，而损其余。小则针灸，甚者药饵。虽有非次不安，而时之有患。委于明士良医，对病服食，悉得保愈。"① "药（藥）：治病草。从艸樂音（《说文·艸部》）。治病草的调和叫做'藥'。古代药食同源，都取其调和之意。"② 道教在分析病因时，认为如下因素皆可导致疾病的发生。

一　因阴阳五行失衡而致病

道教认为疾病的发生是在致病因素作用下，人体五脏各系统、各层次机构和机能活动异常变化的整体反映。人体阴阳双方失去平衡、协调关系，不能相互制约、相互作用，即处于病理状态，称之为"阴阳不调"、"阴阳不和"，主要表现为阴盛阳衰、阳盛阴衰、阴阳相错、阴阳转变、阴阳反作、阴阳胜复、阴阳俱虚、阴阳离决。《素问·生气通天论》说："故阳强不能密，阴气乃绝，阴平阳秘，精神乃治，阴阳离决，精气乃绝。"③ 因此要"法于阴阳，和于术数，"④ "谨察阴阳所在而调之，以平为

① 《道藏》第 4 册，第 666－667 页
② 曲黎敏：《中医与传统文化》，人民卫生出版社，2005 年，第 101 页。
③ 《中华道藏》第 20 册，第 21 页。
④ 同上，第 6 页。

期。"① 要调整不平稳的、离决的阴阳，使之达到和谐、动态平衡的状态，疾病就痊愈了。在这种治疗原则指导下，创立了汗、吐、下、温、清、消、补等方法。

道教病因病机学说的思维方法是易学取象比类的方法。认为病实质上就是由症状群组成的"象"，可以用卦象描述。后世不少医家在分析六气病因时，常借助卦象进行论述。还以五行的生克乘侮说明疾病的病理变化，说明脏腑之间的生克乘侮、亢承制化的原理。

病的治疗要注意五脏、五味与时间的关系，"病在肝，愈于夏，夏不愈，甚于秋，秋不死，持于冬，起于春，禁当风。肝病者，愈在丙丁，丙丁不愈，加于庚辛，庚辛不死，持于壬癸，起于甲乙。肝病者，平旦慧，下晡甚，夜半静。肝欲散，急食辛以散之，用辛补之，酸写之。病在心，愈在长夏，长夏不愈，甚于冬，冬不死，持于春，起于夏，禁温食热衣。心病者，愈在戊己，戊己不愈，加于壬癸，壬癸不死，持于甲乙，起于丙丁。心病者，日中慧，夜半甚，平旦静。心欲耎，急食咸以耎之，用咸补之，甘写之。病在脾，愈在秋，秋不愈，甚于春，春不死，持于夏，起于长夏，禁温食饱食湿地濡衣。脾病者，愈在庚辛，庚辛不愈，加于甲乙，甲乙不死，持于丙丁，起于戊己。脾病者，日昳慧，日出甚，下晡静。脾欲缓，急食甘以缓之，用苦写之，甘补之。病在肺，愈在冬，冬不愈，甚于夏，夏不死，持于长夏，起于秋，禁寒饮食寒衣。肺病者，愈在壬癸，壬癸不愈，加于丙丁，丙丁不死，持于戊己，起于庚辛。肺病者，下晡慧，日

---

① 《中华道藏》第 20 册，第 361 页。

中甚，夜半静。肺欲收，急食酸以收之，用酸补之，辛写之。病在肾，愈在春，春不愈，甚于长夏，长夏不死，持于秋，起于冬，禁犯焠㶲热食温炙衣。肾病者，愈在甲乙，甲乙不愈，甚于戊己，戊己不死，持于庚辛，起于壬癸。肾病者，夜半慧，四季甚，下晡静。肾欲坚，急食苦以坚之，用苦补之，咸写之。"①

在《内经》中用五行的模式对病理进行了描述，"五味所入：酸入肝，辛入肺，苦入心，咸入肾，甘入脾，是谓五入。五气所病：心为噫，肺为咳，肝为语，脾为吞，肾为欠为嚏，胃为气逆为哕为恐，大肠小肠为泄，下焦溢为水，膀胱不利为癃，不约为遗溺，胆为怒，是谓五病。五精所并：精气并于心则喜，并于肺则悲，并于肝则忧，并于脾则畏，并于肾则恐，是谓五并，虚而相并者也。五藏所恶：心恶热，肺恶寒，肝恶风，脾恶湿，肾恶燥，是谓五恶。"②"五味所禁：辛走气，气病无多食辛；咸走血，血病无多食咸；苦走骨，骨病无多食苦；甘走肉，肉病无多食甘；酸走筋，筋病无多食酸。是谓五禁，无令多食。五病所发：阴病发于骨，阳病发于血，阴病发于肉，阳病发于冬，阴病发于夏，是谓五发。五邪所乱：邪入于阳则狂，邪入于阴则痹，搏阳则为巅疾，搏阴则为瘖，阳入之阴则静，阴出之阳则怒，是谓五乱。五邪所见：春得秋脉，夏得冬脉，长夏得春脉，秋得夏脉，冬得长夏脉，名曰阴出之阳，病善怒不治，是谓五邪，皆同命，死不治。"③"五劳所伤：久视伤血，久卧伤气，久坐伤肉，

---

① 《中华道藏》第 20 册，第 107 – 109 页。
② 同上，第 112 – 114 页。
③ 同上，第 114 – 115 页。

久立伤骨，久行伤筋，是谓五劳所伤。"①

并且，"气有余有不足，血有余有不足，形有余有不足，志有余有不足，凡此十者，其气不等也。帝曰：人有精气津液，四支九窍，五藏十六部，三百六十五节，乃生百病，百病之生，皆有虚实。岐伯曰：皆生于五藏也。夫心藏神，肺藏气，肝藏血，脾藏肉，肾藏志，而此成形。志意通，内连骨髓，而成身形五藏。五藏之道，皆出于经遂，以行血气，血气不和，百病乃变化而生，是故守经隧焉。"② "血并于阴，气并于阳，如是血气离居，何者为实？何者为虚？岐伯曰：血气者，喜温而恶寒，寒则泣不能流，温则消而去之，是故气之所并为血虚，血之所并为气虚。帝曰：人之所有者，血与气耳。今夫子乃言血并为虚，气并为虚，是无实乎？岐伯曰：有者为实，无者为虚；故气并则无血，血并则无气，今血与气相失，故为虚焉。故气并则无血，并则无气，今血与气相失，故为虚焉。络之与孙脉俱输于经，血与气并，则为实焉。血之与气并走于上，则为大厥，厥则暴死，气复反则生，不反则死。"③

道医认为人禀受天地冲和之气，气化则人育，伊人禀气而存，人生天地气中。疾病是由气的异常而发生，一气不调，百病而生，气竭则身死。并从天地之道推论及人道，以阐明人体生理、病理、诊疗及养生原理，即：天有寒暑，人有虚实；天有刑德，人有爱憎；天有阴阳，人有男女。故身体的盈、虚、消、息，都与天地相应。

---

① 《中华道藏》第 20 册，第 115 页。
② 同上，第 241 页。
③ 同上，第 244 页。

二 因外界因素而致病

在天人合一整体思维模式的影响下，道教在分析病因时，非常重视六淫、四时、方位等外在因素。《周易》中乾坤（天地）父母生震（雷）、巽（风）、坎（寒、水）、离（火、暑）、艮（山、湿）、兑（泽、燥）六子，六子化气，后世医学进一步加以发挥，认为六气变化与人体健康有密切关系。《黄帝内经》多处指出，风、寒、暑、湿、燥、火自然气候的反常变化能侵犯人体，导致疾病。《黄帝内经》还指出四时的反常变化会影响到四时所主脏象的病变。《素问·生气通天论》说："是以春伤于风，邪气留连，乃为洞泄。夏伤于暑，秋为痎疟。秋伤于湿，上逆而咳，发为痿厥。冬伤于寒，春必温病。四时之气，更伤五藏。"[1]方位的不同，其邪气也有差异。《素问·五运行大论篇》指出东方生风，南方生热，中央生湿，西方生燥，北方生寒，《周易》则以八卦配八方，说明万物生长变化之理。《黄帝内经》认为："血气不和，百病乃变化而生。"[2] 人体病理与地域空间之间有一定的关系：东方之域，鱼盐之地，故其民皆黑色疏理，其病皆为痈疡，其治宜砭石。[3] 西方者，金玉之域，其民华食而脂肥，其病生于内，其治宜毒药。[4] 北方者，其地高陵居，风寒冰冽。其民乐野处而乳食，藏寒生满病，其治宜灸焫。[5] 南方者，其地

---

[1] 《中华道藏》第20册，第21页。
[2] 同上，第241页。
[3] 同上，第65页。
[4] 同上。
[5] 同上。

下，水土弱，雾露之所聚也，其民嗜酸而食腐，故其民皆致理而赤色，其病挛痹，其治宜微针。[1] 中央者，其地平以湿，其民食杂而不劳，故其病多痿厥寒热，其治宜导引按跷。故圣人杂合以治，各得其所宜。[2] 这对认知病症的地域差异具有参考意义。因此，在养生的过程中要注重外界致病因素。

三　因承负而致病

"承负"观念对中国人的影响是极为深远的，时至今日，依然存在于中国人的文化基因中。"然承者为前，负者为后。承者，乃谓先人本承天心而行，小小失之不自知，用日积久，相聚为多，今后生人反无辜蒙其过谪，连传被其灾，故前为承，后为负也。负者，流灾亦不由一人之治，比连不平，前后更相负，故名之为负。负者，乃先人负于后生者也，病更相承负也，言灾害未当能善绝也。"[3] "承负"思想，实际是中国古代血缘观念的延续，道教也将个人的命运建立在"血亲"基础之上。虽然在佛教传入之后，这种观念受到很大程度的冲击，但依然残留在中国人的文化血脉中。"俗谚云：'作善者降百祥，天神佑之；作恶者降千灾，鬼神祸之。天之报善罚恶，捷于影响。'世人当以此为鉴也。"[4] 这种观念认为，有的病是由于前人的因素，而报应在后人身上。今人为恶，到一定程度会殃及后代，或者早夭，或

---

① 《中华道藏》第 20 册，第 65 页。
② 同上。
③ 《道藏》，第 24 册，第 394 页。
④ （宋）吴自牧撰：《梦粱录》，见《笔记小说大观》，第 7 册，江苏广陵古籍刻印社，1983 年，第 303 页。

者疾病缠身，是道德因素致病，显然具有劝善的价值。

四　因三才失序而致病

"三才"最早见于《易传》。《周易·系辞下》："易之为书也，广大悉备。有天道焉，有人道焉，有地道焉。兼三才而两之，故六。六者，非它也，三才之道也。"[①] "三才"指天、地和人。天地人失序，皆能致病。故《太平经》云："天地病之，故使人亦病之，人无病，即天无病也；人半病之，即天半病之，人悉大小有病，即天悉病之矣……夫人有病，皆愿速较为善，天地之病，亦愿速较为善矣。"[②] 故人应对自然积极合理地进行改造和利用。《阴符经》认为：天地，万物之盗。万物，人之盗。人，万物之盗。唐代李筌对此给予了较为合理的注释："天地与万物生成，盗万物以衰老。万物与人之服御，盗人以骄奢；人与万物之上器，盗万物以毁败。皆自然而往。三盗各得其宜，三才递安其任。"[③]《阴经符》还将"盗"的思想进一步深化，提出了天地、万物、人相互为用的观点。同时又强调"三盗"互用，提出：三盗既益，三才既安，从而保证身体健康。

"治病必求于本"，即本于阴阳，这可以看成是道教服食疗法的总原则。还有"护正祛邪""三因制宜""正治反治""协调阴阳"等原则。护正祛邪，就是护助正气祛除邪气。采用补齐、补血、补阴、补阳一类护助正气的药物，提高机体抗病能

---

① 郭彧译注：《周易》，中华书局，2010年4月，第319页。
② 王明：《太平经合校》，中华书局，1960年，第355页。
③ 《道藏》第2册，第718页。

力，又采用发汗、清热、凉血、解毒、攻下、利水、清导、驱虫、活血化瘀一类攻逐邪气的药物或运用针灸等治疗方法，以消除机体的毒性物质，恢复机体的阴阳平衡，达到邪去正复的目的。三因制宜，就是根据天、地、人的变化情况，制定适宜的治疗方法，这体现了天人合一的整体思想。

五　因鬼神而致病

道教病理观念具有以鬼神信仰为基础的疾病认知特点。当人们身处难以解释的疾患之中时，病人和家属可能会将其与鬼神之事联系起来，以为是鬼祟作用的结果。

道教医学中的魂魄理论认为："夫人身有三魄，一名胎光，太清阳和之气也；一名爽灵，阴气之变也；一名幽精，阴气之杂也。若阴气制阳，则人心不清；净阴杂之气，则人心昏暗，神气阙少，肾气不续，脾胃五脉不通，四大疾病系体，大期将至焉。旦夕常为尸卧之行，将其奄忽而谢得不伤哉。夫人常欲得清阳气，不为三魂所制，则神清气爽，五星不拘，百邪不侵，疾病不荣，长生可学……第一魂胎光，属之于天，常欲得人清净，欲与生人延益寿算，绝秽乱之想，久居人身中则生道备矣。第二魂爽灵，属之于五行，常欲人机谋万物，摇役百神，多生祸福灾衰刑害之事。第三魂幽静，属之于地，常欲人好色嗜欲，秽乱昏暗，枕著睡眠。爽灵欲人生机，生机则心劳，心劳则役百神，役百神则气散，气散则太清一气不居，人将丧矣。幽精于人合杂，合杂则厚于色欲，厚于色欲则精华竭，精华竭则名生黑簿，鬼录罪著，死将至矣。"①《灵枢·本神》提出了"心藏神"、"脾藏意"、"肺藏魄"、"肝藏魂"、"肾藏志"的所谓"五脏神"理论，将神志活动归属于五脏。这一医理为道教利用、改造为道教医学的"五脏神"和"三魂七魄"理论。道教认为人身有三魂七魄，认为人患有某种疾病是由某种祸鬼所致，因此需要通过如上章、请官之类的法术，禀告上界天灵，呈请天神派遣主治官将下降，收捕、驱逐作祟鬼怪，举行医治疾患等仪式进行治疗。禁咒祝由、符箓厌胜等治疗手段则直接将病因归咎于鬼神，治疗必乞助于神灵。② 学道者当须拘魂制魄以阳消阴，令魂炼魄，阴秽渐减，达到治疗效果。在这一过程中，强调病家对法术的绝对信任："疑师不治病，疑药不服之，服之即不得力。决意不疑者必大神验。一切药有从人意即神，疑人必失，及久多必损，不疑，久者有益，治病当有愈。医论如此说，是以令之服药，先服药符，大验，遣诸恶气药，势必当有效。"③

可以看到，在人体疾患面前，道教通过向民众灌输其对疾病的认识和治疗理念，采用内服、外用、斋醮、驱鬼、延寿等诸多方法参与到病患治疗领域，深刻地影响了大众对疾病的认知。同时，也应该认识到道教医疗实践的宗教性、神秘性与现代医学力求把握疾病产生的客观规律之间存在很大的区别。道教在治疗实践过程中，往往保持一定的神秘性。如，将药物解释为神仙的启示；药物的别名、隐喻很多，难以分别，保密性很强；现场治疗气氛有时很神秘，修持口诀方法晦涩难懂；要求相关人员信守秘

---

① 盖建民：《道教医学》，宗教文化出版社，2001 年 4 月，第 273—274 页。
② 同上。
③ 孙思邈：《千金翼方》卷二十一，人民卫生出版社，1982 年，第 253 页。

密，天机不可泄露，否则会遭报应等。

刘一明将医家区分为神医与人医两种类型："医有神医，有人医。神医者，先天之学，转生杀，夺造化，和阴阳，调五行。后天中培先天，假身内保真身，采大药三品，除历劫病根，神明默运，推己及人。所谓有用中无用，无功里施功。如神农、黄帝、岐伯、雷公、扁鹊、抱朴子、华佗、孙思邈其人者。以上圣贤，皆有实学，先治己而后治人。所以药到疾除，邪气退而正气复，起死回生，得心应手也。人医者，后天之学，全在五脏上用功夫、草木上用心思。虽明的三关九候、七表八里，仅可医得应生之人，医不得应死之人；医得后起之病，医不得根本之病；复得后天之气，复不得先天之气；治得有形之病，治不得无形之病。"① 道不远于人而人自远于道。因此，养命要知晓道的规律性，方能把握天地之时机。

对此，陶弘景在《本草经·序录》中就四气、五味、君臣配伍、七情畏恶等基本药性理论更加以阐释发挥，主张药疗为主，因为风、寒、暑、湿，饥、饱、劳、逸诸邪皆可致病，非独鬼气疾疠。至于巫医所崇尚的"鬼气疾疠"，陶弘景认为这是因为经络受邪气影响，传入脏腑，从而生病，由于身体虚弱，精神迷乱，则如鬼灵进入。因此，病人出现的精神症状，仍主要由物化的病因（邪气）所引起。《真诰》亦认为，自致百病，而怨咎于神灵；当风卧湿，反责他于失福，这些都是痴人的行为。因此，饮食、男女为百病之本，举动之事，必皆慎思。

对此，我们应该辩证认识，辩证取舍，认清其中的宗教性因

---

① 《会心集》卷下"示李源昌书"，《道书十二种》第 702～703 页。

素，防止出现认知偏差，助长社会上的迷信之风，导致贻误病情。但不可否认，道经中大量的治疗方法，是长期的实践总结，是古人智慧的结晶，值得后人学习借鉴。就现代营养学而论，2000年世界卫生组织提出了合理膳食、戒烟、心理健康、克服紧张压力、体育锻炼等促进健康的准则，它不仅从营养和传统医学方面，还从心理学、社会学等方面强调了健康新理念，充分认识古今对此的认知，可以相得益彰。

第二章　道教服食的哲学基础

　　道教服食是在有一定修行基础上进行的以人之生命为代价的大胆尝试，故其背后自有其内在的逻辑作为催生这一服食实践的思想基础。考察其哲学思想，既有长期的实践基础，亦采用"象思维"的模式，《周易》云："圣人立象以尽意，设卦以尽情伪，系辞焉以尽其言，变而通之以尽利，鼓而舞之以尽神。"[1] 可谓：易者，像也，象也者，像也。故在服食食材的选择上注重藏象、证象、阴阳、五行之象等。象有有形的"具象"和无形但可感知的"意象"两种，两者之间可以进行抽象性的转换。天象与藏象之间存在对应的神奇关系，象又可转换为符号、模型，作为人体和服食食材之间相互作用的思想统一性基础。

　　"藏象"是道教对人体生命功能结构的根本认识，是一种符号模型，这是道教服食的生命哲学基础之一。"藏象"两字的意思简单地说就是"内脏外象"。藏与象，一个在内，一个在外，内外相应、内外同构。因此，"藏象"就是一个表述内脏的"象

---

　　[1]　郭彧译注：《周易》，中华书局，2010 年 4 月，第 301 页。

系统"。藏象是一种符号，是一种模型，是对脏器原型的模拟，并非现代医学所谓的五脏原型，这种模型，使人体脏腑与服食食材处于一个大的系统之中。

服食中的藏象是一个含有思辨与实证双重意义的概念。藏象反应了取象比类的思维特征，《素问·阴阳应象大论》载，上古之人，"论理人形，列别藏府，端络经脉，会通六合。"[1] "其藏之坚脆，府之大小，谷之多少，脉之长短，血之清浊，气之多少，十二经之多血少气，……皆有大数"[2]。取象将人体有关器官按模型进行比拟归类，脏器的归类就可以借助阴阳、五行、八卦这类模型。并将自然界诸多现象如天文、历法、物理、气候、物候、服食食材等均参照此模型，从而成为一个开放有序、时空合一、天人感应、整体全息的模型，实现了打通内外、天人同构的逻辑理路。

第一节　天人合一的系统观念

中国的文化是天地人三才文化，天地人是一个和谐的系统。道教服食是希望与艰辛相伴随，是服—中毒—解毒—再服的实践探索过程，在选用服食食材这一过程中，天人合一、道法自然的思想是总体的指导原则。

---

[1] 《中华道藏》第 20 册，第 31 页。
[2] 同上，第 462 页。

一　天地人三才的系统观

中国哲学中所谓天人合一，一是指天人相通，二是指天人相类。天人相通的观念，发端于孟子，大成于宋代道学，在饮食养生的理论上影响深远。在中国古代，天人合一的思想是普遍的思想，或者认为天具有神学的意味，或者视天为自然之天，要求人顺天而行，而天的具体内涵以及天人之间的关系也不同。《针解篇》："夫一天、二地、三人、四时、五音、六律、七星、八风、九野，身形亦应之。针各有所宜，故曰九针。人皮应天，人肉应地，人脉应人，人筋应时，人声应音，人阴阳合气应律，人齿面目应星，人出入气应风，人九窍三百六十五络应野。故一针皮，二针肉，三针脉，四针筋，五针骨，六针调阴阳，七针益精，八针除风，九针通九窍，除三百六十五节气。此之谓各有所主也。人心意应八风，人气应天，人发齿耳目五声应五音六律，人阴阳脉血气应地，人肝目应之九。"① 《六节藏象论篇》："天以六六为节，地以九九制会，天有十日，日六竟而周甲，甲六复而终岁，三百六十日法也。夫自古通天者，生之本，本于阴阳。其气九州九窍皆通乎天气。故其生五，其气三。三而成天，三而成地，三而成人，三而三之，合则为九，九分为九野，九野为九藏，故形藏四，神藏五，合为九藏以应之也。"②

岐伯对曰："四经应四时，十二从应十二月，十二月应十二脉。脉有阴阳，知阳者知阴，知阴者知阳。凡阳有五，五五二十

---

① 《中华道藏》第 20 册，第 204 页。
② 同上，第 51 - 52 页。

五阳。所谓阴者，真藏也，见则为败，败必死也。所谓阳者，胃脘之阳也。别于阳者，知病处也；别于阴者，知死生之期。三阳在头，三阴在手，所谓一也。别于阳者，知病忌时；别于阴者，知死生之期。谨熟阴阳，无与众谋。"① 对于天地人相应的结构，《素问·五运行大论》说："帝曰：地之为下否乎？岐伯曰：地为人之下，太虚之中者也。帝曰：冯乎？岐伯曰：大气举之也。"②《素问·宝命全形论》说："天覆地载，万物悉备，莫贵于人，人以天地之气生，四时之法成。"③《三部九候论篇》云："天地之至数，始于一，终于九焉。一者天，二者地，三者人，因而三之，三三者九，以应九野，故人有三部，部有三候，以决死生，以处百病，以调虚实，而除邪疾。"④ "有下部，有中部，有上部，部各有三候，三候者，有天有地有人也，必指而导之，乃以为真。上部天，两额之动脉；上部地，两颊之动脉；上部人，耳前之动脉；中部天，手太阴也；中部地，手阳明也；中部人，手少阴也。下部天，足厥阴也；下部地，足少阴也；下部人，足太阴也。故下部之天以候肝，地以候肾，人以候脾胃之气。"⑤ "亦有天，亦有地，亦有人。天以候头角之气，地以候口齿之气，人以候耳目之气。三部者，各有天，各有地，各有人。三而成天，三而成地，三而成人。三而三之，合则为九，九分为九野，九野为九藏。故神藏五，形藏四，合为九藏。五藏已败，

---

① 《中华道藏》第 20 册，第 43—44 页。
② 同上，第 267 页。
③ 同上，第 117 页。
④ 同上，第 98—99 页。
⑤ 同上，第 99 页。

其色必夭，夭必死矣。"① 也就是说，人与天地是一个密不可分的和谐系统，这种观念有助于深入地认识人与天地的关系，同时，对于为人提供了服食养生来源的自然有了更为合理的取之之道。

二 天人合一思想与人体健康

（一）空间与健康

道教认为，自然与人体处于相互作用的系统之中，"东方生风，风生木，木生酸，酸生肝，肝生筋，筋生心，肝主目。其在天为玄，在人为道，在地为化。化生五味，道生智，玄生神。神在天为风，在地为木，在体为筋，在藏为肝，在色为苍，在音为角，在声为呼，在变动为握，在窍为目，在味为酸，在志为怒。怒伤肝，悲胜怒；风伤筋，燥胜风；酸伤筋，辛胜酸。"② "南方生热，热生火，火生苦，苦生心，心生血，血生脾，心主舌。其在天为热，在地为火，在体为脉，在藏为心，在色为赤，在音为徵，在声为笑，在变动为忧，在窍为舌，在味为苦，在志为喜。喜伤心，恐胜喜；热伤气，寒胜热，苦伤气，咸胜苦。"③ "中央生湿，湿生土，土生甘，甘生脾，脾生肉，肉生肺。脾主口。其在天为湿，在地为土，在体为肉，在藏为脾，在色为黄，在音为宫，在声为歌，在变动为哕，在窍为口，在味为甘，在志为思。

---

① 《中华道藏》第 20 册，第 100 页。
② 同上，第 31－32 页。
③ 同上，第 32－33 页。

思伤脾，怒胜思；湿伤肉，风胜湿；甘伤肉，酸胜甘。"①"西方
生燥，燥生金，金生辛，辛生肺，肺生皮毛，皮毛生肾，肺主
鼻。其在天为燥，在地为金，在体为皮毛，在藏为肺，在色为
白，在音为商，在声为哭，在变动为咳，在窍为鼻，在味为辛，
在志为忧。忧伤肺，喜胜忧；热伤皮毛，寒胜热；辛伤皮毛，苦
胜辛。"②"北方生寒，寒生水，水生咸，咸生肾，肾生骨髓，髓
生肝。肾主耳。其在天为寒，在地为水，在体为骨，在藏为肾，
在色为黑，在音为羽，在声为呻，在变动为栗，在窍为耳，在味
为咸，在志为恐。恐伤肾，思胜恐；寒伤血，燥胜寒；咸伤血，
甘胜咸。"③　人体健康与空间之间有一定的关系，这对选用适宜
的食材具有参考意义。

《素问·阴阳应象大论》认为，"其在天为玄，在人为道，
在地为化。化生五味，道生智，玄生神。神在天为风，在地为
木，在体为筋，在藏为肝。在色为苍，在音为角，在声为呼，在
变动为握，在窍为目，在味为酸，在志为怒。怒伤肝，悲胜怒；
风伤肝，燥胜风；酸伤筋，辛胜酸。"④"故天有精，地有形，天
有八纪，地有五里，故能为万物之父母。……天气通于肺，地气
通于嗌，风气通于肝，雷气通于心，谷气通于脾，雨气通于肾。
……故治不法天之纪，不用地之理，则灾害至矣。"⑤

故曰：天地者，万物之上下也；阴阳者，血气之男女也；左
右者，阴阳之道路也；水火者，阴阳之征兆也；阴阳者，万物之

---

① 《中华道藏》第20册，第33－34页。
② 同上，第34－35页。
③ 同上，第35－36页。
④ 同上，第31－32页。
⑤ 同上，第37－38页。

能始也。故曰：阴在内，阳之守也；阳在外，阴之使也。① 可见，人体与自然是息息相通的，共处于一个大的系统之中，这为服食食材的选用提供了理论基础。

（二）天人合一的四时观

《平人气象论篇第十八》："平人之常气禀于胃，胃者平人之常气也，人无胃气曰逆，逆者死。春胃微弦曰平，弦多胃少曰肝病，但弦无胃曰死，胃而有毛曰秋病，毛甚曰今病。"② 脉有逆从四时，未有藏形，春夏而脉瘦，秋冬而脉浮大，命曰逆四时也。风热而脉静，泄而脱血脉实，病在中脉虚，病在外脉涩坚者，皆难治，命曰反四时也。"③ 《玉机真藏论篇第十九》："所谓逆四时者，春得肺脉，夏得肾脉，秋得心脉，冬得肾脉，其至皆悬绝沉涩者，命曰逆四时。未有藏形，于春夏而脉沉涩，秋冬而脉浮大，名曰逆四时也。病热脉静，泄而脉大，脱血而脉实，病在中脉实坚，病在外脉不实坚者，皆难治。"④ "心赤、肺白、肝青、脾黄、肾黑，皆亦应其经脉之色也。帝曰：络之阴阳，亦应其经乎？岐伯曰：阴络之色应其经，阳络之色变无常，随四时而行也。寒多则凝泣，凝泣则青黑，热多则淖泽，淖泽则黄赤。此皆常色，谓之无病。五色具见者，谓之寒热。"⑤

　　以上两点充分体现出人体与外在自然的时空对应关系，有着深厚的实践基础和深刻的理论背景。

---

① 《中华道藏》第 20 册，第 36 页。
② 同上，第 85 页。
③ 同上，第 88 页。
④ 同上，第 97 页。
⑤ 同上，第 208 页。

三　天象对人体健康的影响

《星品》中论及星象变化与自然灾害之间的关系，"亏盈则天震地动，列宿不守，则日月薄蚀，五星乱度，则二象失光。天地泰则五星映清。"① 故通过观察星象，可以预测自然界的灾害。

（一）日月的运动及其医学意义

就日、月和五星的运动而言，《素问·天元纪大论》表述为"七曜周旋"的形式。《灵枢·卫气行》所说的"昼日行于阳二十五周，夜行于阴二十五周"，《素问·阴阳应象大论》所说的"天有八纪"，是指太阳的周年视运动中，太阳在黄道上的立春、春分、立夏、夏至、立秋、秋分、立冬、冬至八个不同的位置而言。就日月的医学意义而论，人与天地相参，与日月相应，日月与人有密切关系②。《素问·生气通天论》说："阳气者，若天与日，失其所，则折寿而不彰，故天运当以日光明。是故阳因而上，卫外者也。"③ 该篇又说："故阳气者，一日而主外，平旦人气生，日中而阳气隆，日西而阳气已虚，气门乃闭。是故暮而收拒，无扰筋骨，无见雾露，反此三时，形乃困薄。"④ 这是养生所必须注意的基本法则。

月的医学意义，主要体现在月人相关的思想上。⑤ 月满则海水西盛，人血气积，至其月廓空则人气血虚。并且，月满的时

---

① 《道藏》第25册，第4页。
② 张其成：《易学与中医》，广西科学技术出版社，第142页。
③ 《中华道藏》第20册，第17页。
④ 同上，第19—20页。
⑤ 张其成：《易学与中医》，广西科学技术出版社，第143页。

候，肌肉充，皮肤致，毛发坚，腠理薄，此时遇贼风则其入深，病人容易卒暴。《灵枢·岁露》提出了"乘年之衰，逢月之空，失时之和"的"三虚"原则，逢三虚，则发病急暴，其死暴急。《素问·至真要大论》也指出"遇月之空，亦邪甚也"。① 《素问·八正神明论》指出针次的治疗原则是"月生无写（泻），月满无补，月郭空无治"，② 因而为"故月生而写（泻），是谓藏虚；月满而补，血气扬溢，络有留血，命曰重实；月郭空而治，是谓乱经"。③

（二）星象与人体健康

五大行星应天之气，故影响人的五脏健康。道教认为，"东方青色，入通于肝，开窍于目，藏精于肝，其病发惊骇，其味酸，其类草木，其畜鸡，其谷麦，其应四时，上为岁星，是以春气在头也，其音角，其数八，是以知病之在筋也，其臭臊。"④ "南方赤色，入通于心，开窍于耳，藏精于心，故病在五藏，其味苦，其类火，其畜羊，其谷黍，其应四时，上为荧惑星，是以知病之在脉也，其音徵，其数七，其臭焦。"⑤ "中央黄色，入通于脾，开窍于口，藏精于脾，故病在舌本，其味甘，其类土，其畜牛，其谷稷，其应四时，上为镇星，是以知病之在肉也，其音宫，其数五，其臭香。"⑥ "西方白色，入通于肺，开窍于鼻，藏精于肺，故病在背，其味辛，其类金，其畜马，其谷稻，其应四

---

① 《中华道藏》第 20 册，第 378 页。
② 同上，第 122 页。
③ 同上，第 122 – 123 页。
④ 同上，第 24 – 25 页。
⑤ 同上，第 25 页。
⑥ 同上，第 25 – 26 页。

时，上为太白星，是以知病之在皮毛也，其音商，其数九，其臭腥。"① "北方黑色，入通于肾，开窍于二阴，藏精于肾，故病在溪，其味咸，其类水，其畜彘，其谷豆，其应四时，上为辰星，是以知病之在骨也，其音羽，其数六，其臭腐。"② 意为五大行星是由五行之气化成的，体现了五星对身体的影响。

北斗星的医学意义，首先是以北斗指向推知四时阴阳变化来解释六经证候的病理机转。③ 如《素问·脉解》说："太阳所谓肿腰椎痛者，正月太阳寅，寅太阳也。正月阳气出在上而阴气盛，阳未得自次也，故肿腰椎痛也。"④ 其次，以北斗星指向推知四时气候变迁、八方气象变化对人体的影响。

二十八宿及其医学意义。⑤《黄帝内经》的宇宙结构学说的医学将人体气血运行与日行二十八宿直接联系起来。二十八宿的医学意义，首先是依据二十八宿确立人身经脉长度、营卫行度。《灵枢·五十营》认为，气行十六丈二尺，气行交通于中，一周于身，下水二刻，日行二十五分。《黄帝内经》是以虚宿为冬至，反应的是夏代的天象。《素问·脉解》说："太阴子也，十一月万物气皆藏于中。"张介宾注："阴极于子，万物皆藏，故曰太阴子也"，"一阳下动，冬至候也"。《黄帝内经》认为"人以天地之气生"，太虚大气形成了天、地和人。太虚大气不仅作用于大地，而且作用于人，作用于大地的寒、暑、燥、湿、风、火六种阴阳程度不同的气也作用于人，以此推测人体得病的情况。

---

① 《中华道藏》第20册，第26页。
② 同上，第26—27页。
③ 张其成：《易学与中医》，广西科学技术出版社，第145页。
④ 《中华道藏》第20册，第193页。
⑤ 张其成：《易学与中医》，广西科学技术出版社，第146—147页。

第二节　阴阳、五行、八卦藏象模型

一　阴阳藏象

《说文解字》说：阴，暗也。水之南、山之北。《易传》将阴阳提升到哲学本体论层面，并明确提出"一阴一阳之谓道"的命题。《素问·金匮真言论》认为，"夫言人之阴阳，则外为阳，内为阴。言人身之阴阳，则背为阳，腹为阴。言人身之藏府中阴阳，则藏者为阴，府者为阳。肝、心、脾、肺、肾五藏皆为阴，胆、胃、大肠、小肠、膀胱、三焦，六府皆为阳。所以欲知阴中之阴、阳中之阳者，何也？为冬病在阴，夏病在阳，春病在阴，秋病在阳，皆视其所在，为施针石也。故背为阳，阳中之阳，心也；背为阳，阳中之阴，肺也；腹为阴，阴中之阴，肾也；腹为阴，阴中之阳，肝也；腹为阴，阴中之至阴，脾也。此皆阴阳、表里、内外、雌雄相输应也，故以应天之阴阳也。"[1]

《素问·阴阳应象大论篇》认为，"阴阳者，天地之道也，万物之纲纪，变化之父母，生杀之本始，神明之府也。治病必求于本。故积阳为天，积阴为地。阴静阳躁，阳生阴长，阳杀阴藏。阳化气，阴成形。寒极生热，热极生寒。寒气生浊，热气生清。清气在下，则生飧泄；浊气在上，则生腹胀。此阴阳反作，

---

[1]　《中华道藏》第20册，第24页。

病之逆从也。"①"阳者，天气也，主外；阴者，地气也，主内。故阳道实，阴道虚。故犯贼风虚邪者，阳受之；食饮不节起居不时者，阴受之。阳受之则入六府；阴受之则入五藏。入六腑则身热不时卧，上为喘呼；入五藏则腹满闭塞，下为飧泄，久为肠澼。故喉主天气，咽主地气。故阳受风气，阴受湿气。故阴气从足上行至头，而下行循臂至指端；阳气从手上行至头，而下行至足。故曰阳病者上行极而下，阴病者下行极而上。故伤于风者，上先受之；伤于湿者，下先受之。"②

《阴阳应象大论》说："故清阳出上窍；浊阴出下窍；清阳发腠理，浊阴走五藏；清阳实四支，浊阴归六府。水为阴，火为阳。阳为气，阴为味……味厚者为阴，薄为阴之阳。气厚者为阳，薄为阳之阴。味厚则泄，薄则通。气薄则发泄，厚则发热。"③ 阳胜则身热，腠理闭，喘粗为之俯仰……阴胜则身寒，汗出，身常清，数栗而寒……"④《灵枢》认为，心为阳中之太阳，肺为阴中之少阴，肝为阴中之少阳，脾为阴中之至阴，肾为阴中之太阴。"阳气者，精则养神，柔则养筋。开阖不得，寒气从之，乃生大偻。陷脉为瘘，留连肉腠。俞气化薄，传为善畏，及为惊骇……魄汗未尽，形弱而气烁，穴俞以闭，发为风疟。故风者，百病之始也，清静则肉腠闭拒，虽有大风苛毒，弗之能害，此因时之序也。故病久则传化，上下不并，良医弗为。故阳畜积病死，而阳气当隔，隔者当写，不亟正治，粗乃败之。故阳

---

① 《中华道藏》第 20 册，第 27－28 页。
② 同上，第 133 页。
③ 同上，第 28－29 页。
④ 同上，第 36 页。

气者，一日而主外，平旦人气生，日中而阳气隆，日西而阳气已虚，气门乃闭。是故暮而收拒，无扰筋骨，无见雾露，反此三时，形乃困薄。岐伯曰：阴者，藏精而起亟也；阳者，卫外而为固也。阴不胜其阳，则脉流薄疾，并乃狂；阳不胜其阴，则五藏气争，九窍不通。是以圣人陈阴阳，筋脉和同，骨髓坚固，血气皆从。如是则内外调和，邪不能害，耳目聪明，气立如故。风客淫气，精乃亡，邪伤肝也。因而饱食，筋脉横解，肠澼为痔。因而大饮，则气逆。因而强力，肾气乃伤，高骨乃坏。凡阴阳之要，阳密乃固，两者不和，若春无秋，若冬无夏，因而和之，是谓圣度。故阳强不能密，阴气乃绝，阴平阳秘，精神乃治，阴阳离决，精气乃绝。因于露风，乃生寒热。是以春伤于风，邪气留连，乃为洞泄。夏伤于暑，秋为痎疟。秋伤于湿，上逆而咳，发为痿厥。冬伤于寒，春必温病。"①

二　五行藏象

五行原指五种具体的质料，即金、水、木、火、土，是物质与属性的统一，看起来朴素，其属性意义更为重要。《素问·五运行大论》说："气有余则制己所胜而侮所不胜；其不及则己所不胜侮而乘之，己所胜轻而侮之。"② 五行之间的制化，有两种含义：一是五行在正常情况下的相生相克关系，《素问·六微旨大论》有"制则生化"③；二是五行之间的亢害承制关系，《素

---

① 《中华道藏》第 20 册，第 19－21 页。
② 同上，第 278 页。
③ 同上，第 282 页。

问·六微旨大论》有"亢则害，承乃制，制则生化"①，这就叫
"亢害承制"。五行相生相克维持了人体协调统一的正常关系，
表现为生理现象；五行乘侮破坏了协调统一的正常关系，表现为
病理现象。

　　气、阴阳、五行与人体之间有密切的关系。《内经》认为，
"胃者，水谷之海，六府之大源也。五味入口，藏于胃，以养五
藏气，气口亦太阴也。是以五藏六府之气味，皆出于胃，变见于
气口。故五气入鼻，藏于心肺，心肺有病，而鼻为之不利也。凡
治病必察其下，适其脉，观其志意，与其病也。"② 黄帝曰："苍
天之气，清净则志意治，顺之则阳气固，虽有贼邪，弗能害也，
此因时之序。故圣人传精神，服天气，而通神明。失之则内闭九
窍，外壅肌肉，卫气散解，此谓自伤，气之削也。阳气者，若天
与日，失其所，则折寿而不彰，故天运当以日光明。是故阳因而
上，卫外者也。"③ 五味对五藏之气是有影响的，"四时之气，更
伤五藏。阴之所生，本在五味，阴之五宫，伤在五味。是故味过
于酸，肝气以津，脾气乃绝。味过于咸，大骨气劳，短肌，心气
抑。味过于甘，心气喘满，肾气不衡。味过于苦，脾气不濡，胃
气乃厚。味过于辛，筋脉沮弛，精神乃央。"④ 可见，气、阴阳、
五行与人体构成和谐的一个大系统。

　　五行思想在人体有系统的反应，如五行与五藏相对应，并以
社会官职予以比拟，"心者，君主之官也，神明出焉。肺者，相

　　①　《中华道藏》第 20 册，第 282 页。
　　②　同上，第 63 - 64 页。
　　③　同上，第 16 - 17 页。
　　④　同上，第 21 - 22 页。

傅之官，治节出焉。肝者，将军之官，谋虑出焉。胆者，中正之官，决断出焉。膻中者，臣使之官，喜乐出焉。脾胃者，仓廪之官，五味出焉。大肠者，传道之官，变化出焉。小肠者，受盛之官，化物出焉。肾者，作强之官，伎巧出焉。三焦者，决渎之官，水道出焉。膀胱者，州都之官，津液藏焉，气化则能出矣。凡此十二官者，不得相失也。故主明则下安，以此养生则寿，殁世不殆，以为天下则大昌。主不明则十二官危，使道闭塞而不通，形乃大伤，以此养生则殃，以为天下者，其宗大危。"①

并且内在的五藏均与外在感官相表里，外在的感官能够显示内在的五藏："心之合脉也，其荣色也，其主肾也。肺之合皮也，其荣毛也，其主心也。肝之合筋也，其荣爪也，其主肺也。脾之合肉也，其荣唇也，其主肝也。肾之合骨也，其荣发也，其主脾也。是故多食咸，则脉凝泣而变色。多食苦，则皮槁而毛拔。多食辛，则筋急而爪枯。多食酸，则肉胝膈而唇揭。多食甘，则骨痛而发落。此五味之所伤也。故心欲苦，肺欲辛，肝欲酸，脾欲甘，肾欲咸，此五味之所合也。"②

并且，五藏之气能够显示生气与死气："故色见青如草兹者死，黄如枳实者死，黑如炱者死，赤如衃血者死，白如枯骨者死，此五色之见死也。青如翠羽者生，赤如鸡冠者生，黄如蟹腹者生，白如豕膏者生，黑如乌羽者生，此五色之见生也。生于心，如以缟裹朱；生于肺，如以缟裹红；生于肝，如以缟裹绀；生于脾，如以缟裹栝楼实；生于肾，如以缟裹紫。此五藏所生之

---

① 《中华道藏》第20册，第48 – 49页。
② 同上，第57 – 58页。

外荣也。"①

色、味与五藏亦有对应关系，"白当肺、辛，赤当心、苦，青当肝、酸，黄当脾、甘，黑当肾、咸。故白当皮，赤当脉，青当筋，黄当肉，黑当骨。诸脉者皆属于目，诸髓者皆属于脑，诸筋者皆属于节，诸血者皆属于心，诸气者皆属于肺，此四支八溪之朝夕也。故人卧血归于肝，肝受血而能视，足受血而能步，掌受血而能握，指受血而能摄。卧出风吹之，血凝于肤者为痹，凝于脉者为泣，凝于足者为厥，此三者，血行而不得反其空，故为痹厥也。"②

因此，大凡观察五色，"面黄目青、面黄目赤、面黄目白、面黄目黑者，皆不死也。"③ 因面带黄色，是尚有土气。如见"面青目青、面赤目白、面青目黑、面黑目白、面赤目青，皆死也"④。皆为死亡之征象，因面无黄色，是土气已败。

可见，阴阳和五行都是气的分化。五脏和五行具有归类关系，兹列表如下。

---

① 《中华道藏》第20册，第58－59页。
② 同上，第59－60页。
③ 同上，第62页。
④ 同上。

表4　五脏模型归类表①

五脏	基本功能	表里关系	开窍	所主	其华所在	五情	五色	五声	五季	五气	五味	五化	五位	比类社会职能
肝	藏血主疏泄	胆	目	筋	爪	怒	青	呼	春	风	酸	生	东	将军之官
心	主神明主血脉	小肠	舌	脉	面	喜	赤	笑	夏	暑	苦	长	南	君主之官
脾	统血主运化	胃	口	肌肉	唇	思	黄	歌	长夏	湿	甘	化	中	仓廪之官
肺	主气主治节	大肠	鼻	皮	毛	悲	白	哭	秋	燥	辛	收	西	相傅之官
肾	藏精主命门之火	膀胱	耳	骨	发	恐	黑	呻	冬	寒	咸	藏	北	作强之官

三　八卦模型

　　道教用表述宇宙时空的象数符号模型来构建人体的生理、病理模型，创造出天人相应、时空统一的世界模式。《灵枢》中脏腑与九宫八卦的配属关系为：心配离卦，居九宫；肾配坎卦，居一宫；肝配震卦，居三宫；肺配兑卦，居七宫；脾配坤卦，居二宫；小肠配乾卦，居六宫；胃配巽卦，居四宫；大肠配艮卦，居八宫。②《黄帝内经》将脏腑配属八卦，而且配属易数。如《素问·金匮真言论》将肝、心、脾、肺、肾五脏分别配以八、七、五、九、六，即采用河图成数、五行成数的方式。《素问·五常

---

①　张其成：《易学与中医》，广西科学技术出版社，2007 年 7 月，第 57 页。
②　同上，第 64 页。

政大论》除"五运平气之纪所应"之数为河图生成数外，还将五脏病变与洛书的九宫数相联系，如"委和之纪""邪伤肝也""眚于三"（震宫木数），"伏明之纪""邪伤肝也""眚于七"（离宫火数），"卑监之纪""邪伤脾也""其眚四维"（中宫上通四方），"从革之纪""邪伤肺也""眚与七"（兑宫金数），"涸流之纪""邪伤肾也""眚于一"（坎宫水数）。这些都是直接运用易学象数的例证。① 这种模式，使服食食材纳入其中，具有极大的灵活性和广阔性。

运八卦的原理符合生物全息律，即生物体相对独立的部分包含了整个生物体的病理、生理、生化、遗传、形态等全面的生物学信息。八卦正是宇宙人体全息的时空结构图，因此按照八卦进行推理。《庄子·庚桑楚》认为：有实而无乎处者，宇也；有长而无本剽者，宙也。也就是说，有实在而不限于处所、方位的，就是"宇"，就是空间；有绵延长度而本始、终末的，就是"宙"，就是"时间"。《尸子》认为：上下四方曰宇，往古来今曰宙。时空合一，是东方宇（空间）宙（时间）学、生命学的重要理念②。

（一）生命与八卦

就八卦与生命构成而言，"天道以乾为体，阳为用，积气在上；地道以坤为体，阴为用，积水在下。天以行道，以乾索于坤。一索之而为长男，长男曰震。再索之而为中男，中男曰坎。三索之而为少男，少男曰艮。是此天交于地，以乾道索坤道而生三阳。及乎地以行道，以坤索于乾。一索之而为长女，长女曰

---

① 张其成：《易学与中医》，广西科学技术出版社，2007年7月，第66页。
② 同上，第64页。

巽。再索之为中女，中女曰离。三索之为少女，少女曰兑。是此地交于天，以坤道索乾道而生三阴。三阳交合于三阴而万物生，三阴交合于三阳而万物成。天地交合，本于乾坤相索而运行于道。乾坤相索而生六气，六气交合而分五行，五行交合而生成万物。方其乾道下行，三索既终，其阳复升，阳中藏阴，上还于天；坤道上行，三索既终，其阴复降，阴中藏阳，下还于地。阳中藏阴，其阴不消，乃曰真阴。真阴到天，因阳而生，所以阴自天降，阴中能无阳乎？阴中藏阳，其阳不灭，乃曰真阳。真阳到地，因阴而发，所以阳自地升，阳中能无阴乎？阳中藏阴，其阴不消，复到于地；阴中藏阳，其阳不灭，复到于天。周而复始运行不已。交合不失于道，所以长久坚固者如此。"[1]

就生育而言，八卦为父母六子。并且，道生万物，天地乃物中之大者，人为物中之灵者，"别求于道，人同天地，以心比天，以肾比地，肝为阳位，肺为阴位。心肾相去八寸四分，其天地覆载之间比也。气比阳而液比阴。子午之时，比夏至、冬至之节；卯酉之时，比春分、秋分之节。以一日比一年。以一日用八卦，时比八节，子时肾中气生，卯时气到肝，肝为阳，其气旺，阳升以入阳位，春分之比也，午时气到心，积气生液，夏至阳升到天而阴生之比也；午时心中液生，酉时液到肺，肺为阴，其液盛，阴降以入阴位，秋分之比也，子时液到肾，积液生气，冬至阴降到地而阳生之比也。周而复始，日月循环，无损无亏，自可延年。"[2]

在《灵枢·九宫八风》中，自然界被分为九个方位（中间

① 《道藏》第 4 册，第 659 页。
② 《道藏》第 28 册，第 350—351 页。

方位不用，实为八方），即后天八卦、河图洛书八方九宫模型，然后将八脏与它相配，见下表。

表5　八脏八方八卦对应表①

八脏	大肠	肝	胃	心	脾	肺	小肠	肾
八方	东北	东	东南	南	西南	西	西北	北
八卦	艮	震	巽	离	坤	兑	乾	坎

（二）身体与八卦

全息诊断是八卦所反映的人体信息。② 人体各全息元，以文王八卦的结构布局，反映人体脏腑的信息，也反映整个体表的信息。文王八卦与人体脏腑相对应的依据是两者特征、属性的同一性。离为火，性丽，对应心、小肠；坎为水，性陷，对应肾、膀胱；震为雷，属木，对应肝、胆；兑为泽，性悦，属金，对应肺、大肠、下焦；乾为天，性健，属金，对应肺、大肠；艮为山，性止，属土，对应脾、胃；中央坤亦对应脾胃。《灵枢·五色》认为：庭者，首面也；阙上者，咽喉也；阙中者，肺也；下极者，心也；直下者，肝也；肝左者，胆也；下者，脾也；方上者，胃也；中央者，大肠也；挟大肠者，肾也；当肾者，脐也；面王以上者，小肠也；面王以下者，膀胱、子处也；颧者，肩也；颧后者，臂也；臂下者，手也；目内眦上者，膺乳也；挟绳而上者，背也；循牙车以下者，股也；中央者，膝也；膝以下者，胫也；当胫以下者，足也；巨分者，股里也；巨屈者，膝膑

---

① 张其成：《易学与中医》，广西科学出版社，2007年7月，第61页。
② 同上，第105—106页。

也。此五藏六府肢节之部也。《黄帝内经》面部部位与五脏、六腑、肢节的对应关系，使面部成了人体脏腑肢节的缩影。眼诊、手诊原理皆类似。

生理藏象学说是中医学基本的生理学说。张介宾以卦象解说形体、藏象：以形体之言，则乾为首，阳尊居上也；坤为腹，阴广容物也；坎为耳，阳聪于内也；离为目，阴阳在外也；兑为口，拆开于上也；巽为股，两垂而下也；艮为手，阳居于前也；震为足，刚动在下也。从形状和功能两方面分析了人的形体。又从部位上分析人体脏腑，坤卦为脏，乾卦为腑。坤卦六阴爻：自初六至上六为阴为脏，初六次命门，六二次肾，六三次肝，六四次脾，六五次心，上六次肺；乾卦六阳爻：初九至上九为阳为腑，初九当膀胱，九二当大肠，九三当小肠，九四当胆，九五当胃，上九当三焦。将五脏六腑分出六个位次，依据乾坤二卦从下至上的位次排列，乾坤六爻五脏依次为命门、肾、肝、脾、心、肺，乾卦六腑依次为膀胱、大肠、小肠、胆、胃、三焦。这种位次主要不是实体位次，而是功能位次。①

（三）八卦与病理

《伤寒论·伤寒例》提出以后天八卦预测外感病的方法，即四时八节、二十四气、七十二候决病法。② 如：立春正月节指艮，雨水正月中指寅；惊蛰二月节指甲，春分二月中指卯；清明三月节指乙，谷雨三月中指辰；立夏四月节指巽，小满四月中指巳；芒种五月节指丙，夏至五月中指午；小暑六月节指丁，大暑六月中指未；立秋七月节指坤，处暑七月中指申；白露八月节指

---

① 张其成：《易学与中医》，广西科学出版社，2007 年 7 月，第 224 页。
② 同上，第 104 页。

庚，秋分八月中指酉；寒露九月节指辛，霜降九月中指戌；立冬十月节指乾，小雪十月中指亥；大雪十一月节指壬，冬至十一月中指子；小寒十二月节指癸，大寒十二月中指丑。《伤寒论·伤寒例》还以乾坤阴阳爻的消长取象比类来说明一年四时阴阳消长的变化规律，以阐发外感病的发病规律。

王朴庄《伤寒例新注》以消息卦解释：卦有阴阳，爻有消长，以此之长，知彼之消，冬至于卦为复，五阴聚而一阳为主，阴合于阳也。夏至于卦为姤，五阳聚而一阴为主，阳合于阴也。春分卦为大壮，四阳进而二阴渐退，阴离于阳也。秋分卦为观，四阴进而二阳渐退，阳离于阴也。阴阳消长之机，日夜不息，人在气交，苟不得养，未有不病者，况天地之气候亦有乖庚之时，则病气更为迭变矣。盖阳长为时，预为阴生于午之根；阳长之时，预为阳于子之根。如乾坤二封之刚柔直推而生变化也。春应泰卦，内刚外柔；秋应否卦，内柔外刚。故云：顺天地之刚柔也。时有否泰，而君子则无时不保合太和也。盖风暑湿寒原为正气，故当时有不即病者，其夏之飧泄，升级必降也；秋之疾疟，散极必蓄也；冬之咳嗽，降级必升也；春之温病，蓄极必散也。故曰：必然之道也。[①] 物极必反、火极化水，阐述了阴阳消长与外感病发病之关系。明代医学家李时珍将脉象与卦象相结合，在文王八卦的基础上，将脉象、脉位、五脏、六腑统一起来，建立了脉象整体观，揭示了寸口脉诊的易学全息本质。可参见下图。

---

① 张其成：《易学与中医》，广西科学出版社，2007 年 7 月，第 104 – 105 页。

表 6　脉卦对应表①

脉象			卦　象			
			卦名	卦象	卦性	卦应脏
浮	数	有力	乾	天	金（燥）	肺、首
沉	迟	无力	坤	地	土（湿）	脾、腹
沉	数	有力	兑	泽	金（燥）	肺、口
浮	迟	有力	离	日	火（热）	心、目
沉	迟	有力	震	雷	木（风）	肝、足
浮	数	无力	巽	木	木（风）	肝、胆
沉	迟	无力	艮	山	土（湿）	脾、手
沉	数	无力	坎	月	水（寒）	肾、耳

　　可见，上述模式，使人体、服食食材的性味、疾病的特征建立了相通的系统，解决了服食的路径方法问题。

第三节　道教服食体系的理论依据

一　取象比类

（一）象思维模式的服食体系

　　道教服食理论认为在同一个"象"的类别之下，其性相通，

---

① 张其成：《易学与中医》，广西科学出版社，2007 年 7 月，第 112 页。

尤其是矿物质、植物、动物之间存在着互补关系。这便成为服食理论的基本指导思想，具体表现在四气五味、升降浮沉、归经以及功效等方面。

四气是指药物的寒、热、温、凉四种属性，五味是指药物的辛、甘、酸、苦、咸五种药味。但四气五味并非凭空产生，而是取象比类于四时五行的结果。即把四气当作天的阴阳，随四季而变化；五味由地所生，随五行属性而有分别。通过这种取象方式，中药基本性质与产地和采收时间密切地联系起来，并以象为媒纳入了能囊括万事万物的巨大符号体系。①

升、降、浮、沉是对中药属性变化规律的一种概括，升与浮是指向上、向外的作用，沉与降是指向下、向里的作用。清代吴瑭运用"象形"的方法来解释这种变化："盖芦主生，干与枝叶主长，花主化，子主收，根主藏，木也；草则收藏皆在子。凡干皆升，芦生于干；凡叶皆散，花生于叶。凡枝皆走络，须胜于枝；凡根皆降，子胜于根。由芦之生而长，而化而收，子则复降而升，而化而升矣。此草木各得一太极之理也。"② 这说明服食食材的升、降、浮、沉与药用部位和质地轻重有着密不可分的关系。

（二）依赖于五行的服食食材归经理论

服食食材与脏腑的取象比类相对应，指食材对人体某部分的选择性作用，包括诸脏腑及经络。此外，中药取象比类原则尤其体现在对中药功效的确定方面。据此原则，历代医家逐渐总结出中药功效与药物的形态、结构、部位、状态、质地、颜色和生态

---

① 张其成：《易学与中医》，广西科学出版社，2007 年 7 月，第 119 页。
② 同上，第 119－120 页。

等因素有密切关系。例如根据中药形态确定功效时，吴瑭认为"鸡子黄有地球之象，为有血肉有情，生生不已，乃奠安中焦之圣品"，故能"镇定中焦，通彻上下"（《温病条辨·下焦》）；在论述部位与功效时，张秉成说"皆用皮者，因病在皮，以皮行皮之意"（《成方便读》）；汪机则强调了虎胫的药效，"虎之强悍，皆赖于胫，故治脚胫无力用之"（《奉草汇编》）。其它如以猪腰子补肾、以牛眼治眼、以猪膀胱治遗尿等，不胜枚举。此外诸如颜色、质地、生态、结构等一切可以通过直观把握的外显特征和内在属性，都可成为取象比类、认定药效的依据。①

总之，道医家以五行理论为纽带，为动物、植物、矿物和人建立了普遍联系，并在阴阳、四象、五行、八卦模型思想的指导下，建立了服食的理论模式。

（三）服食法象

阴阳、五行、八卦相结合的理论建立起相对完整的符号体系。这也为方剂学在实际应用中以卦象阐发服食食材药性、方义提供了方便。李东垣曾制有"药象阴阳补泻图"（参见下图），把中药的四气五味和升降浮沉的性能都用卦象、时间来加以说明，使人一目了然。此外，历代医家以易理直解方义，也成为方剂学的重要研究思路。仅从方剂命名来看，直接以卦象或以卦爻辞进行命名的就很多，如太极丸、两仪膏、坎气丹、坎离丸、清震汤、贞元饮、巽顺丸、坤顺丸、丽泽通等。②

---

① 张其成：《易学与中医》，广西科学出版社，2007年7月，第120页。
② 同上，第121页。

表7　药象阴阳补泻图①

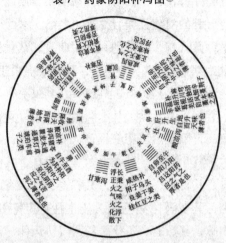

事实上，"取象比类"的研究方法及阴阳、五行、八卦等一整套符号模式构建了"一草一木一太极"的精义，这种影响是深远的。

二　服食性味归经与五脏

服食性味归经与五脏的关系，是解决食材与身体器官相互作用的关键。道教认为，"食气入胃，散精于肝，淫气于筋。食气入胃，浊气归心，淫精于脉。脉气流经，经气归于肺，肺朝百脉，输精于皮毛。毛脉合精，行气于府。府精神明，留于四藏，气归于权衡。权衡以平，气口成寸，以决死生。饮入于胃，游溢精气，上输于脾，脾气散精，上归于肺，通调水道，下输膀胱，水精四布，五经并行，合于四时。五藏阴阳，揆度以为常也。"①

就食材与五脏的对应而言，"敷和之纪，木德周行，阳舒阴布，五化宣平，其气端，其性随，其用曲直，其化生荣，其类草木，其政发散，其候温和，其令风，其藏肝，肝其畏清，其主目，其谷麻，其果李，其实核，其应春，其虫毛，其畜犬，其色苍，其养筋，其病里急支满，其味酸，其音角，其物中坚，其数八。昇明之纪，正阳而治，德施周普，五化均衡，其气高，其性速，其用燔灼，其化蕃茂，其类火，其政明曜，其候炎暑，其令热，其藏心，心其畏寒，其主舌，其谷麦，其果杏，其实络，其应夏，其虫羽，其畜马，其色赤，其养血，其病瞤瘛，其味苦，其音徵，其物脉，其数七。备化之纪，气协天休，德流四政，五化齐修，其气平，其性顺，其用高下，其化丰满，其类土，其政安静，其候溽蒸，其令湿，其藏脾，脾其畏风，其主口，其谷稷，其果枣，其实肉，其应长夏，其虫倮，其畜牛，其色黄，其养肉，其病否，其味甘，其音宫，其物肤，其数五。审平之纪，收而不争，杀而无犯，五化宣明，其气洁，其性刚，其用散落，其化坚敛，其类金，其政劲肃，其候清切，其令燥，其藏肺，肺其畏热，其主鼻，其谷稻，其果桃，其实壳，其应秋，其虫介，其畜鸡，其色白，其养皮毛，其病咳，其味辛，其音商，其物外坚，其数九。静顺之纪，藏而勿害，治而善下，五化咸整，其气明，其性下，其用沃衍，其化凝坚，其类水，其政流演，其候凝肃，其令寒，其藏肾，肾其畏湿，其主二阴，其谷豆，其果栗，其实濡，其应冬，其虫鳞，其畜彘，其色黑，其养骨髓，其病

————————

① 《中华道藏》第20册，第104－105页。

厥，其味咸，其音羽，其物濡，其数六。"① 这有利于合理选择
对应的食材，从而促进身心健康。

三 服食食材的性味与六十甲子的关系

服食食材是天地造化的产物，故与天时地利均有关系，时间
不一，性味特征亦不同，食材之间相互作用的方法也就不同。道
教认为，"故岁宜苦以燥之温之，必折其郁气，先资其化原，抑
其运气，扶其不胜，无使暴过而生其疾，食岁谷以全其真，避虚
邪以安其正。适气同异，多少制之。同寒湿者燥热化，异寒湿者
燥湿化，故同者多之，异者少之，用寒远寒，用凉远凉，用温远
温，用热远热，食宜同法。有假者反常，反是者病，所谓时
也。"② 服食食材的性味与岁月有密切的关系，兹列表如下。

表8 纪年与服食食材的性味③

纪 年	服食食材的性味
甲子、甲午岁	上少阴火，中太宫土运，下阳明金热化二，雨化五，燥化四，所谓正化日也。其化上咸寒，中苦热，下酸热，所谓药食宜也。
乙丑、乙未岁	上太阴土，中少商金运，下太阳水热化寒化胜复同，所谓邪气化日也，灾七宫。湿化五，清化四，寒化六，所谓正化日也。其化上苦热，中酸和，下甘热，所谓药食宜也。

---

① 《中华道藏》第20册，第302-306页。
② 同上，第330-331页。
③ 同上，第341-348页。

纪　年	服食食材的性味
丙寅、丙申岁	上少阳相火，中太羽水运，下厥阴木火化二，寒化六，风化三，所谓正化日也。其化上咸寒，中咸温，下辛温，所谓药食宜也。
丁卯、丁酉岁	上阳明金，中少角木运，下少阴火清化热化胜复同，所谓邪气化日也，灾三宫。燥化九，风化三，热化七，所谓正化日也。其化上苦小温，中辛和，下咸寒，所谓药食宜也。
戊辰、戊戌岁	上太阳水，中太征火运，下太阴土，寒化六，热化七，湿化五，所谓正化日也。其化上苦温，中甘和，下甘温，所谓药食宜也。
己巳、己亥岁	上厥阴木，中少宫土运，下少阳相火，风化清化胜复同，所谓邪气化日也，灾五宫。风化三，湿化五，火化八，所谓正化日也。其化上辛凉，中甘和，下咸寒，所谓药食宜也。
庚午、庚子岁	上少阴火，中太商金运，下阳明金，热化七，清化九，燥化九，所谓正化日也。其化上咸寒，中辛温，下酸温，所谓药食宜也。
辛未、辛丑岁	上太阴土，中少羽水运，下太阳水，雨化风化胜复同，所谓邪气化日也，灾一宫。雨化五，寒化一，所谓正化日也。其化上苦热，中苦和，下苦热，所谓药食宜也。
壬申、壬寅岁	上少阳相火，中太角木运，下厥阴木，火化二，风化八，所谓正化日也。其化上咸寒，中酸和，下辛凉，所谓药食宜也。
癸酉、癸卯岁	上阳明金，中少徵火运，下少阴火，寒化雨化胜负同，所谓邪气化日也，灾九宫。燥化九，热化二，所谓正化日也。其化上苦小温，中咸温，下咸寒，所谓药食宜也。
甲戌、甲辰岁	上太阳水，中太宫土运，下太阴土，寒化六，湿化五，所谓正化日也。其化上苦热，中苦温，下苦温，所谓药食宜也。
乙亥、乙巳岁	上厥阴木，中少商金运，下少阳相火，热化寒化胜负同，所谓邪气化日也，灾七宫。风化八，清化四，火化二，正化度也。其化上辛凉，中酸和，下咸寒，药食宜也。

纪　年	服食食材的性味
丙子、丙午岁	上少阴火，中太羽水运，下阳明金热化二，寒化六，清化四，正化度也。其化上咸寒，中咸热，下酸温，所谓药食宜也。
丁丑、丁未岁	上太阴土，中少角木运，下太阳水清化热化胜负同，邪气化度也，灾三宫。雨化五，风化三，寒化一，正化度也。其化上苦温，中辛温，下甘热，药食宜也。
戊寅、戊申岁	上少阳相火，中太徵火运，下厥阴木，火化二，风化三，正化度也。其化上咸寒，中甘和，下辛凉，药食宜也。
己卯、己酉岁	上阳明金，中少宫土运，下少阴火，风化清化胜负同，邪气化度也，灾五宫。清化九，雨化五，热化七，正化度也。其化上苦小温，中甘和，下咸寒，药食宜也。
庚辰、庚戌岁	上太阳水，中太商金运，下太阴土寒化一，清化九，雨化五，正化度也。其化上苦热，中辛温，下甘热，药食宜也。
辛巳、辛亥岁	上厥阴木，中少羽水运，下少阳相火，雨化风化胜负同，邪气化度也，灾一宫。风化三，寒化一，火化七，正化度也。其化上辛凉，中苦和，下咸寒，药食宜也。
壬午、壬子岁	上少阴火，中太角木运，下阳明金热化二，风化八，清化四，正化度也。其化上咸寒，中酸凉，下酸温，药食宜也。
癸未、癸丑岁	上太阴土，中少徵火运，下太阳水，寒化雨化胜负同，邪气化度也，灾九宫。雨化五，火化二，寒化一，正化度也。其化上苦温，中咸温，下甘热，药食宜也。
甲申、甲寅岁	上少阳相火，中太宫土运，下厥阴木，火化二，雨化五，风化八，正化度也。其化上咸寒，中咸和，下辛凉，药食宜也。
乙酉、乙卯岁	上阳明金，中少商金运，下少阴火，热化寒化胜负同，邪气化度也，灾七宫。燥化四，清化四，热化二，正化度也。其化上苦小温，中苦和，下咸寒，药食宜也。
丙戌、丙辰岁	上太阳水，中太羽水运，下太阴土寒化六，雨化五，正化度也。其化上苦热，中咸温，下甘热，药食宜也。

纪　　年	服食食材的性味
丁亥、丁巳岁	上厥阴木，中少角木运，下少阳相火，清化热化胜负同，邪气化度也，灾三宫。风化三，火化七，正化度也。其化上辛凉，中辛和，下咸寒，药食宜也。
戊子、戊午岁	上少阴火，中太徵火运，下阳明金，热化七，清化九，正化度也。其化上咸寒，中甘寒，下酸温，药食宜也。
己丑、己未岁	上太阴土，中少宫土运，下太阳水风化清化胜负同，邪气化度也，灾五宫。雨化五，寒化一，正化度也。其化上苦热，中甘和，下甘热，药食宜也。
庚寅、庚申岁	上少阳相火，中太商金运，下厥阴木，火化七，清化九，风化三，正化度也。其化上咸寒，中辛温，下辛凉，药食宜也。
辛卯、辛酉岁	上阳明金，中少羽水运，下少阴火，雨化风化胜负同，邪气化度也，灾一宫。清化九，寒化一，热化七，正化度也。其化上苦小温，中苦和，下咸寒，药食宜也。
壬辰、壬戌岁	上太阳水，中太角木运，下太阴土寒化六，风化八，雨化五，正化度也。其化上苦温，中酸和，下甘温，药食宜也。
癸巳、癸亥岁	上厥阴木，中少徵火运，下少阳相火，寒化雨化胜负同，邪气化度也，灾九宫。风化八，火化二，正化度也。其化上辛凉，中咸和，下咸寒，药食宜也。

"凡此定期之纪，胜复正化，皆有常数，不可不察。故知其要者，一言而终，不知其要，流散无穷，此之谓也。"[1] 因此，"帝曰：至哉圣人之道！天地大化，运行之节，临御之纪，阴阳

---

[1] 《中华道藏》第 20 册，第 348 页。

之政，寒暑之令，非夫子孰能通之!"① 可见，道教通过对六十甲子的研究，得出岁月与食材性味特征之间的关系，值得深入研究。

第四节　道教服食的变化观

道教服食学说中一个重要的基础是相信人与万物均能变化，"宇宙在乎手，万化生乎身"，他们深信夺天地造化之秘密是可能的。②《阴符经》认为"观天之道，执天之行"，《关尹子》认为"人之力有可以夺天地造化者"，"以药石炼其形"，而且通过控制变化的过程，可以造出各种直接或间接使人体发生根本性变化的可服食物，或者可以操作的修炼道术。尽管这种实践活动是在信仰的推动下进行的，注意对服食食材辨伪，辩毒，解毒，这无疑也体现了宝贵的科学探索的精神和重视生命的理念。

道教认识到自然界物质形态的多样性，将整个世界划分为日品、月品、三界品、九地品、三品、林树品、山洞品、神水品、人品、身神品、人寿品、劫运品、帝王品、洲国品、王政品等。其"自然"的内涵是广义的、开放的，反映了道教特有的宏观自然观，既包括非生命世界又包括生命世界的诸种事象，还包括整个人类社会，以及生命个体的演化形成过程。③ 各个组成部分

① 《中华道藏》第 20 册，第 357 页。
② 姜生、汤伟侠主编：《中国道教科学技术史》（南北朝隋唐五代卷），北京：科学出版社，2010 年，第 107 页。
③ 同上，第 108 页。

共同构成了一个动态的、宏观的道教自然体系，这为变化观提供了系统化的基础。

一　服食之形、气、神互动

形，象也（《说文·彡部》）。《周易》指出，在天成象，在地成形。"形"是"象"的形容。具体地说，形上为"象"，指天造之物，形下为"器"，指人造之物。中医"形、气、神"的"形"指有形的生命运动方式。神，天神引出万物者也（《说文·示部》）。"神"的概念也得益于死而复生的原型：申，指七月，阴气自屈而申，有循环往复之意。《周易》视厚德载物、生生不息的女性力量为"坤"，也从"申"。《论衡·论死篇》说："神者，伸也。申复无已，终而复始。"正是宇宙生命的循环运动，给了古人神妙的灵感。中医的"神"指主宰行气阴阳的生命运动方式。心与神共为一物，其静谓之心，其动谓之神。五脏六腑都具有天然运动的能力，这种能力就叫做"神"。《内经》认为，心藏神，肝藏魂，肾藏精，肺藏魄。随神往来谓之魂，并精出入谓之魄。此指神魂为一家，魄精为一家，正符合丹道"木火为侣"、"金水同宫"之说。①

万物皆含气蕴形，道教服食相信人能成仙，贱金属能变成贵金属，寻常石药可变成仙丹，及通过内炼以达到"与道合真"的境界，都根源于变化观念，道教的诸多修仙术和召劾鬼神、呼风唤雨的法术中蕴含着变化观，这是道教服食中的技术手段，是

---

① 曲黎敏：《中医与传统文化》，人民卫生出版社，2005 年，第 99 页。

客观实践与宗教玄思的结晶。

　　道教认为，人是由道化生而来，道产生气，气的运动变化产生宇宙万物，再在宇宙万物的基础上产生生命体。《服气精义论》谓："夫气者，道之几微也。几而动之，微而用之，乃生一焉，故混元全乎太易。夫一者，道之冲凝也。冲而化之，凝而造之，乃生二焉，故天地分乎太极。是以形体立焉，万物与之同禀，精神着焉。"① 人体之存在，莫离形、气、神三者，养生也必以此形、气、神为前提。

　　《服气精义论》说："夫气者胎之元也，形之本也。"② 元气"禀精结胎之初，各因四时之异。诞行立性之本，撼备五常之节。"③"神之为性也，必禀于五脏，性或有异，而气不可亏。"④气有清浊，清者上升为天，为精神，浊者下降为地，为形体。形体与精神，同出一气，但由于所禀的气的素质不同，因而存在性质的差异。《服气精义论》曰："夫形之所全者，本于脏肺（腑）也；神之所安者，质于精气也。"⑤　《坐忘论》曰：形神合同。"形神合同"者，即《无上秘要》所云："神生形，形成神。形不得神而不能自生，神不得形而不能自成。故形神合同，更相生，更相成。"⑥

　　人是形与神的统一，人的死亡是人体形与神分离的结果。《坐忘论》曰："若恶死者，应思我身是神之舍，身今老病，气

---

　　① 《道藏》第22册，第392页。
　　② 同上，第394页。
　　③ 同上，第401页。
　　④ 同上，第399页。
　　⑤ 同上，第393页。
　　⑥ 同上，第14页。

力衰微，如屋朽坏，不堪居止，自须舍离，别处求安，身死神逝，亦复如是。"① 生死即是"神气漏泄，无灵润身，光遂致早终，道故难备"。②

"气之所和也，本乎脏腑"。③ 生命离不开气，故《服气精义论》曰："气全则生存。"④ 人要长生成仙，必须修炼形、神，使形与神合一而不二。而修炼形与神，就必须服气、养气。"吸引晨霞，餐漱风露，养精源于五脏，导荣卫于百关。既祛疾以安形，复延和而享寿，闭视听以胎息，返衰朽以童颜。远取于天，近取于己。心闲自适，体逸无为。欣邈矣于百年，全浩然于一室。就轻举之诸术，置清虚之雅致欤"⑤，"若兼真之业，炼化之功，则仟云辂而促期，驰羽驾而憎远矣"。⑥

在道教徒看来，人活着即是形神相存相依的。⑦ 老君曰："神生形，形成神，形不得神不能自生，神不得形不能自成。形神合同，更相生，更相成。"⑧《抱朴子内篇·至理》曰："夫有因无而生焉，形须神而立焉。有者，无之宫也。形者，神之宅也。故譬之于堤，堤坏则水不留矣。方之于烛，烛糜则火不居矣。身劳则神散，气竭则命终。"⑨《论六家要旨》云："凡人所生者神也，所托者形也。神大用则竭，形大劳则敝；形神离则

---

① 《道藏》第 22 册，第 895 页。
② 同上，第 896 - 897 页。
③ 同上，第 393 页。
④ 同上。
⑤ 同上。
⑥ 同上。
⑦ 姜生、汤伟侠主编：《中国道教科学技术史》（南北朝隋唐五代卷），北京：科学出版社，2010 年，第 128 页。
⑧ 《道藏》第 11 册。第 506 页。
⑨ 王明：《抱朴子内篇校释》，中华书局，1985 年，第 110 页。

死。死者不可复生，离者不可复反，故圣人重之。"① 《西升经》
强调的仍是形神合同，固能长久。

从这一文献来看，道教虽主张形神俱妙，但在分析生命的根
源时，却着重气与神两者，而将前者看成更为根本的因素。由
此，形神问题的讨论又可以归结为气与神关系的讨论。在唐代，
这类讨论开始进一步深入。② 孙思邈称："夫身为神气之窟宅，
神气若存，身康力健，神气若散，身乃死焉。若欲存身，先安神
气。即气为神母，神为气子，神气若俱，长生不死。若欲安神，
须炼元气。气在身内，神安气海，气海充盈，心安神定。定若不
散，身心凝静。静至定俱，身存年永，要住道源，自然成圣。"③
依此说，身为神气的窟宅，身体长存的关键在于炼气以定神，因
此，形神俱妙的一贯追求仍然保持着，却更加深入到使之长存的
根本，提倡执其根本。

道教主张形神俱炼，认为人天相应、阴阳相交。道教"人
天相应"说中的"天"不仅指天地，同时还包括日月星辰、春
夏秋冬等自然界物象，"天地之机，在于阴阳之升降。一升一
降，太极相生。相生相成，周而复始，不失于道，而得长久。修
持之士，若以取法于天地，自可长生而不死。若比日月之躔度，
往来交合，止于月受日魄，以阳变阴，阴尽阳纯，月华莹净，消
除暗魄，如日之光辉，照耀于下土。"④

要之，人自身的阴阳"相交"，从而发生"造化"（创造化

---

① 《史记》卷一百三十，中华书局，1959 年，第 3292 页。
② 姜生、汤伟侠主编：《中国道教科学技术史》（南北朝隋唐五代卷），北京：
科学出版社，2010 年，第 130 页。
③ 《道藏》第 3 册，第 458 页。
④ 《道藏》第 4 册，第 659 页。

育之意）。这样就能使人体发生质变（长生不死、超凡入圣等），可谓，"体用不出于阴阳，造化皆因于交媾。"①"丹经万卷，议论不出阴阳。"②

二　服食夺天地之造化

（一）随顺其变

道教认为事物运行变化的原因是可以认识的，人工可以控制外物的变化。《关尹子》认为："有时者气，彼非气者，未尝有昼夜。有方者形，彼非形者，未尝有南北。何谓非气？气之所自生者，如摇篁得风，彼未摇时，非风之气，彼已摇时，即名为气。何谓非形？形之所自生者，如钻木得火，彼未钻时，非火之形，彼已钻时，即名为形。寒暑温凉之变，如瓦石之类，置之火即热，置之水即寒，呵之即温，吸之即凉，特因外物有去有来，而彼瓦石无去无来，譬如水中之影，有去有来，所谓水者，实无去来。"③

道教内丹炼养，主张顺则成人，逆则成仙。就服食而论，可贵的是，道教所主张的变化是以万物自然本性为基础的，变化是不能违背自然本性的，注重食材的本性，"困天下之智者，不在智而在愚，穷天下之辩者，不在辩而在讷，伏天下之勇者，不在勇而在怯，天不能春莲冬菊，是以圣人不违时，地不能洛桔汶貉，是以圣人不违俗，圣人不能使手步足握，是以圣人不违我所

---

① 《道藏》第 4 册，第 661 页。
② 同上，第 666 页。
③ 《道藏》第 11 册，第 515 页。

长，圣人不能使鱼飞禽驰，是以圣人不违人所长。夫如是者，可动可止，可晦可明，唯不可拘，所以为道。"①最终实现夺天地之造化的玄机，把握规律，创造命运，从而达到知天尽神，致命造玄之境界。

（二）神气相依、形神永固

道教素来重法术，相信用之于内可以使人隐显随心，分形化影，飞空凌虚；施之于外，则可以召劾鬼神，移山缩地，召致行厨。阴阳可以作，风云可以会，山陵可以拔，江海可以发，不过在相当长的时间里，道士们多依仗身外的法宝施术，有的道教理论家将施术之要，归纳为符、气、药。②万物皆含气，道法以气而感通。所以养其浩然真气，施之于法则，以合天地之造化。

神气可以相召。所谓"以神召气"，盖气为神母，神为气子，"气由子也"，故神可召气，反之，"神由母也"，可"以母召子"，即以气召神。③正因为神气可以相召，便可以招致尊神或神气作用于企图消灭或改变之物，造成种种奇妙的变化："道之委也，虚化神，神化气，气化形，形生万物所以塞也。道之用也，形化气，气化神，神化虚，虚明而万物所以通也。是以古圣人穷通塞之端，得造化之源，忘形以养气，忘气以养神，忘神以养虚。虚实相通，是谓大同。故藏之为元精，用之为万灵，含之为太一，放之为太清。是以坎离消长于一身，风云发泄于七窍，真气熏蒸而时无寒暑，纯阳流注而民无死生。是谓神化之道者

---

① 《道藏》第11册，第524页。
② 姜生、汤伟侠主编：《中国道教科学技术史》（南北朝隋唐五代卷），北京：科学出版社，2010年，第146页。
③ 同上，第145页。

也。"①《术化·云龙》亦曰："云龙风虎，得神气之道者也。神由母也，气由子也。以神召气，以母召子，孰敢不至也。"② 全部法术的威力，乃是由于道人本身，更确切地说，是由于自身的神气。

（三）与造化同途

道教认为人身是一个小宇宙，所以在本身中发生的变化能施之于外面的大宇宙，是"我大天地，天地小我"的同构反应。《术化·动静》云："阴阳可以召，五行可以役，天地可以别构。"③ 从而将大小宇宙统一起来。

《抱朴子内篇·黄白》认为："夫变化之术，何所不为。盖人身本见，而有隐之之法。鬼神本隐，而有见之之方。能为之者往往多焉。水火在天，而取之以诸燧。铅性白也，而赤之以为丹。丹性赤也，而白之而为铅。云雨霜雪，皆天地之气也。而以药作之，与真无异也。至于飞走之属，蠕动之类，禀形造化，既有定矣。及其倏忽而易旧体，改更而为异物者，千端万品，不可胜论。人之为物，贵性最灵，而男女易形，为鹤为石，为虎为猿，为沙为鼋，又不少焉。至于高山为渊，深谷为陵，此亦大物之变化。"④ 因此，变化乃是天地之自然现象，通过人力亦可随心而化，为服食食材进入人体后进行相应的转化提供了理论基础。

---

① 《道藏》第 23 册，第 589 页。
② 同上，第 593 页。
③ 同上，第 594 页。
④ 王明：《抱朴子内篇校释》，中华书局，1985 年，第 284 页。

三 神秘互渗律

神秘互渗律指"支配表象关联和前关联原则"（列维·布留尔《原始思维》）。即万物的属性之间有一种神秘的互通性。道教认为，吞食金、玉、珍珠等不仅可以延年益寿，而且可以保证死后身体免于腐化。还有，中国人喜欢用松柏等坚硬木材做棺材，也是互渗律思维在作怪，认为这些树木极富生命力，可以促使人的转生或长存。互渗律在传统文化中更多地被解释为感应学说，即"感而遂通"，在服食中，讲"服一大丹足矣"，将丹药与生命互渗，如五石散，由五种不同颜色的矿物组成：紫石英—肝—东、石钟乳—肺—西、硫黄—脾—中、朱砂—心—南、玉石脂—肾—北，以五色代表五方、五行，故五石散可补五脏；且古人认为矿物质比草木更坚韧、长寿的性质也能与人的性命互渗。①

道教服食中的各种变化，有些是客观的探索，有些是人类美好的设想，是对自然界或原始化学实验中事实的概述与宗教玄想的混合。道教认为，虚含虚，神含神，气含气，明含明，物含物。同类可以相互感召，情可以通，形可以同。同于火者可以化为火，同于水者可以化为水，同于日月者可以化为日月，同于金石者可以化为金石。在道教服食中，依据变化的普遍法则，相信成丹、成金与成仙是可能的。各种变化的观念，是全部活动的思想基础。道教相信神灵世界的存在，故任何不可思议的变化都是

---

① 参见曲黎敏：《中医与传统文化》，人民卫生出版社，2005 年 1 月，第 69—70 页。

可能的。尽管中毒等现象多有发生，服食活动屡有失败，但客观上促进了人工积极地控制和创造各种变化的能力。圣人知自然之道不可违，因而制之，人力控制物质变化的思想，是人类探索的有益尝试，是难能可贵的。利用规律人为控制物质变化的思想，相信人可以认识和掌握支配世界运动的根本规律，是"我命在我不在天"行动上的真正尝试，从而积极地为突破自身生命的有限性而斗争，在历史上是有深远意义的，对医药的发展也是大有助益的。

第三章 道教服食的身神系统

第一节 道教身神系统概说

道教服食具有系统性，并与身、心、灵几个层面对应。"人有精神魂魄体，与凡类殊异，尊与天地同道，贵与神明合德，明与日月通察，必能静形定意，精诚斋戒，勤敬三宝，深视天官吏兵之位，复还光内观形内之宫室，存念神景之所处，常以虚中求真，无中求有，则九天之上可得照，九地之下可得睹，玄精可降，元始可禀，太上至尊，而为至诚显；生道至重，而为至诚感。故求生者，腹中而起，一形之中，则知天地之体也。"①《太上洞玄灵宝法身制论》曰："生为大德之主，仁为儒道之宗，慈为福瑞。"②《老子想尔注》认为"生"是"道之别本"，是道在天地间的具体表现，无生命即无大道。《三天内解经》卷上说："真道好生而恶杀，长生者，道也。死坏者，非道也。死王乃不

---

① 《道藏》第6册，第179－181页。
② 同上，第921页。

如生鼠。故圣人教化，使民慈心于众生，生可贵也。"① 就生命而论，"老子曰，神生形，形成神。形不得神而不能自生，神不得行而不能自成，故形神合同。更相生，更相成"。② 形包含身与真身，"我受胎父母，亦非我始生父母也。真父母不在，此父母贵重，尊高无上，今所生父母，是我寄备，因缘禀受，养育之恩，故以礼报而称为父母焉。"③ 就神而论，神是生命由气而始的一个阶段，"流丹九转，结气为精。精化成神，神变成人。"④ 神亦有心的意思，是一种精神实体，"炁炁相续，种种生缘。善恶祸福，各有命根，非天非地，亦又非人，正由心也，心则神也。"⑤ 道教认为，人身之中，自有三万六千神，左三魂，右七魄，阴阳配合，共辅护，并对诸神形象描述得非常具象。守神可以控制意念，使身体健康，祛除百病。

一　道教诸神中的"身神"

道教主张形神合同，认为由虚无玄妙之神产生了形，而后天之身形则为先天之神的载体，两者相合则长生久视。认为自然生道，万物抱一而成，得微妙气化。气通天地万物人，认为"生我于虚，置我于无，生我者神，杀我者心。夫心意者，我之所患也。我即无心，我何知乎！念我未生时，无有身也。直以积气聚血，成我身耳。我身乃神之车也，神之舍也，神之主人也。主人

---

① 《道藏》第 28 册，第 461 页。
② 《道藏》第 25 册，第 14 页。
③ 同上，第 13 页。
④ 同上。
⑤ 同上。

安静，神即居之，躁动神即去之。是以圣人无常心者，欲归初始，反未生也。人未生时，岂有身乎！无身当何忧乎！当何欲哉！故外其身存其神者，精耀留也。道德一合，与道通也。"①人体身神系统是一种独特的思想，以人体内诸神为主，兼涉天地之神。体现了"通幽冥"的观念，道教认为，通过存思、符咒，头面部、五脏四肢、万物之间可以相互感召。

（一）对神的认识

道教身神及其相互关系具有生理和道教神学的双重内涵。道教认为，诸神是一种客观存在于幽冥之界的存在物，有形有象。并且"神本出于一，一生二，二生三，三生万物，变化不离其身心"②。李筌云："阴阳生万物，人谓之神，不知有至道，静默而不神，能生万物阴阳，为至神矣。"③ 又云："神者妙而不测也，《易》曰：阴阳不测谓之神。人但见万物从阴阳日月而生，谓之神，殊不知阴阳日月从不神而生焉。不神者何也，至道也。言至道虚静，寂然而不神，此不神之中能生日月阴阳，三才万物，种种滋荣，而获安畅，皆从至道虚静中来，此乃不神之中而有神矣。"④

（二）物鬼人神系统

道教关于三尸九虫之说，这是一种万物一体，物、人、神三者相互作用的描述。"人之生也，皆寄形于父母胞胎，饱味于五谷精气，是以人之腹中各有三尸九虫为人大害。常以庚申之日上

---

① 《道藏》第14册，第586页。
② 《道藏》第4册，第856页。
③ 《道藏》第2册，第741页。
④ 同上。

告天帝，以记人之造罪，分毫禄奏。欲绝人生籍，减人录命，令人速死。死后魂升于天，魄入于地，唯三尸游走，名之曰鬼。四时八节企其祭祀。"①

《云笈七籤》卷五十七《诸家气法·服气疗病论第八》云："上尸名彭倨，在人头中，伐人上分，令人眼暗、发落、口臭、面皱齿落。中尸名彭质，在人腹中，伐人五脏。少气多忘，令人好作恶事……下尸名彭矫，在人足中，令人下关骚扰，五情勇动，淫邪不能自禁。此尸形状似小儿，或似马形，皆有毛长二寸，在人身中。人既死矣，遂出作鬼，如人生时形象，衣服长短无异。此三尸九虫，种类群多。蛔虫长四寸、五寸或八寸，此虫贯心人死。白虫长一寸，相生甚多，长者五寸，燥人五脏，多即杀人，兼令人贪食烦满……人身中不必尽有，亦有少者，其中有十等就中，妇人最多也。其虫凶恶，好污人新衣，极患学道，欲调去之即可矣。凡至庚申日，兼夜不卧，守之若晓，体疲，少伏床数觉，莫令睡熟，此尸即不得上告天帝。"② 又《太上律科》云："三守庚申，即三尸振恐；七守庚申，三尸长绝。乃精神安定，体室长存，五神恬静，不复骚扰。不迷不惑，不乱不淫……每夜临卧之时，叩齿三七，以左手抚心。上呼三尸名，使不敢为害耳"。③

因此"子审欲为道，神仙不死，当先去三虫，下伏尸。三日百六十息食气，三十通一止，九十通一休息，日四为之。……如此三十日，三虫皆死，伏尸走去，而三神正气自安定，伏尸不

---

① 《道藏》第22册，第667页。
② 同上。
③ 同上，第668页。

敢复还兆身中，即神仙不死，玉字金名，乘云而上升。"①

二　身神系统构成

（一）成胎之时

道教之神，有形有象，是"客观"的神，自人成胎时即有神灵护持，"夫人者，受生于天魂，结成于元灵，转轮九气，挺命太一，开关三道，积神幽宫，所以玄液七缠，流津敷泽，日月映其六虚，口目运其神器，云行雨施，德拟天地。胞胎内一，五因来具，立人之道，其如此也。故五因者，是五神也；故三道，是三真也；夫五神，天之魂也；三真，天之道也；九气，天之胎；太一，天之源；日月，天之眼；玄液，天之润；六虚，天之光；幽宫，天之府；神器，天之化；元灵，帝之变。凡此言九气者，乃混合帝君之变，变而化九，是谓九宫，九宫混变而同一矣。兆欲修己求生，当从所生之宗，所生之宗，谓元父、玄母也。……子既不能服食去谷，精思研真矣，当节诸臊秽腥血杂食，荤辛之菜一为禁绝。若能如是以愈矣，可以庶生命之长矣。"②

（二）头面部诸神

道教认为："至道不烦诀存真，泥丸百节皆有神。发神苍华字太元，脑神精根字泥丸，眼神明上字英玄，鼻神玉垄字灵坚，耳神空闲字幽田，舌神通命字正伦，齿神嶷锋字罗千。一面之神

---

① 《道藏》第22册，第174页。
② 同上，第361页。

宗泥丸……"①　面部七神为：

表9　面部七神

名称	名	字	形象
发神	苍华	太元	形长二寸一分
脑神	精根	泥丸	形长一寸一分
眼神	明上	英玄	形长三寸
鼻神	玉垄	灵坚	形长二寸五分
耳神	空闲	幽田	形长三寸一分
舌神	通命	正伦	形长七寸
齿神	崿锋	罗千	形长一寸五分

　　"泥丸君者，脑神也。乃生于脑，肾根心精之元也。华盖乡，蓬莱里，南极老人泥丸君也，字元先。衣五色珠衣，长九分，正在兆头上脑中，出见于脑户目前。思之长九分，亦长三寸"。② 甚至形象地描述为："头发神七人，七星精也，神字录之。两目神六人，日月精也，左目字英明，右目字玄光。头上神三人，东王父也。脑户中神三人，泥丸君也。眉间神三人，南极老人元光天灵君也。两耳神四人，阴阳之精也，字娇女。鼻人中神一人，名太一，字通庐，本天灵也。口旁神二人，厨宰守神也。口中神一人，太一君也，字丹朱。颐下神三人，太阴神也。颈外神二人，玉女君也。两手中神二人，太阳之精也，字魂阴。项中神二人，字上间也。肩背神二人，少阴少阳之精也，字女

① 《道藏》第22册，第102页。
② 同上，第168页。

爵。胸中神二人，虎贲神也。两乳下，日月也；日月中有太神各一人，王父母也。两腋下神二人，魂魄兆神也。小腹中神二人，玉女也。两□内神二人，亦玉女也，字阴隐。两胫神二人，金木神也，字随孔子。两足神二人，太阴之精也，字柱天力士。头发神字禄之，两耳神字娇女，两目神字英明、玄光，鼻孔中神字通庐，口神字丹朱，肩背神字朱雀，一云字女爵，两手神字魄阴，上元神字威成子，中元神字中黄子，下元神字明光子，一云字命光，阴神字穷英，两□神字阴隐，两膝神字枢公"。①

《内景经》说："一面之神宗泥丸，泥丸九真皆有房，方圆一寸处此中，同服紫衣飞罗裳，但思一部寿无穷，非各别住居脑中，列位次坐向外方，所存在心自相当。"② "脑神丹田，百神之主。"③ 脑神为"丹田之宫，黄庭之舍，洞房之主，阴阳之根。"④ 并进一步细化认为："房有一寸，脑有九瓣。"⑤

（三）脏腑和诸神

道教脏腑的诸神较多，形象具体，简表如下：

表 10　脏腑诸神

名　称	名	字	形　象
心神	丹元	守灵	形长九寸
肺神	皓华	虚成	形长八寸一分

① 《道藏》第 22 册，第 173 页。
② 《道藏》第 4 册，848—849 页。
③ 同上，第 848 页。
④ 同上。
⑤ 同上。

名　　称	名	字	形　　象
肝神	龙烟	含明	形长七寸
肾神	玄冥	育婴	形长三寸六分
脾神	常在	魂停	形长七寸三分
胆神	龙曜	威明	形长三寸六分

并且，道教文献记载详尽："故常思真人子丹正在太仓胃管中，正南面坐，食黄精赤气，饮服醴泉。元阳子丹长九分，思之令与己身等也。父母养之，乃得神仙。常自念己身在胃管中童子，服五色彩衣，坐珠玉之床，黄云赤气为帐，食黄金玉饵，服神丹芝草，饮醴泉，乘黄云气五色珠玉之车，驾十二飞龙，二十四白虎，三十六朱鸟。思之九年，乘云去世，上谒道君。吾之从官，凡三万六千神，举吾宗族，皆得仙道，白日升天。常以四时祠吾祖先：正月亥日鸡鸣时祠郊庙；二月亥日祠社稷、风伯两师；四月、五月申卯日、七月、八月巳午日，十月、十一月卯戌日，四季月不祠。但解洿土公，逐去伏尸耳。郊在头上脑户中，庙在顶后骨之上，社在脾左端，稷在大肠穷，风伯在八门。八门者，在脐旁五城十二楼也。雨师在小肠穷，四渎云气出昆仑，弱水在胞中，诸神食厨在于太仓中。以次呼神名召之，勿忘也。"①

就脐部而言，是人之命门，"一名中极，一名太渊，一名昆仑，一名特枢，一名五城。五城中有五真人。五城者，五帝也。五城之外有八吏者，八卦神也；并太一为九卿。八卦之外有十二楼者，十二太子，十二大夫也；并三焦神合为二十七大夫。四支

---

① 《中华道藏》第29册，第169－170页。

神为八十一元士。故五城真人主四时上计，八神主八节日上计，十二大夫主十二月以晦日上计，月月不得懈怠。即免计上事，常当存念留之，即长生矣。故太一常以晦朔、八节日夜半时，五城击鼓，集召诸神，校定功德，谋议善恶。有录者延命，众神共举；无录者终亡，司命绝去生籍。故常以晦朔、八节之日夜欲卧时，念上太一、中太一、下太一、五城、十二楼真人。"①

就大肠、小肠而言，为元梁使者，主捕邪气。三焦关元为左社右稷，主捕奸贼，"上焦元气上入头中为宗庙，兆身与天地等也。天地万物不可犯触也，天地之神则知之矣，而人身体四支，亦不可伤也。有痛痒者，神亦知之。由是言之，昭然明矣。天不可欺，地不可负，修身慎行，勿令懈怠也。"②

就胃而言，为太仓，是三皇五帝之厨府，"房心为天子之宫，诸神皆就太仓中饮食，故胃为太仓，日月三道之所行也。又为大海，中有神龟。神龟上有七星北斗，正在中央。其龟黄色，状如黄金盘，左右日月照之。故脐下为地中，中有五岳四渎，水泉交通，昆仑弱水，沈沈溟溟，玄冥之渊也。日月之行，故天昼日照于地下，万神皆得其明。人亦法之，昼日下在脐中，照于丹田，脐中万神皆得其明也。夜日在胃中，上照于胸中，万神行游嬉戏，相与言语，故令人有梦也。天不掩人不备，故召其神问善恶吉凶之事，令贤者自慎也。夜月在脐中，下照于万神；昼月在胃中，上照胸中万神。更相上下，无有休息。故胃中神十二人，谏议大夫名曰黄裳子、黄腾子、中黄子，主傅相太子；玄光玉女

_____

① 《道藏》第22册，第171页。
② 同上。

主取金液、神丹、芝草、玉液、松脯诸可饮食者，立至矣"。①

　　道教对诸神的描述形象生动，数量准确，"肺神八人，大和君也，名曰玉真宫，尚书府也。其从官三千六百人，乘白云气之车，骖驾白虎，或乘白龙。心神九人，太尉公也，名曰绛宫，太始南极老人元光也。其从官三千六百人，乘赤云气之车，朱雀为盖，丹蛇为柄，骖驾朱雀或乘赤龙。肝神七人，老子君也，名曰明堂宫兰台府也。其从官三千六百人，乘青云气之车，骖驾青龙或乘白鹿。胆神五人，太一道君也，居紫房宫。乘五彩玄黄紫盖珠玉云气之车，骖驾六飞龙，从官三千六百人。脾神五人，玄光玉女，子丹母也。乘黄金珠玉云气之车，骖驾凤凰或乘黄龙，从官三千六百人。真人子丹在上，卧胃管中，黄云气为帐，珠玉为床，食黄金玉饵，饮醴泉玉液，服太一神丹，唅玉李芝草，存而养之，九年成真矣！千乘万骑，上谒太上黄道君，东谒王父，西谒王母，南谒老人元光之前，真人得道，与天地合。元阳子丹者，吾也。吾道成乃去，白日升天。或乘黄金云气珠玉之车，骖驾六飞龙，辔无极之马，从官凡万八千人。天师大神使万八千人来下著吾身，合三万六千人，故能白日升天也。胃神十二人，五元之气，谏议大夫也。脐中神五人，太一八人，凡十三人。合二十五人，五行阴阳之神也。神龟之上神三人，玄女、虚无、道母也。肾神六人，司徒、司空、司命、司录、司隶、校尉、廷尉卿也。乘神龟之车，驾六鲤鱼，一云白鱼，玄白云气之盖。丹田神三人，人之根也。三合成德，以应道数也。三焦神六人，左社、右稷、风伯、雨师、雷电、霹雳也。大肠、小肠神二人，为元梁

---

① 《道藏》第 22 册，第 172 页。

使者。虎贲神二人，为力士，在朱雀阙门，延年益寿为龄，下侍真人凤凰阁。玄谷神五人，大将军司马也。阴神三人，上将军也，万神之精也，男子字穷英，女子字丹城。天之神万八千人，人之神万八千人，都合三万六千人，共举一身升天，即神仙矣"！①

并以社会官职比拟脏腑和诸神："肺为尚书；肝为兰台；心为太尉公；左肾为司徒公，右肾为司空公；脾为皇后、贵人、夫人；胆为天子、大道君；胃为太仓，太子之府也，吾之舍也；大肠、小肠为元梁使者；下元气为大鸿胪；中元气为八十一元士；上元气为高车使者，通神于上皇；故肺为玉堂宫；心为绛宫朱雀阙门；肾为北极幽阙玄武掖门；脾为明堂，侍中省阁也；胃为上海，日月之所宿也；脐为下海，日月更相上下至胃中。故太初者，元气之始也，道也，一也；心上为天。太始者，为万物之始也，山川也，地也，为肾。太素者，人之始也，精也，脾也，土也。上亦有三宫，两目为绛宫，两耳为玉堂宫，鼻口为明堂宫。眉间为郊山。能合三元气以养其真人小童子，则列然彻视矣"。②老君曰："万道众多，但存一念子丹耳。一，道也。在紫房宫中者，胆也。子丹者，吾也。吾者，正己身也。道毕此矣"。③

道教文献《四季摄生图》，亦对此记述详尽，认为：肝脏春王。"肝属东方木，为青帝神，形如青龙，象如悬瓠。肝者，干也，状如枝干，故谓之肝。重四斤四两，在心下，有七叶，左三叶，右四叶。肝为心母，为肾子。肝下有三魂，名爽灵、胎光、

---

① 《道藏》第 22 册，第 173 页。
② 同上，第 177 页。
③ 同上，第 178 页。

幽精。夜卧及平旦一叩齿三十六通，呼肝神及三魂神也。目为之宫，左目为甲，象日，属阳；右目为乙，象月，属阴。肝放液为泪，肾邪入肝则多泪。胆为之腑。胆合于肝，在肝短叶下"。①"肝合于膝上，主于目，肝盛目赤。又主于筋，筋急者，肝亏也。皮枯者，肝热也。肌骨斑点者，肝风也。面色青者，肝盛也。好食酸味者，肝不足也。毛发枯者，肝伤也。肺邪入肝则多笑。手足多汗，肝无疾也。肝气逆则头痛，耳鸣，惛惛多睡，小腹微痛，视物不明，飞蝇上下。凡丈夫五十已上，肾气衰减，不应于肝，所以眼暗。将摄若乖，则眼赤目痒。肝被阴邪侵则梦见林园竹木，或见着青，或在水边，见龙蛇禽兽奔走趁惊怕，可用嘘以去之。平旦叩齿九通，以鼻引清气，轻嘘三十六遍，以治肝之一切烦热"。②

心脏夏王。"心属南方火，为赤帝神，形如朱雀，象如倒悬芙蓉。心者，纤也，所纳纤微无不贯注，变水为血。重十二两，中有七孔、三毛。上智之人心穴通明，心有七孔。中智之人心穴通气，五孔。下智之人气明，俱不通，心乃无孔，无智慧而多狡诈。心为肝子，为脾母。舌为之官阙，窍通耳。左耳为丙，右耳为丁。于液为汗，肾邪入心则多汗。其味苦，人之伤恨自知苦皆发于心也。小肠为心之府，与心合。"③"心合小肠，主其血脉，主于舌。舌不知味，心亏也。血拥者，心惊也。多忘者，神离心也。多悲者，心伤也。忧重语者，心乱也。面色青黑者，心冰也。好食苦者，心不足也。容色赤者，心无疾也。心有病则口干

---

① 《中华道藏》第23册，第688页。
② 同上，第689页。
③ 同上。

舌强，喉中痛，口中生疮。心合于小肠，主血脉，亦主于舌，故人之中风者，多心舌涩，主于心也。心有疾，则寒不时，魂神不安，小便多赤，唇口色变，气力不足，言笑不时，梦见炉火冶之物，赤衣及裸形人见血光，及狼犬相逐，忽身居危险，见兵甲之类，用呵以治之。平旦端坐，叩齿九通，以鼻引清气，轻呵三十六遍，治心之劳多则损。"①

肺脏秋王。"肺属西方金，为白帝神，形如白兽，象如悬磬，为五藏之华盖。肺者，效也，言其气效郁。重三斤三两，六叶两耳，共八叶。肺为脾子，为肾母。肺下有七魄，如婴儿，名尸狗、伏矢、雀阴、吞贼、非毒、除秽、臭肺。夜卧时及平旦叩齿三十六通，呼肺神名及七魄名，以安五藏神，鼻为之宫，左孔为庚，右孔为辛，在气为咳，在液为涕，上通气至脑户，下通气至脾中，是以诸气属肺。久卧伤肺，肺为呼吸之根源，为传送之宫阙，肾邪入肺则多涕。大肠为肺之府，与肺合其荣。毛发也枯落者，肺衰也。"② "肺合大肠，外形于鼻，肺有风则鼻塞。面色枯者，肺干也。鼻痒者，肺有虫也。多怖者，魄离肺也。身上生黑白点者，肺微也。多声气者，肺强也。不耐寒者，肺败也。好食辛者，肺不足也。大肠秘者，肺壅也。颜色鲜白者，肺无病也。肺有疾，即多嗽，上气，面浮肿，多睡，面生疮，面生黄白，鼻寒脑疼，胸背满痛，四肢烦闷，皮上痒，喉中噎，梦见缯帛金玉美女，自身甲衣，见幡花云鹤，日月贵人，可用呬以去之，平旦叩齿九通，微以鼻引清气，轻呬三十六遍，以去肺之

①　《中华道藏》第 23 册，第 690 页。
②　同上，第 691 页。

热，并一切邪气，过多亦损"。①

肾脏冬王。"肾藏属北方水，为黑帝神，形如鹿，两头，象圆石。肾之分也，主分水气，灌注一身，如树之有根，有左右肾，亦谓之命门，生气之府，死气之庐，守之则存，用之则竭。重一斤一两，对脐附腰脊。肾为肝母，为肺子。耳为之宫。天之生我，流气而变，谓之精。精气往来，谓之神。神者，肾之藏其情智。左肾为壬，右肾为癸。在气为吹，在液为唾，在形为骨，久立伤骨。乃损肾也。肾合乎骨，应在齿，齿痛者，肾伤也。经于上焦，荣于中焦，卫于下焦。肾邪自入则多唾，膀胱为之府。其荣，发也。"② "肾合于骨上，主于齿。齿痛者，肾伤也。又主于耳，耳聋者肾虚也。骨痛者，肾亏也。齿多龃者，肾寒也。齿龋者，肾风也。耳痛，肾壅也。多欠者，肾邪也。腰不伸者，肾冰也。面色黄者，肾衰也。肾邪自入则多呻吟，容色紫光者，肾无病也。肾有病，腰膝连膀胱痛冷，小便余沥，面色黑而齿焦，体重，喘咳盗汗，耳鸣隔气，食不下，梦见入暗处，见妇人、僧尼、龟鳖、驰马、枪旗，自身着甲，共往同行，或泛舟，或走马，可用吹以去之。平旦叩齿九通，以鼻引清气，轻吹三十六遍，以去肾之一切邪气，过多亦损"。③

胆者金之精，水之气，其色青，其神形如龟蛇，象如悬瓠，附着肝短叶下。"胆者，敢也，言人赡气果敢。重三两三铢，为肝之腑。若据胆则不在五脏之数，归于六腑，绿胆下亦受水气，与坎宫同道，又不可用六腑，故别立胆脏。人之勇央者，盖发于

---

① 《道藏》第 23 册，第 691 页。
② 同上，第 692 页。
③ 同上。

胆脏也。合于膀胱，亦主于毛发。"① "胆合于膀胱，上主毛发。发枯者，胆损也。胆有病大息，口干，心中澹澹，似被人捕逐者，倾也。胆实则伤热，热则精神不守，起外无定；胆虚则伤寒，寒则或畏，头眩不敢独卧。爪甲干者，胆亏也。无惧者，胆洪实也。无故泪出者，胆虚也。好食苦物者，胆不足也。发燥者，胆风也。毛燋者，胆热也。颜色青光者，胆无病也。梦见与人斗争鬼交者，胆衰也。胆有病用嘻以去之。平旦叩齿九通，以鼻引清气，轻嘻三十遍，以去胆之病，过多则损也"。② 可见，道教的身神理论具有系统、丰富、生动形象的特征，为成仙类服食活动奠定了宗教性的理论基础。

第二节　道教身神系统的相互作用方式——存思

一　身神相互作用的方式——存思

道教认为，通过存思，身体和诸神发生微妙的相互作用。存思之际，在清静镇定的状态下，存想神灵的形象，念诵神灵的名讳，就能感应神气的交流、人神的契合。存思天地神灵的根本，仍然是以吐纳采炼元气为主，并借精思以定神澄心，是故内外互显，上下交错，盖取诸人身一小天地也。人能存养自己神气，吟咏宝章，则天真下降，与兆身中神气混融，是曰回风混合，形神

---

① 《中华道藏》第 23 册，第 694 页。
② 同上，第 695 页。

俱妙，与道合真，故致长生之道。

凡存思之时，皆闭目内视。人体多神，必以五藏为主。①《老君存思图十八篇》说："存者，何也？敦也，轮也。思者何也？司也，嗣也。勿以轻躁失本，学以重厚得宗，得宗则轮转无滞，轮转无滞则存而不亡，不亡由于司察善恶，善恶在乎嗜欲偏颇。嗜欲偏颇者爱憎回遑，往返生死，劳苦未停。未停之停，停善不着。善之善归，宗未能至。至宗无者，资于念念相续。继念嗣存，无有入于无间，无为而无不为，号曰微妙玄通。和光挫锐，济度无穷。是故为学之基，以存思为首。存思之功，以五藏为盛。藏者何也？藏也。潜神隐智，不炫耀也。智显欲动，动欲日耀，耀之则败，隐之则成。光而不耀，智静神凝，除欲中净，如玉山内明。得斯时理，久视长生也 。"②

所谓"精思"，指精诚存思，修身炼性。《云笈七籤》卷六二："夫神仙法者，与此法了无有异。此法精思静虑，安形定息，呼吸绵绵，神气自若，百病不生，长存不死，所谓身安道隆，度世法也。"③《太上老君中经》中用"存"、"思"、"念"三个词来讲述其修持之道，其内容大致可分为两类，一类是存思身神，一类是存思天地之神，而二者之间往往是相互联系，密不可分，只是主次之别而已。存思的天地之神，主要有"上上太一"、"无极太上元君"、"东王父"、"西王母"、"道君"、"老君"、"太和""南极"、"日月"、"中极黄老"、"璇玑"、"五城

①　姜生、汤伟侠主编：《中国道教科学技术史》（南北朝隋唐五代卷），北京：科学出版社，2010 年，第 595 页。
②　《道藏》第 22 册，第 354 页。
③　同上，第 509 页。

真人"、"八卦天神"、"五方神女"、"太上"等。这些出入天地的神灵，倘若降临人身，则往往化为元气。如"上上太一"者，"乃在九天之上，太清之中，八冥之外，细微之内，吾不知其名也，元气是耳。""东王父"则为"青阳之元气"，"西王母"为"太阴之元气"。①

摄生具有系统性，其方法颇多，主要的是存神、导引、服气等。② 李荣认为，"为行之道多方，修身之途非一。前虽陈化道，乃恐迷者未回。今观为学之所徒，修道之次第，欲得长生不死，唯有存神思道，则智将道合。存神，则神与形同。神与形同，自入清虚之境，智得道合，默归智慧之源，妙果斯成，方为道也。"③ "道气者，导引也。三光者，身中之三一神也。修身之道，必须导引和气，令得致柔；存三守一，一不离身，自当得道。三一之神，化在人身三宫之内，念念不散，其神自降，神降则真道成也。"④

《洞真太一帝君太丹隐书洞真玄经》之法皆以存思神君为要诀。所思诸神以太一五神、帝君三真为主。经文宣称：太一之神为人体胞胎之精，人之魂魄生于胎神，命气出于胞府，由帝君加以变化混合而成人。故太一与帝君为主宰人生之父母，帝君变，太一主生，"夫学道而无太一，犹视瞻之无两眼；存念而无太一，犹胸腹之失五脏；御神而无太一，犹起行之无四支；立身而无太一，犹尸僵而无气矣。是为此经。开通万神，生成魂津，千

---

① 姜生、汤伟侠主编：《中国道教科学技术史》（南北朝隋唐五代卷），北京：科学出版社，2010 年，第 595 页。

② 同上，第 594 页。

③《道藏》第 14 册。第 581 页。

④ 同上。

涂百径，太一而立人焉。"①

二 存思的方法

存思的方式具有多样性的特点。有的所思之神以"三素元君"为主，而三素元君居住人体内金华雌一洞房宫，故名"雌一五老宝经"。另一"三奇宝文"中的《洞真太上素灵洞元大有妙经》，所思之神则以"三一"为主。"三一"又称"三元真一"，皆为居住人体内之神。"上一"为一身之天帝，"中一"为绛宫之丹皇，"下一"为黄庭之元王，合称为三一。② 在《上金阙帝君五门三一图诀》中，收有存守三宫法、存守北极星法、存守丹元星法、存守天关星法、存守阳明星法、存守阴精星法。此外，《上清太上帝君九真中经》言存思人体内九真五神，使镇守九宫五脏之法。另有治病补益之实用药方，配料以草药为主，亦用动物或矿物药。《上清太上帝君九真中经绛生神丹诀》言存思太素五神及二十四神之法。《正一修真略仪》有真人存用五气法。《上清金阙帝君五斗三一图诀》经文言存神飞斗之法。《洞真太上飞行羽经九真升玄上记》言存思北斗九星精炁之法，内称北斗九星为阴阳之根府，二象之玄纲。修道者应心藏九斗，陶冶二象，回九气以内照，藏九斗于泥九。如此则能凝魂炼魄，身为上真。③

---

① 《道藏》第 22 册，第 361 页。
② 姜生、汤伟侠主编：《中国道教科学技术史》（南北朝隋唐五代卷），北京：科学出版社，2010 年，第 623 页。
③ 同上，第 624 页。

另一类以五藏、三田为主作为存思身神的方法，谓之"历藏"。道教认为肺神共有八位，心神共有九位，肝神七位，胆神五位，脾神五位，胃神十二位，脐中神五位，肾神六位，三焦神六位，大肠、小肠神二位，如存思时当一一念请。① "子欲为道，当先历藏皆见其神，乃有信。有信之积，神自告之也。……念为道竟矣。不出静室，辞庶俗，赴清虚，先斋戒，节饮食，乃依道而思之。"《诸真语论》亦曰："无失生之本，惟善为基也。专精养神，不为物杂谓之清。反神服气，安而不动谓之静；忘念以定志，修身以安神，宝气以存精。思虑兼忘，冥想内视，则身神并一。"②

《黄庭经》对人体身神理论记述详尽。关于"黄庭"的解释较多，"中极黄老者，真人之府中斗君也，天之侯王，主皇后素女宫。人亦有之，黄庭真人，道之父母也，赤子之所生也，己吾身也。皇后者，太阴玄光玉女，道之母也，正在脾上中斗中也。衣五色珠衣，黄云气华盖之下坐，主哺养赤子。常思两乳下有日月，日月中有黄精赤气，来入绛宫，复来入黄庭紫房中。黄精赤气填满太仓中，赤子当胃管中正南面坐，饮食黄精赤气，即饱矣。百病除去，万灾不干。兆常思存之，上为真人。故曰同出而异名也。有注云：日月同出异名。太素乡，中元里，中黄真人，字黄裳子，主辟谷，令人神明乍小乍大，常以鸡鸣、食时祝曰：黄裳子，黄裳子，黄庭真人在于己。为我致药酒、松脯、粳粮、黍曬诸可食饮者，令立至。祝讫，瞑目有顷，闭口咽之二七

---

　　① 姜生、汤伟侠主编：《中国道教科学技术史》（南北朝隋唐五代卷），北京：科学出版社，2010 年，第 596 页。
　　② 《道藏》第 22 册，第 622 页。

过，即饱矣。"① 综合起来，黄代表中央之色，隐喻中央；庭为四方之中，阶前空处，隐喻中空，外指事，即天中、人中、地中；内指事，即脑中、心中、脾中，故曰黄庭也。② 景指景象，喻体内脏腑，"即筋骨藏府之象"；内即内观，"存观一体之象色，故曰内景也"③，实则指道教修炼内观"中空景象"。

就黄庭在人体的部位而言，《黄庭外景经》实指脐内空处，位于关元之上，幽阙、命门之间。《黄庭内景经》因将人体分为上中下三部，故黄庭亦为三宫。上宫指脑（上丹田），中宫指心（中丹田），下宫指脾（下丹田）。由于这一重要的区别，两篇所载炼养方法也有所不同。④

《黄庭外景经》分三部，开篇即讲存守黄庭：老君闲居作七言，解说身形及诸神，上有黄庭下关元，后有幽阙前命门，呼吸庐间入丹田，玉池清水灌灵根，审能修之可长存。"口为玉池太和宫，唾为清水美且鲜，唾而咽之雷电鸣，舌为灵根常滋荣。"⑤ 这些部位皆为修炼的重要地方。具体的方法有多种，有意守黄庭、呼吸太和之气等，使归黄庭，以立命基。⑥

《黄庭内景经》是将器官分属上、中、下三部，每部八种器官，即所谓"八景二十四真"，⑦"上景八部为脑神、发神、皮肤

---

① 《中华道藏》第 22 册，第 844 页。
② 姜生、汤伟侠主编：《中国道教科学技术史》（南北朝隋唐五代卷），北京：科学出版社，2010 年，第 616 页。
③ 《道藏》第 4 册，第 844 页。
④ 姜生、汤伟侠主编：《中国道教科学技术史》（南北朝隋唐五代卷），北京：科学出版社，2010 年，第 616 页。
⑤ 《道藏》第 22 册，第 123 页。
⑥ 姜生、汤伟侠主编：《中国道教科学技术史》（南北朝隋唐五代卷），北京：科学出版社，2010 年，第 616 页。
⑦ 同上，第 618 页。

神、目神、项髓神、膂神、鼻神、舌神，中景八部为喉神、肺神、心神、肝神、胆神、左肾神、右肾神、脾神，下景八部为胃神、穷肠神、大小肠神、胴中神、胸脯神、两肋神、左阴右阳神。"①《真诰》卷九曰"三八景二十四神，以次念之。亦可一时顿存三八。亦可平淡存上景，日中存中景，夜半存下景，在人意为之也。若外身幽岩，屏绝人事，内念神关，摄真纳气，将可平旦顿存三八景，二时又各重存一景，益当佳也。"②又各赋予其神的名称、形影，分别指出其在体表相应之关窍地位，逐一说明其作用与炼养方法，使人知所守而身体力行。其曰：治生之道了不烦，但修洞玄与玉篇，兼行形中八景神，二十四真出自然。梁丘子注："天有二十四真气，人身亦有之。又三丹田之所，三八二十四真人，皆自然之道气。"③

九宫之神真，均有不同的职能，以丹田宫三真最为重要。④下部八景之真，则以脾神为主。⑤经曰："隐藏羽盖看天舍，朝拜太易乐相呼，明神八威正辟邪，脾神还归是胃家，耽养灵根不复枯，闭塞命门保玉都，万神方寿昨有余，是为脾建在中宫，五脏六腑神明王，上合天门入明堂，守雌存雄顶三光，外方内圆神在中，通理血脉五藏丰，骨青筋赤髓如霜，脾救七窍去不详，日月列布设阴阳。"⑥

《真诰》存神的方法又进一步具体化，记载了其他一些方

---

① 《道藏》第 22 册，第 224 页。
② 《道藏》第 20 册，第 537 页。
③ 《道藏》第 4 册，859—860 页。
④ 姜生、汤伟侠主编：《中国道教科学技术史》（南北朝隋唐五代卷），北京：科学出版社，2010 年，第 618 页。
⑤ 同上，620 页。
⑥ 《道藏》第 4 册，第 866—867 页。

法，如："丹字紫书三五顺行经曰：坐，常欲闭目内视，存见五脏肠胃，久行之，自得分明了了也。"① 张微子服雾之法："常以平旦于寝静之中，坐卧任己。先闭目内视，仿佛使如见五脏毕。因口呼出气二十四过，临目为之，使目见五色之气相缠绕在面上，郁然，因入口内，此五色气五十过毕，咽液六十过毕。……又叩齿七通，咽液七过，乃开目事讫。"② 守玄白之道："常旦旦坐卧任意，存泥丸中有黑气，存心中有白气，存脐中有黄气。三气俱生如云气覆身，因变成火，火又绕身，身通洞彻，内外如一。旦行至向中乃止。于是服气一百二十都毕道正。如此使人长生不死。……初存出气如小豆，渐大冲天，三气缠烟绕身，共同成一混沌，忽生火在三烟之内，又合景以炼一身。一身之里，五脏照彻。此亦要道也。"③ 上述方法为道教服食中服气等方式提供了理论依据和实践经验。

第三节　道教存思的注意事项

一　空间性

道教认为，东西南北各有神真，所以存思要注意空间方位。《三九素语玉精真诀存思法》云："每至本命之日，沐浴入室，东向叩齿九通，冥目，思东方青帝，……正南向，冥目，叩齿三

---

① 《道藏》第 20 册，第 537—538 页。
② 同上，第 545 页。
③ 同上。

通，思南方赤帝……正西向，冥目，叩齿七通。思西方白帝……正北向，冥目，叩齿五通。思北方黑帝……正向本命之上，冥目，叩齿十二通。思中央黄帝总元三灵真人……还东向，冥目，叩齿三十六通。思五气玉清高皇上宝真人……五方命咒毕，摩两掌拭面目。如此五年，面发金容，五内华生，五脏保气，神仙道成。三宫感畅，真灵见形，乘空驾虚，白日升天。惟在密修，慎勿轻传。"①

又曰："东方之神女名曰青腰玉女，南方之神女名曰赤圭玉女，中央之神女名曰黄素玉女，西方之神女名曰白素玉女，北方之神女名曰玄光玉女。左为常阳，右为承翼，此皆玉女之名也。五行之道，常以所胜好者为妻。假令今日甲乙木，木胜土，则甲以己为妻。故言甲己、乙庚、丙辛、丁壬、戊癸，此皆夫妻合会之日也。言肝、胆木也，木帝以中宫戊己素女为妻。他皆效此。此二神玉女之来，敬而侍之，慎无妻也。妻之杀人，终不得道也。兆欲为道，慎勿淫，淫即死矣。此玉女可使取玉浆，致行厨也。"②

二　时间性

存思之际，还当选择天时。如，"存思肝神：常以六甲之日平旦时。存思心神：常以六丙之日喁中时。存思脾神：常以六戊之日鸡鸣时、日西黄昏时。存思肺神：常以六庚之日日晡时。存

---

① 《道藏》第22册，第367页。
② 同上，第174页。

思肾神：常以六壬之日夜半时。"①

就修行上真之道而言，《紫书存思元父玄母诀》言，"当以三月、九月、十二月三日、十五日、二十五日，一年三月，月有三日，三过行之。此月是九天元父受化之月，日是游宴九天上宫值合之时也。每至其日，沐浴清斋，于隐寂之地，不关人事，正中时向东北之上，仰天思九天元父姓名。"② 又言，"凡修上真之道，当以二月、七月、十月五日、十六日、二十九日，一年三月，月有三日。此月是九天玄母合化始生之月，日是天元合庆变雌天德之日也。至其日，沐浴清斋，别室寂处，不关人事，夜半露出中庭，西南向，仰天思九天玄母姓名。"③

《紫书诀》言，"凡修上真之道，常以九月九日、七月七日、三月三日，此日是九天真女合庆玉宫，游宴霄庭，敷陈纳灵之日。至其日，五香沐浴，清斋，隐处别室，不交人事，夜半露出，烧香北向，仰思九天真女。"④

《云笈七籤》认为，"太上神字元光太一君。其欲得太一之神也，非心神也，乃天神南极老人元光也。下在人心中，常以平旦、日中，甲午日，丙午日，呼之曰：南极老人元光太一君，某甲欲愿得太一神丹长生之道。因瞑目念心中太一童子，衣绛章单衣，其色正赤黄如日，九十息顿止。心中神，字光坚，中太一中极君也。在脾中，主养兆身。常以鸡鸣、食时、日西黄昏时、辰戊丑未日，呼之曰：中极光坚太一君，某甲欲得真人神仙黄庭之

---

① 《中华道藏》第22册，第175页。
② 同上，第369页。
③ 同上。
④ 同上，第370页。

道。因瞑目默念黄气满太仓胃管中脾上有一黄人，五十息顿止。心下神，字玄谷，北极君也，玄光道母也。常以夜半时，甲子、丙子、戊子、庚子、壬子日，呼之曰：北极君玄谷道母，某甲愿欲得金液醴泉可饮食者。因瞑目念肾间有白气，中有神龟，龟上有玄女，女右有司命，左有司箓，见之呼曰：司命司箓，六丁玉女，削去某甲死籍，著玉历生箓。皆当言长生。故曰能知三神字，可以还命延年。此三神者，乃天地神道君三元君字也，人之先也。常念勿忘也，三元天之贵神是也。"①

就食日之精而言②，"可以长生，缘兹上天，上谒道君。其法常以月一日、二日、五日、七日、九日、十一日、十三日、十五日、日初出时，被发向日，瞑目，念心中有一小童子，衣绛衣，文彩五色，灼灼正赤；两手掌中亦正赤，以两手掌摩面下至心止，十二，反为之。念天日精正赤黄气，来下在目前，存入口中，咽之一九，以手摩送之。拊心祝曰：景君元阳，与我合德，俱养绛宫，中小童子。须臾，复念心下至丹田中，止。以手摩送之，以日托心，心得日精，已乃神仙矣"。③

就食月之精而言④，"以养肾根，白发复黑，齿落更生，已乃得神仙。常以夜半时，思肾间白气，周行一身中，上至脑户，下至足心。自然之道，易致难行。常以月十五日，向月祝曰：月君子光，与我合德，养我丹田，中小童子。因瞑目，念月白黄精

---

① 《道藏》第22册，第174页。
② 姜生、汤伟侠主编：《中国道教科学技术史》（南北朝隋唐五代卷），北京：科学出版社，2010年，第596页。
③ 《道藏》第22册，第176页。
④ 姜生、汤伟侠主编：《中国道教科学技术史》（南北朝隋唐五代卷），北京：科学出版社，2010年，第596页。

气，来下在目前，入口中咽之，三七而止。以手摩送之，下至丹田之中。丹田中气正赤，气中有一人，长九分，小童子也，衣硃衣。故丹田中赤、外黑、左青、右黄、上白，五色气已具。但以其月托肾，肾得月精，乃得升沉丹田中。赤者，太阳之精也，心火之气也；其外黑者，太阴之精也，肾水之气也；其左青者，少阳之精也，肝木之气也；其右黄者，中和之精也，脾土之气也；其上白者，如银盘而照覆之者，少阴之精也，肺金之气也。其中有五人，即五藏之太子也，五行之精神也。人须得丹田成，乃为真人。故生子仁者，肝之精也；礼容者，心之精也；义慧者，肺之精也；和乐者，肾之精也；忠信笃厚者，脾之精也；辩勇者，胆之精也。缓和者，胆之气衰也；盲者，肝之气衰也；懦者，肺之气衰也；癫者，心之气衰也；濡者，肾之气衰也；不肖喑聋者，脾之气衰也；其五脏衰者，皆自见于巳也。忧悲不乐则伤肝，伤肝则目瞑头白，当思肾、心以养之。淫乐过度即伤肾，伤肾则腰疼痛，身沉重，大小便脓血，思肝、肺以养之。恚怒则伤心，伤心则病狂吐血，思肝、脾以养之。遭患忧难则伤肺，伤肺则思脾、肾以养之。饮食绝饱，酒醉过度，则伤脾，伤脾则思心、肺以养之。令其子母相养之，即病愈疾除。"①

三 存思中的服食禁忌

道教认为"道士炼水银，消沙液、珠玉、八石，以作神丹，服一刀圭，飞升天宫。身常食气，乃得长生神仙。存神食丹，乃

---

① 《道藏》第 22 册，第 141－142 页。

为真人。真人得道，上佐上皇治。故真人以水土溟溟浩浩，天地溃溃濛濛，不知所存藏。万八千岁乃成天、地、人。故真人以土作人，呼吸饮食，从骑伏使，令土不得独处，人不得独存。故言黄土，本人之先也。真人去之，上升九天；世人无道，下入黄泉。……故九天丈人有言曰：食于天者，以身报天，上为真人神仙戏游；食于地者，以身报地，下为尸鬼；食于人者，以身报人，骨毛弃捐。兆欲为道，勿食飞鸟。天之所生，杀之数数，减子寿年。人畜食之，可以为厨宰六畜也。避六丁神，兽类也勿食。丁卯兔也，丁丑牛也，丁亥猪也，丁酉鸡也，丁未羊也，丁巳蛇也，此大禁之，六丁神之讳也。乘气服丹入室之时，无食生物，禁食五畜肉。五畜肉者，马、牛、羊、猪、狗也，但得食鸡子、鱼耳。禁食五辛，臭恶自死之物慎勿食，服丹尚可，乘桴禁之"。[①] 上述诸法，丰富了服食的宗教性内容，其具体的可实践性尚需辩证看待。

第四节　存思的原理分析

存思方法虽各有特色，但皆强调天人合一、人神感应。经文较多，如《太清真人络命诀》言拘守魂魄身神之法，谓人之五脏四肢皆有神真，魂魄形体与天地日月相通。若能拘守魂魄使不离形体，存思五脏及身中诸神，可以除病成仙。《文昌大洞仙经注》述三十六宫身神，皆与三十六天、三十六地紧密相合；《太

---

① 《道藏》第 22 册，第 178 页。

上老君内观经》则讲人在孕育生长过程中，与天地之神、人体身神的关系。《上清神宝洞房真讳上经》经文言存思身中洞房宫三真及诸神之法，谓修道之士闭目内视存想，则诸神下降身中，与身中诸神结合，以致己身与天合一，寿无穷年。

仙道贵生，无量度人。在道教看来，人是"以生为宝，生之所赖，唯神与气。神气之在人身，为四体之命。人不可须臾无气，不可俯仰失神。失神则五脏溃坏，失气则颠厥而亡，气之与神，常相随而行；神之于气，常相宗为强。神去则气亡，气绝则身丧。一切皆知畏死而乐生，不知生活之功在于神气。"①《太清境太清经》亦说："凡天下之民均同是性。天性既善，悉生万物，无不置也。地性既善，养生万物，无不置也。圣人悉乐理天下，而实法天地，故万物皆受其功大善。神仙真人助天地而不敢轻，尊之，重之，爱之，佑之。"② 由此可见，生命关天，岂可轻视，任意暴殄。

当然，就养生而言，"贵生"仅仅是基本前提，对于人的生命发展，仅重之、尊之、贵之，还并非养生思想的本质内涵。而养护之、锻炼之、发展之才是养生思想最本质和核心的内涵所在。在贵生的基础上，再加以"摄生"。《太上灵宝五符序》卷下曰："夫人是有生最灵者也，但人不能自知，不能守神以御众恶耳。知之者则不求佑于天神，止于其身则足矣。……民难养而易浊，故审威德，所以保其理，割嗜欲，所以固血气。然后真一存焉，三一守焉，身壮之焉，年寿遐焉。泥丸、绛宫、丹田，是三一之真焉。令子守之，则万毒千邪不敢伤矣。漱华池，食五

---

① 《道藏》第6册，第178页。
② 《道藏》第1册，第597页。

芽，而不休者，便成仙人矣。"① 存守黄庭，炼养丹田，即以思神守真、积精累气为要诀，所谓"仙人道士非有神，积精累气以为真"。② "三因"是指人的神、气、形。《太上洞玄灵宝法烛经》曰："立人之道，有三因五主，何谓三因？一曰神，二曰气，三曰形也。神因气而立，气因神而行；形因神而存，神因形而藏。神逝则气散，气散则形亡。故圣人先于养神，次与养气，次与养形。三者和而相得，乃能长生。"③

一　灵宝之气

在灵宝派的文献中，将神、气推为造化天地、养育生命的基本能量，并用"灵宝"一词加以美誉，认为太上灵宝，在道为道本，在法为法先，十方神人，皆始于灵宝。"灵者，通道也；能通大道至灵，致役万神。宝者，能与天地相保，故曰灵宝。"④在这里，"灵宝"一词是指开天辟地的本原。就广义而言，泛指一切神圣与灵能。

《云笈七籖》卷一七曰："灵者，神也，在天曰灵。宝者，珍也，在地曰宝。天有灵化，神用不测，则广覆无边。地有众宝，济养群品，则厚载万物。"⑤ 董思靖曰："灵宝者，表神化之无方，为众圣之所贵。其在人也，通达无碍之谓洞，应感无滞之

---

① 《道藏》第6册，第155页。
② 《道藏》第4册，第863页。
③ 《道藏》第6册，第179页。
④ 《道藏》第25册，第100页。
⑤ 《道藏》第22册，第164页。

谓玄，神慧而化之谓灵，炁凝而妙之谓宝。"① 萧应叟指出："灵者，众圣之通称；宝者，众圣之所珍。或曰变化无方曰灵，钦崇贵爱曰宝。"②《灵宝无量度人上经大法》卷一曰："灵宝之炁，入沙成金，入石成玉，禽生鸾凤，兽生玄龙，草木生灵芝，五谷含嘉瑞，气散成和风，炁升成庆云，炁降为甘露，入水生夜光，在人生圣贤，以此为祖炁，乃至和太一之精，众灵之首。"③ 即谓灵宝就是天地间元始祖气，由这种祖气化生了天地、神灵、万物、人。④

在人体而言，灵宝则分别指神与气。⑤ 洞阳子曰："以身言之，灵者神也，宝者炁也，形者灵宝之宅舍也……炁以制神，神以摄炁，母子相守，性命混融，然后万神不散故能灵，一疑结则成宝，是谓一身之灵宝也。"⑥《洞玄五称经》亦曰："夫天无灵宝，何以耀明？地无灵宝，何以表形？人无灵宝，何以得生？"⑦ "或曰灵即圣化也，宝即珍尚也。或曰灵者众圣之通称，宝者众圣之所珍。或曰变化无方曰灵，钦崇贵爱曰宝。或曰在天曰灵，在地曰宝。或曰神降为灵，炁聚为宝。所谓仁者见之谓之神（仁），知者见之谓之知，百姓日用而不知，故强为之容，以应化设教，御物利生也。"⑧

---

① 《道藏》第 6 册，第 391 页。
② 《道藏》第 2 册，第 336 页。
③ 《道藏》第 3 册，第 615 页。
④ 姜生、汤伟侠主编：《中国道教科学技术史》（南北朝隋唐五代卷），北京：科学出版社，2010 年，第 630 页。
⑤ 同上。
⑥ 《道藏》第 6 册，第 489 页。
⑦ 《道藏》第 25 册，第 100 页。
⑧ 《道藏》第 2 册，第 336 页。

道教认为，"故其道也，弥纶万天，范围十地，推运阴阳，调和寒暑，统形八卦，率御三元，部制鬼神，保养民物。故其文也，招真召灵，度人无量，为万道之宗，称上品之经者也。盖宝灵一门，洞该三道，上通上清，下兼洞神，神炁玄合，元精之根，巍巍其名，崇大尊高，莫甚于此者矣。"①

薛幽栖指出："且人以炁为根，以神为本，炁存则神正，本固则根深。内神炁以相符，外光明而自轸，如此则万忧不生，苦恼奚入。"② 就摄养而言，五脏神气的保养相当重要，这被称为"五主"。③《太上洞玄灵宝法烛经》曰："何谓五主？一曰精主，见无色；二曰神主，闻五音；三曰魂主，别善恶；四曰魂主，察清浊；五曰气主，识痛痒。故形体者，是神魂之屋宅，五脏者精魂之房室，九窍者是神气之门牖。欲人生目视耳听，鼻息口言，形之痛痒者，皆是精神魂魄气所为也。若其一不存，则愚痴；二不存，则昏惑；三不存，则衰耗；四不存，则百疾生；五不存，则死亡。……是以虚心去欲，挫锐解纷，不以好美盈溢伤精，不以思虑爱憎伤神，不以喜乐恣态伤魂，不以忿怒激切伤魄，不以食饮过差伤形，不以悲哀极言伤气。乃安居屏处，合天地之气，存在于身。顺四时，适寒暑，节阴阳，和喜怒，裁食饮，调忧苦，避雾露，逃风雨，宝气补精，谷神养魂，内视若盲，反听若聋，虚无淡泊，不在东西，内存五脏，分别色状。存心即益精，存肝即益明，存肺即身光，存脾即体轻，存肾即气长，神气内

---

① 《道藏》第 3 册，第 63 页。
② 《道藏》第 2 册，第 198 页。
③ 姜生、汤伟侠主编：《中国道教科学技术史》（南北朝隋唐五代卷），北京：科学出版社，2010 年，第 631 页。

守，病安所从，故曰谷神不死。"① 这是通神达灵和护命养生的基础。

二　人神感应

身有诸神，彼此相扶相助，故当存守其神抟气炼精，则又为仙家方术。故融医学与仙道为一体，以为养生延年之术。《云笈七籤》认为，"精血三真，名无生君，字黄宁子玄，镇我两乳之下源。骨节二真，名坚玉君，字凝羽珠，镇我太仓之府，五肠之口。心中一真，名天精液君，字飞生上英，镇我胸中四极之口。九元之真，男，名拘制，字三阳，镇我左耳伏晨之户。皇一之魂，女，名上归，字帝子，镇我右耳伏晨之户。紫素左元君，名翳郁无刃，字安来上，镇我头面之境。黄素中元君，名圆华黄，字太张上，镇我胸胁之境。白素右元君，名启明萧刃，字金门上，镇我下关之境。日中司命，名接生，镇我左手中。月中桃君，名方盈，镇我右手中。胎中一元白气君，名务玄子，字育尚生。太一精魂，名玄归子，字盛昌，二神镇我五脏之上，结喉之本。结中青气君，名案延昌，字合和婴儿。元君精魂，名保谷童，字明夫。二神镇我五脏之下，大胃之上。节中黑气君，名斌来生，字精上门。帝真精魂，名幽台生，字灌上生。二神镇我九肠之口，伏源之下。胞中黄气君，名祖明车，字神无极。天帝精魂，名理维藏，字法珠。二神镇我小腹之内，二孔之本。血中赤气君，名混杂子，字叔保坚。司命精魂，名发纽子，字庆玄。二

---

① 《道藏》第 6 册，第 179 – 181 页。

神镇我百关之血，绝节之下。上玄元父君，名高同生，字左回明。下玄元母，名叔火王，字右回光。帝皇太一，名重冥空，字幽寥无。九帝尊，名曰明真，字众帝生。太帝精魂，名阳堂王，字八灵君。九关魂，名录回道，字绝冥。天纪帝魂，名照无阿，字广神。七神镇我本命之根，塞我死路之门。存祝众真，从头至脐，无不朗然，便使金液流匦，玉华映魂，灵台溢于穷肠，帝气充于九关，七祖披释于三涂，受更胎于南宫，镇存神于一身，布真气以固年。毕，叩齿三十九通。"①

　　道教认为，"右上真之神，宝名内字，而镇在人身之内，运于九天之气，固人六府机关。万积化生，皆由于神，神镇则生，神游则亡。勤心积感，则能举人身形，上升玄宫。求仙之道，不知形神内名，又不知填死户，长生岂可冀乎？夫修此道，不得冒履淹秽，食五辛酒肉之属，触忤正气，神则去矣。人知丰肴以甘口，爵禄以荣身，而不知甘口之食，是伤神命之斧，奢丽是消真之源，故神人爱幽寂而栖身，不显形于风尘者也。修生之家，且可慎乎！"②

　　因此，存神于心，则元神得守。存神于肺，则真息得调，而元气自生。存神于肝，则慧眼得明，而神光自现。存神于肾，则元精得育，而真铅自成。存神于脾，则百谷得化，而精神自旺。存神于胆，则威断得出，而魔障自却。所以，精气的充沛，则可五脏调和，健康长寿。因此，道教独特的身神系统为服食成仙的层次性构建了宗教性理论，而道教服食食材的选用又为身神系统提供了物质性的助推基础，两者辩证作用，相得益彰。

---

① 《道藏》第22册，第366页。
② 同上，第367页。

第四章 道教服食所用食材、工艺、计量、方剂统计

战国时期的方仙道可分为三大流派。一是服食派，专以服食药物以求长生不老。二是房中派，主要以房中养生为成仙方术。三是吐纳导引派，讲究导引服气，以此长寿变仙。当时，服药长生的信念最为流行，服食派的人物也最多。第一本仙人专集《列仙传》所载的七十一名神仙绝大多数是服食成仙的，而且，所服食的药物多半采摘于大自然。如："赤松子，神农时雨师，服水玉以教神农，能入火自烧……""赤将子，黄帝时人，不食五谷，而噉百草花，……能随风雨上下。""偓佺，槐山采药父也，好食松实，……能飞行逐走马。""方回，……炼食云母。""吕尚，冀州人，……服泽芝地髓。"务光"服蒲韭根"，仇生"常食松脂"，陆通"食橐卢木实及芜菁子"，寇先"好种荔枝，食其葩实焉"，任光"善饵丹砂"，桂父"常服桂及葵，以龟脑

和之"，赤须子"好食松实、天门冬、石脂"等。①

早期的炼丹家就出自于这些大胆试验的服食派，"神仙之道难致，养性之术易崇。故善摄生者，常须摄于忌讳，勤于服食，则百年之内不惧于夭伤也。"② 对于服食来讲，"当寻性理所宜，审冷暖之适，不可见彼得力，我便服之。初御药皆先草木，次石，是为将药之大较也。所谓精粗相代，阶粗以至精者也。夫人从少至长，体习五谷，卒不可一朝顿遗。凡服药物为益迟微，则无充饥之验，然积年不已，方能骨髓填实，五谷居然而自断。今人多望朝夕之效，求目下之应。腑脏未充，便以绝粒；谷气始除，药未有用，又将御女。形神与俗无别，以此致弊，胡不怪哉！服饵大体皆有次第，不知其术者，非止交有所损，卒亦不得其力。故服饵大法，必先去三虫。三虫既去，次服草药，好得药力；此服木药，好得力讫；次服石药。依此次第，乃得遂其药性，庶事安稳，可以延龄矣。"③ 并且认识到，通过服食可以弥补诸脏精气之不足，"脏各有神，凡酷嗜一物，皆其脏神所欲。斯脏之精气不足，则求助斯味以自救。如妊妇肝肾不足，则嗜酸咸；老人精血亏，则嗜肉食。故凡病人所嗜之物，只可节之，不可绝之。若久药厌烦，可缓之病，不妨暂停药饵，调进所嗜之味，胃气一旺，便可长养精神；若病势不能勿药者，则宜冲和之药味，易于入口，勿伤胃气。设不知此，而绝其脏神所嗜之食，

---

① 蒙绍荣、张兴强著：《历史上的炼丹术》，上海科技教育出版社，1995 年 1月，第 10 页。
② 孙思邈：《千金翼方》卷十二，人民卫生出版社，1982 年，第 142 页。
③ 《道藏》第 26 册，第 539 页。

强其胃气所伤之药，胃气既伤，化源绝灭，而欲病退神安者，难矣！①《神农经》曰："食谷者，智慧聪明。食石者，肥泽不老。食芝者，延年不死。食元气者，地不能埋，天不能杀。是故食药者，与天相毕，日月并列。"②"若夫仙人，以药物养身，以术数延命，使内疾不生，外患不入，虽久视不死，而旧身不改，苟有其道，无以为难也。"③

对于服食，道教认为，"服之即奇效莫测，造化无穷，鸟餐成凤，蛇饵为龙，人服神仙，坐致于风，立致于雨；玉女来侍，致给行厨，水陆毕备；画地成江河溪谷，拥土为山岳丘陵；握土为金，变枯朽为生荣，懵俗以为贤哲；在意所欲，无所不为，服之当日冲天也。土石五金，烁之化成宝也。"④

当然，"安身之本，必须于食；救疾之道，惟在于药。不知食宜者，不足以全生；不明药性者，不能以除病。故食能排邪，而安脏腑；药能恬神养性，以资四气（指心、肝、肺、肾四脏真气）。故为人子者，不可不知此二事。是故君父有疾，期先命食以疗之。食疗不愈，然后命药。故孝子须深知食药二性。"⑤

道教在服食食材的选用上，非常广泛，有些原料让现代人都感觉匪夷所思，天下万物皆可为服食之食材。笔者择取《道藏》中几部比较有代表性的文献——《肘后备急方》（东晋·葛洪著）、《孙真人备急千金要方》（唐·孙思邈撰。备注：《千金翼方》，道藏未

---

① 〈清〉冯兆张著：《锦囊秘录》，引自汪茂和主编：《中国养生宝典》（下册），中国医药科技出版社，1998 年版，第 2533 页。
② 《道藏》第 18 册，第 475 页。
③ 王明著：《抱朴子内篇校释》（增订本），中华书局，1985 年版，第 14 页。
④ 《道藏》第 19 册，第 43 页。
⑤ 《千金翼方》卷十二养老食疗，引自李长福、李慧雁编著：《孙思邈养生全书》，社会科学文献出版社，2003 年版，第 82 页。

收录，故本文没有探讨）、《急救仙方》（北宋）、《仙传外科集验方》（元·杨清叟撰，明·赵宜真集）——进行汇总。这几部文献内容详实，历经几个朝代，均具有一定的代表性，故以此统计之。①

第一节　晋代《葛仙翁肘后备急方》所载食材、工艺、计量、方剂

一　该文献所载的食材

（一）

白雌鸡	白鸡两翅羽肢	白驴蹄
白鹅	白僵蚕	白马前脚目
白鸡	白龙骨	白马蹄
白鸡翅毛	白龙脑	白犬

---

① 备注：道教文献所见服食食材庞杂，药食同源，有的是别名、隐名等，均给鉴别带来很大困难。由于有的涉及宗教性，因此，为了体现文献所载的历史性，考虑很久，没有采用现代医药的分类方法。再者，有的食材，只是程度的不同，但文献中对此有所区分，为了体现对该食材认识的深化，因此，统计中没有合并而单列。另外，方剂里面，有的方名很明确，有的则以"治＋症状＋方"形式出现，这样的描述，文字虽显得较长，但事实上深化了对相关症状的认知，因此，统计中予以保留。该部分是在对照版本的情况下人工统计出来的，有的通假字没有再备注。统计后，采用了相近归类的方法，进行了相对区分。为了查找方便，采用第一个字的拼音为序进行了排列。这种看似"笨重"的统计方法，其主要目的，旨在希望能直观地体现出不同历史时期道教服食所用食材及其特征。考虑到各种可能的重复性因素，这次没有把食材出现的频率放进去。在统计中，有的属于助益服食的，为其所用，可能没有"服入"，基于体现服食的丰富性，故予以保留。尽管有这样的初衷，阈于本人才疏学浅，在统计的过程中，涉及版本不同等诸多主客观因素，虽然经过多次人工查找统计，仍难免有误，请方家不吝指正。

白犬血	大鲤	蛤蝼
白雄鸡	大牛	胡燕卵中黄
白鸭	大牛膝	虎膏
白羊	大蚓	虎骨
白羊子肝	大猪蹄	虎胫骨
白鹦	玳瑁	虎脑骨
斑猫	地龙	虎头
斑猫虫	鹅羽	虎头骨
鲍鱼头	鹅脂	虎牙
蝙蝠除头	肥肉	虎爪
鳖	肥羊脂	鲩鱼
鳖甲	肥猪肉汁	黄雌鸡
鳖目	狗脊	黄狗皮
鳖肉	狗头骨	鸡骨
鳖头	狗脂	鸡冠血
蝉蜕	骨脂	鸡翮
蟾蜍	羖羊胆	鸡卵
穿山甲	羖羊角	鸡肉
雌鸡	羖羊胫骨	鸡舌
大蟾蜍	羖羊皮	鸡心
大蝮蛇	龟壳	鸡子

鸡子黄	蝼蛄脑	脑
鸡子黄白	鸬鹚	牛肠
鸡子壳	鹿角	牛胆
鸡子清	鹿茸	牛角
鲫鱼	鹿肉	牛肉
猳狁胫及血	鹿肾	牛乳
金色脚鸡	驴头	牛髓
鲙鱼	驴驹衣	牛蹄
腊月鳜鱼胆	绿头鸭	牛心
腊月猪膏	马肉	牛羊角
烂龙角	马蹄	牛脂
狸骨	马头骨	暖猪脂
鲤鱼	马心	皮
鲤鱼鳞皮	马牙	脯
鳢鱼	鳗鲡鱼脂	蛴螬
羚羊角	猫狸	青牛
羚羊角屑	虻虫	青头鸭
鲮鲤甲	麋肉	青雄鸭
六畜心	麋脂	青羊肝
龙胆	母猪尾头（血）	青鱼鲊
蝼蛄	牡蛎	穷骨

犬肉	生鸡子	猬皮
雀卵白	生鲤鱼	温猪脂
蚺蛇胆	生脑子	蜗牛
热犬血	生肉	乌翅末
人乳	生犀	乌雌鸡
人血	生犀角	乌喙
肉	生虾蟆	乌鸡
乳汁	生鸭断头血	乌鸡肝
乳子黄	生鱼目	乌鸡血
三岁腊月猪脂	生猪肝	乌鸡脂
三岁雄鸡冠血	鼠	乌鸡足
桑螵蛸	鼠胆	乌蛇
蛇骨	鼠妇虫（子）	乌贼
蛇皮	鼠皮	乌贼骨
蛇蜕	鼠肉	乌贼鱼骨
麝	水上浮走跋母虫	乌贼鱼骨末
麝香	死鼠	屋上白蚬壳
麝香末	獭肝	蜈蚣
生鳖长一尺者	兔头	犀角
生肝	貒肉	虾蟆
生龟	狳尾血	虾蟆肝

虾尾	羊胆	脂
小鸡	羊肝	蜘蛛
蝎	羊肉	雉肉
新生鸡子	羊肉臛	猪胆
雄赤鸡	羊乳	猪胆白皮
雄鸡	羊肾	猪胆汁
雄鸡冠血	羊肾脂	猪肚
雄鸡颈血	羊蹄	猪肝
雄鸡肉	羊血	猪膏
雄鸡血	羊脂	猪口
雄鸭热血	羊子肝	猪犬血
雄鸭头	淫羊藿	猪肉
熊白	鸎子白	猪肾
熊胆	鱼	猪蹄
熊肉	鱼膏	猪蹄甲
熊脂	鱼骨	猪心
血	鱼鲊	猪心血
鸭肉	鱼肉	猪胰
鸭血	鱼头	猪脂油
鸭子	鳢鲤甲	
雁肪	长股虾蟆青背	

（二）

艾
艾干茎
艾蒿
艾心
艾汁
巴豆
巴戟天
菝葜
白艾
白槟榔
白丁香
白附子
白干姜
白瓜子中仁
白花藤
白及
白蔹
白粱米泔汁
白茅根
白梅

白前
白芍药
白椹树白皮
白术
白松脂
白檀香
白桐叶
白头翁根
白薇
白鲜皮
白杨皮
白柘
白柘东南行根
白芷
百部根
百部汁
百合
柏皮
柏叶
柏子仁
败酱

半夏
半夏末
薄荷
薄荷汁
贝母
毕楞伽
荜拨
萆麻
扁豆
槟榔
不蛀皂角
菜
苍耳
苍耳汁
苍耳子
苍术
草茶
草豆蔻
侧柏叶
茶
柴胡

菖蒲	赤小豆	大黄
菖蒲根	樗根	大黄末
菖蒲生根	楮木	大戟
菖蒲屑	楮树白汁	大栝楼
常山	楮叶	大麻子
常思草	川椒	大麦
车前草	川乌头	大麦蘖
车前子	慈弥草	大青
沉香	葱	大蒜
陈橘皮	葱白	大笋壳叶
陈廪米	葱黄心	大枣
陈皮	葱涕	大竹筒洞节
豉	葱头	丹参
豉汁	葱尾	淡竹沥
赤豆	葱叶	当归
赤蓼茎叶	葱汁	当陆
赤苏	大豆	当陆根
赤苋	大豆黄	稻米
赤苋菜	大豆屑	地肤
赤苋茎	大豆汁	地肤子
赤苋叶	大附子	地骨皮

地黄	防风	干葛
地榆根	防己	干葛根
丁香	防己汁	干枸杞根
东行桑根	麸	干姜
东引花桑枝	浮萍	干姜屑
东引桃根	附子	干姜须
东引桃枝	附子末	干柿蒂
冬瓜	覆盆子	干薯蓣
冬瓜仁	甘草	干苏叶
冬瓜汁	甘草末	干蒜汁
冬葵子	甘草汁	干枣
都淋藤	甘皮	干茱萸
豆	甘松香	高良姜
豆豉	甘遂	葛根
豆蔻子	甘蔗汁	葛根末
豆汁	柑皮	葛根汁
独活	干艾	葛花
独头蒜	干艾叶	根实
杜衡	干菖蒲	梗米
杜若	干畜根	枸杞根白皮
杜仲	干地黄	枸杞汁

枸杞子	桂枝	槐白皮
菰根	汉椒	槐皮
菰蒋草根灰	好大黄末	槐子
谷精草	好黄耆	黄檗
谷皮树白汁	诃梨勒	黄檗末
瓜瓣	诃梨勒皮	黄檗汁
瓜蒂	何首乌	黄瓜
瓜子	黑豆叶	黄瓜蒌根
瓜子末	黑附子	黄精
鬼箭	红花	黄连
鬼臼	荭草浓汁	黄连末
鬼扇子	厚朴	黄米
鬼针草	胡椒	黄芩
桂	胡麻	黄杉木
桂末	胡蒜	黄藤
桂穰	胡荽	黄药子
桂肉	槲树皮	黄檗
桂屑	槲叶	茴香
桂心	虎杖	藿香
桂心末	虎杖根	藿汁
桂汁	瓠子	鸡肠草

鸡肠草汁	荆叶汁	葵菜
鸡舌香	粳米	葵菜子
棘根汁	韭	葵根汁
棘针	韭白	栝蒌
蒺藜子	韭根	栝蒌根
寄生	韭叶	栝蒌子
姜	韭汁	腊茶
姜根	桔梗	兰香叶
姜黄	桔梗苗	狼毒
姜齑	菊花	梨
椒	橘皮	梨肉
椒末	榉皮	梨叶
椒目	决明子	梨叶枝
橌木北阴白皮	柯枝皮	藜芦
芥子	苦参	李根皮
金铃子	苦参末	李核
金挺蜡茶	苦瓠	李核中仁
茎	苦瓠须	里白
京芎	苦苣菜汁	栗汁
京枣	苦竹叶	连翘
荆叶	款冬花	莲叶

楝皮	芦根	蔓菁根
楝树白皮	芦管	蔓菁油
楝树枝皮	芦蓬茸	蔓菁汁
莨菪子	萝卜籽	蔓菁子
蓼	绿豆	蔓青菜
蓼叶	麻黄	莽草
蓼子	麻黄根	莽草叶
橉木	麻仁	茅
零陵香	麻油	茅叶
柳白皮	麻子	米
柳根皮	马鞭草	茗
柳木	马鞭梢	母姜
柳皮	马齿苋	牡丹
柳叶	马兜零	牡桂
柳枝	马兜零根	牡荆子
龙胆	马兰子	木兰
龙葵根	马先蒿	木兰皮
龙衔藤	马苋	木皮
漏芦	麦蘖	木天蓼
漏芦草	麦门冬	木通
芦	蔓荆子	木香

木贼	茜草根	桑白汁
南烛根	羌活	桑柴
南烛树根皮	芹菜	桑根白皮
南烛树枝叶	秦艽	桑根汁
牛蒡茎根	秦椒	桑椹
牛蒡茎叶	青蒿	桑树白汁
牛蒡子	青橘皮	桑叶
牛膝	青木香	桑汁
牛膝茎叶	青竹	桑枝新嫩枝
糯米	青竹茹	沙参
女萎	楸叶	莎草根
枇杷叶	曲蘖	山芥
萍子草	热豆	山栀子
蒲公草	人参	山茱萸
蒲公草根茎白汁	忍冬	上党人参
蒲黄	忍冬茎叶	芍药
漆叶	肉苁蓉	蛇床子
荠苨	肉桂	蛇莓草根
牵牛子	蕤仁	蛇莓汁
前胡	三月蔓菁花	蛇衔
茜草	桑白皮	射罔

升麻	生姜屑	石榴花
升麻汁	生椒	石南
生白楸叶	生椒末	石长生
生菜	生栗	莳萝
生参	生萝卜汁	秫米
生刺蓟	生麦菜	熟艾
生葱	生麦苗	黍米
生地黄	生麦汁	黍穰
生地黄汁	生茅根	蜀椒
生附子	生米	蜀葵花
生葛根	生藕汁	蜀漆
生葛根汁	生天门冬	蜀升麻
生葛藤	生菟丝	鼠尾草
生葛汁	生乌头	薯蓣
生根	生襄荷根	薯蓣末
生枸杞子	生襄荷叶	树叶
生瓜根	生杏仁	水萍
生胡芥菜	生章陆根	蒴藋
生胡荽	生竹皮	蒴藋根
生姜	石斛	松节
生姜末	石榴根皮	松萝

松实	桃花	菟丝子
松树根	桃奴	菟丝子末
松树皮	桃皮	茵草
松屑	桃仁末	茵草末
松叶	桃仁	茵草叶
松脂	桃叶	威灵仙
菘菜	桃枝	萎蕤
菘菜子	天门冬	乌豆皮
苏合香	天南星	乌臼根
苏子	天雄	乌梅
粟	天雄末	乌梅肉
粟米	天竺黄	乌翣
酸草	甜瓜	乌头
酸枣仁	甜瓜子	乌头末
蒜	葶苈	乌油麻
蒜薹	葶苈子	屋上四角茅
笋	通草	无节竹筒
笋壳	桐木	芜菁
笋汁	桐皮	芜菁根
桃白皮	土瓜根	芜菁子
桃核	土瓜子	芜荑

吴茱萸	橡斗子	熏草
吴茱萸末	小草	熏陆香
梧桐	小豆	延胡索
梧桐皮	小芥子	燕窠中草
梧桐子	小麦	羊桃叶
梧桐子叶	小蒜	羊桃汁
五加根	小蒜汁	羊蹄草根
五加皮	薤	杨柳皮
五味子	薤白	杨柳枝
西国草	薤汁	野葛
菜耳	辛夷	薏苡根
菜耳叶	新百合	薏苡子
细糠	杏仁	茵陈
细辛	杏叶	茵芋
夏枯草	杏子	隐荵汁
香豉	荇菜	蘡薁藤
香附子	荇叶	油麻
香苏	芎藭	榆白皮
香叶汁	朽木	榆皮
襄荷根	徐长卿	郁金
襄荷叶	旋覆花	郁李仁

芫花	踯躅花	白鸽粪
芫花末	枳壳	白鸽毛
远志	枳实	白胶
远志汁	枳树皮	白胶香
枣	茱萸	白酒
枣肉	猪牙皂角	白龙骨末
皂荚	竹	白马尿
皂荚刺	竹管	白蜜
皂荚末	竹沥	白面
皂荚皮	竹叶	白石英
皂荚子	紫葛	白石脂
泽兰	紫苏	白炭灰
泽漆	紫檀	白糖
泽泻	紫苑	白鸭屎
柞树皮		白盐
樟木		白银
蒸过茯苓	（三）	白粥
知母	阿胶	败蒲席
栀子	白发	薄布
栀子仁	白矾	贝齿
栀子汁	白矾石	贝子末
	白粉	

编荐索	赤石脂	大钱
饼	赤新布	大丸艾
帛子	春酒	丹
布	淳酒	丹砂
布巾	淳苦酒	胆子矾
菜油	醇酒	淡醋
蚕沙	醇酢	淡浆
蚕屎	磁石	刀鞘
侧子酒	磁石末	稻穰灰汁
茶点	雌黄	灯心
茶酒	醋	荻灰
蝉壳	醋泔	地黄汁
车毂中脂	醋泔淀	东壁土
车辖脂	醋浆	豆饭
陈醋	醋浆水	矾
陈米	醋酒	矾末
陈米饮	醋米泔	矾石
齿垢	大豆水	饭
豉	大麦面	粉
豉汁	大麦生面	粪
豉粥	大麦粥	粪汁

蜂房	膏	黄垫
蜂房末	藁本	黄牛溺
蜂窠	羹	黄牛尿
麸	羹汁	黄耆粥
伏龙肝	狗胆汁	灰
伏龙肝末	狗粪	火炭末
茯苓	枸杞子酒	火炙蜡
茯苓末	鼓皮	机上垢
浮散石	故布	鸡屎
符	蛤粉	鸡屎白
幞头垢	海犀膏	鸡屎末
釜底黑末	寒水石	鸡羽
釜底墨	汉椒汤	姜汤
釜下土	好酒	姜汁
釜月下土	黑膏	浆
妇人月经衣	黑饧	浆水
甘草水	胡粉	酱
泔汁	滑石	酱汁
干姜末	黄丹	胶
干漆	黄丹醋	胶饴
高昌白矾	黄矾石	胶汁

窨中黄土	酪	驴小便
金牙	冷茶	麻绳
金芽酒	冷水	麻子汁
晋矾	梨汁	马鞭皮
井底泥	藜芦灰	马齿矾石
井华水	梁上尘	马粪汁
井水	羚羊角末	马腹中粪
净水	硫磺	马勒衔铁
酒	硫磺末	马尿
酒水	龙骨	马屎
旧酒	龙脑	马屎汁
坎中泥	鸬鹚粪灰	麦曲
孔公蘖	鸬鹚屎	蛮夷酒
苦参酒	鹿角灰	芒硝
苦醋	鹿角胶	毛
苦酒	鹿角屑	没药
腊月米饧	露蜂房	煤
蜡	乱发	糜粥
蜡蜜	乱发灰	米醋
蓝淀	驴耳垢	米粉
老牛涎沫	驴屎	米泔水

米清	泥	漆
米饮	腻粉	铅丹
蜜	牛耳垢	钱
蜜泥	牛粪	青布
蜜水	牛酪	青黄汁
蜜汤	牛马粪	青绢
蜜陀僧	牛溺	青盐
蜜丸	牛屎	清酒
绵	牛酥	清麻油
面	牛子屎	清粥
面饼子	弩铜	曲
面糊	暖浆水	犬胆汁
面糊丸	暖酒	雀屎
面脂	暖水	热饼
摩膏	暖饮	热灰
墨	糯米饼子	热酒
牡鼠屎	糯米膏	热蜡
木丸子	女中下裳带	热面
木占斯	砒霜	热木瓜酒
男裈	破故纸	热牛屎
内粉	朴硝	热桑灰汁

热水	生蜜	水
热汤	生漆	水饭
人粪	生树木孔中蚰汁	水胶
人溺	生铁	水银
人屎	生乌麻油	死马腹中屎
熔蜡	生油	四角柱
乳水	生油麻	松胶香
乳香	湿绢袋	松节酒
乳汁	湿土	搜面团
三年酽醋	石	酥
三岁苦酒	石胆	粟米饭
桑柴灰	石膏	粟米泔
沙糖	石灰	酸浆
砂	石灰水	所交接妇人衣
上好盐	食盐	炭
蛇床子末	屎	炭火布
生矾石	熟水	桃木中虫屎
生姜酒	黍米粥	醍醐
生姜汤	鼠粪	甜水
生麻油	鼠矢两头尖者	铁

铁铛	无灰酒	新汲水
铁粉	无灰清酒	新米酒
铁精	五倍子	新绵
童女裈	五灵脂	新小便
童子小便	稀粪	雄黄
头发	稀粥	絮
头垢	犀角汁	雪
土釜	洗栝楼熟水	雪水
兔屎	蚬壳	崖蜜
瓦坯	香菜汁	盐
瓦甋	香柔	盐豉
温浆水	香物	盐花
温酒	硝石	盐灰
温清酒	小便	盐末
温熟水	小豆饭	盐汤
温水	小豆汁	酽醋
乌鬓髭	小儿屎	酽苦酒
乌犊牛溺	小麦黑勃	羊尿
乌麻油	小男溺	羊肉汤饼
乌牛尿	新布	羊屎

羊屎灰	灶中墨	紫雪
羊屎汁	灶中热灰	自然铜
药酒	真丹	左角发
衣絮	真珠	酢
饴糖	真珠屑	
鹰粪粉	脂泽	
鹰屎白	蜘蛛网	
硬糖	枱（梳子）	
油	中央土	
油麻	钟乳	
鱼膏	粥	
玉壶	朱丹	
月下灰	朱砂末	
云母	猪耳垢	
皂荚刺	猪苓	
皂荚汤	猪肾粥	
灶突墨	粢粉	
灶下黄土	粢米	
灶下热灰	紫草油	
灶中黄土	紫石	

二　加工方法

熬	炒有声	捣为散
熬令黑	澄清	捣为丸
熬令黄	舂	捣汁
熬令黄黑	杵	捣作末
熬热	杵如膏	煅
拌	杵为散	飞
拌匀	吹	沸
薄切	搥	分等
暴干	槌碎	干蒸
焙	刺	割
焙干	淬	羹
剥	撮	刮
擘	锉	刮取
擦	锉碎	刮去
抄	捣	灌
炒	捣绞	裹
炒令黄色	捣绞取汁	裹煎
炒令焦	捣取汁	和
炒令无声	捣筛	和丸
炒微褐色	捣碎	糊丸
炒烟出	捣为末	缓火煎

火急煎	搅令极稠	绵裹
火炙	搅去滓	磨
煎	搅匀	溺
煎令稠成膏	醉	捻
煎令减	解干	碾
煎令消	浸	碾为末
煎令汁	浸洗	浓煎
煎浓	净刮	浓煮
煎其汁	净洗	浓煮取汁
煎取	炙	炮
煎去沫	酒煎	炮令裂
煎如稀饧	揩	破
煎如饴	烂嚼	破腹
煎为丸	烂研	曝
煎汁	擂	曝干
拣	沥	曝燥
剪	炼	切
浇	捩去滓	切碎
嚼	淋	清澄
绞	淋取汁	取肉
绞其汁	淋洗	去肠
绞取汁	令沫出	去麸
绞去滓	慢火炒	去核
绞汁	慢火炙	去黑皮
搅	蜜和丸	去黄汁

去尖	筛	汤浸
去尖皮	筛末	汤洗
去节	晒	汤煮
去两头	扇	淘
去芦头	烧	淘汁
去膜	烧赤	挑去
去沫	烧灰	调
去皮	烧令赤	调如膏
去皮尖	烧令焦	调贴
去皮膜	烧末	调涂
去皮脐	烧研碎	贴
去皮心	烧炙	涂
去皮子	生煮	微熬
去瓤	熟嚼	微拨
去丝	熟搅取汁	微炒
去穗	熟洗	微火煎
去头	熟研	微火炙
去头足	熟炙	微火煮
去心皮	熟炙煮	煨
去血	水调	为膏
去油膜	水研	为末
去脂膜	挼	为散
去滓	挼令熟	为丸
去足翅	挼汁	温洗
熔	炭火煎	文火煎

洗	熨	煮取汁
洗焙	醉	煮去滓
细擘	沾洗	煮汁
细剉	针刺	煮汁如枯糖
细捣	斟	煮作糜
细末	蒸	贮
细切	蒸令软	渍
细筛	炙	渍令浓
细研	炙黄	渍取汁
削	炙令干	钻
削去黑皮	炙令焦	醉
削去皮	炙令取汗	作羹
烟熏	炙令热	作脍
研	炙令熟	作粥
研成膏	炙令微焦	酢磨
研化	炙熨	
研极细	炙燥	
研令细	煮	
研令细匀	煮沸	
研为散	煮令极熟	
焰火炒	煮令浓	
刈	煮令热	
阴干	煮令熟	
油煎	煮令消	
浴过	煮糜	

三　计量方法

把	个	米大
半分	根	片
杯	罐	钱
匕	合	钱匕
秤	斛	如半鸡子
尺	剂	如赤豆大
次	斤	如赤小豆粒
寸	茎	如大豆
大把	具	如弹丸
等分	颗	如弹子大
斗	口	如弹子丸
度	块	如豆（大）
对	李子大	如豆粒
方寸	粒	如胡豆
方寸匕	两	如鸡子
分	两米许	如鸡子大
服	枚	如鸡头大

如脚趾大	如枣大	握
如绿豆大	如掌大	许
如麻子大	如足大指大	一皂子许
如梅李大	三指	枣许大
如米豆	稍稍	盏
如米粒	少	爪甲大
如棋子大	少少	只
如钱大	少许	枝
如黍米大	升	字
如桐子大	石	
如碗	匙	
如梧桐子大	束	
如梧子大	双	
如小弹子大	条	
如小豆大	挺	
如杏子大	头	
如鸭卵大	丸	
如鸭子大	碗	
如鹦子大	味	
如枣核大	文	

四　方剂

艾丸	赤龙皮汤	冬葵散
八风散	赤散方	独活酒方
巴豆丸	赤石脂散	独活汤
白鸡汤	出脓汁散方	独胜散
白兰散	葱豉汤	度瘴散
白蔹薄方	葱汤	防风汤
白龙散	醋汤	飞尸走马汤
柏枝散	大半夏汤	粉隔汤
半夏汤	大柴胡汤	风引汤
薄荷汤	大黄汤	茯苓汤
碧霞丹	大蓟根汁	甘豆汤
补肝散	大青汤	甘家松脂膏
菖蒲根丸	大小鳖甲汤	葛根解肌汤
陈橘皮汤	丹参膏	狗脊散
陈元狸骨膏	地黄膏	固阳丹
承气丸	地黄黑膏	瓜蒂赤豆散
豉汤	癫狂莨菪散	黑龙丹

黑奴丸	荆芥汤	麦奴丸
厚朴汤	九蒸丸	莽草膏
胡粉散	橘皮汤	蜜丸
虎膏	开关散	灭瘢膏
华芦吐散	苦参龙胆散	明目膏
华佗虎骨膏	苦酒丸	牡丹散
华佗狸骨散	老君神明白散	木瓜生姜汤
华佗五嗽丸	理中散	木占斯散
黄膏赤散	痢丸	牛胆丸
黄龙汤	痢药	牛膝酒
黄耆膏	连翘汤	裴公膏
黄耆散	龙脑甘露丸	霹雳散
鸡子白丸	龙衔膏	辟病散
急救稀涎散	龙牙散	辟瘟疫药干散
姜蜜汤	瘰疬膏	青龙五生膏
解百毒散	漏芦汤	人参汤
金粟丸	露宿丸	三沸汤
金牙散	绿云散	三物备急药
金银汤	麻黄丸	三物丸散
荆芥薄荷汤	马鞭草汁	蛇衔膏

麝香汤	乌梅丸	云母汤
神黄膏	五毒神膏	枣膏丸
神明白膏	五毒诸膏散	栀子豉汤
神验乌龙丹	五蛣黄丸	至灵散
肾沥汤	五蛣丸	治咳嗽含膏丸
升麻膏	五蛊黄丸	诸疽疮膏方
生姜汤	五香连翘汤	诸丸散
生熟汤	五香汤	猪苓散
生犀丸	五注丸	竹沥汤
十水丸	洗眼汤	竹茹汤
石斛散	陷冰丸	竹叶汤
手面膏	缃膏	紫草汤
守中丸	小柴胡汤	治心腹痛如刺方
四逆汤	雄黄膏	
四顺汤	羊肝丸	
汤酒	羊脂丸	
汤酒摩膏	羊肾苁蓉羹	
吐痢丸	玉壶黄丸	
蔄草膏	玉壶丸	
温酒盐汤	玉黄丸	

第二节　唐代《孙真人备急千金要方》所载食材、计量、工艺、方剂

一　该文献所载的食材

（一）

白僵蚕	白犬胆	贝子（贝齿）
白鹅肉	白犬脂	鳖
白鹅脂	白雄鸡肉	鳖甲
白狗胆汁	白雄犬胆	鳖肉
白狗乳汁	白羊乳	鳖头
白狗脂	白羊肾	鳖血
白鸡	白羊髓	鳖脂
白鸡肉	白羊头蹄	蚕蛾
白鸡心	白玉	蚕蛹
白马茎	白猪乳汁	蟾蜍
白马蹄	斑猫	肠
白马尾	蚌	鸱头
白马悬蹄	豹肉	赤雄鸡肠
白马眼睛	鲍鱼汁	赤足蜈蚣
	鲍鱼子	樗鸡

雌鸡肝	肥猪肉臒	羖羊乳
大虫脂	蜂子	羖羊肾
大鲤鱼	伏翼	鹳骨
大鼠	肝	龟
大雄鲤鱼胆	干牡蛎	龟甲
大猪后脚悬蹄甲	干蛴螬	龟肉
大猪蹄	干虾蟆	海蛤
丹雄鸡肉	干羊骨	鹤骨
地胆	葛上亭长	黑雌鸡肉
地龙	狗胆	黑羖羊脂
东门上雄鸡	狗肉	狐骨
肚	狗乳	狐阴
鰕鸡子	狗头	狐阴茎
鹅	狗头骨	鹄肉
鹅熊脂	狗阴	虎骨
鹅脂	狗阴茎	虎睛
凡猪肉	羖羊胆	虎肉
飞鸥头	羖羊肺	虎肾
蜚蠊	羖羊角	虎头
蜚虻	羖羊胫骨	虎头骨
肥猪肉	羖羊皮	虎牙

黄雌鸡	鸡子黄	狸头
黄雌鸡肉	鸡子清	狸阴
黄牛乳	鲫鱼	鲤鱼
蝗蛇腹中谷鼠	家鸡	鲤鱼肠
蝗蛇肉	家鸡子	鲤鱼齿
蛔虫	猳猪肉	鲤鱼胆
鸡	甲香	鲤鱼骨
鸡肠	焦牡蛎	鲤鱼脑
鸡翅	鲛鱼皮	鲤鱼肉
鸡肪	鲛鱼肉	鲤鱼头
鸡肝	鸠尾骨	鲤鱼血
鸡骨	鲙	鲤鱼鲊
鸡冠血	鲙汁	鲤鱼子
鸡翎	腊月马脑	羚羊角
鸡卵	腊月猪膏	羚羊角屑
鸡肶胵	腊月猪尾	鲮
鸡肉	腊月猪脂	鲮鲤甲
鸡头	狼牙	六畜血
鸡血	狸骨	蝼蛄
鸡子	狸虎	鸬鹚
鸡子白	狸肉	鸬鹚主骨

鹿	马心	牛肉
鹿骨	马左蹄	牛乳
鹿角	鳗鲡鱼	牛髓
鹿角屑	鳗鲡鱼头	牛羊乳汁
鹿筋	猫两眼	牛羊髓脂
鹿皮	猫脑	牛羊鹿肉羹
鹿茸	猫舌	牛羊兔鹿肉
鹿肉	毛皮骨	牛羊脂
鹿髓	毛鹰	牛脂
鹿头肉	虻虫	齐蛤
露蜂房	麋角	蛴螬
卵白汁	麋脂	蜣蜋
螺	母猪	秦牛角䚡
驴驹衣	母猪乳汁	青琅玕
驴肉	母猪蹄	青羊胆汁
驴乳	母猪尾头	青羊肝
驴脂	牡蛎	青羊角
马齿	脑	青羊脂
马骨	牛胆	蜻蛇胆
马珂（蛤蜊）	牛角	蚯蚓
马乳汁	牛角䚡	犬

犬肝	蛇肉	鼠乳
犬肉	蛇头	鼠头
犬尾	蛇蜕/蛇蜕皮	鼠头骨
雀卵	麝肉	水牛
人乳	肾	水蛭
乳	生龟	死鳖
乳汁	生鸡子	死鳖头
三岁大猪尾	生鲤鱼头	死蝼蛄
桑赤鸡	生牛乳	死猫儿头
桑螵蛸	生蜉蟒	死蜣螂
沙牛髓	生鼠	死蚯蚓干者
山龟壳	生蟹足	死蛇
鳝鱼肉	生鱼	死蛇腹中鼠
蛇	生猪齿	死鼠
蛇胆	生猪肪	死鼠肝
蛇腹中蛙	生猪脑	死鼠头
蛇膏	石决明	死猪鼻
蛇骨	熟羊肝	獭肝
蛇虺所吞鼠	熟羊眼睛	獭肉
蛇皮	鼠妇	鲐鱼皮
蛇脯	鼠肉	蹄骨

鲖鱼	乌雄鸡肉	新猪血
兔肝	乌羊角	雄蚕蛾
兔骨	乌贼骨	雄鸡
兔肉	蜈蚣	雄鸡肝
兔头骨	鹜肪	雄鸡冠血
豚卵	鹜肉	雄鸡头
鼍甲	犀角	雄鸡翼
晚蚕蛾	犀角屑	雄鲤鱼脑
猬肝	蜥蜴	雄鹊
猬脑	虾蟆	熊白
猬皮	象牙	熊胆
文蛤	小鲫鱼	熊肉
乌雌鸡	小猬皮	熊脂
乌鸡	蟹	鸭
乌鸡胆	蟹壳	鸭头热血
乌鸡肪	蟹脑足髓	鸭血
乌鸡肝	蟹头中脑	鸭脂
乌鸡肉	蟹爪	雁肪
乌蛇脯	蟹汁	雁肉
乌蛇肉	蟹足	燕肉
乌犀角	新杀羊肉	羊胞

羊胆	羊胰	鱼肉
羊肚	羊脂	鱼肉汁
羊肺	姚氏猪膏	鱼鲊皮
羊肝	蠮螉	鸳鸯肉
羊骨	野狐肠	芫青
羊脊肉	野鸡	原蚕蛾
羊角	野鸡鸟	原蚕雄蛾
羊筋	野鸡肉	蚱蝉
羊脑	野马阴茎	獐骨
羊皮	野猪脂	獐鹿杂髓
羊肉	衣鱼	獐肉
羊乳	衣中白鱼	獐髓
羊乳汁	鲠鱼	正月狗脑
羊肾	鹦肉	脂肥肉
羊肾脂	萤火	蜘蛛
羊髓	鱼	猘犬脑
羊髓脂	鱼胆	雉肉
羊蹄骨中生髓	鱼骨	雉兔肉
羊头蹄肉	鱼甲	猪
羊血	鱼目	猪胆
羊靥	鱼皮	猪洞肠

猪肚
猪肺
猪肝
猪肛
猪膏
猪骨
猪后脚
猪后悬蹄
猪脊上脂
猪颊车中髓
猪皮
猪脾脏
猪肉
猪乳
猪肾
猪肾脂
猪髓脑
猪蹄
猪悬蹄甲
猪血
猪牙

猪牙车骨
猪胰
猪脂
自死赤蛇
自死蛴螬
自死蛇

（二）

艾蒿
艾纳香
艾叶
安石榴
安息香
庵蔺根
庵蔺子
八角
巴豆
巴戟
巴戟天
菝葜
白蘘荷
白茯苓
白附子

白瓜瓣
白蒿
白芨
白芥子
白粳米
白苣
白苦瓠
白蔹
白粱米
白麻子
白茅根
白梅
白米
白木
白皮
白前
白商陆
白芍药
白术
白术叶
白檀
白檀香
白桐叶

白头翁	稗米	苍耳苗
白头翁根	半干漆	苍耳子
白薇	半夏	草豆蔻
白鲜皮	薄荷	草根
白藓	贝母	侧子
白蘘荷	毕豆	柴胡
白杨枯枝	荜芨	菖蒲
白杨皮	萆薢	菖蒲末
白杨叶	蓖麻子	菖蒲叶
白芋	萆薢	常思草
白芷	蓖麻	车前草
白芷根叶	蓖麻仁	车前根
百部	蓖麻子	沉香
百部根	萹蓄	陈廪米
百合	萹竹叶	陈枳实
百合根	扁豆	赤车使者
柏白皮	扁豆藤	赤豆
柏东南枝	萹竹	赤茯苓
柏皮	槟榔	赤葛根
柏实	槟榔皮	赤芍药
柏叶	檗皮	赤松皮
柏子仁	仓米	赤苋菜
败酱	苍耳	赤小豆

赤小豆末	大豆卷	淡竹叶
茺蔚	大豆面	当归
茺蔚子	大豆叶	当陆
楮皮枝叶	大附子	倒挂草
楮实子	大黑豆	稻米
楮叶	大黄	藋芦
楮子	大黄连	地肤子
川大黄	大戟	地骨白皮
川大黄末	大蓟根	地骨皮
川升麻	大栝蒌根	地黄
莼	大麻	地黄花
苁蓉	大麻根及叶	地黄叶
葱	大麻子	地麦
葱白	大麦	地榆
葱根	大青	丁香
葱实	大蒜	丁子香
葱叶	大枣	东引吴茱萸根
大柴胡	大枣肉	冬瓜
大葱白	大皂荚	冬瓜仁
大豆	丹参	冬瓜叶
大豆黄	丹黍米	冬瓜子
大豆黄卷	淡竹	冬葵根
大豆黄末	淡竹茹	冬葵子

冬用苏子	茯苓粉	干枸杞根
兜娄婆香	茯神	干槐枝
豆蔻	浮萍	干姜
豆面	浮萍草	干姜末
豆叶	腐婢	干荆子
毒公	附子	干蔓菁根
独活	覆盆子	干牛膝根
独头蒜	甘草	干藕根
杜蘅	甘菊	干漆
杜姥草	甘菊花	干山药
杜若	甘皮	干乌头
杜仲	甘松	干芎䓖
蕃荷菜	甘松香	干枣
防己	甘遂	干紫苏
防风	甘蔗	高良姜
防葵	甘竹茹	藁本
肥枣	甘竹叶	葛根
榧子	柑皮	葛花
枫上寄生	干菖蒲	葛叶花
枫香	干地黄	茛菪子
凫公英草	干地黄末	茛菪子末
芙蓉	干浮萍	钩藤
茯苓	干葛	钩吻

狗脊	海藻	瓠
枸杞	汉防己	槐白皮
枸杞根	诃梨勒	槐东南根
枸杞根皮	合口椒	槐东南枝
枸杞叶	鹤虱	槐根
枸杞子	厚朴	槐木枝
谷皮	胡瓜	槐皮
谷子	胡椒	槐实
骨碎补	胡麻	槐叶
瓜瓣	胡麻子	黄檗
瓜蒂	胡荽	黄檗根皮
瓜子末	胡桃	黄檗末
瓜子仁	胡桃仁	黄精
贯众	胡燕窠中草	黄连
鬼督邮	葫荽苗	黄连末
鬼箭	葫荽子	黄粱米
鬼箭羽	槲北阴白皮	黄耆
鬼臼屑	槲皮	黄芩
鬼臼叶	槲树白皮	黄黍
桂	虎掌	黄野葛
桂心	虎掌末	茴香
桂心末	虎杖	茴香菜
桂枝	虎杖根	藿香

鸡肠草	荆芥	苦瓠膜
鸡骨香	荆沥	苦瓠穰并子
鸡舌香	荆实	苦瓠叶
鸡苏	荆叶	苦瓠中白
鸡头实	荆子	苦苣
棘针	粳米	苦楝皮
蒺藜	井中倒生草	苦竹
蒺藜叶	景天	苦竹叶
蒺藜子	韭	款冬
戢菜	韭根	款冬花
芰实	韭子	穬麦
寄生	桔梗	葵
稷米	菊花	葵菜
姜	菊花子	葵根
姜黄	橘皮	葵根茎
椒	橘柚	葵根叶
椒目	卷柏	葵子
角蒿	决明子	昆布
芥菜	蕨菜	栝蒌
芥子	菌桂	栝蒌仁
堇葵	苦菜	栝蒌实
菣草	苦参	栝蒌子
京枣	苦瓠	栝篓根

蓝菜	莲叶	芦荻根
狼跋子	楝木上苍皮	芦菔菜
狼毒	楝实	芦根
狼牙	莨菪根	陆英
狼牙根	莨菪子	鹿葱
狼牙叶	粱米	鹿药
老姜	蓼	栾华
梨	蓼实	栾荆
梨叶	零陵香	罗勒
藜芦	零陵香子	萝藦
蠡实	刘寄奴	络石
李根	柳白皮	落葵
李根白皮	柳根	麻
李根皮	柳花	麻勃
李核仁	柳木	麻根
荔实	柳皮	麻黄
栎根皮	柳絮	麻黄根
栎子	柳枝	麻仁
栗	龙胆	麻叶
栗荴	龙眼	麻子
栗木皮	陇西白芷	麻子末
栗子	陇西当归	马鞭草
连翘	漏芦	马鞭草根

马鞭梢	母姜	女青
马齿苋	牡丹	女菀
马兜铃	牡丹皮	女萎
马兰子	牡桂	藕实
马蔺子	牡荆	枇杷叶
马目毒公	牡荆子	萹蓄
麦	牡蒙	蒲黄
麦句姜	木瓜	漆子
麦门冬	木瓜实	齐头蒿
麦蘖	木瓜叶	荠菜
麦屑	木兰	荠苨
蔓荆子	木兰皮	千年韭根
蔓菁	木药	牵牛子
蔓菁花	苜蓿	牵牛子末
蔓菁子	苜蓿香	前胡
莽草	奈子	茜根
茅根	逆流水柳须	羌活
茅香	蘖米	蔷薇
梅根	牛蒡根	蔷薇根
梅核仁	牛毛草	蔷薇根皮
梅子末	牛膝	蔷薇灰
靡芜	牛膝根茎	荞麦
米	糯米	茄子根

秦艽	雀头香	商陆
秦椒	莞花	商陆根
秦椒叶	人参	上党人参
秦皮	荏子	芍药
青黛	肉苁蓉	蛇床实
青瓜	肉桂	蛇床子末
青桂皮	软枣	蛇莓根
青粱米	蕤核	蛇衔
青木香	蕤核仁	射干
青牛胆	蕤仁	射罔
青松叶	桑白皮	慎火草
青菇	桑耳	升麻
青菇子	桑根	生艾
青小豆	桑根白皮	生白术
青竹	桑根灰	生柏叶
青竹皮	桑根皮	生菜
青竹茹	桑寄生	生葱
青竹叶	桑皮	生葱根
秋麻子	桑椹	生大豆黄
楸叶	桑树皮	生大戟
瞿麦	桑叶	生大麻根
瞿麦末	沙参	生淡竹茹
雀麦草	山茱萸	生淡竹叶

生当陆	生芦根	生玄参
生地骨皮	生麦门冬	生榆白皮
生地黄	生藕	生枣
生附子	生青竹茹	生竹皮
生干地黄	生楸叶	生竹茹
生葛	生桑白皮	生竹叶
生葛根	生桑条	生梓白皮
生枸杞根	生商陆	薯实
生胡麻	生商陆根	石蚕
生胡麻苗	生蛇衔	石菖蒲
生槐白皮	生射干	石斛
生蒺藜	生石斛	石榴
生姜	生菘菜	石榴根
生姜屑	生桃叶	石榴皮
生椒	生天门冬	石榴子
生韭	生葶苈子	石龙芮
生栝蒌根	生葳蕤	石南
生狼毒	生乌翣	石韦
生李根	生乌头	石长生
生栗黄	生吴茱萸茎叶	食茱萸
生栗子	生梧桐白皮	柿
生柳叶	生五加根	秫米
生龙胆	生蕹	熟艾

黍米	水英	酸石榴
黍粘根	蒴藋	酸石榴皮
蜀大黄	蒴藋根	酸石榴子
蜀当归	蒴藋根白皮	酸枣
蜀黄耆	蒴藋茎	酸枣核
蜀椒	蒴藋叶	蒜
蜀椒末	松根	缩砂
蜀葵	松根皮	太山甘遂
蜀漆	松节	檀香
蜀漆叶	松沥	炭皮
蜀桑根白皮	松萝	桃
蜀升麻	松实	桃白皮
蜀水花	松叶	桃东南枝
鼠姑	松枝	桃东南枝白皮
鼠李根皮	菘菜	桃根
鼠尾草	溲疏	桃根皮
鼠粘根叶	苏合香	桃核仁
薯蓣	苏叶	桃花
水萍	苏子	桃花末
水芹	粟米	桃奴
水苔	酸浆	桃皮（冬用）
水芜菁叶		

桃青皮	乌豆	梧子
桃仁	乌豆叶	五加
桃叶	乌喙	五加皮
桃枝	乌韭	五味子
天麻	乌麻	五辛
天门冬	乌麻花	五叶藤
天名精	乌麻子	薪蓂子
天雄	乌梅	枲耳
甜瓜子	乌翣	细辛
葶苈	乌扇根	虾蟆衣
通草	乌头	夏枯草
茼蒿	乌头根	仙灵脾
筒桂	屋上散草	苋菜
土瓜	无食子	苋菜根
土瓜根	芜菁	苋实
菟丝子	芜菁根	相思子
王不留行	芜菁子	香菜
菵草	芜荑	香附子
薇衔	吴葵	香薷
苇茎	吴茱萸	襄荷
萎蕤	吴茱萸根	襄草

蘘荷根	杏仁末	野葛
小蓟	芎藭	野葛末
小草	徐长卿	野葛皮
小豆	续断	野苣
小豆叶	续骨木	野丈人
小黑豆	玄参	益智子
小蓟根	旋覆花	薏苡
小麦	熏草	薏苡根
小麦麨	熏陆香	薏苡仁
小麦苗	延胡索	茵陈
小蒜	羊桃	茵芋
小苋菜	羊桃根	茵芋叶
邪蒿	羊蹄	樱桃
薤	羊蹄草	蘡薁根
薤白	羊蹄根	由跋
辛菜	羊踯躅	榆白皮
辛夷	杨柳根	榆根白皮
辛夷仁	杨柳皮	榆皮
新韭子	杨柳枝	榆叶
杏	杨木白皮	芋
杏核仁	尧花	郁金香

郁李仁	泽漆	竹沥
郁李仁末	泽漆根	竹木
鸢尾	泽漆叶	竹皮
芫根白皮	泽泻	竹茹
芫花	赭魁	竹笋
远志	柘白皮	竹叶
越瓜	柘根	紫参
云实	知母	紫草
芸薹	栀子	紫葛
芸薹子	栀子花	紫苏
枣	栀子仁	紫苏茎叶
枣根	踯躅	紫苏子
枣核	踯躅花	紫檀
枣肉	枳实	紫檀香
枣叶	陟厘	紫菀
皂荚	茱萸	紫菀末
皂荚屑	茱萸根皮	紫葳
皂荚子	猪椒	紫苋
泽兰	猪椒根	紫圆
泽兰叶	猪椒根皮	紫菀
泽兰子	猪椒叶	

（三）

阿胶	白梁粉	白折炭
阿魏	白龙骨	白粥
艾灰	白马毛	白猪屎
艾汁	白马尿	白酢浆
艾炷	白马鬐毛	百日男儿屎
白艾熟者	白马屎	柏脂
白豆面	白蜜	败船茹
白豆末	白蜜丸	败鼓皮
白鹅毛	白牛尿	败蒲席
白垩	白牛屎	蚌蛤灰
白矾	白石英	蚌灰
白饭	白石脂	薄泥
白粉	白屎	贝齿末
白膏	白术酒	贝齿屑
白狗粪	白松脂	贝子
白狗屎	白炭灰	笔头
白灰	白汤	蓖麻子脂
白鸡屎	白糖	弊帚头
白姜石	白蘘荷根汁	篦子
白姜石末	白鸭屎	壁土
白胶	白鸭通	扁青
白胶香	白盐	鳖甲末
白酒	白羊屎	鳖子
白蜡	白银	槟榔仁
	白云母	波斯盐

箔经绳	陈曲	床中梡木
簸箕	成煎鸡肪	炊单布
蚕沙	秤锤	淳醋
苍耳汁	齿垢	淳灰汁
苍耳子灰	齿中残饭	淳酒
草鞋	豉	淳清酒
厕筹	豉饼	淳酢
厕上雌雄鼠屎	豉末	醇酒
侧子酒	豉清	醇苦酒
曾青	豉心	磁石
柴胡苗汁	豉汁	磁石末
蝉	赤茯苓	雌黄
菖蒲汁	赤马毛	刺蓟汁
车钉	赤马通汁	葱白汁
车钉脂	赤蜜	葱豉
车毂	赤石脂	葱豉粥
车毂中脂	赤术	葱羹
车前汁	赤铜屑	葱涕
车辖脂	赤硝	葱叶中涕
车辙中土	春杵头细糠	葱汁
尘豉	臭酥	粗理黄石
陈酱汁	楮白汁	醋
陈久油浮	船底苔	醋泔
陈葵子末	疮中血	醋泔淀
陈麦曲	床上尘	醋泔清

醋浆	道傍弊蒲席	煅灶下灰
醋浆水	稻穰灰	锻铁屎
大艾炷	灯盏残油	敦煌石膏
大刀镮	藋灰	鹅屎汁
大豆豉	地黄酒	鹅羽
大豆酒	地黄汁	发灰
大豆汁	地浆	矾石
大豆紫汤	地上土	矾石末粉
大蓟根汁	地榆汁	矾石汁
大麻仁脂	东壁上土	饭浆水
大麻子汁	东流水	饭盆边零饭
大麦蘖	冬瓜汁	饭汁
大麦奴	冬葵子汁	方解石
大麦曲	豆豉	绯帛子
大麦粥	豆羹	粉粥
大麦粥汁	豆羹汁	粪水
大钱	豆酱清	蜂房
大盐	豆酱汁	蜂房灰
大酢	豆油	蜂窠
代赭	豆汁	夫尿
代赭末	犊子屎	夫阴毛
丹参膏	髑髅灰	肤青
丹砂	杜仲酒	伏鸡屎
丹砂末	段羊角	伏龙肝
丹石	煅落铁屑	伏龙肝末

茯神	干漆	羖羊髭
浮石	干蛴螬虫末	故败麻履底
斧头	干人屎	故布
釜底墨	干椹汁	故布及毡
釜下墨	干乌脑	故纺车弦
釜下墨末	干香	故绯并灰
釜下土	葛根汁	故履系
釜月下土	葛蔓灰	故马绊
妇人尿	葛汁	故梳
妇人蓐草	羹粥	故铁
妇人衣裳	弓弩弦	故屋东壁土
妇人月水	弓弦	故絮灰
妇人中衣	狗骨灰	故靴底灰
缚猪绳	狗热屎	冠缨
甘草汁	狗屎灰	盥末
甘土	狗牙	藿菌
泔淀	枸杞根汁	光明砂
干饭	枸杞汁	光明朱砂
干鸡屎	古蚌灰	鬼针草苗汁
干姜汁	古钱	桂汁
干胶	古青钱	桂枝酒
干粳米饭	古铁	果浆
干麻汁	古文钱	虾蟆灰
干牛屎	谷奴灰	虾蟆末
干脯	谷汁	邯郸白垩

寒食泔淀	猢狲屎	鸡膏
寒水石	虎粪	鸡翎
寒水石汁	虎狼屎	鸡毛
好豉	虎屎中骨	鸡屎白
好矾石	虎掌末	鸡屎汁
好胶	琥珀	鸡溏屎
好酒	滑石	鸡羽
好漆	滑石末	鸡子壳
好盐	槐耳	箕舌灰
好酢	槐糯	棘根汁
河水	患人尿	鲫鱼灰
河中青白石	黄檗汁	佳酒
翩	黄矾	羭猪屎
黑牛尿	黄矾石	煎饼
黑牛热尿	黄膏	茧絮
黑牛尾头毛	黄连汁	姜石
狐头灰	黄耆酒	姜汁
胡粉	黄石脂	浆
胡葵子末	黄铁	浆水
胡麻油	黄土	浆水汁
胡桐律	黄鹰粪	浆粥
胡絮灰	灰土	绛帛
胡燕窠	灰汁	酱
胡燕窠土	馄饨皮	酱瓣
胡燕屎	鸡粪	酱豉

酱清	酒	腊月鱼头灰
酱乳	酒客吐中肉	腊月烛烬
酱汁	酒面	蜡
交道中土	酒糟	蜡纸
胶	旧酒	蓝青汁
角蒿灰	旧木梳	蓝叶根实汁
檞叶灰	旧木梳灰	蓝汁
芥子酱	救月木	狼屎灰
金	菊花酒	狼屎中骨
金石	糠	劳水
金牙	空青	老牛涎
京墨	空青末	酪
荆叶汁	空心酒	雷丸
荆汁	孔公蘖	冷酒
荆子汁	苦酒	冷石
井底泥	苦酢	冷水
井底土	葵根茎灰	狸头灰
井花水	葵根汁	藜灰
井中黄土	葵茎灰	理石
净发	葵子末	鲤鱼齿
净土	葵子汁	鲤鱼甲
楸白皮	栝蒌粉	栗蒜汁
韭根汁	栝蒌汁	梁上尘
韭头露	腊月糖	梁上墨
韭汁	腊月乌鸡屎	粱米粉

粱米泔	乱发	马蹄底护
稟米	乱发灰	马蹄灰
羚羊角	乱发灰汁	马通
流水	轮下土	马通汁
硫黄末	驴毛	马衔
六畜干屎	驴尿	马新屎
六畜毛	履鼻绳	马牙齿
六芝	葎草汁	马牙灰
龙齿	麻布	麦门冬汁
龙骨	麻黄根粉	麦蘖
龙骨末	麻油	麦奴
龙角	麻汁	麦曲
龙牙	麻子汁	麦汁
芦根汁	麻子脂	麦粥
芦苇茸汁	马鞭草汁	芒硝
鸬鹚屎	马肠中屎	猫儿屎
卤咸	马齿矾	猫儿屎灰
鹿骨灰	马刀	毛
鹿角灰	马骨灰	茅根汁
鹿角胶	马骨末	美酒
鹿角末	马汗	米醋
鹿筋	马毛	米粉
鹿皮合毛	马尿	米粉汁
露蜂房	马牛羊酪	米泔
露水	马屎	米泔汁

米酒	牡鼠屎	牛尿
米饮	木履尾	牛肉
米饮汁	木占斯	牛乳
蜜（食蜜）	奶酪	牛乳汁
蜜浆	男儿乳	牛屎
蜜蜡	男发灰	牛屎灰
蜜陀僧	男子屎尖	牛酥
蜜枣	男子阴间毛	牛膝汁
蜜枣膏	硇砂	牛涎
绵	尿	暖汤
绵蜜	尿泥	糯米粉
绵絮	凝水石	女人精汁
面	牛鼻津	女人月经衣
面饼	牛耳中垢	女人中衣带
面末	牛粪	藕芰汁
面曲	牛粪灰	炮姜
面脂	牛黄	螵蛸
面粥	牛黄末	破蒲席
磨石下滓泥	牛角灰	蒲灰
末火炭	牛角末	蒲苇灰
墨	牛角仁	蒲席衣
母姜汁	牛口中涎	朴硝
母月衣	牛酪	七月曲
母猪耳中垢	牛马屎	齐盐
母猪屎	牛沫	蛴螬灰

千里流水	清漆	人粪
千里鞋底	清水	人粪汁
铅丹	清汁	人尿
蜣螂丸	清酢	人屎
墙上朽骨	清酢浆	人屎灰
芹汁	蚯蚓屎	人屎尖
秦燕毛	曲	人屎汁
青布	曲米	戎盐
青布灰	曲末	乳酪
青赤蜜	曲末酒	乳糜
青矾	泉水	三年醋
青矾末	犬尿泥	三年醋滓
青麦汁	犬屎（狗屎）	三年米醋
青钱	雀屎	三年酽醋
青石	鹊巢灰	三年重鹊巢
青石脂	鹊重巢柴	三年酢
青盐	热尘土	三岁醇苦酒
青羊屎	热灰	桑白汁
青珠	热酒	桑柴灰汁
清白米	热马屎	桑耳
清醇酒	热牛屎	桑灰
清浆水	热土	桑灰汁
清酒	热小便	桑木白汁
清苦酒	热粥	桑汁
清蜜	人参汁	沙牛及白羊酥

砂糖	生栝蒌根汁	石盐
砂糖水	生麻油	石盐末粉
山瞿麦汁	生麦门冬汁	石钟乳
上好豉	生蜜	食酒
上好醋	生牛膝汁	屎
烧炊单	生乳	屎白
烧蜂房灰	生天门冬汁	书墨
蛇头灰	生铁	梳
蛇蜕	生菟丝苗汁	梳齿间垢
蛇蜕灰	生乌麻油	梳中垢
蛇蜕皮	生玄参汁	秫米泔
蛇涎	生猪脂	熟金
麝香	湿布	熟汤
麝香末	石槽塞灰土	熟真珠
神曲	石床	熟朱砂
升麻汁	石胆	黍米
生百部汁	石膏	黍米粥
生地黄汁	石盐末	黍穄汁
生葛汁	石灰	鼠皮
生藿汁	石硫黄	鼠壤土
生姜汤	石硫黄粉	鼠屎
生姜汁	石榴汁	鼠室土
生椒末	石蜜	鼠头灰
生金	石南汁	鼠新坌土
生韭汁	石首鱼头石	水

水浆	酥油	铁
水獭屎	酥脂	铁篦
水银	粟粗糠	铁杵
水银粉	粟米汁	铁钉
水银霜	酸浆	铁浆
蒴藋根	蒜面	铁精
蒴藋灰	蒜汁	铁精粉
死人席	獭肝末	铁落
死人冢上土	太乙余粮	铁上生衣
死蛇灰	炭	铁锁磨石末
死鼠	炭末	铁衣
死鼠灰	炭皮	铁衣末
四五岁小儿尿	饧	铜镜鼻
祀灶饭	饧粥	铜弩牙
松柏脂	塘灰	铜青
松膏	糖	铜屑
松节酒	桃胶	铜箸头
松皮	桃皮汁	童男尿
松叶汁	桃叶汁	童女月经衣
松脂	特生礜石	童子小便
松子仁	醍醐	头发
溲面饼	醍醐百炼酥	头垢
酥	天门冬酒	头中垢
酥蜜	天鼠粪	秃条帚
酥桃仁	田中流水	土

土瓜根汁	乌特牛尿	香脂油
土埚	乌啄	湘粉
土浆	屋尘	襄荷汁
兔屎	屋尘水	消石
菟丝汁	屋尘汁	硝石
瓦屋沟下泥	屋间尘	小便
瓦汁	屋溜中泥	小豆汁
苇汁	屋上淋下泥	小蓟汁
萎蕤	屋上南畔瓦	小麦面
未满月小儿屎	屋上瓦三十年者	小麦粥
猬皮灰	无灰浓酒	小男儿尿
温淳酒	吴茱萸东行根下土	小秦艽散
温浆水	梧桐灰	小蒜汁
温酒	五岁男儿屎	孝子帽
温尿粥	武都雄黄	蝎虫屎
温水	鹜屎	鞋底
温童子小便	稀热粥	新布
温粥	犀角汁	新炊热饭
温酢	洗手足汁	新汲井水
乌父驴尿	细白沙	新汲冷水
乌鸡屎	细糠	新马屎
乌麻油	细曲末	新尿
乌梅丸	先死鸡肶胵灰	新藕汁
乌牛耳垢	咸水	新青布
乌牛尿	香豉	新生孩子胞衣

新鼠屎	鸦头灰	药散
新水	鸭通汁	饴糖
新瓦瓶子	崖蜜	蚁室土
新猪屎	盐	蝎屎
杏酪	盐豉	银
杏七膏	盐酱	银末
杏仁汁	盐面	银屑
杏仁脂	盐汁	印成盐
雄狐屎	檐头尖	鹦屎白
雄黄	雁毛	鹰屎
雄黄粉	酽醋	鹰屎白
雄黄末	酽酒	油
雄黄油	燕粪	油醋
雄鸡顶上毛并屎	燕窠土	油淀
雄鸡屎	燕窠中土	油酒
雄雀屎	羊粪灰	油瓶下滓
雄鼠屎	羊骨灰	右乳汁
宿姜汁	羊酪	鱼鳞
续骨木汁	羊肉羹	鱼网
玄石	羊肉臛面饼	鱼网灰
悬木枸	羊屎	鱼油
雪水	羊屎汁	鱼汁
熏黄	羊脂	禹余粮
熏陆香	阳起石	玉屑
蕈菜	药杵	原蚕屎

月经布	灶中灰	猪胆汁
月经衣	灶中热灰	猪膏
月经衣灰	泽漆汁	猪甲中土
月水汁	甀	猪苓
越燕屎	甀带	猪乳
云母	甀带汁	猪屎
云母粉	甀箄	猪屎灰
云峭粉	粘糖	猪牙
云实	长流水	猪脂
芸薹叶汁	长石	竹根汁
凿柄	真丹	竹灰
枣膏	真酒	竹茹
枣核	真漆	竹筒
枣脂	真珠	竹叶汁
澡豆	真珠末	竹汁
皂荚汤	栀子汁	烛烬
灶底黄土	脂	砖末
灶底土	蜘蛛膜	子苓
灶墨	蜘蛛幕	紫石英
灶上饭	枳实汁	紫芝
灶上墨	钟乳	左乳汁
灶突墨	钟乳粉	酢泔
灶屋尘	粥	酢浆水
灶屋炱煤	朱砂	酢三年者
灶下黄土	朱砂粉	
灶中黄土	猪槽下烂泥	

二 加工方法

熬	捶	捣研
熬炼	搥	捣蒸
熬研	刺	捣汁
拌	淬	地黄汁渍
薄切	剉	酘
别研	打	沸
别渍	打碎	粉之
帛裹	捣	封
擘	捣成末	缝塞
布裹	捣粗筛	复煮
炒	捣绞取汁	哎咀
成粉	捣末	傅
澄	捣取汁	干漉
澄炼	捣如膏	干器贮
澄清	捣如泥	干之
舂	捣筛	膏和
杵	捣碎	割
吹	捣丸	刮
炊	捣下筛	灌

裹	搅和	令如饧
合捣	搅调	漉
合煎	截	掠
合蒸	浸	捋
合之	浸曝	滤
合治如粉	净淘	密盖深埋
合煮	炙	蜜和
和捣	酒和	蜜和丸
和合	酒渍	蜜收
和搅	绢袋盛	绵缠头
和调	绢袋盛煮	绵裹
和丸	绢袋贮	绵滤
烘	绢裹	磨
火炙	绢筛	捻
煎	苦酒渍	酿
浇	烙	凝
嚼	冷却	搦
绞	沥	沤
绞取汁	炼	拍
绞去滓	燎	炮
搅	淋	漂

破之	去头	水和
曝	去心	水绞
曝干	去心皮	水渍
切	去滓	松叶汁渍
切捣	揉挞	溲
取粉	洒	酥
取汁	筛	挼
去翅足	晒	碎
去根毛	烧	搨
去垢	烧成炭	淘
去核	烧末	剔
去尖及双仁	烧熟	调
去节	烧熏	调和
去两头	烧作灰	贴
去毛	烧作末	筒中吹
去沫	盛以韦囊	屠
去皮	拭	拓洗
去皮核	熟熬	丸之
去皮细切	熟捣	微熬
去穰	熟研	微火煎
去沙土	熟炙	微火蒸

为粗散	以绢袋滤	注
为粉	以绢袋盛	灼
为末	阴干	作灰
为散	油和	作糜
为丸	油煎	作泥
温	油煮	作散
沃	酝	作团
洗	熨	作汁
细捣	匦割	
细切	（清酒）渍	
细筛	斩	
渫	蒸	
削	脂和	
熏	炙	
压	炙干	
淹	治下筛	
淹浸	竹沥渍	
研	煮	
研调	煮取	
扬	煮取汁	
烊	煮熟	

三 计量方法

把	二豆大	粒
半斤	方	两
半两	方寸	两半
瓣	方寸匕	满口
杯	方寸匕半	枚
倍	分	片
匕	分匕	品
遍	服	钱
尺	个	钱匕
楮子大	各等分	如半鸡子大
次	根	如半枣
寸	合	如半枣许
寸匕	斛	如笔管大
寸许	黄枣大	如扁豆大
寸余	几宿	如博棋子
撮	剂	如大豆状
撮许	件	如大钱
大如指	节	如大枣
担	斤	如弹丸大
弹丸大	斤半	如豆
刀圭	茎	如豆大
斗	具	如豆粒
豆大	颗	如豆卵
多少	刻	如附子大

如合子大	如小枣	双
如胡豆大	如小指大	条
如鸡子	如杏核	贴
如鸡子大	如杏仁大	头
如鸡子黄大	如鸭子大	丸
如麻豆大	如枣大	味
如麻子	如枣核大	瓮
如麻子大	如枣杏大	文
如马鞭大	如枣许	握
如梅子大	如皂荚子大	五大斗粗
如棋子	如指	小豆大
如棋子大	如指大	小升
如钱大	如指节	一炊顷
如钱孔大	如箸头	一酒杯
如雀头大	如足大指	一满口
如手掌大	三指大	一手许
如黍米	勺	枣核大
如鼠屎大	少许	枣许大
如酸枣大	升	盏
如算子大	升半	只
如兔屎大	升许	枝
如梧桐子大	石	铢
如五升盆大	似大杏仁	字
如小弹子	匙	
如小豆大	束	

四　方　剂

阿胶散	白鹅膏	白术酒
阿胶汤	白垩圆	白术散
阿胶圆	白膏，治面瘟疱疥痏恶疮方	白汤
艾叶汤	白瓜子圆，治面皯，令色白方	白头翁汤
安心散	白虎汤	白薇散
安心汤	白敛散	白薇丸
安中汤	白蔹薏苡汤	白薇圆
懊恼散	白马茎圆	白鲜皮汤
八风防风散	白马蹄散	白鸭通汤
八风散	白马蹄圆	白羊鲜汤
八风续命汤	白蔄茹散	白杨皮散
八升汤	白蜜枣膏丸	白鱼散
八味黄耆散	白面方	白玉汤
八味散方	白前汤	白芷圆
八味肾气圆	白石英散	百部根汤
八物茜根汤	白石英圆	百部圆
巴豆圆	白石脂散	百草心
巴戟天酒	白石脂圆	百合地黄汤
巴郡太守奏三黄圆		百合滑石代赭汤

百合鸡子汤	鳖甲圆	补虚益精大通圆
百合知母汤	鳖头圆	补益方
百和香，通道俗用者方	别离散	菜萸汤
柏枝散	槟榔散	仓公当归汤
柏子仁圆	槟榔汤	仓公散
败酱汤	鬓黄方	仓米汤
斑猫白芷圆	补肺汤	苍梧道士陈元膏
半夏补心汤	补肝散	侧子金牙酒
半夏茯苓汤	补肝汤	侧子酒
半夏厚朴汤	补肝芜菁子散	曾青散
半夏汤	补肝圆	柴胡发泄汤
豹膏（一作狗膏）	补脾汤	柴胡栝蒌根汤
北地太守酒	补气虚逆方	柴胡汤
贝母汤	补伤散	柴胡通塞汤
备急散	补胎汤	柴胡泽泻汤
备急丸	补汤方	菖蒲圆
奔气汤	补丸散	肠痈汤方
贲豚汤，治气奔急欲绝方	补胃汤，治少气口苦，身体无泽方	常饵补方
壁土散	补五劳方	常山太守马灌酒
鳖甲煎圆主之方	补心汤	承气汤
鳖甲汤	补心圆	承泽圆

鸥头酒	磁石酒	大肠腑方
鸥头丸	雌黄芍药圆	大承气汤
赤膏	苁蓉散	大定心汤
赤龙皮方	苁蓉丸	大豆煎
赤龙皮汤	苁蓉圆	大豆酒
赤散	葱白豉汤	大豆散
赤石脂黄连散	葱白膏	大豆汤
赤石脂汤	葱白汤	大豆紫汤
赤石脂圆	葱汤	大度世圆
赤丸	崔平世治五劳七伤方	大防风汤
赤小豆当归散	崔文行度瘴散	大风引汤
赤小豆散	崔文行解散	大附着散
赤小豆饮	大八风散	大桂汤
赤圆	大八风汤	大黄附子汤
冲气即低而反更咳胸满者，治其咳满方	大半夏汤	大黄干漆汤
除风汤	大鳖甲汤	大黄黄檗汤
除热结肠圆	大补气方	大黄黄芩汤
除热汤	大补心汤	大黄牡丹汤
除热宣补丸	大补益当归圆	大黄朴硝汤
褚澄汉防己散	大补中当归汤	大黄耆酒
	大柴胡葳蕤知母汤	大黄汤

大黄泄热汤	大三建丸	大泽兰圆
大黄圆，治小肠热结满不通方	大三五七散	大镇心散
大戟洗汤	大麝香丸	丹参赤膏
大建中汤	大薯蓣圆	丹参膏
大胶艾汤	大蒜煎	丹参酒
大金牙酒	大桃花汤	丹参牛膝煮散
大金牙散	大乌头汤	丹参散
大理气丸	大五补汤	丹参圆
大露宿丸	大五明狼毒圆	单行鬼箭汤
大露宿圆	大五柔圆	单行石膏汤
大麦䴵方	大五石泽兰圆	淡竹茹汤
大麦奴汤	大犀角汤	当归散
大虻虫圆	大陷胸汤	当归芍药汤
大内塞排脓散	大陷胸圆	当归汤
大牛角中仁散	大续命汤	当归圆
大平胃丸	大岩蜜汤	荡胞汤
大平胃泽兰圆	大羊肉汤	荡风散
大前胡汤	大茵陈汤	导药方
大青龙汤	大远志圆	抵党汤
大青汤	大枣煎	抵党圆
大曲蘗丸	大枣汤	地胆甘草散

地肤子汤	杜仲酒	凡肠痈，其状两耳轮文理甲错，初患腹中苦痛，或绕脐有疮如粟，皮热，便脓血出似赤白下，不治必死方
地黄膏	杜仲散	
地黄煎	杜仲汤	
地黄酒	杜仲圆	
地黄散	度瘴发汗青散	凡癫发之候，其状多端，口边白沫，动无常者，治之方
地黄酥方	断膈汤	
地黄小煎	断酒方	凡风痱服前汤得瘥讫，可常服煮散除余风方
地黄羊脂煎	断痢汤	
地黄圆	断温病，不相染着方	凡喉痹深肿连颊，吐气数者，名马喉痹，治之之方
地榆汤	兑通方	
竹沥汤	饵柏实方	凡患肿，皆因宿热所致，须服冷药，瘥后有患冷利不止者方
丁肿药	饵云母水方	
定志小圆	二物石膏汤	
冬瓜叶饮	二物汤	凡吐血、衄血、溺血，皆脏气虚，膈气伤，或起惊悸，治之之方
独活寄生汤	二物通汗散	
独活酒	二物乌头煎	
独活汤	发白更黑方	凡先服石人，因霍乱吐下，服诸热药吐下得止，因即变虚，心烦，手足热，口燥，欲得水，呕逆迷闷，脉急数者，及时行热病后毒未尽，因霍乱吐下，仍发热，心胸欲裂者，以此解之方
独活煮散	发背膏	
独活紫汤	凡饱食后或忍小便，或走马，或忍小便大走及入房，皆致胞转，脐下急满不通，治之之方	
杜蘅汤		
杜若圆		

矾石白术散	服枸杞根方	附子四逆汤
矾石散	茯苓补心汤	附子汤
犯丁疮方	茯苓粉散	附子丸
防风煎	茯苓膏方	覆盆子圆
防风酒	茯苓桂心甘草五味子汤	甘草干姜汤
防风散	茯苓酥方	甘草散
防风汤	茯苓汤	甘草生摩膏
防风圆	茯苓丸	甘草汤
防风竹沥汤	茯苓圆	甘草泻心汤
防风煮散	茯神散	甘草圆
防己汤	茯神汤，治风经五脏，大虚惊悸，安神定志方	甘豆汤
飞乌膏	茯神汤，治五邪气入人体中，见鬼妄语，有所见闻，心悸跳动，恍惚不定方	甘湿药
飞乌散		甘遂汤
肺痿，治之之方		甘遂丸
粉身散	茯神圆方	甘竹茹汤
风毒脚气方	浮萍圆	干地黄当归圆
风缓汤	妇人断产方	干地黄汤
风引独活汤	附子粳米汤	干地黄圆
风引汤	附子酒	干姜附子汤
伏龙肝散	附子散	干姜散
伏龙肝汤		干姜汤

干姜圆	桂合葛根饮	寒水石散
干漆参	桂蜜汤	黑奴圆
干漆圆	桂汤	黑散
干枣汤	桂心酒	恒山甘草汤
高良姜汤	桂心橘皮汤	恒山汤
膏煎	桂心三物汤	恒山圆
葛根黄连汤	桂心汤	厚朴大黄汤
葛根龙胆汤	桂枝黄耆汤	厚朴葛根饮
葛根茅苊饮	桂枝加附子汤	厚朴麻黄汤
葛根汤	桂枝酒	厚朴七物汤
更生散	桂枝麻黄汤	厚朴三物汤
枸杞菖蒲酒	桂枝汤	厚朴汤
枸杞煎	桂枝丸	厚朴杏仁汤
枸杞酒	桂枝皂荚汤	胡公肾气丸
枸杞汤	还魂汤	槲树白皮煎
骨疽方	海藻橘皮圆	虎骨酒
骨填煎	海藻汤	虎睛汤
瓜蒂散	含漱汤，治齿痛方	虎睛圆
瓜子散	含香圆	虎头杀鬼圆
瓜子汤	寒食散	虎杖煎
鹳骨圆	寒食钟乳散	琥珀散

华佗赤散	黄龙汤	鸡鸣紫圆
滑石散	黄耆茯苓汤	鸡子汤
滑石汤	黄耆建中汤	吉祥圆
淮南八公石斛万病散	黄耆酒	极咸盐汤
槐皮膏	黄耆理中汤	棘刺圆
槐子酒	黄耆散，治腕折方	蒺藜散
槐子圆		蒺藜圆
患水肿，腹大，其坚如石，四肢细，小劳苦足胫肿，小饮食便气急，此终身疾，服利下药，不瘥者，宜服此药方	黄耆芍药桂酒汤	蒺藜子汤
	黄耆汤	鲫鱼汤
	黄耆丸	家猪屎散
黄檗汤	黄耆圆	甲煎唇脂，治唇裂口臭方
黄昏汤	黄芩龙胆汤	甲煎口脂，治层白无血色及口臭方
黄精膏方	黄芩漏芦散	
黄连补汤	黄芩牡丹汤	坚中汤
黄连粉散	黄芩散	建中汤
黄连胡粉散	黄散	健脾丸方
黄连煎	黄土汤	江南度世圆
黄连汤	黄土涂头方	姜附汤
黄连丸	黄鸭羹	姜椒汤
	藿香汤	姜蜜汤
	鸡粪酒	姜汤
	鸡肌豚汤	胶艾汤

胶蜡汤	九江散	苦参橘皮圆
胶塞喉方	九痛圆	苦参散
椒艾圆	九物牛黄圆	苦参汤
椒目圆	灸及汤火所损，昼夜啼呼，止痛灭瘢方	苦瓠散，治浸淫疮方
解肌散	韭子散	苦瓠丸
解肌升麻汤	韭子圆	款冬煎
解肌汤	桔梗破气圆	款冬圆
解散	桔梗汤	馱豉圆
金城太守白薇圆	桔梗丸	葵根汤
金虎汤	桔梗圆	葵子汤
金牙酒	菊花酒	昆布圆
金牙散	菊花散	栝蒌根汤
晋代之地多三疰，蚀人五脏，通见脊骨，下脓血，手足烦疼，四肢无力，夜卧烦躁不安，而失血色，肩髀疼，面及手足有浮气，或下血乃死，治之之方	菊花汤	栝蒌散
	橘皮桔梗汤	栝蒌汤
	橘皮汤	蓝青圆
	橘皮通气汤	狼毒散
禁精汤	开心散	狼毒圆
荆沥汤	咳逆短气，胸中吸吸，呵出涕唾，嗽出臭脓方	乐令黄耆汤
		雷氏千金圆
九房散		雷丸浴汤
	空青商陆散	狸骨知母散

藜芦膏	令黑者皆白，老者皆少方	芦苇茸汁
藜芦丸		鲁公酒
藜芦圆	令人面白净悦泽方	鲁王酒
李根皮散	令人面洁白悦泽，颜色红润方	陆抗膏
李根汤		鹿角散
李叶浴汤	硫黄散	鹿角圆
理气圆	硫黄丸	鹿肉散
理中散	硫黄圆	鹿肉汤
理中汤	柳根熨方	露宿圆
鲤鱼汤	柳枝浴汤	瘰疬方
历芦防己汤	六物解肌汤	驴鬐膏
连翘汤	六物青散	驴毛散
连翘圆	六物散	蘭茹膏
练石散	龙胆汤	麻豆散
练中圆	龙骨散	麻沸汤
炼蜡合甲煎法	龙骨汤	麻黄醇酒汤
炼脂法	龙骨丸	麻黄煎
辽东都尉所上圆	龙骨圆	麻黄连翘赤小豆汤
疗虚劳方	龙角圆	
撩膈散	龙牙散	麻黄散
蓼酒	漏芦连翘汤	麻黄升麻汤
羚羊角散	漏芦散	
羚羊角汤	漏芦汤	麻黄石膏汤
鲮鲤汤		
令白发还黑方		

麻黄汤	蛮夷酒	摩神明膏
麻黄引气汤	芒硝汤	摩生膏
麻黄止汗通肉解风痹汤	芒硝圆	摩头散
麻黄茱萸膏	芒硝紫圆	墨奴散
麻子酒	茅根汤	母姜酒
麻子汤	门冬煎	牡丹皮汤
麻子小豆汤	麋角圆方	牡丹散
马齿矾圆	靡芜圆	牡丹丸
马鬐膏	米粉汁	牡丹圆
马疥方	蜜煎	牡蛎散
马蔺子圆	蜜汤	牡蛎汤
马蹄屑汤	蜜圆	牡蛎圆
马蹄圆	面膏	牡蒙圆
马通栗圆	面脂	木防己膏
马通汤	灭瘢膏	木防己汤
马通浴汤	明目益精，长志倍力，久服长生耐老方	木香汤
麦门冬理中汤	摩赤膏	木占斯散
麦门冬散	摩膏	沐头汤
麦门冬汤	摩膏治表，凡肿病，须百方内外攻之，不可一概方	内补当归建中汤
麦门冬饮方		内补黄耆汤
麦奴圆		内补散

内补石斛秦艽散	排脓散	七物黄连汤
内补芎藭汤	裴公八毒膏	七星散
内后药	脾唇熟焦法	七子散
内塞散	辟鬼丸	漆头藺茹散
内消散	辟虎法	齐州荣姥方（治丁肿）
凝灵膏	辟魔方	岐伯神圣散
凝水石散	平胃丸	耆婆万病丸（牛黄丸）
凝唾汤	平胃圆	气满叉心，头痛，或恍惚悲惧，不能饮食，或进或退，阴下湿痒，或大便有血，小便赤黄，房中劳极方
凝雪汤	破积乌头丸	
牛胆圆	蒲黄散	
牛黄鳖甲圆	蒲黄汤	
牛黄双圆	朴消荡胞汤	千金汤
牛黄圆	朴消煎	千金圆（保生丸）
牛髓圆	朴消麻黄汤	千里流水汤
牛膝汤	朴消汤	铅丹散，治面黑，令人面白如雪方
牛膝圆	七熬圆	
女曲散	前件汤	前胡建中汤
女萎丸	七气汤	前胡牡丹汤
女萎圆（云实丸）	七气圆方	前胡汤
排风汤	七窍病方	前胡圆
排脓内塞散	七味散	羌活补髓圆

羌活汤	去粉滓黔皱疱及茸毛，令面悦泽光润如十四五时方	乳子法
蔷薇圆，治口中疮，身体有热气痱瘰方		入顶散
秦芃酒	去面上靥子黑痣方	入山草辟众蛇方
秦芃散	去三虫圆方	润脾膏
秦椒散	去疣目方	
秦椒圆	雀屎圆	若肿已入腟，至小腹胀，小便沥少者方
青膏	热汤	
青龙汤	人参大黄汤	三匕汤
青龙五生膏	人参大平胃丸	三黄散
青木香浴汤	人参当归汤	三黄汤
青散	人参酒	三黄丸
青葙散	人参散	三黄圆
青葙子圆	人参汤	三仁九子圆
青羊脂膏	人参续气汤	三十二物八风散
庆云散	人参圆	三石散
瞿麦散	人以雉肉作饼臛，因食皆吐下，治之方	三石汤
瞿麦汤		三石泽兰圆（亦名石斛泽兰丸）
曲囊圆	苴子桔梗圆	三台圆
曲蘗散	濡脏汤	三味备急丸
曲蘗圆	乳蜜汤	三物黄芩汤
曲鱼膏	乳汁煎	桑白皮汤

桑根白皮汤	神明青膏	生姜泻心汤
桑灰汁	神曲圆	生金牛黄汤
杀鬼烧药方	肾沥散	生麦门冬汤
伤寒膏	肾沥汤	生眉毛方
烧发散	肾气丸	生牛膝酒
烧香泽法	肾气圆	生肉膏
芍药黄耆汤	肾着散方	生熟汤
芍药四物解肌汤	肾着汤	生竹皮汤
芍药汤	慎火草散	圣汤
舌上黑，有数孔，大如箸，出血如涌泉，此心脏病，治之之方	升麻膏	湿香方
蛇衔生肉膏	升麻汤	十黄散
射干煎方	生地黄煎	十枣汤
射干麻黄汤	生地黄汤	十疰圆
射干汤	生发膏	石胆散药
麝香膏	生肌药	石膏汤
麝香散	生姜甘草汤	石斛地黄煎
神丹圆	生姜煎	石斛酒
神化圆	生姜前胡汤	石斛散
神明白膏	生姜汤	石灰酒
神明度命圆	生姜泄肠汤	石灰散

石硫黄散	术膏酒	四物鸢头散
石南散	双紫圆	四物紫丸
石南汤	水导散	四续圆
石散	水解散	松膏酒
石韦散	水解圆	松节酒
石韦汤	水银膏	松沥煎
石韦圆	水银丸	松萝汤
石英煎	顺流紫圆	松皮散
食恶肉膏方	蒴藋蒸汤	松叶酒
蜀椒散	司空裴秀三物备急散	松脂膏
蜀椒汤	四补散	苏长史方
蜀椒圆	四逆汤	苏子煎
蜀金牙散	四神丹	酥蜜膏酒
蜀漆汤	四石汤	酸枣汤
蜀漆圆	四顺理中圆	酸枣圆
薯蓣煎方	四顺汤	太傅白膏
薯蓣散	四物附子汤	太上五蛊圆
薯蓣汤	四物甘草汤	太乙备急散
薯蓣丸	四物款冬圆	太乙流金散
薯蓣圆	四物粱米汤	太乙神精丹
		太乙神明陷冰圆

太乙追命圆	葶苈大枣泻肺汤	胃脯方
痰饮宿癖寒冷方	葶苈子茱萸丸	胃热上冲熏其面，加大黄利之方
汤胜丸散	通草散	猬皮散
饧煎	通脉四逆加猪胆汁汤	温胆汤
桃根汤	通脉四逆汤	温经汤
桃花圆	通明圆	温脾汤
桃奴汤	通气汤	温脾圆
桃皮汤	通气圆	温汤
桃仁煎	通声膏	温胃汤
桃仁散	铜镜鼻汤	温液汤
桃仁芍药汤	头风散	温中大黄汤
桃仁汤	秃鸡散	温中当归汤
桃仁澡豆方	屠苏酒	温中生姜汤
疼痛欲死不可忍者方	土瓜圆	温中汤
天麻汤方	拓精方	乌雌鸡汤
天门冬大煎	拓汤	乌豆治恶疾方
天雄散	万病圆	乌膏
填骨万金煎	王不留行散	乌鸡膏
填骨圆	王不留行汤	乌麻膏
调中汤	萎蕤汤	乌麻酒方
铁精汤	卫侯青膏	乌梅丸

乌梅圆	五柔圆	误吞钗方
乌翣膏	五石黄耆丸	误吞钉、针及箭镞等方
乌头赤散	五石散	误吞镮及指弝方
乌头桂枝汤	五石汤	误吞铜铁而哽者方
乌头汤	五石丸	西岳真人灵飞散方
乌头圆	五石乌头圆	西州续命汤
无比薯蓣圆	五味子汤	犀角地黄汤
吴秦艽散	五香连翘汤	犀角葛根饮
吴茱萸汤	五香麻黄汤	犀角麻黄汤
蜈蚣汤	五香散,治江南毒气、恶核、射工中人、暴肿、生疮方	犀角人参饮子
五白膏		犀角汤
五补汤	五香散,治野疱𪒬,黑运赤气,令人白光润方	犀角旋复花汤方
五补圆		犀角饮子
五等圆	五香汤	犀角圆
五毒膏	五香丸	蜥蜴圆
五膈圆	五香圆	洗肝干蓝煎
五加酒	五香枳实汤	洗面,去野,主悦白方
五京圆	五邪汤	洗手面,令白净悦泽,澡豆方
五劳七伤方	五辛汤	洗眼汤
五利汤	五噎圆	菓耳散
五苓散	五瘿圆方	细辛散

下痢热，诸治不瘥方	小半夏加茯苓汤	小牛角䚡散
下痢圆	小半夏汤	小青龙加石膏汤
下气，治气满腹胀方	小鳖甲汤	小青龙加石膏汤主之方
下气方	小柴胡汤	小青龙汤
下气汤	小豆瓜蒂散	小麝香丸
下散法	小豆散	小铜镜鼻汤
夏姬杏仁煎	小独活汤	小投杯汤
仙人玉壶丸	小儿魅方	小五石泽兰圆
陷胸汤	小儿脱肛方	小犀角汤
陷肿散	小儿囟陷方	小续命汤
香豉汤	小儿宿乳不消，腹痛惊啼方	小岩蜜汤
香膏	小风引汤	小羊肉汤
香苏汤	小茯苓汤	小泽兰圆
消石大黄圆	小附着散	小镇心散
消石大圆	小槐实圆	小镇心圆
消石矾石散	小黄耆酒	小竹沥汤
消石汤	小建中汤	泻肺散
消食断下圆	小金牙散	泻肺汤
消食膏酒	小狼毒圆	泻肝汤
消食圆	小鹿骨煎	泻脾丸
小八风散	小麦汤	泻热方

泻热汤	雄黄丸（万病丸）	羊肉杜仲汤
泻肾汤	雄黄圆	羊肉黄耆汤
泻胃热汤方	雄鸡膏	羊肉生地黄汤
泻心汤	雄鸡汤	羊肉汤
薤白膏	宿露丸	羊肾汤
薤白汤	徐王煮散	羊脂煎
蟹爪汤	续断散	阳旦汤
杏仁膏	续服后丸方	阳毒升麻汤
杏仁煎	续命风引汤，治中风癫眩，不知人，狂言，舌肿出方	阳起石汤
杏仁汤		养命开心益智方
杏仁饮子	续命汤	腰以下冷痛，腹重如带五千钱者方
杏仁圆	续命煮散	
芎䕡酒	玄武汤	药酒
芎䕡散	旋覆花汤	野葛膏
芎䕡汤，治风癫引胁牵痛，发作则吐，耳如蝉鸣方	癣方	依源麻黄汤
	雪煎	依源麻黄续命汤
匈奴露宿圆	熏衣香方	裹衣香方
雄雌圆，治风癫失性，颠倒欲死，五癫惊痫方	鸭通汤	薏苡仁散
	羊肺散	阴旦汤
雄黄兑散	羊骨汤	阴毒甘草汤
雄黄黄芩散	羊肉当归汤	阴痿不起方
雄黄散		茵陈汤

茵陈圆	芫花散（登仙酒、三建散）	增损续命汤
茵芋酒	芫花圆	增损禹余粮圆
茵芋汤	远志汤	增损泽兰圆
茵芋圆	远志煮散	张仲景三物备急丸
银汁	越婢汤	獐骨汤
饮酒令人不醉方	云白水侯方	丈夫小儿调胃方
饮酒令无酒气方	云母芎劳散	赵娆方
痈疽地黄丸	熨背散	真珠散
有人患气急溃久不瘥，遂成水肿，如此者众，诸皮中浮水攻面目，身体从腰以上肿，皆以此汤发汗，悉愈方	枣仁汤	真珠汤
	枣汤	真珠圆
	澡豆，治手干燥少润腻方	枕中方
榆皮通滑泄热煎，治肾热应胞囊涩热，小便黄赤，苦不通方	皂荚汤	镇心汤
	皂荚圆	镇心圆
	迮毒汤	蒸大黄圆
禹余粮汤	泽兰散	症疟方
禹余粮圆	泽兰汤	知母汤
礜石防风散	泽漆汤	栀子豉汤
玉山韩光方	泽漆茱萸汤	栀子煎
玉屑面脂方	泽泻汤	栀子仁煎
浴汤	增损当归汤	栀子汤
芫花煎	增损建脾圆	栀子圆
		止呕人参汤

枳茹酒	治百二十种风，癫痫惊狂，发即吐沫不识人者，四月五月宜服之方	治崩中单方
枳实大黄汤		治崩中方
枳实散		治崩中漏下赤白不止，气虚竭方
枳实汤	治百种淋，寒淋、热淋、劳淋，小便涩，胞中满，腹急痛方	治崩中去血，积时不止，起死方
枳实圆		
枳实栀子汤	治瘢痕凸出方	治崩中下血，出血一斛，服之即断，或月经来过多，及过期不来者，服之亦佳方
治黚乌黵，令面洁白方	治胞转，小便不得方	
治虫齿，积年不瘥，从少至老方	治胞转方	治崩中下血，羸瘦少气，调中补虚止血方
治八风十二痹，偏估不随，宿食，久寒虚冷，五劳七伤，及妇人产后主之方余疾，月水不调，皆主之方	治暴崩中，去血不止方	
	治暴气在表，攻皮上，隐癗作疮方	治鼻疱方
	治暴心痛，或如中恶，口中涎出不可禁止，回回欲吐方	治鼻塞，常有清涕出方
治八岁已上儿，热结痰实，不能食，自下方		治鼻塞，脑冷，清涕出方
	治被打击头眼青肿方	治鼻塞多年，不闻香臭，清水出不止方
治白崩方	治被打伤破，腹中有瘀血方	
治白癞方	治被殴击损伤，聚血腹满烦闷方	治鼻痛方
治白秃发落生白痂，终年不瘥方	治被伤肠出不断者方	治鼻窒，气息不通方
治白秃方	治被伤筋绝方	治鼻中出血不止方
治白秃及痈疽百疮方	治崩中，昼夜十数行，众医所不能瘥者方	治鼻中生疮方
治百虫入耳方		

治鼻中息肉方

治瘭疽浸淫多汁，日渐大方

治瘭疽秘方

治瘭疽诸疽，十指头焮赤痒痛方

治瘭疽著手足肩背，忽发累累如赤豆，剥之汁出者方

治瘭疽著手足肩背，累累如米起，色白，刮之汁出，瘥后复发方

治鬓发堕落，令生长方

治鬓发黄赤方

治病人干呕方

治剥死马，马骨伤人、毒攻欲死方

治不渴而小便大利，遂至于死者方

治不能食，胸中满，膈上逆气，闷热方

治产后赤白下久不断，身面悉肿方

治产后恶血不除，四体并恶方

治产后风冷，留血不去，停结，月水闭塞方

治产后腹胀痛，不可忍者方

治产后腹中如弦，常坚痛，无聊赖方

治产后渴不止方

治产后劳，玉门开而不闭方

治产后痢赤白，心腹刺痛方

治产后漏血不止方

治产后下赤白，腹中绞痛汤方

治产后下血不尽，烦闷腹痛方

治产后血不可止者方

治产后血瘕痛方

治产后中风余疾方

治产后阴道开不闭方

治产后阴下脱方

治产后中风，头面手臂通满方

治产后中柔风，举体疼痛，自汗出者，及余百疾方

治肠随肛出转广不可入方

治肛门滞出方

治尘易方

治齿出血不止方

治齿根动，欲脱落方

治齿根动痛方

治齿根肿方

治齿间血出方

治齿龈间津液血出不止方

治齿龈痛，不可食生果方

治齿龈肿痛，及虫痛方

治齿有孔，不得食，面肿方

治赤白滞下方

治赤疵方

治赤根丁方

治赤流肿丹毒方

治赤秃方

治虫齿方

治疮犯露肿方

治疮久不瘥方

治疮因风致肿方	治大便出血，及口鼻皆血出，血上心胸，气急，此是劳热所致方	治带下方
治疮中水肿方		治稻麦芒等入目中方
治春夏时行伤寒，寒伤于胃，胃冷变哕方	治大便竟出血方	治底耳方
治唇边生疮，连年不瘥方	治大便孔卒痛，如乌啄方	治颠当瘘方
	治大便难方	治癫痫瘑疭方
治唇黑肿，痛痒不可忍方	治大肠水，乍虚乍实，上下来去方	治癫痫厥时发作方
治唇舌忽生疮方	治大风半身不遂方	治丁肿病，忌见麻勃，见之即死者方
治唇生疮方	治大腹水肿，气息不通，命在旦夕者方	治冬月唇干血出方
治唇生核方		治冬月落水，冻四肢直，口噤，尚有微气者方
治刺伤中风水方	治大热毒纯血痢，不可瘥者方	
治刺在肉中不出方	治大人小兄痛肿方	治冬月冒涉，冻凌面目，手足皲瘃，及始热痛欲瘃者方
治从高堕下，及为木石所迮，或因落马，凡伤损血瘀凝积，气绝欲死，无不治之方	治大下后腹中空竭，胸中虚满，不下食方	
	治大小便不利方	治冻烂疮方
治从高堕下崩中方	治大小便不通方	治冻指瘃欲堕方
治从高堕下伤折，疾痛烦躁，啼叫不得卧方	治代指方	治毒病后，目赤痛有翳方
	治带下百病，无子，服药十四日下血，二十日下长虫，及青黄汁出，三十日病除，五十日肥白方	治毒风入人五内，口噤不能语方
治寸白虫方		治毒箭所中方
治大便闭塞不通，神方		治读诵劳极，疲乏困顿方
治大便不通方		治妒乳，乳生疮方

治妒乳、乳痈肿方

治遁尸，飞尸，又治暴风毒肿流入四肢、头面方

治遁尸，尸疰，心腹刺痛，不可忍者方

治遁尸，尸疰，心腹及身有痛处不得近者方

治多忘，令人不忘方

治堕车马间，马鞍及诸物隐体肉断方

治堕落车马间，心腹积血，唾吐无数方

治堕马落车及树间，崩血、腹满、短气方

治恶疮方

治恶疮其大如钱，名曰马疥方

治恶疮十年不瘥，似癞者方

治恶疮似火烂洗汤方

治恶刺并狐尿刺方

治恶刺方

治恶毒肿，或着阴卵，或着一边，疼痛挛急，引入小腹不可忍者，一宿杀人方

治恶酒健嗔方

治恶露疮方

治恶心方

治耳聋，干耵聍不可出方

治耳聋、鸣、汁出，皆由肾寒，或一二十年不瘥之方

治耳聋方

治耳聋有脓，不瘥有虫方

治耳聋有脓散方

治耳鸣如流水声，不治久成聋者方

治耳鸣水入方

治耳鸣聋方

治耳中有物不可出方

治发背，背上初欲结肿方

治发背方（亦治瘭疽）

治发背及痈肿已溃未溃方

治发鬓秃落方

治发黄，身面目悉黄如金色，小便如浓煮檗汁，众医不能疗者方

治发黄方

治发落不生令长方

治乏气方

治凡犬啮人方

治凡散发疮肿方

治凡身诸处白驳渐渐长似癣，但无疮方

治凡有疮疥，腰胯手足皆生疵疥者方

治反花疮，并治积年诸疮方

治反胃大验方

治反胃而渴方

治房劳伤中尿血方

治肺寒方

治肺寒损伤，气嗽及涕唾鼻塞方

治肺气不足，咳逆短气，寒从背起，口中如含霜雪，语无音声而渴，舌本干燥方

治肺气不足，咳逆上气，牵绳而坐，吐沫唾血，不能饮食方

治肺热，闷不止，胸中喘急，惊悸，客热来去，欲死，不堪服药，泄胸中喘气方

治肺热，声音喘息短气，好唾脓血方

治肺热，饮酒当风，风入肺，胆气妄泄，目青，气喘方

治肺热喘息，鼻衄血方

治肺伤，咳唾脓血，肠涩背气不能食，恶风，目暗䀮䀮，足胫寒冷方

治肺实热，胸凭仰息，泄气除热方

治肺虚冷，声嘶伤，语言用力，战掉缓弱，虚瘠，风入肺方

治肺与大肠俱实，令人气凭满，煮散方

治粉滓黯方

治风，身体如虫行方

治风痹游走无定处，名曰血痹，大易方

治风齿疼痛方

治风疸，小便或黄或白，洒洒寒热，好卧不欲动方

治风癫方

治风痱不能语，手足不遂方

治风疸方

治风劳毒肿，疼痛挛急，或牵引小腹及腰髀痛方

治风冷气入腹，忽绞痛，紧急如吹，大小便闭，小腹有气结如斗大，胀满起，其脉弦，老者沉迟方

治风历年岁，或歌或哭或大笑，言语无所不及方

治风漏及鼠漏方

治风偏枯半死，行劳得风，若鬼所击，四肢不遂，不能行步，不自带衣，挛躄，五缓六急，妇人带下，产乳中风，五劳七伤方

治风气膈上痰饮方

治风瘙隐疹，心迷闷乱方

治风瘙隐疹方

治风瘙肿疮痒在头面，拓洗方

治风湿脉浮，身重汗出恶风方

治风湿体痛，不能饮食，兼痈疽后补虚羸方

治风湿五劳七伤，虚损百病方

治风水肿方

治风头毛发落不生方

治风头眩，恶风，吐冷水，心闷方

治风邪方

治风虚劳损挟毒方

治风虚满，颈项强，心气不定，不能食方

治风虚心气惊弱，恍惚失常，忽嗔恚悲，志意不乐方

治风眩翻倒无定方

治风眼烂眦方

治风矔方

治蜂瘘方

治蜂螫毒方

治蜂螫方

治服散忽发痛方

治妇人产后上气，贲豚气，积劳，脏气不足，胸中烦躁，关元以下如怀五千钱状方

治妇人忽暴崩中，去血不断，或如鹅鸭肝者方

治妇人忽与鬼交通方

治妇人患癖，按时如有三五个而作水声，殊不得寝食，常心闷方

治妇人及女子赤白带下方

治妇人结气成淋，小便引痛，上至小腹，或时溺血，或如豆汁，或如胶饴，每发欲死，食不生肌，面目萎黄，师所不能治方

治妇人漏下不止散方

治妇人气方

治妇人无故忧恚，胸中迫塞，气不下方

治妇人心痛方

治妇人血瘕痛方

治妇人因产后虚冷，坚结积在腹内，月经往来不时，苦腹胀满，绕脐下痛，引腰背，手足烦，或冷热，心闷不欲食方

治妇人阴下脱，若脱肛方

治妇人忧恚，心下支满，膈中伏热，月经不利，血气上抢心，欲呕，不可多食，懈怠不能动方

治妇人自少患风，头疼眼眩方

治妇人卒不得小便方

治附骨疽方

治腹胀善噫，食则欲呕，泄僻溏下，口干，四肢重，好怒，不欲闻人声，忘误，喉痹，补之方

治腹中有铁方

治肝劳，生长虫在肝为病，恐畏不安，眼中赤方

治肝虚目不明方

治疳虫蚀鼻生疮方

治疳虫蚀齿根方

治疳痢不止方

治疳湿不能食，身重心热，脚冷，百节疼痛方

治疳湿久下痢赤白，百疗不瘥者方

治疳湿下黑，医不能治，垂死者方

治疳蚀人诸处，但是赤血痢久不瘥，立着即瘥，秘方

治干呕方

治干呕吐逆，涎沫出者方

治肛出方

治膏淋方

治割甲侵肉不瘥方

治哽咽方

治谷道痛方

治谷道痒痛，绕缘肿起，裹许欲生肉突出方

治骨经在喉，众治不出方

治骨髓冷，疼痛方

治骨髓中疼方

治骨蒸方（起死人神方）

治骨蒸热，羸瘦，烦闷短气，喘息鼻张，日西即发方

治蛊方

治蛊疰方

治痼冷风眩，寒中，手足冷，胃口寒，脐下冷，百病五劳七伤。第一令人能食，二强盛，三益气，四有子，神验方

治关格，大便不通方

治鬼击病方

治鬼魇不悟方

治鬼疰蛊疰，毒气变化无常者方

治瘑疥百疗不瘥方

治寒气厥逆方

治寒热疮及风疥诸杂疮方

治寒热瘰病方

治好忘，久服聪明益智方

治合阴阳辄痛不可忍方

治喉痹方

治喉痹卒不得语方

治喉肿，胸胁支满方

治喉肿痛，风毒冲心胸方

治喉卒肿不下食方

治忽暴嗽失声，语不出方

治狐狸诸色精魅作种种恶怪，令人恐怖，狂癫风邪方

治胡臭方

治虎咬疮方

治患头眩运，经久得瘥后，四体渐羸，食无味，好食黄土方

治黄疸变成黑疸，医所不能治者方

治黄疸方

治黄疸后小便淋沥方

治蝗蛇毒方

治哕方

治火疮败坏方

治火疮方

治火烂疮，膏方

治火烧疮方

治霍乱，医所不治秘方

治霍乱方

治霍乱蛊毒，宿食不消，积冷，心腹烦满，鬼气方

治霍乱吐下腹痛方

治霍乱引饮，饮辄干呕方

治霍乱永不发，丸方	治脚气方	治金疮苦痛方
治霍乱转筋方	治脚弱，体痹不仁，毒气上入脏，胸中满塞不通，食辄吐失味方	治金疮内漏方
治霍乱转筋入腹，无奈何者方		治金疮内漏血不出方
治积久二三十年常下痢神方	治脚弱风毒实，及岭南瘴气面肿，乍寒乍热似疟状，脚肿，气上心闷，咳嗽，瘫缓顽痹方	治金疮血出不止方
治积冷利脱肛方		治筋绝方
治积年咳嗽，喉中呀声，一发不得坐卧方		治紧唇方
	治脚弱神验方	治惊劳失志方
治积年冷病方	治脚肿向上至腹，即杀人者方	治颈项及胸背有大肿赤发，即封之，令不成脓方
治积年上气不瘥，垂死者方		
治积热风方	治疬子方	治九漏方
治急黄，热气骨蒸，两目赤脉方	治结气冷症积在胁下，及脚气上入小腹，腹中胀满，百病方	治九种心痛方
		治久刺不出方
治嫁痛单行方	治竭瘘五六孔皆相通者方	治久瘑疥湿疮，侵淫日广，痒不可堪，搔之黄汁出，瘥后复发方
治健忘方	治疥痏诸疮方	
治箭镞及诸刀刃在咽喉、胸膈诸隐处不出者方	治金疮，箭在肉中不出方	治久寒疾，胸腹中痛，时下利方
	治金疮肠出方	治久寒宿疾，胸腹中痛，短气，时滞下痢方
治交接损，卵缩筋挛方	治金疮大散方	
治脚气初发，从足起至膝胫骨肿疼者方	治金疮烦满方	治久疥癣方
	治金疮烦痛，大便不利方	治久疽方

治久冷，或痢不痢间，但腰腹患苦冷方

治久冷痢下纯白者，由积卧冷处，经久病发，遂令脾胃俱冷，日夜五六十行，大小腹痛不可忍，凡白痢属冷，赤痢属热方

治久嗽不瘥方

治久痈疮败坏成骨疽方

治灸疮方

治灸疮痛肿急方

治灸疮中风冷肿痛方

治酒病方

治酒醉，牙齿涌血出方

治酒醉不醒方

治酒醉中酒恐烂五脏方

治疽似痈而小有异，脓如小豆汁，今日去，明日满者方

治疽卒著五指，筋急不得屈伸者方

治举体痒痛如虫啮，痒而搔之，皮便脱落作疮方

治渴，小便利，复非淋者方

治渴，小便数方

治渴利方

治渴利虚热，引饮不止，消热止渴方

治客热结塞不流利方

治口傍恶疮方

治口疮白漫漫方

治口疮不歇方

治口疮方

治口肥疮方

治口干，除热下气方

治口干方

治口噤，赤者心噤，白者肺噤方

治口热生疮方

治口数生疮，连年不瘥方

治口吻疮方

治口中臭

治口中疮，咽喉塞不利，口燥，膏方

治口中疮久不瘥，人胸中并生疮，三年已上不瘥者方

治口中疮烂，痛不得食方

治哭痖方

治狂犬啮人方

治劳瘘、谷瘘丸方

治劳聋、气聋、风聋、虚聋、毒聋、久聋耳鸣方

治劳疟积时不断，众治无效者方

治劳气方

治劳损，产后无子，阴中冷溢出，子门闭，积年不瘥，身体寒冷方

治老疟久不断者方

治冷痢久下方

治冷气，气短方

治冷气，胁下往来冲胸膈，痛引胁背闷者方

治冷热不调，或水或脓，或五色血者方

治冷热久癖实，不能饮食，心下虚满如水状方

治历节风方

治历节诸风，百节酸痛，不可忍方

治连月饮酒，咽喉烂，舌上生疮方

治淋痛方

治岭南山瘴，风热毒气入肾中，变寒热脚弱，虚满而渴方

治蝼蛄瘘方

治漏发心胸以下者方

治漏方

治漏下去白方

治漏下去赤方

治漏下去黑方

治漏下去黄方

治漏下去青方

治漏下去血不止方

治漏下神方

治漏作疮孔方

治瘰疬方

治落水死方

治马汗、马毛入人疮中，肿痛欲死方

治马啮人及踏人作疮，毒肿热痛方

治马啮人阴卵脱出方

治马血入疮中方

治猫鬼，眼见猫狸及耳杂有所闻方

治猫鬼野道病，歌哭不自由方

治眉落，发落生发方

治眉毛鬓发火烧疮瘢，毛不生方

治梦泄失精方

治面野，令悦泽光白润好，及手皴方

治面野，内外兼治方

治面多野，皮因粗涩，令人不老，皆主之方

治面野方

治面粉滓方

治面黑野，皮皱皴，散方

治面黑不净，洗手面澡豆方

治面黑生野疱方

治面目手足有微肿，常不能好者方

治面疱，令人悦白方

治面疱方

治面瘰疱方

治面上皴黑，凡是面上疾皆主之方

治面上风毒方

治面有热毒恶疮方

治面肿，小便涩，心腹胀满方

治灭瘢痕方

治明目，令发不落方

治目不明泪出方

治目赤及翳方

治目赤痛方

治目风泪出，浮翳多脓烂眦方

治目烂赤方

治目热生肤赤白膜方

治目生翳方

治目生珠管方

治目痛不得睡方

治目痛及泪出不止方

治目为物所伤触,青黑方

治目中风肿痛,除热揉眼方

治目中眯不出方

治目中生息肉,肤翳稍长欲满目,闭瞳子,及生珠管方

治目中息肉方

治目卒痒痛方

治目卒肿方

治男女阴疮方

治男女阴疮膏方

治男女阴蚀略尽方

治男女阴痒生疮方

治男女阴中疮,湿痒方

治男子妇人劳损虚羸,伤寒冷乏少,无所不治方

治男子五劳七伤,八风十二痹,无有冬夏,悲忧憔悴,凡是病皆须服之之方

治男子阴气衰,腰背痛,苦寒,茎消少精,小便余沥出,失精,囊下湿痒,虚乏,服此令人充实,肌肤肥悦方

治男子阴肿大如升斗,核痛,人所不能疗者方

治内痈未作头者方

治年少气盛,面生疱疮方

治尿床方

治尿数而多者方

治脓溃后疮不合方

治脓瘘方

治疟,或间日发者,或夜发者方

治疟方

治疟无问新久者方

治女劳疸方

治女人白崩方

治女人白崩及痔病方

治女人崩中,去赤白方

治女人产后漏下,及痔病下血方

治女人带下诸病方

治女人交接辄血出方

治女人漏下,或瘥或剧,常漏不止,身体羸瘦,饮食减少,或赤、或白、或黄,使人无子者方

治女人伤于丈夫,四体沉重,嘘吸头痛方

治女子漏下积年不断,困笃方

治衄血方

治呕哕方

治呕吐,四肢痹冷,上气腹热,三焦不调方

治膀胱寒,小便数,漏精稠厚如米白泔方

治膀胱冷，咳唾则有血，喉鸣喘息方	治七孔臭气，皆令香方	治雀目术
治膀胱热病不已，舌干咽肿方	治漆疮方	治染须发方
治膀胱三焦津液下，大小肠中寒热，赤白泄痢，及腰脊痛，小便不利，妇人带下方	治气，两胁满急，风冷方	治热病，口烂，咽喉生疮，水浆不得入，膏方
	治气方	
治膀胱石水，四肢瘦，腹肿方	治气厥呕哕不得息方	治热病后生翳方
	治气淋方	治热病后虚热渴，四肢烦疼方
治膀胱实热方	治气满闭塞不能食，喘息方	治热病后眼暗失明方
治膀胱虚冷，饥不欲饮食，面黑如炭，腰胁疼痛方	治气上不得卧，神秘方	治热毒下黑血，五内绞切痛，日夜百行，气绝欲死方
治皮中紫赤疵痣，去靥秽方	治气上方	治热发，气上冲不得息，欲死，不得卧方
	治蜣螂瘘方	
治脾风方	治蚯蚓瘘方	治热渴，头痛壮热，及妇人血气上冲，闷不堪者方
治脾横方	治齄鼻，鼻中息肉不得息方	
治脾热，偏一边痛，胸满胁偏胀方		治热痢水谷方
	治蚰蜒入耳方	治热淋方
治脾热面黄目赤，季胁痛满方	治蝼蛄尿疮方	治热气，手足心烦热如火方
治脾热胁痛，热满不歇，目赤不止，口唇干裂方	治蝼蛄尿方	
	治犬马啮，及马骨刺伤人，及马血入旧疮中方	治热暍方
治脾胃俱虚，苦饥寒痛方		治热翳漫睛方
治破伤风肿方	治雀瘘方	治人得药杂蛊方
	治雀盲方	

治人忽中水毒，手足指冷，或至肘膝者方	治三十年上气咳嗽，唾脓血，喘息不得卧方	治少年房多短气方
治人马白膜漫睛方	治三种射工虫毒方	治少小盗汗方
治人面䵟黑，肤色粗陋，皮厚状丑方	治散发赤肿者方	治少小洞注下痢方
治人皮肤中痛，名曰症痉方	治散发疮痛不可忍方	治少小犯客忤，发作有时者方
治肉极虚寒，卒中风，口噤不能言，四肢缓纵，偏挛急痛，注五脏，恍惚喜怒无常，手脚不随方	治散发生细疮者方	治少小腹胀满方
	治搔痒皮中风虚方	治少小腹中结坚，胁下有疹，手足烦热方
治乳痈方	治瘑痒方	治少小客忤，二物黄土涂头方
治乳痈坚方	治沙虱毒方	治少小十日已上至五十日，卒得謦咳，吐乳，呕逆，暴嗽，昼夜不得息方
治乳痈始作方	治癫疝卵偏大方	
治人水手足肿痛方	治伤寒后哕，干呕不下食方	治少小嗽方
治三日小儿头面疮起，身体大热方	治伤寒暨病方	治少小头不生发方
治三十年久聋方	治伤寒热病多睡，变成湿划，四肢烦疼，不得食方	治少小中风，状如欲绝，汤方
治三十年久嗽方		治少小中客忤，强项欲死方
治三十年咳嗽，或饮或咳，寒气嗽，虽不同，悉主之之方	治上气方	治少小卒肩息上气，不得安，此恶风入肺方
	治上气咳逆方	
	治上气咳嗽喘息，喉中有物，唾血方	治少小卒中客忤，不知人者方
	治上气呕吐方	治舌强不得语方
治三十年气痉方	治上气三十年不瘥方	治舌上出血如泉方

治舌上疮，不得食，舌本强，颈两边痛，此是心虚热所致之方

治舌肿满口不得语方

治舌肿起如猪胞方

治舌肿强满口方

治舌卒肿，满口溢出如吹猪胞，气息不得通，须臾不治杀人方

治蛇毒方

治蛇骨刺人毒痛方

治蛇竭螫方

治蛇瘘方

治蛇啮方

治蛇入人口并七孔中者方

治蛇螫人，疮已愈，余毒在肉中，淫淫痛痒方

治射工中人寒热，或发疮偏在一处，有异于常者方

治射工中人三种疮方

治射工中人已有疮者方

治身疮及头疮不止方

治身及面上印文方

治身体赤隐瘮而痒，搔之随手肿起方

治身体臭，令香方

治身体搔痒白如癣状者方

治沈唇方

治肾寒方

治肾气不足，羸瘦日剧，吸吸少气，体重，耳聋眼暗，百病方

治肾热，耳脓血出溜，日夜不止方

治肾热，面黑目白，肾气内伤，耳鸣吼闹，短气，四肢疼痛，腰背相引，小便黄赤方

治肾热背急挛痛，耳脓血出，或生肉塞之，不闻人声方

治肾虚寒，腰脊苦痛，阴阳微弱，耳鸣焦枯方

治肾虚腰痛方

治尸脚方

治尸咽方

治尸疰、鬼疰方

治失禁出不自觉方

治湿疮方

治湿风，体痛欲拆，肉如锥刀所刺方

治湿痛方

治湿癣肥疮方

治十三种丁方

治十五已下儿，热结多痰，食饮减，自下方

治石疸，状如痤痫而皮厚方

治石淋方

治石瘘两头出者，其状坚实，令人寒热方

治石瘿、气瘿、劳瘿、土瘿、忧瘿等方

治石痈坚如石，不作脓者方

治石蛭方

治食鹅鸭肉成病方

治食狗肉不消，心中坚，或腹胀，口干大渴，心急发热，狂言妄语，或洞下方

治食马肉血，洞下欲死方

治食已吐其食方

治食饮辄吐方

治食鱼鲙不消方

治食鱼鲙及生肉，在胸膈中不化，吐之不出，便成症瘕方

治食中吞发，咽不去，绕喉方

治手足皲裂逆胪代指方

治手足皲劈破裂，血出疼痛方

治手足皲痛方

治手足指掣痛不可忍方

治手足指逆胪方

治手足卒中刺中水毒方

治鼠瘘肿核痛，未成脓者方

治鼠漏方

治水毒方

治水气，通身洪肿，百药治不瘥，待死者方

治水气肿，鼓胀，小便不利方

治水通身肿方

治水肿，利小便，酒客虚热，当风饮冷水，腹肿，阴胀满方

治水肿利小便方

治四肢不可举动，多汗洞痫方

治四肢骨碎，筋伤蹉跌方

治嗽熏法

治胎赤眼方

治痰饮，饮食不消，干呕方

治汤沃人肉烂坏方

治停痰澼饮

治停痰澼饮，结在两胁，腹满羸瘦，不能饮食，食不消，喜唾，干呕，大小便或涩或利方

治聤耳，痛，脓血出方

治聤耳出脓汁方

治聤耳方

治童女交接，阳道违理，及为他物所伤，血出流离不止方

治头风方

治头风目眩耳聋方

治头风眩欲倒，眼旋屋转，脑痛方

治头面风，口齿疼痛不可忍方

治头面上风方

治头破脑出，中风口噤方

治头项强，不得顾视方

治头中痛，身热风热方

治头中五十种病方

治秃头方

治秃无发者方

治吐血，酒客温疫，中热毒，干呕心烦方

治吞金银镮及钗方

治吞钱方

治脱肛方

治脱肛历年不愈方

治蛙瘘方

治外膏，主面野方

治外痔方

治万病积聚方

治腕折骨损，痛不可忍者方

治腕折四肢骨碎，及筋伤蹉跌方

治猥退风，半身不遂，失音不语者方

治胃反，朝食暮吐，食讫腹中刺痛，此由久冷方

治胃反，食即吐出，上气方

治胃反，食即吐方

治胃反吐逆，不消食，吐不止方

治胃水，四肢肿，腹满方

治胃虚反，食下喉便吐方

治胃中客热，唇口干燥生疮方

治温疫方

治齆鼻有息肉，不闻香臭方

治蜈蚣入耳方

治五绝方

治五劳六极七伤虚损方

治五劳七伤，八风十二痹，劳结为血淋，热结为肉淋，小便不通，茎中及小腹痛，不可忍者方

治五劳七伤，庶事衰恶方

治五劳七伤，茎中策策痛，小便黄赤，尿有余沥，梦与鬼神交通，去精，惊恐虚乏方

治五劳七伤，虚赢不足，面目黧黑，手足疼痛，久立腰疼，起则目眩，腹中悬急而有绝伤，外引四肢方

治五劳七伤，虚赢无力伤极方

治五色带下方

治五色油丹方

治五脏及身体热，脉弦急者方

治五脏客热上冲眼，内外受风冷，目痛不明方

治五脏虚劳，小腹弦急胀热方

治五痔

治五痔方

治五痔及脱肛方

治五种之气皆令人噎方

治误吞针方

治戏儿身上生赤疵方

治细癣方

治虾蟆瘘方

治下部生疮方

治下赤连年方

治下焦虚寒损，或先便转后见血，此为远血，或利或不利，好因劳冷即发，宜续断止血方

治下焦虚热注脾胃，从脾注肺，好渴利方

治下痢，心胸满不快，腹中雷鸣，或呕吐方	治小便不通方	治小儿赤白滞下方
治下痢绞痛，肠滑不可瘥方	治小便失禁方	治小儿赤丹斑驳者方
治下血，日夜七八十行方	治小便血方	治小儿赤丹方
治下血状如鸡肝，腹中搅痛难忍者方	治小肠热胀，口疮方	治小儿赤游肿，若遍身，入心腹即能杀人方
治下杂血方	治小肠水，小腹满，暴肿，口苦干燥方	治小儿疮初起，熛浆似火疮，名曰熛疮，亦名烂疮方
治夏月暴冷，忽壮热泄痢，引饮热汤，骤变通身浮肿，成冷下结，脉沉细小数方	治小肠虚寒痛，下赤白，肠滑，补之方	治小儿大小便不通方
治消渴，除肠胃热实方	治小儿、大人咳逆短气，胸中吸吸，呵出涕唾，嗽出臭脓方	治小儿丹毒方
治消渴，日饮水一石者方		治小儿鹅口不能饮乳方
治消渴，阴脉绝，胃反而吐食者方	治小儿白丹方	治小儿恶疮方
治消中，日夜尿七八升者方	治小儿半身皆红赤，渐渐长引者方	治小儿恶毒丹及风疹方
治小便不禁，日便一二斗，或如血色方	治小儿暴痢方	治小儿耳疮方
	治小儿鼻塞不通，浊涕出方	治小儿废灶火丹
治小便不利，茎中疼痛，小腹急痛方	治小儿鼻塞生息肉方	治小儿风脐，遂作恶疮，历年不瘥方
治小便不利，膀胱胀，水气流肿方	治小儿不能乳方	治小儿风瘙瘾疹方
	治小儿划方	治小儿腹大短气，热有进退，食不安，谷为不化方
	治小儿齿落	
	治小儿赤白痢方	

治小儿疳疮方	治小儿霍乱吐痢方	治小儿连壮热，实滞不去，寒热往来，微惊悸方
治小儿疳湿疮方	治小儿结实，乳食不消，心腹痛方	治小儿淋方
治小儿狗啮方	治小儿解颅方	治小儿瘘疮方
治小儿骨火丹，其疮见骨方	治小儿疥方	治小儿卵肿方
治小儿蛊毒痢方	治小儿浸淫疮方	治小儿脑长，解颅不合，羸瘦色黄，至四五岁不能行，半夏熨方
治小儿寒热进退，啼呼腹痛方	治小儿惊啼方	
治小儿寒热咳逆，膈中有癖，乳若吐，不欲食方	治小儿久痢脓湿划方	治小儿溺灶丹，初从两股及脐间起，走入阴头，皆赤方
	治小儿疽极，月初即生，常有黄水出方	
治小儿喉痹方		治小儿尿血方
治小儿喉痹肿方	治小儿疽瘘方	治小儿尿灶丹
治小儿忽寒热方	治小儿咳逆，喘息如水鸡声方	治小儿歧股间连阴囊生疮，汁出，先痒后痛，十日五日自瘥，或一月或半月复发，连年不瘥者方
治小儿忽患腹痛，夭矫汗出，名曰胎寒方	治小儿渴痢方	
	治小儿口疮，不得吮乳方	
治小儿狐疝方	治小儿口噤方	
治小儿黄烂疮方	治小儿口下黄肌疮方	治小儿脐不合方
治小儿蛔虫方	治小儿口中涎出方	治小儿脐赤肿方
治小儿哕方	治小儿羸瘦惙惙，宜常服，不妨乳方	治小儿脐中生疮方
治小儿火丹方		治小儿蠼螋咬，绕腹匝即死方
治小儿火灼疮，一身尽有，如麻豆，或有脓汁，乍痛乍痒方	治小儿羸瘦有蛔虫方	
	治小儿冷痢方	治小儿热痢方

治小儿三虫方	治小儿天火毒，肉中有赤如丹色，大者如手，甚者遍身，或痛或痒或肿方	治小儿心热，口为生疮，重舌鹅口方
治小儿伤寒发黄方		治小儿心下痞，痰癖结聚，腹大胀满，身体壮热，不欲哺乳方
治小儿伤寒方	治小儿天灶火丹	
治小儿上下遍身生疮方	治小儿聤耳方	治小儿囟开不合方
治小儿舌上疮方	治小儿头不生发方	治小儿宿食、癖气、痰饮，往来寒热，不欲食，消瘦方
治小儿身赤肿起者方	治小儿头疮，经年不瘥方	
治小儿身上有赤黑疵方	治小儿头疮方	治小儿癖方
治小儿身体、头面悉生疮方	治小儿头面疮疥方	治小儿燕口，两吻生疮方
治小儿湿癣方	治小儿头上恶毒肿痤疖诸疮方	治小儿殃火丹
治小儿时气方	治小儿头秃疮，无发苦痒方	治小儿野火丹
治小儿食不知饥饱方	治小儿秃头疮方	治小儿夜啼不已，医所不治者方
治小儿食土方	治小儿吐血方	治小儿遗尿方
治小儿手足及身肿方	治小儿温疟方	治小儿阴疮方
治小儿数岁不能行方	治小儿五色丹方	治小儿阴肿方
治小儿四五岁不语方	治小儿误吞铁等物方	治小儿疣目方
治小儿痰实结聚，宿癖羸露，不能饮食方	治小儿误吞针方	治小儿月蚀疮，随月生死方
	治小儿下痢，腹大且坚方	治小儿中冷及伤寒暴嗽，或上气，咽喉鸣，气逆，或鼻塞，清水出方
	治小儿小便不通方	

治小儿中马客忤而吐不止者方

治小儿重舌方

治小儿朱田火丹方

治小儿茱萸丹

治小儿痓方

治小儿卒毒肿着喉颈，壮热妨乳方

治小儿卒腹皮青黑方

治小儿卒寒热，不佳，不能服药方

治小儿卒客忤方

治小儿卒中忤方

治小户嫁痛方

治小户嫁痛连日方

治小兄患隐瘆入腹，体肿强而舌干方

治蝎毒方

治蝎螫方

治心风寒方

治心风虚热，发即恍惚烦闷，半身不仁，挛急方

治心腹痼冷，百治不瘥方

治心腹疝瘕，胁下及小腹满，坚痛有积，寒气入腹，使人腹中冷，发甚则上抢心气满，饮食喜呕方

治心腹蕴蕴然痛方

治心气不足，多汗，心烦喜独语，多梦不自觉，咽喉痛，时吐血，舌本强，水浆不通方

治心气不足，腹背相引痛，不能俯仰方

治心气不足，心痛惊恐方

治心热为疟不止，或止后热不歇，乍来乍去，令人烦心甚，欲饮清水，反寒多不甚热者方

治心痛方

治胸痹候，胸中愊愊如满，噎塞，习习如痒，喉中涩燥唾沫，宜此方

治胸膈心腹中痰水冷气，心下汪洋嘈烦，或水鸣多唾，口中清水自出，胁肋急胀痛，不欲食方

治胸中膈气，聚痛好吐方

治胸中痰饮，肠中水鸣，食不消，呕吐水方

治虚劳崩中、吐血、下血，上气短气欲绝，面黑如漆方

治虚劳不起，囊下痒，小便淋沥，茎中数痛，精气衰，不能久立，起则目眩，补虚方

治虚劳客热，数发痈肿疮疖，经年不除方

治虚劳口干方

治虚劳冷，骨节疼痛无力方

治虚劳尿白浊方

治虚劳尿精方

治虚冷腹痛，不下饮食，食复不消，膨胀者方

治虚冷上气，劳气等方

治虚热，消疮疖方

治虚热恍惚，惊邪恐惧方

治虚损少气，腹胀内急，拘引小腹至冷不得屈伸，不能饮食，寒热头痛，手足逆冷，大小便难，或复下痢，口干，梦中泄精，或时吐逆，恍惚，面色枯瘁，又复微肿，百节疼酸方

治虚胀，胁痛肩息，有时发作，悉补之方

治悬痈，咽中生息肉，舌肿方

治悬痈乘热暴肿长方

治癣方

治癣久不瘥者方

治血痢方

治血淋，小便碜痛方

治牙痛塞口噤不开方

治哑塞咳嗽方

治咽喉不利，下气方

治咽喉中痛痒，吐之不出，咽之不入，似得蛊毒方

治咽伤，语声不彻方

治咽痛，逆气不能食方

治奄奄忽忽，朝瘥暮剧，惊悸，心中憧憧，胸满，不下食，阴阳气衰，脾胃不磨，不欲闻人声，定志下气方

治眼暗不明，寒则泪出，肝痹所损之方

治眼暗赤冷泪方

治眼暗方

治眼赤暗方

治眼漠漠无所见方

治魇死不自觉者方

治燕吻疮方

治腰髂不随，两脚挛肿方

治腰脊苦痛不遂方

治腰痛，小便不利，苦胞转方

治腰痛不得立方

治腰痛方

治药发下利者方

治一切病食症方

治一切丁肿方

治一切肺病咳嗽脓血，及唾血不止方

治一切风及大风，脚弱风痹方

治一切冷瘘方

治一切漏方

治一切汤火所伤方

治一切肿毒，疼痛不可忍者方

治噎酢咽方

治遗尿，小便涩方

治蚁漏孔容针，亦有三四孔者方

治因疮肿痛，剧者数日死；或中风寒，或中水，或中狐尿刺，主之方

治因疮肿痛者，皆中水及中风寒所作，肿入腹则杀人方

治因热逐凉睡熟，有蛇入口中挽不出方

治阴疮方

治阴恶疮方

治阴宽大，令窄小方

治阴冷令热方

治阴蚀疮方

治阴蚀生疮或痒方

治阴痛方

治阴痿方

治阴痿精薄而冷方

治阴下生疮洗汤方

治阴下湿痒，生疮，失精阴痿方

治阴下挺出方

治阴中瘑，如虫行状方

治阴中痒入骨困方

治阴肿皮痒方

治饮酒房劳虚受热，积日不食，四月中热，饮酒不已，酒入百脉，心气虚，令人错谬失常方

治饮酒腹满不消方

治饮酒头痛方

治饮酒中毒方

治隐癜，百疗不瘥者方

治隐癜痒痛方

治瘿瘤方

治痈方

治痈疖溃后脓不断，及为诸物刺伤，疮不瘥方

治痈久不瘥方

治痈疽发背方

治痈疽发背已溃未溃，及诸毒肿方

治痈疽发腹背阴䘌处，通身有数十痈者方

治痈疽发十指，或起膀胱，及发背后生恶肉方

治痈疽始作，肿赤焮热，长甚速方

治痈疽痔漏恶疮，妇人妬乳，漆疮方

治痈肉中如眼，诸药所不效者方

治痈三味甘草散

治痈始觉肿，令消方

治痈有脓令溃方

治痈肿恶肉不尽者方

治痈肿发背初作，及经十日已上，肿赤焮热毒气盛，日夜疼痛，百药不效方

治痈肿痛烦闷方

治有人阴冷，渐渐冷气入阴囊，肿满恐死，日夜疼闷，不得眠方

治有瘀血者，其人喜忘，不欲闻人声，胸中气塞短气方

治鱼骨哽方

治鱼脐疮，头白似肿，痛不可忍者方

治远行唇口面皱裂方

治月经闭不通，结瘕，腹大如瓮，短气欲死方

治月经不断方

治月经不调，或月头，或月后，或如豆汁，腰痛如折，两脚疼，胞中风寒，下之之方

治月经不通，结成症瘕如石，腹大骨立，宜此破血下症方

治月经不通，脐下坚结，大如杯升，发热往来，下痢羸瘦，此为气瘕一作血瘕。若生肉症，不可为也。疗之之方

治月经不通，甚极闭塞方

治月经不通方

治月经往来，腹肿，腰腹痛方

治月蚀，九窍皆有疮者方

治月蚀恶疮息肉方

治燥病方

治丈夫、妇人胞转，不得小便八九日者方

治丈夫从高堕下伤五脏，微者唾血，甚者吐血，及金疮伤经，崩中，皆主之方

治丈夫腰脚冷，不随，不能行方

治杖疮方

治胀满闭不下方

治瘴气方

治折骨断筋方

治针灸疮血出不止方

治针折入肉中方

治蜘蛛咬毒方

治指痛欲脱方

治猘犬毒方

治痔方

治痔下部出脓血，有虫，傍生孔窍方

治痔下血及新产漏下方

治中恶并蛊毒方

治中恶方

治中风口噤不能言方

治中风口噤不知人者方

治中风面目相引，口偏着耳，牙车急，舌不得转方

治中风头痛，发热耳颊急方

治中风心气不足，惊悸，言语谬误，恍惚愦愦，心烦闷，耳鸣方

治中结肠圆，断冷滞下赤白青色如鱼脑，脱肛出，积日腹痛，经时不断者方

治中热霍乱，暴利心烦，脉数，欲得冷水方

治中散，食后吐酸水方

治中射罔箭方

治中汤

治种种诸疮不愈者方

治众蛇螫方

治重舌，舌强不能收唾方

治重舌方

治诸疮疥癣久不瘥者方

治诸疮久不瘥，并治六畜方

治诸疮因风致肿方

治诸疮着白痂复发方

治诸丹神验方

治诸风痹方

治诸哽方

治诸冷极，医所不治方

治诸热毒下黄汁，赤如烂血，滞如鱼脑，腹痛壮热方

治诸蛇毒方

治诸噎方

治诸杂疰相连续死，亦治三十年众疰方

治诸肿帖方

治诸种淋方

治猪啮方

治竹木刺在皮中不出方

治疰病相染易，及霍乱中恶，小儿客忤长病方

治转筋不止者方

治赘疣痣方

治子门闭，血聚腹中，生肉症，脏寒所致方

治自缢死方

治卒暴冷下，下部疼闷方

治卒暴症，腹中有物坚如石，痛如斫刺，昼夜啼呼，不治，百日必死方

治卒不得小便方

治卒得尸疰毒痛往来方

治卒短气方

治卒耳聋方

治卒风咽肿面肿方

治卒口噤不开方

治卒呕哕，厥逆方

治卒呕吐，心下痞，膈间有水，目眩悸方

治卒食物从鼻中缩入脑中，介介痛不出方

治卒死无脉，无他形候，阴阳俱竭故也，治之方

治卒头痛如破，非中冷，又非中风，其痛是胸膈中痰厥气上冲所致，名为厥头痛，吐之即瘥方

治卒为蛇绕不解方

治卒忤方

治卒下痢汤方

治卒咽痛方

治卒魇死方

治卒噎方

治卒阴痛如刺，汗出如雨方

治卒中恶，贼风寒冷，入腹便绞痛，或飞尸、遁尸，发作无时，抢心胸满，胁痛如刀刺，口噤者方

治卒中恶风，角弓反张，或飞尸、遁尸，心腹绞痛者方

治卒中恶风头痛方

治卒中恶心痛方

治卒中风，寒冷温气入腹，虚胀急满，抢心，胸胁叉痛，气息不通，脉弦紧，汗不出，及得伤寒方

治卒中风，口喝不正方

治卒中风，头面肿方

治卒中鬼击，及刀兵所伤，血漏腹中不出，烦满欲绝方

治卒中箭不出，或肉中有聚血方

治左胁气冲，膈上满，头上有风如虫行，手足顽痹，鼻塞，脚转筋，不能伸缩，两目时肿痛方

治酢咽方

陟厘圆（陟厘丸）

痔漏方

中军侯黑圆

钟乳酒

仲景三黄汤

茱萸散

茱萸汤

茱萸丹

茱萸当归汤

茱萸虻虫汤

茱萸蜀椒汤

茱萸汤

茱萸丸

茱萸乌头丸

茱萸消石汤

猪胆苦酒汤

猪胆汤

猪胆汁汤

猪肚圆

猪肝散

猪肝圆

猪膏煎

猪膏酒

猪苓散

猪皮圆

猪肉汤

猪肾荠苨汤

猪肾汤

猪蹄浆，急面皮，去老皱，主光泽方

猪蹄散

猪蹄汤，洗手面，令光润方

猪蹄汤，治服石发热，因劳损热盛，当风露卧茎肿方

猪通浴汤

竹根汤

竹沥汤

竹沥泄热汤

竹皮生地黄汤

竹皮汤

竹茹汤

竹叶黄耆汤（黄耆竹叶汤）

竹叶黄芩汤

竹叶汤

竹叶饮法

主口香，去臭方

驻车圆

濯肠汤

紫盖丸

紫葛丸

紫石酒，治久风虚冷，心气不足，或时惊怖方

紫石门冬圆

紫石散

紫石汤

紫石英柏子仁圆

紫石英天门冬圆

紫双丸

紫苏子汤

紫汤

紫丸

紫菀汤

紫菀丸

紫圆

走马汤

第三节 宋代《急救仙方》所载食材、工艺、计量、方剂

一 该文献所载的食材

（一）

白僵蚕
斑猫
蚌粉
鳖甲
蝉
蝉蜕
赤头蜈蚣
穿山甲
地龙
鹗
肥羊肉
蛤蚧
海蛤
海马
虎头骨
黄牛角
鸡
鸡肝

鸡子
鸡子清
僵蚕
精猪肉
狼牙子
鲤鱼
鹿茸
牡蛎
脑麝
蛇蜕
生猪
獭肝
天灵盖
天龙
猬皮
乌蛇蜕
乌贼
乌贼鱼骨
蜈蚣头

下窟乌
蝎
蟹
羊脂
蝎虫
啄木禽
紫河车

（二）

艾药
艾叶
安息香
八角茴香
巴豆
巴戟
白豆蔻
白茯苓
白附子
白芨

白蒺藜	北五味子	陈萝卜子
白姜	北细辛	陈皮
白姜末	贝母	陈枳壳
白胶香	草薢	澄茄
白葵花	蓖麻子	豉心
白蔹	槟榔	赤茯苓
白梅	槟榔末	赤敛
白芍药	苍耳	赤芍药
白术	苍耳叶	赤小豆
白薇	苍术	赤药
白藓皮	草豆蔻	樗树根
白杨皮	草果	川大黄
白药子	草龙胆	川当归
白芷	草乌	川独活
柏叶	草乌尖	川桂
半夏	茶	川椒
薄荷	茶汤	川练子
薄荷干	柴胡	川牛膝
薄荷汁	菖蒲	川牵牛
北艾	常山	川羌活
北艾叶	车前草	川乌
北柴胡	车前子	川乌皮
北梗	沉香	川乌头
北芍药	陈半夏	川芎
北松枝上叶	陈槐花	川续断

椿树皮	豆蔻	藁本
葱	独活	葛根
葱白	杜乌药	根壳
葱豉汤	杜仲	钩藤
葱根	莪术	枸杞
葱涎	防风	枸杞根
大草乌	防己	骨碎补
大腹皮	粉草	瓜娄
大黄	粉葛	官桂
大戟	芙蓉叶	莞花
大枣	茯苓	贯众
丹参	附子	鬼箭
淡竹	甘草	鬼臼
淡竹叶	甘草根	桂
当归	甘草节	桂心
当归尾	甘菊花	桂枝
灯草	甘遂	海桐皮
灯心	干地黄	诃子
地骨皮	干葛根	诃子皮
地黄	干荷叶	何首乌
地榆	干姜	荷叶中心蒂
丁香	干姜末	鹤虱
丁香皮	干莲蓬	黑豆
东引柳枝	干生姜	黑狗脊
东引桃枝	干远志	黑牵牛

红花	火麻仁	栝蒌
红蓼茎叶	藿香	栝蒌根
红枣肉	姜	狼毒
厚朴	姜黄	老姜
胡黄连	姜汁	老鸦酸叶
胡椒	降真	蕾香
胡桃肉	椒	藜卢
葫芦巴	金沸草	连翘
花椒	金铃子	连须葱
槐花	金毛狗脊	莲蓬
槐皮	金银花	良姜
槐枝	京芍药	凌霄花
黄柏	荆芥	柳条
黄葱	荆芥穗	柳枝
黄姜	荆芥穗叶	麻黄
黄荆子	粳米	麻仁
黄葵子	桔梗	麦蘗
黄连	菊花	麦门冬
黄蘗	橘红	麦芽
黄皮	橘皮	蔓青子
黄芪	柯子	梅
黄耆	苦参	梅枝
黄芩	葵根	母丁香
黄药子	葵花	牡丹皮
茴香	葵子	木鳖

木鳖子	瞿麦穗	生地黄
木瓜	人参	生地黄汁
木通	肉豆蔻	生甘草
木香	肉桂	生姜
木贼	蕤生	生姜汁
南木香	三棱	石菖蒲
南星	桑白皮	石菖蒲根
牛膝	桑木	石榴皮
糯米	桑叶	石榴枝
蓬莪术	桑枝	石南叶
枇杷叶	沙参	柿蒂
枇杷叶根	砂仁	熟苍术
蒲黄	山桂	熟地黄
牵牛子	山枇杷根	熟枳壳
前胡	山枇杷叶	苏木
羌活	山栀仁	苏子
秦艽	山栀子	酸浆草
青黛	山茱萸	酸石榴根
青蒿	芍药	酸枣仁
青蒿汁	蛇床子	蒜
青蒿子	射干	随风子
青木香	升麻	缩砂
青皮	生艾叶	檀香
青桑皮	生川乌	桃仁
瞿麦	生葱	桃枝

天花粉	五味子	远志
天麻	细辛	云枝
天门冬	夏枯草	枣
天南星	香白芷	皂荚
天南星末	香附	皂角刺
天台乌药	小柴胡	皂角子
天仙藤	小茴香	泽兰
甜瓜蒂	小蓟茎叶	泽兰叶
葶苈	小麦	泽泻
通草	薤白	蔗
土当归	杏仁	知母
土牛膝根	宿砂仁	栀子
菟丝子	续断	栀子仁
王不留行	续断皮	枳壳
王瓜	玄参	枳实
威灵仙	旋覆花	茱萸
莴苣子	延胡索	猪牙皂角
乌豆	杨柳枝	竹沥
乌梅	益母草	竹茹
乌头	益智	竹叶
乌药	薏苡仁	苎麻根
芜荑	罂粟壳	紫苏
吴茱萸	榆白皮	紫苏叶
吴茱萸末	郁金	紫菀
五加皮	郁李仁	棕榈

（三）

阿胶	川乌汤	好墨
阿魏	磁石	红酒
白矾	雌黄	胡桃酒
白沙蜜	葱酒	琥珀
白术	葱汤	滑石
白汤	醋	黄丹
白兔粪	打醋炭	黄蜡
百草霜	代赭石	黄泥
半夏曲	当门子	黄耆酒
薄荷茶	豆豉	黄土
薄荷汤	多年空屋下鼠穴中土	鸡屎
帛	鹅卵石	姜酒
布袋	二三岁童便	姜汤
茶水	发灰	姜汁
蟾酥	矾石	金箔
产妇油发	粉霜	京墨
长流水	风化石灰	荆芥醋
辰砂	茯神	井底泥
秤锤	干漆	井花水
赤石脂	藁本	井水
楮皮纸	古铜钱	酒
川当归酒	国丹	腊
川芒硝	寒水石	蜡
川牛膝酒	好醋	雷丸
	好酒	冷茶清

冷水	面	桑螵蛸
莲蓬烧灰	明矾	沙糖汤
羚羊角屑	木梳	烧棕灰
硫磺	硇砂	麝香
龙骨	脑子	生地黄汁
鹿角胶	牛黄	湿纸
鹿角屑	糯米	石膏
绿豆粉	硼砂	石灰
绿矾	砒	石燕
麻油	破故纸	熟酒
马鸣肝	朴硝	熟乳酥
芒硝	朴硝末	熟水
毛头纸	籴	水
米	青蒙石	水酒
米醋	青桑炭	水银
米泔	轻粉	松墨
米汤	清酒	松脂
米饮	清油	苏合香
米汁	秋石	酥蜜
蜜	去油豆豉	酸醋
蜜酒	热酒	酸米醋
蜜水	热绵	蒜
蜜陀僧	乳香	檀香
蜜丸	乳香末	天竺黄
绵子	软石膏	铁秤槌

童便	玄明粉	猪苓
头发	雪膏	猪呕血
兔毫笔头	血	猪蹄羹
兔屎	血碣	煮豆酒
唾	血余	紫矿
瓦瓶	盐	自然铜
温酒	盐泥	棕灰
乌鸡粪	盐汤	棕毛灰
无根水	酽醋	棕皮灰
无灰酒	羊骨汁	
无名异	药酒	
五倍子	银耳环	
五倍子末	银石器	
五灵脂	油	
犀角屑	油单纸	
锡灰	云母	
香豉	云母粉	
香油	皂角汁	
硝	灶下土	
新汲井花水	灶心土（伏龙肝）	
新水	占卜废壳	
新瓦瓶	纸	
信石	纸丸子	
雄黄	冢间贴背干石灰	
宿砂	朱砂	

二　加工方法

熬	飞过	酒淬
拌	麸炒	酒糊为丸
焙	哎咀	酒浸
焙干	干焙	酒洗
焙碾为末	膏	酒煮
炒	和	酒煮米糊丸
炒干	糊为丸	炼
炒面糊为丸	黄泥封	滤
澄	火飞	米汁浸
杵	煎	蜜炒
醋淬	煎汤	面糊为丸
醋炙	姜汁浸炒	磨
醋煮	姜制	碾
醋煮面糊为丸	嚼	泡
淬	绞	炮
锉炒	搅	切
打合	浸	去白
捣	浸炒	去角
捣罗为末	浸洗	去节
煅	净洗	去壳

去芦	酥涂	为细末
去皮	酥炙	为汁
去皮尖	酸醋淬	温
去皮心	酸醋杀	洗
去脐	碎	细切
去穣	摊冷	熏
去瓢皮心	炭火煅	熏洗
去心	汤浸去白	研
去油	汤炮	盐汤洗
去渣	汤洗	盐煨
去滓	淘洗	阴干
热汤洗	调	用厚纸槌去油
晒	团成块	用姜汁煮
晒干	瓦器中浸之	熨
山矾灰汁浸	丸	蒸
烧	微煎	炙
烧红	煨	炙薄
烧灰	煨干	煮
生炒	为粗末	
石灰炒	为粉	
刷	为极细末	
水飞	为末	
水煮	为散	

三　计量方法

把	件	如中指长
半	斤	少许
匕	茎	升
尺	具	匙
次	块	束
寸	粒	条
寸匕	两	贴
撮	两指大	丸
弹子大	绿豆大	碗
斗	枚	味
对	片	握
方寸匕	钱	小钱大
分	钱匕	一字许
服	如弹子大	圆如小豆
个	如鸡心者	盏
根	如龙眼大	张
合	如麻子大	只
鸡头子大	如念珠大	字
鸡子大	如桐子大	
剂	如梧桐子大	

四 方剂

艾醋汤	补肝汤	大黄散
艾汤	补经固真丸	大活血丹
安胎饮	柴胡散	大宁散
八宝汤	蟾酥膏	大圣通真丸
八正散	菖蒲散	淡醋汤
巴戟丸	车前散	当归散
白梅粥	彻清膏	当归芍药散
白末药	趁痛散	当归丸
白术散	川穹散	当归饮
白薇散	川乌汤	导赤散
白薇汤	磁石汤	钓虫神功专命散
薄荷汤	葱涎膏	钓虫丸
保安散	葱粥饮	丁膈散
保命丹	催经散	丁香胶艾汤
保生丸	寸金散	丁香散
保童丹	大承气汤	定痛丸
保婴桃红散	大当归汤	夺命丹
鳖甲煎	大腹皮散	夺命散
鳖甲散	大红丸	阿胶汤

二陈汤	黑龙散	接骨散
二黄散	黑神黄耆散	接骨药
二神丸	黑神散	解肠散
防风葛根汤	黑丸子	金钗煎
防己汤	红花散	金花散
风流散	红肉膏	金明散
伏龙汤	红丸子	治劳瘵方
伏神散	厚朴散	灸后服药
茯苓半夏汤	护胎法	救急散
茯苓散	槐花散	桔梗散
茯苓丸	槐灰散	橘皮散
茯神散	黄连散	空肠丸
甘草汤	黄连汤	苦练丸
孤凤散	黄连丸	宽肠丸
谷灵丸	黄末药	葵子散
贯众丸	黄耆散	栝蒌散
归茸丸	黄耆汤	立圣散
鬼哭饮子	魂停散	立效散
桂心丸	活络丸	连翘散
国老汤	活血丹	莲壳散
蛤蚧散	火龙散	莲蓬散
海蛤散	加减七气汤	炼蜜丸
海马拔毒散	加味四物汤	流经散
黑豆汤	胶艾汤	六物汤
黑虎丹	调经丸	龙胆丸

龙骨海蛤散	前项黑神散	神应散
龙石散	秦桂丸	升麻散
娄金丸	秦艽散	胜金丹
麻丸子	青蒿饮	石膏散
茅根汤	轻骨散	收脓膏
梅煎散	驱风丸	守灵散
秘方治妇人	祛风散	首乌丸
胎衣不下方	取虫方	双金散
明目丹	人参橘皮汤	水澄膏
木瓜汤	人参散	四物汤
木通散	肉桂膏	松针法
木香流气饮	如圣散	搜风丸
木香汤	乳香膏	苏合香丸
硇砂丸	乳香散	苏木汤
内补散	乳香汤	缩住汤
内补丸	润肠丸	探胎汤
牛膝散	三黄散	桃红散
排风汤	沙糖汤	桃仁煎
辟邪丹	山甲散	桃仁散
螵蛸散	山泉方	天灵盖散
平胃散	麝香散	天竺黄饮子
平胃汤	参附汤	调经散
蒲黄黑神散	神仙秘方	调经汤
七宝散	神效散	调脾散
七气汤	神验治痔方	调胃养中汤

贴痔膏	洗肠犀角散	异香四神散（四神汤）
葶苈散	下乳散	益阴丹
通经丸	仙正散方	益元散
通气散	逍遥散	阴红汤
通神散	消风散	阴蚀疮方
通心散	消痛丸	涌泉散
通真丸	小柴胡汤	玉红散
通真煨姜丸	小承气汤	玉神散
托珠丹	小黑神散	育婴散
万病丸	小黑丸	匀肠散
万方散	小红丸	匀气散
万金散	小蓟汤	匀气汤
万灵散	小建中汤	匀血汤
煨姜丸	小续命汤	斩邪丹
卫生汤	刑芥汤	真料济阴丹
乌金散	杏仁散	真苏合香丸
乌荆丸	芎归汤	整骨药
乌龙角贴	芎䓖酒	正胶艾汤
乌蛇散	雄黄丸	正胃汤
乌头丸	虚成散	知母散
乌丸子	续命汤	止痛麦煎散
乌犀圆	宣肠丸	
无比丸	宣风散	
五补丸	验胎方	
五积散	一字散	

枳壳散	治产后内虚，寒气入腹，腹中绞痛，及两胁当脐急痛，名曰寒疝方	治产后血晕连心，头硬，闷乱气绝，手脚烦热，及寒热不禁方
枳苓散		
至真散	治产后呕吐不止方	治产后阴道开不闭方
治产后败血冲心，发热，狂言奔走，脉虚大者方	治产后气喘，为孤阳绝阴不治者	治产后阴下脱方
治产后败血冲心，胸满上喘，命在须臾方	治产后生肠不收方	治产后中风，烦渴方
	治产后头痛方	治产后中风寒，遍身冷直，口噤不识人方
治产后大小便不通，或下血方	治产后往来寒热方	
治产后恶露不尽，腰腹痛、儿枕痛并皆治之方	治产后下血，虚羸殆死方	治产后诸痫，神效方
	治产后下血不止方	治产后子宫不收方
治产后恶露不下，三四日呕逆、壮热方	治产后心腹痛方	治妇人产后败血未尽，心腹胀满方
治产后恶物不尽，腹内疼痛方	治产后血不下方	治妇人产后血晕不知人，狂语颠倒，健忘失志方
	治产后血不止方	
治产后恶血冲心，胞衣不下，腹中血块方	治产后血瘕痛，脐下胀，不下食方	治妇人产难已死，子不出者方
治产后腹中绞痛不可忍方	治产后血渴不止方	治妇人堕胎，胞衣不下，腹中疼痛牵引腰脊方
	治产后血癥痛方	
治产后经脉不调，四肢烦疼，饮食全少，日渐羸瘦方	治产后血入於肺，面黑发喘方	治妇人横逆生，得效方
	治产后血上心，已死或胎不下方	治妇人横生不可出方
	治产后血晕，昏迷心气绝方	

治妇人临产累日，气尽不能生，兼恶露出尽，胞干终不产者方	治妊娠疟疾，发热口乾渴，饮无度者方	茱萸丸
治妇人落胎，身下有血方	治妊娠疟疾得效方	猪苓散
	治妊娠无故尿血方	竹沥汤
治妇人落胎，下血不止方	治妊娠无故卒下血方	助桂汤
治妇人逆横难产，子死腹中方		注青膏
治妇人生产，五七日不下，及矮石女子交骨不开者方	治妊娠误有失坠，或推筑着，疼痛难忍方	滋血汤
	治妊娠下痢腹痛，小便涩方	子规丸
治妇人推肠生，又名盘肠产方	治妊娠小便不禁方	紫金散
治妇人小产方		紫苏汤
治劳热，止损止嗽方	治妊娠因顿跌，胎动不安，腰痛腹满，或有所下，或胎上抢心方	紫苏饮
		紫菀汤
治妊娠藏气本虚，脾胃久弱，脐腹疼痛，滑泄无度（产后同）方	治妊娠中风，角弓反张，口噤语涩，谓之风痉（亦名子痫）方	自沸汤
治妊娠忽下黄汁方	治虚劳方	
治妊娠患淋，小便涩，水道热不通方	治阴挺下脱方	
治妊娠挟热下痢方	治阴痒脱方	
治妊娠临月，因发风痉，忽闷愦不识人，吐逆眩倒（名子痫）方	治阴中生疮方	
	治孕妇日月未足，疼痛而欲产者方	

第四节　明代《仙传外科集验方》
所载食材、工艺、计量、方剂

一　该文献所载的食材

（一）

斑猫	鲫鱼	乌鸡子
蚌粉	僵蚕	乌蛇
鳖甲	九肋鳖甲	乌蛇蜕
穿山甲	腊月间雄猪胆	蜈蚣（天龙）
地龙	腊月猪胆	仙蟾
蛾茧	鲤鱼胆汁	雄鸡冠血
骨	羚羊角	熊胆
骨鲠	鹿角	血蝎
海蛤	牡蛎	鸭觜
海螵蛸	脑子	羊乳
海羊	全蝎	羊脂
黑蜘蛛	蛇胆	羊子肝
活疥虾蟆	蛇皮	鱼骨
鸡子白（清）	蛇蜕	猪胆汁
鸡子黄	蜗牛	猪肝

| 猪肉 |
| 猪腿筒骨 |
| 猪心 |
| 猪羊肥肉 |

（二）

| 艾 |
| 艾叶 |
| 八角 |
| 巴豆 |
| 巴戟 |
| 白扁豆花 |
| 白扁豆末 |
| 白丁香 |
| 白豆蔻 |
| 白茯苓 |
| 白附子 |
| 白芨 |
| 白芨末 |
| 白蒺藜 |
| 白芥子 |
| 白敛 |
| 白茅花 |
| 白梅 |

| 白梅肉 |
| 白木 |
| 白芍药 |
| 白柿 |
| 白术 |
| 白薇 |
| 白盐梅 |
| 白药 |
| 白芷 |
| 百合 |
| 柏叶 |
| 柏子 |
| 败酱 |
| 半生熟枯蒌根 |
| 半夏 |
| 薄桂 |
| 薄荷 |
| 薄荷叶 |
| 北白芍药 |
| 北柴胡 |
| 北五味 |
| 北细辛 |
| 贝母 |

| 荜茇 |
| 草麻子 |
| 萆薢 |
| 扁蓄 |
| 槟榔 |
| 不蛀皂角 |
| 苍耳草 |
| 苍耳叶（或子） |
| 草龙胆 |
| 草乌 |
| 侧柏叶 |
| 茶 |
| 茶脚 |
| 茶芽 |
| 柴胡 |
| 常山 |
| 车前 |
| 车前子 |
| 车前子根叶 |
| 沉香 |
| 陈艾 |
| 陈冬瓜仁 |
| 陈米 |

陈皮	大川乌	冬瓜叶
陈皂角	大豆	豆豉
陈樟木	大枫子	独活
陈枳壳	大腹皮	杜仲
赤茯苓	大腹子	番降
赤葛根	大黄	防风
赤芍药	大黄连	防己
赤小豆	大黄末	粉草
楮实子	大戟	枫香
川大黄	大蒜	芙蓉
川当归	大乌豆	芙蓉叶
川椒	丹草	附子
川练子	淡竹叶	覆盆子
川升麻	当归	甘草
川乌	稻秆	甘草节
川芎	灯草	甘草末
川续断	灯笼草连梗叶	甘草汁
春茶末	灯心	甘菊花
葱	地骨皮	甘遂
葱白	地黄	甘蔗
葱涎	地松	橄榄
葱叶	地榆	干薄荷
大半夏	丁香	干葛

干荷叶心蒂	诃子	黄芪
干姜	何首乌	黄芩
干菊花	荷叶蒂	黄桑叶
干柞木叶	黑豆	黄药
高细茶芽	黑牵牛	黄栀子壳
藁本	红牡丹	茴香
隔年葱	红木花	火麻子
葛根	厚桂	藿香
枸杞	厚朴	鸡苏
谷精草	胡椒	蒺藜
鼓槌草	胡椒末	寄生
瓜蒌	胡芦巴	剪刀草
瓜蒌根	胡麻	姜
官桂	胡荽	姜黄
贯众	花椒	姜皮
桂皮	淮草乌	降香
桂心	槐花	降真
桂子	槐子	椒
虾蟆叶	黄柏	金樱子
海金沙	黄瓜	荆芥
海藻	黄瓜蒌	荆芥穗
汗水	黄连	镜面草
旱莲草	黄连汁	九里光

韭	栗子	马兰
韭菜	栗子树根	马兰根
韭菜根	连翘	麦门冬
韭菜汁	连须葱白	蔓荆子
旧艾叶	莲肉	茅花
柏叶根	莲叶	茅香
桔梗	良姜	米
菊花	辽细辛	密蒙花
橘叶	灵消根	明天麻
决明子	凌霄花	母丁香
蕨灵仙	刘寄奴	牡丹
枯梗	柳木	木鳖子
苦参	柳条	木瓜
苦丁香	柳枝	木通
苦葶苈末	龙胆	木香
苦竹	漏芦	木贼
款冬花	萝卜	南木香
葵花叶	萝卜子	南星
昆布	绿豆	嫩黄蓍
老姜	绿豆粉	牛蒡子
老生姜	麻黄	牛膝
老松皮	马鞭草	藕节
黎芦	马兜铃	破血丹

蒲黄	桑树皮	熟地黄
牵牛	桑叶	蜀椒
羌活	砂仁	蜀葵根
青黛	山豆根	水梨
青蒿	山药	丝瓜叶连须
青木香	山栀子	丝茅根
青皮	山茱萸	松萝
青箱子	芍药	苏木
瞿麦	蛇床子	苏叶
瞿麦穗	麝干	酸浆草
热茶	升麻	缩砂
人参	生地黄	檀香
忍冬藤	生地黄汁	桃白皮
肉苁蓉	生干地黄	桃根
肉豆蔻	生姜	桃柳东生枝
肉桂	生姜面	桃柳枝
乳香	生米	桃仁
乳香末	生银杏	桃叶
蕤仁	石菖蒲	桃枝
三棱	石斛	天花粉
桑白皮	石莲	天麻
桑黄菰	石南藤	天门冬
桑树	熟艾	甜瓜子

通草	香白芷	玉簪花根
土瓜根	香附子	郁金末
土牛膝	香附子末	芫花
土乌药	小蒜	远志
菟丝子	新艾	枣
王不留行	杏仁	枣叶
望见消	芎䓖	皂角
威灵仙	宣黄连	皂角刺
乌豆	宣木瓜	皂角末
乌桕根皮	萱草根	泽兰
乌桕皮	玄参	泽兰叶
乌梅	旋覆花	泽泻
乌药	血见愁	柞木
芜荑	熏陆香	樟脑
吴茱萸	杨梅皮	知母
蜈蚣草根	野红花	栀子
五加皮	野椒根	栀子仁
五味子	野茄叶	枳壳
五香	薏苡仁	茱萸
五叶根	茵陈	猪牙皂
西瓜	罂粟壳	竹管
西瓜皮	油胡桃	竹沥
细辛	榆皮	竹篾

竹筒	布绢	胆矾
竹叶	蚕沙	灯烟
竹子	蝉蜕	地浆水
苎根	蟾酥	地上泥
箬	炒盐	豆豉
紫花地丁	车轮上垢腻	豆粉
紫荆皮	尘粉壁土	多年石灰
紫苏	辰砂	莪木醋
紫苏叶	辰砂末	矾石
棕榈	陈米饮	飞罗面
左缠藤	澄清水	沸汤

（三）

	豉	蜂房
艾烟	赤石脂	茯苓
艾炷	川芒硝	干莲房
安息香	穿山甲灰	干乌羊屎
白矾	磁石	藁本
白面	葱汤	锅底墨
白糯米稀粥	醋	锅灰
白墡土	醋汤	寒食面
白汤	大枫油	寒水石
百草霜	大黄末	汗衫衣
壁土	大小黑豆汁	好醋
饼药	丹石	好酒

好绵	绢帛	米
河水	腊酒	米醋
虎骨油	腊月水	米粉
琥珀	腊猪油	米泔
琥珀末	蜡	米糊
花蕊石	老酒	米汤
滑石	老松香	米糖
滑石末	冷坑中粪青水	蜜
黄丹	冷熟水	蜜蜡
黄矾	冷水	蜜水
黄蜡	栗子	蜜陀僧
黄连水	流水	蜜丸
鸡粪	硫黄	绵子
急流水	柳柴灰	面
茧皮	龙骨	面糊
姜酒	龙骨末	明矾
姜汁	路上热土	没药
姜汁酒	乱发	木须
津唾	驴溺汁	硇砂
京墨	绿豆水	牛黄
井花水	麻油	浓豉
井泉石	麦面	浓酒
酒水	芒硝	浓米饮

浓磨水	韶粉	酥点
糯米粉	蛇含石	宿砂仁
糯米糊	麝香	酸醋
糯米饮	生艾汁	酸浆水
硼砂	生白矾末	炭
螵蛸	生蚌粉	炭灰
破故纸	生豆腐	炭末
朴硝	生姜汁	汤水
青矾	生酒	糖
轻粉	生蜜	桃白皮
清水	生面	田泥
清油	生铁	铁锈
热茶	生铁屑末	桐油
热酒	石膏	铜青
热水	石决明	童便水
热汤	梳齿内垢腻	头发
热小便	熟水	头绳
桑柴灰	水	土朱
沙蜜	水银	驼鹤油
沙糖	顺流水	唾
沙糖水	松香	瓦

瓦器	硝石	灶心土
瓦器水	蓬汁	芝麻灰
瓦碗	新汲井水	纸
瓦罂	新汲水	纸捻
瓦盏	新绵	指甲
碗	新热小便	朱砂
温白粥	新砖	猪槽下土
温酒	杏仁	猪粪
温清粥	雄黄	猪苓
温水	雄牛穿鼻木	砖
乌龙尾	雪	紫河车
乌羊屎	牙硝	自然铜
屋漏处土	胭脂	粽箬
无灰酒	盐	
无名异	盐酒	
无名异末	盐汤	
蜈蚣酒	焰硝	
五倍子	窑灶内黄土	
五灵脂	油	
锡器	油酱	
香油	油面	

二　加工方法

熬	盖	泡	旋
拌匀	割	炮	熏
焙（干）	刮	切	熏洗
搽	裹	噙	淹
掺	和匀	取汁	研
炒	糊丸	溶	研作泥
杵（成膏）	化	糁	阴干
杵碎	煎	晒干	熨
吹	嚼	烧	蘸
槌	绞	烧灰	斟洗
槌碎	搅	水飞	蒸
淬	浸	烫	炙
搓热呵之	搐	调	炙酥
打	炼	煨	煮
打和	淋汁	为膏	灼
捣（罗）	挦	为末	斫
煅	滤	为丸	
飞法	磨	为圆	
㕮咀	碾	洗	

三 计量方法

把	枚	条
杯	片	丸
匕	钱	碗
尺	如半夏大	味
次	如弹子大	握
寸	如豆粒大	小平钱大
撮	如黄豆大	一豆大
点	如鸡子大	盏
分	如箭竿长	只
服	如绿豆大	字
个	如马尾大	
根	如粟米大	
合	如梧桐子大	
件	如小指头大	
斤	如指头大	
茎	少许	
块	升	
粒	匙	
两	束	

四　方剂

八物汤	地黄丸	合掌散
拔黄药	点眼药	何首乌散
白圆子	豆粉甘草汤	黑龙丸
百二散（护心散）	独活寄生汤	黑神散
百沸汤	对金饮子	洪宝丹
败毒散	二母散	化毒散
补肝重明丸	二十四味流气饮	化毒托裹散
不换金正气散	返魂丹	化毒消肿托裹散
不止麒麟散	返魂汤	化痰圆
茶调散	防风散	换骨丹
沉香散	防风汤	黄矾丸
吃药即效散	飞龙夺命丹	黄蜡圆
赤盦丸	肺痈黄芪散	黄连香薷散
吹喉祛风散	茯苓散	茴香丸
大半夏汤	复元通气散	活络丹
淡姜汤	葛根汤	鸡鸣散
当归酒	垢腻散	蒺藜丸
当归散	瓜篓散	嘉禾散
灯草汤	还睛丸	茧皮盐汤

姜盐汤	南星膏	热醋汤
姜汁酒	内补黄芪散	热药汤
解毒散	内补散	人参交龙散
解毒生肌散	内补十宣散	如圣散
金箔镇心丸	内塞散	乳香散
荆黄汤	内托千金散	三黄汤
荆芥汤	内消散	三灵散
九仙饼	牛黄散	三石散
桔梗丸	牛旁子丸	山豆根汤
控涎丹	蟠葱散	麝香轻粉散
苦参圆	平老丸	神授太乙散
来复丹	平胃散	神授香苏散
凉疳丸	破结散	神仙解毒丸
漏芦汤	七沸汤	神效复元通气散
麦门冬散	羌活散	神效散
秘传膏药	青木香丸	神效圆
秘传隔纸膏	清风散	神异四七膏
磨风丸（圆）	清肾散	神应回光散
牡丹散	秋冬五积散	神应散
木通散	瞿麦散	升麻和气饮
木香汤	全蝎观音散	生肌定痛散

| 生肌药 |
| 生犀复明散 |
| 十六味流气饮 |
| 十宣散 |
| 舒筋散 |
| 水沉膏 |
| 四生散 |
| 四圣散 |
| 苏叶汤 |
| 索血散 |
| 太一神应膏 |
| 天水散 |
| 铁筒拔毒膏 |
| 通顺散 |
| 通血散 |
| 透脓散 |
| 菟丝子丸 |
| 温白汤 |
| 五积散 |
| 五苓散 |
| 五香连翘散 |

| 细辛散 |
| 仙方隔纸膏（神应膏） |
| 仙方化痰丹 |
| 仙方解毒生肌定痛散 |
| 仙方三补丸 |
| 消风散 |
| 消暑丸 |
| 小柴胡汤 |
| 雄黄丸 |
| 血拔毒散 |
| 熏洗方 |
| 盐酒汤 |
| 玉龙热药 |
| 枣汤 |
| 皂角膏丸 |
| 柞木饮子 |
| 震灵丹 |
| 正气散 |
| 枳壳汤 |
| 朱砂五苓散 |
| 住痛一黑散 |

| 追疔夺命汤 |
| 追毒丹 |
| 追风散 |
| 追风丸 |
| 紫金丸 |
| 紫苏饮 |

第五节　道教服食所用食材、工艺、计量比对表[①]

一　偏动物类属性食材比对表

《葛仙翁肘后备急方》	《孙真人备急千金要方》	《急救仙方》	《仙传外科集验方》
猪脂	猪膏（猪脂）	鳖甲	血蝎
鸡子白	牡蛎	阿胶	穿山甲
牡蛎	犀角	穿山甲	骨
麝香	虻虫	斑猫	全蝎
鸡子	鳖甲	犀角屑	脑子
鳖甲	羚羊角	地龙	蜈蚣（天龙）
腊月猪脂	水蛭	牡蛎	鸡子清（白）
鹿角	腊月猪脂	海马	白僵蚕
鲫鱼	鹿茸	鸡肝	海羊
龙骨	白僵蚕	蚌粉	猪肝

[①]　备注：该表是按照各项在对应的文献中出现的次数从上至下进行排列的，表示数量从多到少，排列止于其中某部文献数量最少的时候或者出现共同的最少次数的时候。

鸡冠血	乌贼骨	白僵蚕	羊脂
猪胰	羊脂	鲤鱼	海螵蛸
猪肉	蜈蚣	鸡子	蜗牛
犀角	斑猫	蝉蜕	牡砺
羊肉	鹿角	蝎	九肋鳖甲
蜈蚣	鸡子白	鹿茸	地龙

二　偏植物类属性食材比对表

《葛仙翁肘后备急方》	《孙真人备急千金要方》	《急救仙方》	《仙传外科集验方》
甘草	甘草	当归	甘草
附子	桂心	甘草	白芷
干姜	人参	姜	当归
桂	当归	川芎	防风
生姜	芍药	人参	大黄
巴豆	附子	白术	乳香
大黄	茯苓	柴胡	黄连
黄连	细辛	陈皮	生姜
杏仁	干姜	生地黄	南星
半夏	芎䓖	枳壳	川芎
细辛	生姜	黄芩	人参

人参	大黄	桔梗	草乌
椒	白术	杏仁	羌活
大豆	防风	细辛	没药
桂心	半夏	牛膝	赤芍药
当归	大枣	赤芍药	独活
栀子	黄连	芍药	姜
麻黄	蜀椒	葱白	荆芥
皂荚	杏仁	川乌	陈皮
升麻	麻黄	茯苓	赤芍
葱白	麦门冬	白芷	细辛
小豆	干地黄	黄耆	葱白
常山	黄耆	厚朴	巴豆
桔梗	黄芩	香附子	半夏
苦参	五味子	大黄	贝母
芍药	远志	生姜	灯草
吴茱萸	吴茱萸	知母	何首乌
茯苓	橘皮	桃仁	黄芪
黄檗	乌头	桂	木通
生地黄	厚朴	半夏	地黄
防风	白芷	白茯苓	皂角
橘皮	升麻	艾叶	薄荷

大枣	桔梗	防风	葱
藜芦	独活	蒲黄	黄柏
乌头	牛膝	黄连	桔梗
茱萸	枳实	苍术	肉桂
黄芩	干姜	乳香	山栀子
松脂	黄檗	没药	枳壳
白芷	生地黄	地黄	附子
独活	苁蓉	桂心	桑白皮
乌梅	天雄	秦艽	生地黄
里白	泽泻	肉桂	槟榔
枳实	石斛	麻黄	茶
芎䓖	菟丝子	木香	茴香
葛根	山茱萸	麦门冬	麦门冬
桃仁	巴豆	桑白皮	木香
葶苈	通草	乌药	白芍药
菖蒲	秦艽	川芎	甘草节
赤小豆	白敛	南星	升麻
干姜	桃仁	羌活	乌药
黄芩	薯蓣	青皮	知母
小蒜	蛇床子	何首乌	厚朴
艾	丹参	熟地黄	苦参

贝母	杜仲	荆芥	木瓜
麻仁	菖蒲	赤小豆	杏仁
大蒜	葛根	枣	白敛
牡丹	紫菀	莪木	赤茯苓
干地黄	续断	三棱	当归尾
薤白	防己	玄胡索	黑豆
芫花	知母	茴香	蒺藜
枣	前胡	槟榔（大腹子）	牵牛
白术	栀子	白芍药	枣
杜仲	皂荚	干姜	紫荆皮
厚朴	莽草	附子	艾叶
胡麻	柴胡	巴豆	白茯苓
麦门冬	苦参	黑豆	米
青木香	天门冬	骨碎补	南木香
葶苈子	藜芦	青蒿	白芨
牛膝	干地黄	红花	白术
白蔹	大豆	荆芥穗	草决明
大青	蒲黄	地骨皮	大蒜
瓜蒂	葳蕤	丁香	茯苓
椒目	赤小豆	赤茯苓	干姜
芦根	柏子仁	草乌	青皮

射罔	射干	独活	香附子
蒜	牡丹	紫苏	玄参
桃皮	竹叶	小麦	玄胡索
天南星	芫花	葱	栀子
熏陆香	巴戟天	薄荷	地骨皮
茵陈	葱白	升麻	连翘
知母	枣	贝母	麻黄
竹叶	葶苈	官桂	木贼
柏叶	石南	灯心	熟地黄
槟榔	桑白皮	川当归	吴茱萸
柴胡	车前子	乌梅	薏苡仁
大麻子	白薇	橘皮	紫苏
丹参	小麦	丹参	草麻子
丁香	栀子仁	糯米	苍木
姜	玄参	防己	赤小豆
韭根	土瓜根	栀子	淡竹叶
狼毒	葵子	威灵仙	艾
桃叶	麻子	葛根	百药煎
天门冬	甘遂	白芨	苍耳草
桑根白皮	茵芋	山桂	丁皮
蜀椒	乌梅	肉豆蔻	丁香

三　其它类比对表

《肘后备急方》	《千金要方》	《急救仙方》	《仙传外科集验方》
水	水	酒	酒
酒	酒	水	水
蜜	石膏	醋	蜜
苦酒	蜜	白矾	清油
豉	芒硝	雄黄	雄黄
盐	豉	朱砂	麝香
雄黄	阿胶	童子小便	白矾
醋	矾石	百草霜	轻粉
矾石	雄黄	麝香	米醋
温酒	龙骨	蜜丸	井花水
冷水	赤石脂	龙骨	面
胡粉	麝香	石膏	朴硝
米	苦酒	盐	玉龙
水银	醋	米	黄丹
酥	紫石英	干漆	冷水
好酒	滑石	五灵脂	蝉蜕
芒硝	盐	油	姜汁
白蜜	酢	砒	朱砂

朱砂	松脂	蜜	石膏
粥	水银	米汤	百草霜
生姜汁	蜂房	井花水	面糊
新汲水	杏仁	水银	麻油
石膏	白石英	姜汁	寒水石
面	磁石	辰砂	米饮
油	钟乳	自然铜	盐
热酒	茯神	黄丹	木腊
灰	真珠	天灵盖	黄蜡
井花水	丹砂	血碣	蟾酥
赤石脂	伏龙肝	京墨	滑石
石灰	牛黄	朴硝	米汤
浆水	胡粉	无灰酒	胆矾
乱发	乱发	滑石	纸
蜡	姜汁	豆豉	无名异
硫黄	井花水	紫河车	五倍子
蜂房	香豉	酽醋	好醋
生油	消石	灶心土（伏龙肝）	明矾
黍米	禹余粮	生地黄汁	芒硝
清酒	代赭	赤石脂	蜜陀僧
饴糖	白石脂	薄荷汤	新汲水

马屎	酥	姜汤	牙硝
姜汁	干漆	黄泥	童便
胶	朴硝	蜡	米泔
秫米	石灰	硫黄	鸡子清
饭	寒水石	脑子	青矾
丹砂	雌黄	硝	白水
豉汁	硫黄	面	白矾枯
糯米	蜡	糯米	硫黄
粳米	柏子仁	好墨	赤石脂
腻粉	灰	紫矿	牛黄
好醋	礜石	石燕	绵子
真丹	朱砂	棕毛灰	铜绿
青布	饴糖	乳香	破故纸
膏	浆水	雌黄	盐汤
饼	猪苓	矾石	灶心土
米饮	铅丹	金箔	头发
醇酒	枣膏	湿纸	米糊
温水	铁精	磁石	糯米糊
熟水	油	硇砂	铜青
硝石	橘皮	宿砂	蚌粉
曲	蛇蜕皮	黄腊	大黄末

鸡屎	雷丸	信石	沙糖
芒硝	戎盐	国丹	白糯米稀粥
蓝汁	糖	无名异	松香
淳酒	鹰屎白	硼砂	紫河车

四　工艺比对表

《肘后备急方》	《千金要方》	《急救仙方》	《仙传外科集验方》
捣	煮	煎	调
煮	咬咀	研	煎
为末	煎	为末	为末
煎	为末	煮	炒
烧	捣	炒	研
煮取	煮取	烧	洗
去滓	和	焙	浸
熬	烧	为细末	煮
研	治下筛	咬咀	焙干
渍	去滓	为丸	咬咀
切	切	锉	炙
洗	渍	为末	搯
调	熬	去滓	烧

炙	研	炙	烧灰
蜜和丸	为丸	浸	为丸
筛	筛	煨	煅
浸	浸	炮	捣
涂	炙	为粉	泡
去皮	蒸	捣	磨
杵	绞	酒浸	搅
锉	洗	酒煮	熏
蒸	取汁	去节	切
捣末	为末	麸炒	煨
和	蜜丸	醋煮	熬
炒	曝	切	蒸
炼	曝干	洗	和
贮	烊	蒸	滤
炮	碎	炼	溶
绞	搅	去皮	裹
细研	炼	煅	炼
火炙	烧作灰	去心	淬
煎取	酒服	为粗末	糊丸
搅	和丸	和	锉

五　计量比对表

《肘后备急方》	《千金要方》	《急救仙方》	《仙传外科集验方》
升	两	两	钱
两	升	钱	两
枚	味	盏	服
分	分	分	味
丸	枚	升	盏
合	斗	丸	丸
斤	合	服	分
斗	丸	斤	粒
方寸匕	铢	个	个
服	方寸匕	片	碗
钱	斤	炒	次
盏	服	合	寸
匕	寸	寸	少许
钱匕	具	如梧桐子大	片
寸	剂	味	如梧桐子大
少许	如梧桐子大	粒	根
个	匕	枚	升
粒	石	少许	斤

如梧子大	如小豆大	握	块
度	把	方	条
如弹丸	根	只	字
匙	次	钱匕	合
具	钱匕	斗	握
等分	尺	块	尺
如梧桐子大	升半	匕	如弹子大
把	杵	绿豆大	只
如桐子大	握	寸匕	枚
握	粒	茎	茎
片	钱	次	把
味	两半	碗	如绿豆大
尺	如鸡子大	条	件
如小豆大	盏	如龙眼大	如豆（粒）大
碗	撮	对	匙
剂	如枣核大	弹子大	平钱
如鸡子大	片	撮	束
稍稍	斛	把	如指头大
只	少许	具	如鸡子大

第六节　道教服食的特征分析

一　道教服食食材的特征

（一）万物皆为道显、万物无一不是药

从统计汇总可见，道教服食所涉及食材具有多样性、综合性、广泛性、独特性、融合性的特点。所述食材道俗均用，对同类食材的不同部位了解深入，并对食材的具体性状、产地的差异、采摘时间、用途等，记述详尽，反映了道教服食食材的丰富性。从文献的记述来看，食材存在一定的差异，山林状态下的食材多产自山区，山珍相对较多。植物类食材的数量、种类丰富，具有"药食兼有"的特点，大量食材起到治疗的作用。

孙真人不愧是"药王"，《孙真人备急千金要方》所载食材的种类、数量都是非常丰富的，所用食材的分布区域是广泛的，对具体食材不同部位的用途认识是深刻的。里面的汤剂、方剂数量、种类在《道藏》文献里面属于甚为丰富的，所治疗的病症非常广泛，各种疑难杂症均在治疗范围内，体现出救世利民的特点，从这一侧面可以反映出唐代道教医学的兴盛。

服食所涉及的食材可谓"多端杂处"，所用原料有时候匪夷所思，反映出"道通万物"的实践原则，可谓"万物皆为道显"。体现出道教服食择材，不拘一格，天下万物均可为用，万物皆可为药的包容思想。

（二）道教戒杀的思想对服食食材的选择有一定影响

从图表统计来看，动物类食材所占比例相对较少，主要以植物类为主。这种情况的出现，与道教的戒杀戒律、承负说有关系。

道门认为，戒杀护生是修生的第一步，葛洪说："欲求长生者，必欲积善立功。"① 在《抱朴子内篇·微旨》中以憎善好杀、弹射飞鸟、刳胎破卵、春夏燎猎等为恶事。《太上老君经律》认为：第四戒者不得杀伤一切。第十四戒者不得烧野田山林。第三十六戒者不得以毒药投渊池。第四十七戒者不得妄凿地，毁山川。第四十九戒者不得以足踏六畜。第七十九戒者不得渔猎，杀伤众生。第九十五戒者不得冬天发掘地蛰藏。第九十七戒者不得妄上树探巢破卵。第九十八戒者不得笼罩鸟兽。第一百十六戒者不得便溺生草上及人所食之水。第一百二十九戒者不得妄鞭打六畜。第一百三十二戒者不得惊鸟兽。第一百七十二戒者人为己杀鸟兽鱼等，皆不得食。②

道门认为"当恤死护生，救度厄难，命得其寿，不有夭伤。"③ "守贞让杀，悯济群生，慈爱广救，润及一切。""手不得杀害众生，蚑行蠕动含血之属皆不得杀。"④ 孙思邈提出"杀生求生，去生更远"，"鸟兽虫鱼之类凡一百一十六种，皆是生命，各各自保爱其身，与人不殊，所以称近取诸身，远取诸物，人自受命，即鸟兽自爱，固可知也。是以须药者，皆须访觅先死

---

① 王明著：《抱朴子内篇校释》，中华书局，1985 年，第 126 页。
② 《道藏》第 18 册，第 219－221 页。
③ 《道藏》第 6 册，第 886 页。
④ 《道藏》第 25 册，第 161 页。

者，或市中求之，必不可得，自杀生以救己命，若杀之者，非立方之意也，慎之慎之。"① "勿食父母本命所属肉，令人命不长；勿食自己本命所属肉，令人魂魄飞扬；勿食一切脑，大损人；茅屋漏水堕诸脯肉上，食之成瘕结；凡暴肉作脯不肯干者，害人；祭神肉无故自动，食之害人。"② 老君曰："古之圣人，其于善也，无小而不得；其于恶也，无微而不改。而能行之，可谓饵药焉。"皆寓劝人为善之意。

道教主张承负说，行善积福。"上以顺天，下以顺人，成万物，覆载群生者善也。"③ "善者，君子之所本，百行之所长，吉阳之所舍，万福之所往来，流而不滞，用而不绝，百王所不变，异俗人之所不易。"④ 善就是符合道的要求，仙道贵生，自然亦要求以戒杀修福。

笔者认为，从食材分析来看，所用动物性原料所占比例相对少，这可能与当时捕猎手段有关系，毕竟动物类相对植物类而言捕捉难度更大。同时，洞天福地逐渐成为宫观集中之区，形成物种宗教保护区，也在客观上起到了护生作用。

（三）道教服食食材具有道俗分显、道俗兼用、道俗难分、道俗合一、融合兼摄的特点

这一点，有些类似"佛法在世间，不离世间觉"，食材在世间，虽在道门使用，但依然不离世间，道俗兼用。道教服食的几个层次，即长生服食、疗病服食、日常生活的道教饮食，其食材

---

① 孙思邈著：《千金翼方》卷四，人民卫生出版社，1982 年，第 49 页。

② 孙思邈著：《急备千金要方》卷二七，人民卫生出版社，1982 年，第 479 - 480 页。

③ 《道藏》第 25 册，第 23 页。

④ 同上，第 21 页。

的特征分别表现为"道俗分显"、"道俗兼用"、"道俗合一"的特征。长生服食，所用食材的宗教性非常明显。疗病服食，所用食材可谓"道俗兼用"，既有宗教性的，亦有非宗教性的。食材内容丰富，人、动物、山禽、走兽、鱼类、飞禽，乃至屎尿皆有，体现出"万物皆可为药"的包容思想和敢用敢试的生命探索精神。就"日常生活的道教饮食"这一层面而言，食材具有"道俗合一"、"融合兼摄"的特点。同时，从文献所载食材的分类汇总比较可见：在食材分类中的其它类里面，《孙真人备急千金要方》中的食材相对文明些，而道教在山林状态下相对粗糙，城市状态下趋向文明。《孙真人备急千金要方》食材显示出融合兼摄、综合性的特点。方剂、汤剂所占比例大，反映出当时工艺的先进性。

（四）服食食材的别名和隐语较多，具有"知识产权保护"的特点，但不利于传播

服食食材的隐名较多[1]，如：黄金，隐名有：庚、庚辛、兑、天真、太真、男石山火等等。由于"金性不败杇，故为万物宝，术士服食之，寿命得长久"。水银，又名汞，隐名有：姹女、青龙、流珠、元水、玄水、玄珠等等。它变化多端，见火则飞，不见蒸气，"灵而最神"，故被丹家奉为"五金之母"，"天地至精"。铅，隐名有：白虎、黑虎、黑锡、青金、太阴、黄芽、石胆、金公等等。它变化多端，也令丹家惊讶目眩，故被奉为"黄金之苗，五金之主"。它常被用来提炼金精，或与汞合炼成铅汞大丹，或被雌黄点化成银。铜，隐名有：丹阳、赤金、赤

---

[1]　蒙绍荣、张兴强著：《历史上的炼丹术》，上海科技教育出版社，1995年1月，第86—87页。

肉、红物等等。炼丹家常用雄黄、砒霜将它点化成金成银。丹砂，别名朱砂、辰砂，人工合成者又称灵砂，隐名有：朱雀、朱帝、赤婴、火精、红铅等。"丹砂之为物，是称奇石，最为上药，理细红润，其质坚固贞秘，积转愈久，变化愈妙，能飞能粉，能精能雪，能为真汞，能为还丹，能拒火，能化水，消之可不坏，灵异奇秘。"陈少微也说："丹砂者，乃百灵之主，造化之根，还丹之基本，大药之根源。"它常被用来作九转灵丹，或用来与铅、金、铜、云母等合炼。硫黄，别名倭黄、倭硫、石硫黄，隐名有：黄男、太阳元精、石液、石亭脂、黄硝砂等。它被奉为"四黄之最，七十二石之将"。雄黄与雌黄，雄黄的隐名有：朱雀筋、黄奴、天柔石、石黄、雄精等。雌黄的隐名有：黄龙血、玄台月华、帝女血炼者等。二者常常混生，不易分辨。常用药物还有：硝石、磁石、明矾石、玉石、礜石、炉甘石、石胆、石碱、石英、石膏、石脂、云母、盐、芒硝、硇砂、曾青、胡粉、密陀僧（氧化铅）、禹余粮（含铁矿的粘砂土）、酒、醋、木炭、草木灰，以及灵芝、茯苓、天南星、五倍子、覆盆子、皂荚、菟丝、朱草、鸡血藤等植物药。有时，炼丹家还用到动物的血毛、贝壳、人尿、人乳等物，涉及面极广。[①] 道教服食食材的使用分两种情况：一种是随意式的使用；一种是知识产权的保护，所谓自古丹家"传药不传火"，火候者，斤两法度也，盟誓方得真传。当然，由于隐语较多，这是道门秘不外传的需要，但却给后人对此的鉴定带来一定的困难，也阻碍了道教丹法的广传。

---

① 蒙绍荣、张兴强著：《历史上的炼丹术》，上海科技教育出版社，1995 年 1 月，第 86—87 页。

（五）道教服食具有传统文化中罕见的以生命为实践的探索精神

中国道教有很强的科学精神，作为东方的生命学问，道教崇尚自然规律，积极探索自然奥秘，虽然探索方法是在神仙信仰的推动下进行的，但与科学方法的态度接近。科技史家李约瑟在《中国科学技术史》认为，道教非但没有反对科学，而且还鼓励科学，在中国文化技术中，哪里萌发了科学，哪里就能寻觅到道教的足迹。

服食虽因诸多中毒事件而受到一定的限制，但亦有明显的益处：一是服食的实践活动获得了大量一手的实践资料；二是获得了方方面面的大量的解毒方法和治疗方法，解决了群众的痛苦；三是通过服食深化了对食材具体特征的认识，为后世提供了经验；四是服食器具不断的改进，这促进了制造技术的发展；五是服食资料被大量保存在《道藏》里面，丰富了《道藏》的内容。

二　道教服食在工艺和计量方面所面临的问题

中药炮制工艺较多，如：炙、煅、煨、烘焙、烧、炼、炮、炒、飞、伏、煿、曝、露、煞、水、火、净制、切制、制霜、拣、簸、筛、刮、刷、捣、碾、镑、锉、切、铡、洗、淋、泡、漂、浸、蒸、煮、淬、发酵、发芽等。烹调工艺方法亦多样，如：炒、爆、熘、炸、烹、煎、溻、贴、烧、焖、煨、焗、扒、烩、烤、盐、熏、泥烤、余、炖、熬、煮、蒸、拔丝、蜜汁、糖水、涮、凝冻、卤煮、腌泡、炝、滑水、滑油、灼、扣、煲、焐、烘、煸、溜、羹、攒、酱、浸、风、腊、烟、糟、醉、甑、飞水、冰浸、挂霜、油泡、走油、串烧、铁板、锅贴、火锅、汽锅、凉拌、酥炸等。道教服食在工艺和计量方面所面临的如下问题值得关注。

（一）服食工艺重视火法而忽视水法①

火法，就是带有冶金性质的无水加热方法。水法，即是在溶液里进行反应的方法，可以加热，也可以不加热。水法反应，药物溶化为液体，互相充分接触，反应快速彻底，而且操作简便，观察容易，提纯也不困难。它也是现代化学中最常用的反应方法。火法反应，药物之间接触不良，除非把药物烧融，才能使反应彻底进行。这需要极高的温度，加热困难，而且，高温之下有许多副反应，许多物质早已化为气体逸出，往往收不到预期的效果，有很大的局限性。

道教服食曾经使用水法炼丹。汉代的《三十六水法》就是早期水法炼丹的初步总结，后来改兴火法炼丹，水法炼丹则极少有人问津。炼丹家可能认为，水法炼丹冲淡了丹药的神效，不是良策，火法才是真正的"炼"丹。"黄金入猛火，色不夺精光，故为万物宝"，"金丹之为物，烧之愈久，变化愈妙"，这些大师们都是强调火法炼丹，似乎唯有火烧才显变化之妙。由于忽视水法反应，道教服食未能很好地认识酸、碱、盐三大类化学物质。

（二）服食工艺更多采用升华法而不善于用蒸馏法

道教服食很早就发明了蒸馏技术，但蒸馏器的改进却相对缓慢，仅仅用来抽砂炼汞，没有扩大其使用面。服食实践偏好升华法而疏远蒸馏法，显然是与他们重视火法反应而轻视水法反应相

---

① 蒙绍荣、张兴强著：《历史上的炼丹术》，上海科技教育出版社，1995 年 1 月，第 85—86 页。

关联的。升华法不管怎样完善也不能代替蒸馏法。升华法的适用面很窄，只能有效地提纯硫、碘、硫化汞、氯化汞和氧化汞等物质。蒸馏法的适用面则极广，可以广泛用来进行有机物和无机物的提纯分离。[1] 尤其是对于有机物，蒸馏分离往往是唯一的手段，酒精及各种香精都是靠蒸馏法分离出来的宝物，而有机物又占物质种类半数以上，有几百万种之多。阿拉伯的蒸馏技术水平已经高于中国，欧洲人继承了这种先进的技术，从而制成了许多重要的化合物。中国人有蒸馏器而不知其广用，实是一大憾事。

（三）服食食材间的反应缺乏收集气体并且度量气体的方法较弱

道教对"哲学思辨的气"认识比较深入，但对具体的服食食材之间产生的"物质性的气"认识略显不足。近代化学是在一大批气体物质被发现的基础上建立的。只有这些气体的发现，才能更好地解释各种化学反应。就此而论，道教对食材之间的相互作用的认识犹待深入。

（四）服食工艺缺乏更精密的衡量器

中国古代的计量单位比较多[2]，如：钟、釜、豆、升、斛、斗、筥、合、龠、撮、圭、石、铢、两、斤、钧、贯、方寸匕、钱匕、刀圭、条、只、枚、团、包、束、片、钱、分、尺、黍、对、坨、勺、包、厘等。在陶弘景时代，度量衡已有古今差异，《集注·序录》云："古秤唯有铢两，而无分名。今则以十黍为

----

①　蒙绍荣、张兴强著：《历史上的炼丹术》，上海科技教育出版社，1995 年 1 月，第 85—86 页。

②　参考姜生、汤伟侠主编：《中国道教科学技术史》（南北朝隋唐五代卷），科学出版社，2010 年 5 月，第 507 页。

一铢，六铢为一分，四分成一两，十六两为一斤。虽有子谷秬黍之制，从来均之已久，正尔依此用之。但古秤皆复，今南秤是也。晋秤始后汉末以来，分一斤为二斤耳，一两为二两耳。金银丝绵，并与药同，无轻重矣。古方唯有仲景，而已涉今秤，若用古秤作汤，则水为殊少，故知非复秤，悉用今者尔。"①

古代医书习惯使用长度、体积或计数单位来表述用药量，为了减少误差，陶弘景尽可能进行重量折算："凡方云巴豆若干枚者，粒有大小，当先去心皮竟，称之，以一分准十六枚。附子、乌头若干枚者，去皮竟，以半两准一枚。枳实若干枚者，去核竟，以一分准二枚。橘皮一分准三枚。枣有大小，以三枚准一两。云干姜一累者，以重一两为正。凡方云半夏一升者，洗竟，秤五两为正。……椒一升，三两为正。吴茱萸一升，五两为正。菟丝子一升，九两为正。庵闾子一升，四两为正。蛇床子一升，三两半为正。地肤子一升，四两为正。"②

此外，对一些不易或不便折算的度量单位，陶弘景也加以规范，如刀圭是古人量取药物的器具，医书中常用若干刀圭来形容散剂的剂量，直到民国，医家仍有此习惯③，《集注》云："凡散药有云刀圭者，十分方寸匕之一，准如梧子大也。方寸匕者，作匕正方一寸，抄散取不落为度。钱五匕者，今五铢钱边五字者以抄之，亦令不落为度。一撮者，四刀圭也。十撮为一勺，十勺为一合，以药升分之者，谓药有虚实轻重，不得用斤两，则以升平

① （梁）陶弘景编，尚志钧、尚元胜辑校：《本草经集注·序录》，人民卫生出版社，1994年，第36－37页。
② 同上，第53－54页。
③ 参考姜生、汤伟侠主编：《中国道教科学技术史》（南北朝隋唐五代卷），科学出版社，2010年5月，第507页。

之。药升合方寸作，上径一寸，下径六分，深八分，内散勿案抑，正尔微动令平调耳。而今人分药，多不复用此。"① 通过统计分析可见，随着历史的发展，量化的精确性在提高，这有利于服食的量化操作。

但也要看到，由于没有天平等精密的衡量器，其精确程度仍然总体偏低。由于炼丹道士大多缺乏数学上的修养，有些丹方的用药量皆以斤或数十斤为单位，缺乏精确性，人为主观因素明显。并且，大多数服食对用量没有特别的具体要求，只要品种齐全，合乎阴阳五行八卦就行。

道教服食的称重仪器一直都是普通的勾秤，这是定量方法无法精密的原因。天平对重量的差别有很高的敏感度，一般都可察觉毫克之差。唐代出现了几位讲究定量实验的炼丹家，如陈少微和金陵子，曾仔细分析原料丹砂的含汞量，其用药量以两为单位。他们还注意到了反应前后物质重量的变化。由于缺少精确的仪器，对物质世界的研究就显得很无奈，只能以主观的标准予以衡量，就不能对物质变化的规律进行深入研究。

（五）服食器具没有采用透明的玻璃容器从而妨碍了观察

据专家考证，我国古代也有玻璃，但其数量很少，而且都是不透明的铅玻璃，主要用于玩赏品的制作，伪充真玉、真珠等物。从汉朝到明朝，情况一直如此。清朝末期，中国才从西方引进了透明玻璃制作技术。② 服食器皿都是由不透明材料制成的，

---

① （梁）陶弘景编，尚志钧、尚元胜辑校：《本草经集注·序录》，人民卫生出版社，1994 年，第 38 页。

② 蒙绍荣、张兴强著：《历史上的炼丹术》，上海科技教育出版社，1995 年 1 月，第 85—86 页。

或铜器或铁器，最常见的是陶器、瓷器。其尺寸大小均以炉鼎器具想象为一个缩小的宇宙，这个小宇宙与真实的天地"造化同途"。由于所用多为密封式的方法，即使是敞口的反应容器，由于器壁不透明，给观察带来极大的不方便，准确性方面亦大打折扣。

三　道教服食在理论方法上面临简单类比的问题

（一）道教服食在理论方法上重综合、重功能

道教服食在理论方法上更多的采用综合手段，注重整体功能，注重阴阳相抱，水火交注，动静相倚，与重分析、重原因的分析方法存在差异。这是中国古代科学诸多成就所证明了的事实。然而服食总是很复杂，具体食材又有它具体的特殊情况，这就需要严密的分辨，认清其内部结构，故总体把握的综合方式就需要进一步的深入分析食材的具体特点，并以这种深入的分析为基础才能更好地发挥综合的作用。

（二）道教服食观主要依赖阴阳五行的哲学思想

道教服食食材属性的划分是依据阴阳、四象、五行和八卦，认为要四象俱备，五色、五味、五金五石、八方之土俱全。还有讲究天象星符，主张要推算十二甲子合配二十八星宿。这种服食食材阴阳属性的划分显得不精确。由于在工艺上、方法上缺乏更新的理论推动，所以发展相对较慢，突破性方面比较弱。阴阳二元论虽然提纲挈领，但数量众多的服食食材的属性各有差异，虽然可以划分为阴阳两大类，并配以五行、八卦特征，但这种划分的标准主观感官因素大。因此，标准虽有，但多靠主观猜度，模

棱两可，具体不一。所以，这一方法，随着具体服食食材的多样性，其方法需要进一步更新，以鉴别各种食材的具体特点。当然，这与当时的社会生产力发展水平是有关系的。

四 由于诸种因素的影响，不同朝代的道教服食特征有所区别

（一）唐代道教服食食材具有多样性、文明性、跨区域性、汇总性的特征

从上表可见，《孙真人备急千金要方》食材总数非常多，并且种类多样。从分析来看，食材的选用趋于文明。从食材的来源来看，有些是外来的食材，并且全国各地均有，这与当时的政治、经济、文化发展水平以及宗教政策是密不可分的。唐代政治上扶持道教，大规模采药的现象很多，所谓"用尽寰中众石，海内诸矾、铜精、铁精、石绿、土绿"①，甚至皇帝常常遣使至名山大川驱使民力寻药。如元和十三年，宪宗"以山人柳泌为台州刺史，为上于天台山采仙药。"②《旧唐书》卷一百三十五载："柳泌……自云能致灵药，言：天台山多灵草，群仙所会，臣尝知之，而力不能致。原为天台长史，应以求之。遂起徒步授以台州刺史，乃赐金紫……泌到天台，驱役吏民于山谷，声言采药，鞭笞燥急。"③ 其"驱役吏民于山谷间"，可见采药队伍之众。又宝历元年，敬宗"遣中使往湖南、江南等及天台山采草

---

① 《道藏》第4册，第898页。
② （后晋）刘昫等撰：《旧唐书》，中华书局，1975年，第561页。
③ 同上，第465页。

药。时有道士刘从政者，说以长生久视之道，请于天下秋访异人，翼获灵药"①。《金液还丹百问诀》云："切见世上之人，多求采药，将结水银。指岭南不是远途，言塞北只同户外。遍求藜卉，散采芳枝。赤芹茋苣之徒盈诸兜笼，章柳瓦松之类尽满筐箱……早望黄金，如此之流，如麻似蚁。"②

　　不仅如此，借助于当时交通便利之势，大量海外药物转入海内，以往葛洪感叹"道路梗塞，药物不可得"③的状况此时已经大大改观，言至药生于海外，便向波斯国内而求白矾、紫矾，或向回讫域中寻访金刚、玉屑。张泽洪教授认为，"唐代长安道教的兴盛发展，反映出道教从山林走向城市，从民间下层影响社会上层，以履行国家宗教职能的趋势。唐代长安道教宫观的大量设置，道教为皇室公卿大臣文士所尊崇，表明道教已完成山林道教向都市道教的转型。"④并且，食材的文明性、多样性、跨区域性、汇总方面提升明显，与这一时期道教的转型亦有关系。

　　（二）唐代道教服食所用汤剂、方剂甚为丰富

　　从前面表中可见，《孙真人备急千金要方》所用汤剂、方剂非常多，可见这一时期的汤剂、方剂非常丰富，反映了当时制作工艺的先进性和对服食食材特性的把握，以及对食材之间相互作用的深刻认识。此外，隋文帝敕撰《四海类聚方》2600卷，巢方元撰《诸病源候论》，书中记载了"1720个症候，归纳为67门，其中对于内科病记载特详，共39门，占该书的一大半，其

　　①　（后晋）刘昫等撰：《旧唐书》，中华书局，1975年，第561页。
　　②　《道藏》第4册，第901页。
　　③　王明著：《抱朴子内篇校释》，中华书局，1985年，第283页。
　　④　张泽洪著：《山林道教向都市道教的转型：以唐代长安道教为例》，《四川大学学报》（哲学社会科学版），2006年第1期，第46页。

余是五官科、外科、妇科和小儿科的病";唐高宗显庆年间,苏敬等人奉命重修本草,"增药114种,共计53卷,称《新修本草》,计收药846种",此外,隋唐的医学还融合了国内兄弟民族和国外的优秀成分,丰富了自己的内容。在《隋唐·经籍志》中记有译自印度的药方8种,治鬼方2种,香方3种。巢方元的《诸病源候论》及孙思邈的《千金要方》都引用了印度医学的地、水、火、风四大学说来解释疾病。《千金要方》、《千金翼方》中记载了不少外来的方药,如来自国内其他民族地区的有西州续命汤、蛮夷酒、匈奴露宿丸;来自印度的有耆婆丸、耆婆万病丸、耆婆汤、阿伽陀元、耆婆大士方和一些诅咒;来自波斯、大秦的有悖散汤。甚至还出现了诸如郑虔的《胡本草》和李洵的《海外本草》等外来药的专书,记录当时中医常用药以外的各种外来药知识。在新的社会条件下,隋唐医学有选择地吸收外来的文化和物质,应用于医疗实践,使隋唐的医学有了新发展。而以上这些成就,只有在政治统一、社会相对安定的情况下才能得到。[1]

五 小结与思考

（一）道教服食的内丹转向对物质科技的发展是一大损失。但对人之心性的认识又开启了新的科学之门,"服食如何助推内丹",成为新的课题

唐代,李氏王朝大力扶持道教。炼丹术在强大势力的支撑下

---

[1] 姜生、汤伟侠主编:《中国道教科学技术史》（南北朝隋唐五代卷）,北京:科学出版社,2010年,第553页。

达到了鼎盛。这时，各种炼丹理论层出不穷，炼丹方法多样。盛唐三百年，炼丹大盛行，服丹大检验，结果中毒者颇多。人们纷纷谴责炼丹术之毒害，外丹逐渐向内丹转向。同时，在服食的过程中，内丹家对外丹术由弃转取，笔者认为：第一，内丹借外丹以明其理，外丹辅内丹以成其功。内丹经书借用外丹术语写成，内丹功法也大多用外丹的理论和现象解释，不熟悉外丹，就不能很好地领会内丹的真谛。第二，药金、药银可以为内丹提供经济支持。如，李保乾在《金火大成·了易先资》中认为欲了性命易道，需要先得黄白资助。烧炼外丹黄白术可以得大量"金银"，内丹修炼要拜师访友，要请道友在旁护助练功，要准备静室及粮食等，还要积德行善，费用很大，这可以在一定条件下适当解决内丹费用问题。第三，服食助推内丹。外丹丹药可以壮阳固肾，养精补精，增长功力，使内丹易成。陈撄宁先生说："惟以多年苦心，并数百次之实验，证明古神仙所遗各种外丹口诀，确有所凭，决非欺罔，庶几不致被一般空谈心性，贱视物质之假道学先生所迷惑，是则万分不幸中之一大幸耳。"[①] 服食功实际上就是炼功，与初关炼小药机理相同，都是后升前降，过头顶转一圈，作任督二脉循环运炼。服食与道术相依相成。服食崇尚自然的"道"，要研究宇宙间的"道与术"，探索"道"的规律性，这就或多或少与自然科学有了共通性，故两者在某些方面能够互通共存。道教服食具有系统性。服食食材被用于人体后，希望发生改变，能够疗病或长生，以改变身体的有限性。同时，服食具有其它的形式，如服气、服符咒等，从灵性层面改变人的有

---

① 洪建林编：《仙学解密—道家养生秘库》，大连出版社，1991年，第511页。

限性。道教强调自然的伟大，意识到人类的缺点，提倡以谦虚和容忍的精神来对待自然界，这一点与自然科学的研究态度也是相似的。可见，道教服食是全方位、宽领域、多层次的生命提升实践活动。

由于服食中毒事件的负面影响，道教慢慢放弃了对自然物质世界的改造工作，转向内部的修心养性，显然对物质科技进步的发展是非常不利的。服食具有"综合推进"的生命实践特征，但对心性的认知与修炼又开启了新的科学之门。道教服食由外以资内的新方向架设起身与心交融的新通道，使服食的价值有了灵性或新的元素，这是现代学者可以深入发掘的研究领域，即"服食如何助推内丹"，从而使生命工程得以全方位提升。

（二）道教服食术是难得的伟大生命实践，对重文轻技、空谈尚玄是一种有力的突破

在服食方面，道门中人不畏艰辛，勇于探索的精神是难能可贵的。葛洪在《抱朴子内篇》说："余少好方术，负步请问，不惮险远，每有异闻，则以为喜。虽见毁笑，不以为戚。焉知来者之不如今"，"负笈随师，积其功勤，蒙霜冒险，栉风沐雨，工勤洒扫，契阔劳艺，……井不达泉则犹不掘也，一步未至则犹不往也"。[①] 这与重文轻技的传统学风形成了鲜明的对比，其不畏艰难的生命探求精神值得敬佩。

从服食的过程来看，几个层面是相互交融的，服食与医学是紧密联系的，葛洪曾指出：初为仙道者，宜兼修医术，以救近祸。葛洪、陶弘景、孙思邈既炼丹又行医，其内容涉及医学、气

---

① 王明著：《抱朴子内篇校释》，中华书局，1985年，第72页。

功、炼丹、起居、饮食、房中、日常修持、道德涵养等方面。道教服食亦是"药食同源、药食难分"，融医术、仙术、巫术、儒术、道术于一身，具有系统综合的特点。而长期以来，文、史、哲最受士人重视，天文、历算、农学和医学次之，偏向技术类的学科被贬为"方技"、"匠活"、"奇技淫巧"而受到歧视。汉代以降，逐渐加强的"官僚由文人充任"的官僚制更是助长了这种"以仁义为本，以技艺为末"的学术偏见。而仕途坎坷，人生不如意的文人儒士，往往归于道教，这促成许多知识分子参与道教服食活动。知识分子好道、喜道、爱道，这对于服食的发展有极大的推动作用，在一定程度上对重文轻技、空谈尚玄是一种有力的突破①。

---

① 徐刚：《道教服食特征探析》，《宗教学研究》，2016 年第 2 期。

第五章　道教服食的宗教性分析

第一节　道教服食食材与修仙层级关系探析

神仙可学思想在秦代已开始萌芽，认为在"道法自然"的观念下，诸如行气、导引、房中、辟谷、服食等方术均可有助于成仙。一般而论，古代道教的养生术包括内修和外养两种，内修主要是行气、辟谷和导引，而外养主要是服食。服食又称为"服饵"，是选用矿物或动植物做材料，经过一定的加工制成内服的丹剂，以期达到延年益寿乃至长生不死目的的养生术。从服食种类看，分为草木类和金石类。① 就服食的内涵来讲，也是在不断发展。黄永锋先生认为，"道教服食养生术包括服药、服气、辟谷、道教饮食、服符五种技术类型，是一类富有特色的道教养生技术，是道教信仰者通过摄取食物、药物、气、符等来防治疾病、养护身心，以求长生成仙的过程中所应用的一切手段、

---

① 李倩：《道教的"神人"概念向"地仙"概念的转变》，厦门大学 2007 年硕士论文。

方法、知识等活动方式的总和。"①

笔者认为，道教服食是历史上难得的以力求突破生命有限性为目标的伟大的生命提升实践活动。道教认识到自然界物质形态的多样性，道教服食学说中一个重要的基础是相信人与万物均能变化，所服食的食材"无一不是药"。道教服食是有条件的，是以修道既成或有一定功力方可服用为前提，葛玄曰："学道求仙，先修戒行，方见渐阶。道行既立，乃可服食灵药，导引元气，燕纳和津，呼吸阴阳，如此可为地仙。"② 陶弘景在《真诰》卷十中亦指出："夫学生之道，当先治病，不使有虚邪及血少脑减、津液秽滞也。不先治病，虽服食，行气，无益于身。"③ 这与一般的饮食是有根本区别的，其宗教特征是很明显的，这一点往往被忽视。在具备一定修道基础上进行分类服食可以提升生命的层次，这与道教的宗教生命理想观念是有联系的。按照道教的一般理解，整个世界是由三个层次的存在构成的：神仙界、世间、地狱。故人在现世之外的存在形式尚有两种人生归宿，即神仙和鬼魂，故道教生命的层次为鬼—人—仙。在此影响下，食材也是有层次的，有差异的，可分为长生类食材、疗病类食材、日常饮食类食材以及其它表现形式。本节对道教服食食材与修仙层级进行探讨④。

---

① 黄永锋：《道教服食技术研究》，东方出版社，2008 年 4 月，第 27 页。
② 姜生、汤伟侠主编：《中国道教科学技术史》（南北朝隋唐五代卷）北京：科学出版社，2010 年，第 626 页。
③ 《道藏》第 20 册，第 551 页。
④ 徐刚：《道教修仙层级与服食食材关系探析》，《西南民族大学学报》（社科版），2015 年第 11 期。

一　道教修仙的生命层级——仙有数等

道教神仙思想非常丰富。何为神仙？《说文》："神，天神引出万物者也，从示，申声。"《释名·释长幼》："老而不死曰仙。仙，迁也，迁入山也。故其制字，人旁作山也。"后来"神"、"仙"并用，用来指那些通过修炼而长生者。鬼是何物？《礼记·祭法》认为，"大凡生于天地之间者皆曰命。其万物死皆曰折，人死曰鬼。"① 《天皇至道太清玉册》说："凡人有死皆曰鬼。虽修道而成，不免有死，遗枯骨与人间者，纵高不妙，终为下鬼之称，故曰鬼。"② 道教认为，鬼纯阴而无阳。

就神仙的等级而论，不同道教经典里的描述有所差异。《太平经》将其区分为善人、贤人、圣人、仙、神，认为"夫人愚学而成贤，贤学不止成圣，圣学不止成道，道学不止成仙，仙学不止成真，真学不止成神。"③《洞玄灵宝定观经》把得道分为七个层次："一者，心得定，易觉诸尘漏；二者，宿疾普消，身心轻爽；三者，填补天损，还年复命；四者，延数万岁，名曰仙人；五者，炼形为气，名曰真人；六者，炼气成神，名曰神人；七者，炼神合道，名曰至人。"④ 道教学者陈撄宁认为仙有五等⑤，即鬼仙、人仙、地仙、神仙、天仙。并对其予以区别：鬼仙能通灵而久存；人仙能免老病死之厄；地仙能免衣食住之累；

① 《黄侃手批白文十三经·礼记》，上海古籍出版社，1983年版，第165页。
② 《道藏》第36册，第404页。
③ 王明编：《太平经合校》，中华书局，1960年版，第725页。
④ 《道藏》第6册，第495—499页。
⑤ 陈撄宁著：《道教与养生》，华文出版社，1989年版，第165页。

神仙能神通变化；天仙超出吾人所居之世界之外，殆不可以凡情测也。《太上洞玄灵宝出家因缘经》还对仙道与鬼道做了区分：仙道贵全身、光明、长存、清虚、保安、有身；鬼道贵灭形、幽冥、消亡、浊辱、浮危、无形。可见，登仙学道阶业不同，证果成真高卑有别。之所以有如此之不同，皆因"积学不止"、"求向上之功夫"，体现了修仙可学的主观能动性。

就修道成仙的过程来看，服食是重要的因素之一。仙人"以药物养身，以术数延命，使内疾不生，外患不入"。[①]"仙人者……或食元气，或茹芝草。"[②] 道教认为，服食不同的食材会影响修仙的层级。

二　服食食材与修仙层级之间的密切关系

（一）服食食材与修仙可学的哲学思想

中国古人认为，人与天地自然是"同源、同构、互感"的。《老子》二十五章说：　"人法地，地法天，天法道，道法自然"[③]，既然天地可以永恒，那么人效法天地必定可以长生不死。古人认为天地自然由"气"组成："阳气清而上升为天，阴气浊而下降为地"，人也是由气构成，并通过气来维持生命，正如庄子所说："生也死之徒，死也生之始，孰知其纪。人之生，气之聚；聚则为生，散则为死，若死生为徒，吾又何患！故万物一

---

① 王明：《抱朴子内篇校释》，中华书局，1985 年版，第 14 页。
② 周光庆编著：《神仙解读》，广西民族出版社，1999 年版，第 63 页。
③ 陈鼓应著：《老子注译及评价》，北京：中华书局，2003 年，第 163 页。

也"①。在此理论的引导下，战国时已开始流行诸如"吹呴呼吸"之类的服气养生术。这种模拟天地之气的养生思想也自然为道教所继承，在道教看来，"人在气中，气在人中，自天地至于万物，无不须气以生者也。"② 行气术，行气，又叫吐纳、服气、胎息等等，是一种调节气息，使人的呼吸变长变深，激发人体真气在全身经脉中运行，最后达到胎息程度的呼吸锻炼。行气术很早以前在楚越、巴蜀一带就已经流行了，《庄子·马蹄》中记载赫胥部落先民"含哺而熙，鼓腹而游"③，《吕氏春秋·求人》中也有关于巫山下"饮露、吸气之民"④。《大戴礼记·易本命》中提到："食肉者勇敢而捍，食谷者智惠而巧，食气者神明而寿，不食者不死而神。"⑤《淮南子·坠形训》中也有类似表述，在《人间训》中还记载春秋时期鲁国人单豹避世隐居深山，喝溪水，"不衣丝麻，不食五谷，行年七十，犹有童子之颜色"⑥。但辟谷术并不是真的不吃任何东西，只是不吃五谷杂粮而已，不仅要饮水，还得服食一些诸如茯苓、白术、黄精等能通利脏腑、增补元气的草木类药物。汉时张良"辟谷导引轻身"避世，《后汉书·方术列传》也记载："（郝）孟杰能含枣核，不食可至五年十年。又能结气不息，身不动摇，状若死人，可至百日半

① 陈鼓应注译：《庄子今注今译》，第 559 页。
② 王明著：《抱朴子内篇校释》，北京：中华书局，1985 年，第 114 页。
③ 陈鼓应注译：《庄子今注今译》，第 249 页。
④ 陈奇猷校释：《吕氏春秋校释》，第 1514 页。
⑤ 高明注译：《大戴礼记今注今译》，天津：天津古籍出版社，1988 年，第 478 页。
⑥ 何宁撰：《淮南子集释》，第 1298 页。

年。"① 葛洪亦把行气术做修仙的必要手段，虽然行气不能让人不死，但行气"或可以治百病，或可以入瘟疫，或可以禁蛇虎，或可以止疮血，或可以居水中，或可以行水上，或可辟饥渴，或可以延年命"②，是地仙术之一。

　　此外，古人认为万物诸类之间能相互感应，同类之间能相互助益。由于"草木之药，埋之即腐，煮之即烂，烧之即焦，不能自生，何能生人"③，与之相比，"金玉在九窍，则死人为之不朽。盐卤沾于肌髓，则脯腊为之不烂，况于以宜身益命之物，纳之于己，何怪其令人长生乎？"④ 所以更青睐于金石矿物等坚固的药物，故有"服金者寿如金，服玉者寿如玉"⑤ 的不死成仙思想。道经《周易参同契》认为，"巨胜尚延年，还丹可入口，金性不败朽，故为万物宝，术士服食之，寿命得长久"，将炼丹比附于"山泽气相蒸"、"兴云而为雨"、"泥竭遂成尘"等自然变化规律⑥，均为"同类易施功"的原理，因此只要掌握了适当的方法、规律就能成功炼制金丹。道教徒把炼丹用的鼎炉当成一个缩小的宇宙，"以丹道合天地自然之道，这就是道教金丹术的基本思想。"⑦ 因此，人体生命与天地自然"同源、同构、互感"的观念是道教神仙可学的可行性原理，并从中发展出比附天地自

---

　　① （宋）范晔：《后汉书·方术列传下》，北京：中华书局，1965 年，第 2751 页。

　　② 王明著：《抱朴子内篇校释》，北京：中华书局，1985 年，第 150 页。

　　③ 同上，第 74 页。

　　④ 同上，第 51 页。

　　⑤ 同上，第 204 页。

　　⑥ 魏伯阳：《周易参同契正文》，丛书集成初编，北京：中华书局，1985 年，第 9 页、29 页。

　　⑦ 胡孚琛著：《魏晋神仙道教——抱朴子内篇研究》，第 237 页。

然之道的行气、金丹等成仙服食方术，这些观念促进了道教修仙思想的发展。

（二）服食食材影响修仙层级

道教发展到魏晋时期，各种服食术得到了总结和发展。葛洪兼收并蓄，首重金丹术，但"魏晋时期金丹大药只在少数人中流传，多数下层道士只知行气和服食草木之药"[①]。因此葛洪推崇金丹术的同时，对"延年长生"的地仙术也相当重视。并认为"仙法欲止绝臭腥，休粮清肠"[②]，对辟谷术进行了详细论述。书中也介绍了不少成地仙的服食方，其中服食地黄、松实等草木方为多，这类药"凡三百余种，皆能延年，可单服也"，也是金丹升仙的基础，"未得作丹，且可服之，以自揩持耳"[③]。并以神仙八公为例，试图证明服食草木药虽能成地仙，但欲飞升太清还是得依靠神丹金液。

在葛洪看来，人工炼制的神丹金液为天仙药即上药，直接服食的金石矿物药和草木药为地仙药即中药和下药。单服的金石药主要是丹砂、黄金、白银、玉屑、真珠（珍珠）、钟乳、云母、雄黄、曾青、石英、赤食脂、太乙禹余粮等金属矿物。《抱朴子内篇》中有不少金石矿物药的服用方法，如"饵黄金法"，"人间服之，名地仙"，"又银不及金玉耳，可以地仙"等等[④]。葛洪还说明了当时服食的五石散，主要由丹砂、雄黄、白礜、曾青、慈石这五种矿物组成。葛洪所总结的金石矿物服食方多为后世所

---

① 胡孚琛著：《魏晋神仙道教——抱朴子内篇研究》，第 262 页。
② 王明著：《抱朴子内篇校释》，北京：中华书局，1985 年，第 18 页。
③ 同上，第 208 页。
④ 同上，第 204 页。

继承和发展，唐代的《神仙服饵丹石行药法》就记载有三十八种炼制、服饵仙丹石药的方法，大多为矿石药单方，如饵服丹砂计二十一方，饵服雄黄十一方等。《云笈七籤》卷七十五记载有"炼云母法"十方，"众仙服云母法"二十六方，也多为单味方。《太清石壁记》所录的"五石丹方"是以丹砂配以磁石、曾青、雄黄、矾石而成，与葛洪所述相类似①。唐代《千金要方》中记载的"西岳真人灵飞散方"，则以矿石药云母粉、钟乳粉配以茯苓、柏子仁、人参、续断、菊花、地黄、桂心等草木药研制而成。有些金石方如五石散若少量食用，能改进身体某些机能，引起精神兴奋，但因其含有有毒的重金属，若是长期大量服用则会中毒。孙思邈曾明确地反对服食五石散，认为，"寒石、五石、更生散方，旧说此药方上古名贤无此，汉末有何侯者行用，自皇甫士安以降有进饵者，无不发背解体而取颠覆。余自有识性以来，亲见朝野仕人遭者不一，所以宁食野葛，不服五石。明其大大猛毒，不可不慎也。"甚至奉劝"有识者遇此方，即须焚之，勿久留也"②。在道教徒服食修仙术中，所食用最多的还是草木类药。道教徒所服食的草木药主要有灵芝草、白术、苍术、天门东、黄精、茯苓、松柏、柏实、胡麻、松脂、杏仁、菖蒲、肉桂、地黄、枸杞根、黄连、甘菊、黄芪、山药等等，直至今天还是中医药学的重要内容之一。《抱朴子内篇》中详细地介绍了服食方法，而其地仙服食方也以草木方居多，如"松树枝三千岁

---

① 李倩：《道教的"神人"概念向"地仙"概念的转变》，厦门大学 2007 年硕士论文。

② （唐）孙思邈：《千金要方》卷二十四，张作记、张瑞贤等辑注：《药王全书》，北京：华夏出版社，1995 年，第 361 页。

者……尽十斤，得五百岁也"、"又有樊桃枝……尽一株得五千岁也。""桂……（服）七年，能步行水上，长生不死也"、"《小神方》……旦服如麻子十九，未一年，发白更黑，齿堕更生，身体润泽，长服之，老翁还成少年，常服长生不死也"等①。道教徒服食草木还常常配以行气和辟谷术，认为如此就能达到"神明而寿"的境界，因而许多道教徒都把研习辟谷术作为修道成仙的基本途径。据葛洪《抱朴子内篇》记载，魏晋时就已经有辟谷之术近一百种："或服守中石药数十丸，便辟四五十日不饥，练松柏及术，亦可守中，但不及大药，久不过十年以还。或辟一百二百日，或须日日服之，乃不饥者……或用干枣，日九枚，酒一二升者，或食十二时气……"② 这些服食方大多具有医养效果，并被收入历代医药典籍中，丰富了传统医学资源，促进了传统养生学的发展。

　　道教服食食材用料广博，客观上促进了食材的选用，从道门成仙的服食食材来看，服食的层次性是独特的，并与成仙的层级有着密切的关系。在葛洪的神仙道教体系中，天仙与地仙两者之间既有区别又有联系③，天仙的标志是永生，地仙被称为"千岁翁"。凡人可以成为地仙，如，凡人赵瞿"病癞历年，众治之不愈，垂死"，很幸运地得到仙人指点，长期服食松脂，"在人间三百许年，色如小童，乃入抱犊山去"，葛洪认为他成了地仙。其次，地仙是集"众术之所长"而成的神仙，亦是凡人向天仙

①　王明著：《抱朴子内篇校释》，北京：中华书局，1985 年，第 200—210 页。
②　同上，第 267 页。
③　李倩：《道教的"神人"概念向"地仙"概念的转变》，厦门大学 2007 年硕士论文。

过渡的一个中间阶段。并明确区分了天仙术和地仙术：成天仙基本上靠服食金丹，而地仙术则囊括所有诸如服药、行气、房中、导引在内的养生方术，其中也包含有金丹术："若且欲留在世间者，但服半剂而录其半。若后求升天，便尽服之"①，途径比天仙术更多。还对上士、中士、下士予以区分②：上士为朱砂为金，服之升仙者；中士为茹芝导引，咽气长生者；下士为餐食草木，千岁以还者。葛洪认为金丹术是最有效的成仙术，总结说："莫不皆以还丹金液为大要者焉。……服此而不仙，则古来无仙矣。"③ 虽然金丹如此强效，但世人极少能看到仙人，葛洪认为其原因是道士相对贫困，而"合此金液九丹，既当用钱，又宜入名山，绝人事，故能为之者少"④。

针对普通人直接成天仙的困难，葛洪提供了长生不死的另一途径——"地仙术"。他说学仙道要由浅涉深，由易及难，金丹由于事大费重，故不可卒办，因此可以先修地仙术："保精爱气，最其急也，并将服小药以延年命，学近术以辟邪恶，乃可渐阶精微矣"⑤。他认为，服气得其道，则邪气不得人，这是治身之本的关键之一。服饵至药，爱精养神，亦能令人身安命延，可以长生。《抱朴子内篇》中，葛洪介绍了很多可至百岁、千岁乃至万岁的地仙术。"上士知之，可以延年除病；其次不以自伐者也"，"然后先将服草木以救亏缺，后服金丹以定无穷，长生之

---

① 王明著：《抱朴子内篇校释》，北京：中华书局，1985 年，第 52 页。
② 同上，第 278 页。
③ 同上，第 70 页。
④ 同上，第 84 页。
⑤ 同上，第 124 页。

理，尽于此矣。"① 就是说，将养生术配合起来，先让身体无病，若日后有机会能炼服金丹，就能成天仙以达永恒，因而地仙术是凡人实现天仙的一个重要的中间阶段。

同时，葛洪将人性的善恶与长生成仙联系起来，认为德行具有重要的价值，"欲求仙者，要当以忠孝和顺仁信为本。若德行不修，而但务方术，皆不得长生也。"② 葛洪的地仙大都走的"出儒入道"的成仙路，如"少生富贵之门，而不好荣位，专务道术"的阴长生；"本太学生，博通《五经》，晚乃叹曰：'此无益于年命'，遂学长生之道"的张道陵；"博学五经，尤明天文理气，河洛谶纬，无不精微，晚乃奉道"的尹轨等等，魏晋流行的"地仙"非常典型的带有魏晋士人的特征。③葛洪的地仙继承了济世度人的特点，《神仙传》中的仙人多为入市井救助百姓的"地仙"，如"丹成，服半剂不尽即升天，乃大作黄金十数万斤，以布惠天下穷乏"的阴长生，入市卖药"日授数万，便施与市道贫乏饥冻者"的壶公，"闻有病死者，识与不识"，便与药治之，"应手即愈"的封君达④，可见，道教地仙和天仙仅半剂金丹之差，他们虽无飞升天境的能力，却能出世入世随心所欲。并且皆把行善视为成仙的途径之一，这具有很强的道德教化作用。道教神仙信仰为凡人通过后天修炼而长生的理想追求提供了支持，对世俗社会和道教本身的发展都产生了很大影响。

---

① 王明著：《抱朴子内篇校释》，北京：中华书局，1985 年，第 245—246 页。
② 同上，第 53 页。
③ 李倩：《道教的"神人"概念向"地仙"概念的转变》，厦门大学 2007 年硕士论文。
④ 同上。

（三）服食的食材影响炼养的境界

道经《无上秘要》卷七十八将药品区分为六大部类：地仙、天仙、太清、太极、上清、玉清药品，其中每一类又分为若干小类。例如地仙药品云："太上道君曰其下药有：松柏阴脂、山姜伏精、菖蒲门冬、巨胜黄精、菊华枸杞、崖蜜茯苓、桃皮泽泻……椒麻地黄、赤板朱英、灵飞水桂。其类繁多，略举一端，服之为能小益，不能永申（生），高可七百年，下可三四百岁。恐不能长享无期，上升清天也。亦能身生光泽，还白童颜，役使千神，得为地仙。陆行五岳，游浪名山。"① "其次又有三十六芝、飞炉炼烟、阳水月华、五公之腴、填生五脏、炼貌易驱、瑰蕋云屑、金粉王米。亦能延年益寿，可至万岁。"② "其次又有玄水云华之浆、五黄郁灵……朱英白车飞节之实、流马紫木……日服日延，年随药进，命与药迁。无穷之灵物，不死之奇方。"③ 地仙药品人若服之只能成为区区"陆行五岳，游浪名山的"地仙。"天仙药品"有东瀛白香、沧浪青钱、高丘馀精、积石飞田、太阴还丹、大秦玄坚、长光流草、云童飞千等。道教认为，此类药物人若服之可飞升轻身，成为天仙："能使上飞轻举，超体霄真矣。此天仙之所研，飞神之所研，非陆游之所闻，山客之所见。"④ "太清药品"则有太清九转、五云之浆、玄霜降雪、腾跃三皇等，人若服食，可以飞升上清仙界，所谓"得食一枚拜为太清仙官左御史"⑤。"太极药品"有四真常珍、丹液玉滋、冠首

---

① 《道藏》第25册，第231页。
② 同上。
③ 同上。
④ 同上。
⑤ 同上，第232页。

流珠、琳华石精、丹炉金液、紫华虹英等，其药力非凡，"得而食之拜为太极真人"。"上清药品"有太上九时、斑龙黑胎、文虎白沫、九孔琼珠、云浆琳酒、玄圃琅腴……白水灵蛤、流光九队等四十种。此类药物药效非同小可，"此天地之所服，太上之所宝，贵非太极之所闻，中真之所逮。诵其章可以奇流永生，讽其名可以起疾斩精。"① "玉清药品"有六淳发荣、玄光八角、风实云子、中华紫蜜、北陵绿阜、日精月华、朱河琅子、天汉大草、三梁龙华等四十二种，是药力最强的仙药，"此玉清之所服，太上之所宝，可以上飞景宵，分晨亿道，守镇皇精，朝注九脑……上可浮绝太素，下可禳妖祸疾。"② 这类药物乃仙药中的极品，非血食肉人可以轻易得备。

地仙术与天仙术是成仙之人所必须修行的方术。葛洪认为修炼神仙要遵循"循序渐进"的原则才能成天仙。九丹金液，最是仙主，"不得金丹，但服草木之药及修小术者，可以延年迟死耳，不得仙也。"③ "虽呼吸导引，及服草木之药，可得延年，不免于死也；服神丹令人寿无穷已，与天地相毕，乘云驾龙，上下太清。"④ 可见，服金丹大药、行气、房中等术可以帮助天仙，"然天仙之要，在乎还年之道。上士知之，可以延年除病。"⑤ 故宝精爱气，最其急也。因此，两者是互相联系、相得益彰，密不可分的。

（四）道教服食具有层次性亦具有诸术合修的特点

《真诰》卷五有一段仙人裴清灵的告谕：食草木之药，不知

---

① 《道藏》第 25 册，第 232 页。
② 同上，第 232 - 233 页。
③ 王明：《抱朴子内篇校释》，北京：中华书局，1985 年，第 243 页。
④ 同上，第 74 页。
⑤ 同上，第 245 页。

房中之法，及行气、导引、服药，无益也，终不得道。若至志感灵，所存心至者，亦不须草药之益也，若但行房中、导引、行气，不知神丹之法，亦不得仙也。若得金汋神丹，不须其他术也，立便仙矣！若得《大洞真经》者，复不须金丹之道也，读之万遍毕，便仙也。房中之术、导引、行气、世自有经，不复一二说之。在这段文字里，地仙方法分为三个层次。最低的是服草木之药，而修房中、导引、行气，可以天仙，但没有金丹大道，仍不能成仙。最高的是金丹，陶弘景炼丹半生，终以无所获而告终，以他的超人才智和优越的条件，尚不能成功，更何况他人。《大洞真经》比金丹更高一层，也就更难以达到。所以，成仙在一般人是很难达到的，近乎于幻想。更为现实的是房中、导引、存思、行气、服食。[①]

　　服药肇始于战国时期，根据《列仙传》中仙人所服用的材料可以大致判断出早期的方士除了服食一些矿物类药之外，更多是草木类的药品，如赤松子"啖百花草"，务光服"蒲韭根"等等。值得注意的是我国第一部系统的本草学著作《神农本草经》，总结了秦汉以来的药物种类及其采摘、炮制等使用方法。书中以是否有助于延年益寿或长生不老为标准，首先将各种药物分为上、中、下三品，上品药多属补养类药物，中品药一般是补养而兼有疗病作用的药物，下品药主要用于治病，这一分类法显然受到当时服食成仙的影响，也是后来葛洪修仙术的重要来源之一。另一种服饵长生法为金丹术。秦汉时期，入海寻仙求不死药屡遭失败，方士们逐渐转为采用炼金术的操作来人工炼制不死

---

①　韩建斌：《陶弘景的养生术》，《中国道教》，1996 年第 3 期。

药。西汉时李少君向汉武帝推荐祠灶、丹砂，鼓吹用黄金做食器能延年，表明当时炼金术的目的已逐渐转为长生不死。西汉至东汉初，《黄帝九鼎神丹经诀》、《太清金液神丹经》等丹经出世，为炼丹术积累了丰富实验资料。东汉以来炼丹术的发展，让方士们坚信服食黄金炼制的神丹是升仙的阶梯，而其他方术如导引、行气、服药等仅有延年长生的功效。[①]《周易参同契》认为有两种方法能实现长生久视：一是服食金丹；二是内养精气，配以服食，是既谈烧炼金丹，又谈修炼精气神，并非专主一事。"《周易参同契》的突出贡献在于，它在理论同实际的结合上，肯定外丹术和内丹术，对于道教从社会的众多方术中走向较单一的外丹或内丹有着巨大作用。"[②]

从历史的发展来看，服食求神仙，多为药所误。以不死成仙为最终目标的道教服食术，历经千余年，最后还是以失败告终，但所积累的众多方术方法，特别是外丹的制备法和地仙术中的草木服食方，推动了我国传统医学中的化学制药学和服食养生学的发展，时至今日，仍有很高的保健和临床治疗作用。因此，尽管道教的生命理想层级与服食食材的对应不尽严格，但大体能够体现出层级的差异，故从道教生命的理想视域下分析服食的问题更有利于深化对其的认识。当然，对此也要历史的辩证审视。

---

① 李倩：《道教的"神人"概念向"地仙"概念的转变》，厦门大学 2007 年硕士论文。

② 卿希泰主编：《中国道教史》第一卷，四川人民出版社，第 155 页。

第二节　道教服食食材的非宗教性、宗教性特征及其功能主治

——以《图经衍义本草》为例

道教服食食材的功能主治和宗教性特征描述以及非宗教性特征描述在其它文献中亦存在，兹以《图经衍义本草》为例。《图经衍义本草》又名《新编证类图注本草》，共四十二卷，题名宋·许洪校，是将唐慎微《证类本草》和寇宗奭《本草衍义》加以合纂的改编本，现存元刻本、《道藏》本。之所以选用该文献，是因为其对具体服食食材的记述详尽，具有一定的代表性。本书选用《中华道藏》中的版本，将所载具有非宗教性特征描述的服食食材和所载具有宗教性特征描述的服食食材分类如下，以参照对比（详细内容参见附表一、二）。

一　所载具有非宗教性特征描述的服食食材

芒消、玄明粉、马牙消、生消、绿青、无名异、菩萨石、婆娑石、绿矾、柳絮矾、金线矾、古镜、铁锈、铜盆、石黄、石栏杆、石髓、食盐、石硫黄、石膏、金屑、生银、水银粉、玄石、孔公蘖、殷蘖、蜜陀僧、铁精、生铁、柔铁、珊瑚、石蟹、马瑙、太阴玄精、绿盐、铁浆、秤锤、铁华粉、铁落、石脑、理石、马衔、砺石、石花、光明盐、石床、肤青、车辖、天子藉田三推犁下土、铸钟黄土、土蜂窠上细土、胡燕窠内土、柱下土、

故茅屋上尘、伏龙肝、石灰、礜石、砒霜、硇砂、铅丹、铅、粉锡、铜青、代赭、铛墨、东壁土、赤铜屑、锡铜镜鼻、戎盐、大盐、卤咸、浆水、井华水、菊华水、地浆、腊雪、泉水、半天河、白垩、自然铜、金牙、金星石、礞石、姜石、井泉石、花乳石、不灰木、蓬砂、铅霜、蛇黄、古文钱、冬灰、铜矿石、铜弩牙、握雪礜石、梁上尘、土阴孽、车脂、釭中膏、煅灶灰、淋石、方解石、苍石、石脑油、白瓷瓦屑、乌古瓦、醴泉、甘露蜜、水花、生熟汤、天门冬、干地黄、莞蔚子、巴戟天、羊不吃草、仙人草、千里及、甜藤、地杨梅、天竺干姜、芎䓖、黄耆、五味子、地不容、白兔藿、鬼督邮、白花藤、人肝藤、越王余算、石莼、海根、干姜、葛根、葛粉、栝楼、当归、麻黄、通草、芍药、瞿麦、秦艽、百合、知母、贝母、白芷、淫羊藿、黄芩、狗脊、紫菀、紫草、前胡、败酱、白鲜、酸浆、紫参、藁本、石韦、草薢、杜蘅、金钗股、离鬲草、王瓜、地榆、大小蓟根、海藻、泽兰、昆布、防己、阿魏、高良姜、百部根、蘹香子、款冬花、红蓝花、牡丹、京三棱、姜黄、荜拨、蒟酱、萝摩子、青黛、郁金、卢会、马先蒿、延胡索、肉豆蔻、补骨脂、零陵香、缩纱蜜、积雪草、白前、茅苡、白药、荭草、荜澄茄、胡黄连、船底苔、红豆蔻、莳萝、艾蒳香、甘松香、陟厘、凫葵、女苑、王孙、蜀羊泉、菟葵、薜草、鳢肠、爵床、井中苔及萍、茅香花、马兰、使君子、干苔、百脉根、白豆蔻、地笋、海带、陀得花、剪草、迭迷香、故鱼网、故缴脚布、虱建草、含生草、兔肝草、石芒、蚕纲草、问荆、附子、乌头、射罔、乌喙、天雄、侧子、半夏、虎掌、由跋、鸢尾、大黄（将军）、葶苈、桔梗、草蒿、旋覆花、藜芦、钩吻、射干、蛇合、常山、蜀漆、甘遂、白敛、青葙子、藋菌、白及、大戟、泽漆、茵芋、赭魁、贯众、莞花、牙子、及己、羊踯躅、瓶香、钗子股、藕车香、朝生暮落花、街洞根、井口边草、豚耳草、千金鑺草、断罐草、猿杷草、百草灰、产死妇人冢上草、故炊带、天罗勒、毛蓼、蛇芮草、万一藤、螺厣草、继母草、甲煎、金疮小草、鬼钗草、商陆、牵牛子、蓖麻子、萌藋、天南星、羊蹄、菰根、萹蓄、狼毒、豨莶、马鞭草、苧根、白头翁、甘蕉根、芦根、鬼臼、角蒿、马兜铃、羊桃、鼠尾草、女青、刘寄奴草、骨碎补、木贼、荩草、蒲公草、谷精草、牛扁草、苦芙、酢浆草、昨叶何草、蒻头、夏枯草、燕蓐草、鸭跖草、山慈菰根、茼实、赤车使者、狼跋子、屋游、地锦草、败船茹、灯心草、五毒草、鼠曲草、列当、马勃、质汗、菥草、狗舌草、海金沙、萱草、格注草、鸡窠中草、鸡冠子、地椒、草三棱根、合明草、败天公、鹿药、松实、松叶、松节、槐花、茯神、琥珀、牡荆实、枫香脂、木兰、丁香、沉香、熏陆香、鸡舌香、檀香、乳香、藿香、落雁木、詹糖香、皋芦叶、不凋木、牛奶藤、木蜜、桑根白皮、竹叶、吴茱萸、槟榔、栀子、紫矿骐驎竭、龙脑香及膏香、食茱萸、芜荑、枳壳、枳实、厚朴、（茗、苦荼茗）、紫葳、胡桐泪、乌药、没药、庵摩勒、卫矛、海桐皮、虎杖、蜜蒙花、墨、棘刺花、安息香、松罗、大腹、天竺黄、白棘、毗梨勒、郁金香、紫藤、伏牛花、天竺桂、折伤木、桑花、椋木、倒挂藤、故木砧、巴豆、皂荚、诃梨勒、柳花、楝实、椿木、郁李人、荚草、黄药根、槲若、桐叶、无食子、雷丸、胡椒、苏方木、白杨树皮、桃楖子、榉树皮、钓樟根皮、千金藤、无患子皮、梓白皮、橡实、益智子、鼠李、椰子皮、紫荆木、南藤、杉木、接骨木、木鳖子、钓藤、枳椇、紫真檀、乌臼木、盐麸子、楠材、柘木、木槿、石南、木天蓼、黄环、溲疏、小天蓼、小蘗、荚蒾、枫柳皮、赤爪木、桦木皮、榼藤子、榓实、栾荆、扶栘木皮、药实根、栾华、蔓椒、感藤、赤柽木、突厥白、卖子木、婆罗得、大空、椿荚、水杨叶、杨栌木、榄子、柞木皮、黄栌、柯树皮、败扇、罂子桐子、发鬐、乱发、人乳汁、头垢、故腻头巾、人牙齿、人屎、天灵盖、人血、人肉、人胆、象牙、酥、羊乳、牛乳、酪、醍醐、马乳、乳腐、底野迦、乌毡、海獭、土拨鼠、白马茎、牡狗阴茎、虎骨、兔头骨、狸骨、獐骨、笔头灰、灵猫阴、震肉、豚卵、狐阴茎、獭肝、鼹鼠、鼺鼠、腽肭脐、麂、野猪黄、败鼓皮、麋脂、（貒肉、胞、膏）、豽皮、野驼脂、六畜毛蹄甲、诸血、果然肉、丹雄鸡、白雄鸡、乌雄鸡、黑雌鸡、黄雌鸡、鸡子、白鹅膏、鹜肪、鸊鹈、雀卵、雉肉、孔雀屎、白鹤、乌鸦、雄鹊、啄木鸟、慈鸦、燕屎、天鼠屎、鸱头、鸂鶒、斑鷦、练鹊、鸧鸹肉、鹳骨、白鸽、百劳、鹘嘲、鹈鹕嘴、鸳鸯、阳乌、鸬鹚、鱼狗、百舌鸟、秦龟、真珠、玳瑁、海蛤（魁蛤）、文蛤、蠡鱼、鲮鱼、鳝鱼、魁蛤、鲍鱼、时鱼、黄鱼、鲟鱼、海豚鱼、鳢鱼肝、水龟、猬皮、露蜂房、鳖甲、蟹、蚱蝉、蝉花、蛴螬、乌贼鱼骨、鳗鲡鱼、鮀鱼甲、白僵蚕、蛞蝓、蜗牛、石龙子、樗鸡、木虻、青鱼、紫贝、缘桑螺、蜚虻、蜚蠊、白鱼、鳜鱼、河豚、石首鱼、嘉鱼、鲈鱼、鲎、海马、齐蛤、虾蟆、牡鼠、马刀、蚌、蚺蛇胆、蛇蜕、白颈蚯蚓、蜘蛛、蠼螋、葛上亭长、蛤蚧、蜈蚣、水蛭、斑猫、蛤蜊、蚬、车螯、蚶、蛏、淡菜、蝮蛇胆、田中螺汁、贝子、石蚕、雀瓮、白花蛇、乌蛇、蜣螂、五灵脂、蝎、蝼蛄、鲮鲤甲、芫青、蛙、蜻蛉、鼠妇、衣鱼、甲香、金蛇、马陆、地胆、珂、萤火、海月、飞生虫、豆蔻、栗、覆盆子、樱桃、芰实、梅实、木瓜、柿、乌芋、枇杷叶、荔枝子、乳柑子、石蜜（乳糖）、芋、甘蔗、沙糖、桃核人、杏核人、安石榴、梨、李核人、橄榄、林檎、胡桃、海松子、榅桲、榛子、猕猴桃、柰、庵罗果、无漏子、悬钩根皮、钩栗、白油麻、饴糖、赤小豆、大豆黄卷、酒、粟米、秫米、粳米、黍米、丹黍米、白粱米、黄粱米、糵米、小麦、大麦、曲、荞麦、藊豆、豉、绿豆、白豆、醋、稻米、稷米、腐婢、酱、陈廪米、罂子粟、师草实、寒食饭、胡豆子、麦苗、芜菁及芦菔、瓜蒂、白冬瓜、菘、黄蜀葵花、甜瓜、荠、邪蒿、同蒿、罗勒、石胡荽、芥、莱菔根、荏子、胡瓜叶、越瓜、白芥、龙葵、苦耽、苜蓿、蕨、蓼实、葱实、韭、薤、苏、香薷、假苏、白蘘荷、薄荷、蒜菜、秦荻梨、苦瓠、蒜、茄子、马芹子、芸薹、莼、水芹、蘩蒌、鸡肠草、白苣、落葵、堇、蕺、雍菜、苦荬、鹿角菜、莙荙、东风菜、钱葛、续断、丹参、玄参、沙参、茅根、白薇、垣衣、威灵仙、槐胶、莞花、甘露藤、豹肉、桑螵蛸、鲤鱼胆、鲻鱼、椑柿、杨梅、生大豆、矿麦、葫（大蒜）、菠薐、胡葱。

二　所载具有宗教性特征描述的服食食材

丹砂、云母、玉屑、玉泉、石钟乳、矾石、消石、朴消、滑石、石胆、空青、曾青、禹余粮、太一余粮、白石英、紫石英、青石、赤石、黄石、白石、青石脂、赤石脂、白石脂、石中黄子、黄石脂、黑石脂、白青、扁青、金浆、玄黄石、玉膏、雄黄、雌黄、水银、银屑、灵砂、磁石、凝水石、阳起石、长石、桃花石、铁粉、青琅玕、特生礜石、玉井水、甘露水、黄精、菖蒲、菊花、人参、甘草（国老）、生地黄、尤、菟丝子、牛膝、柴胡、麦门冬、独活、升麻、车前子、木香、薏苡人、泽泻、薯蓣、女萎（亦名萎蕤）、防葵、远志、细辛、石斛、赤箭、菥蓂子、菩实、卷柏、龙胆、白蒿、白英、紫芝、赤芝、黑芝、青芝、黄芝、白芝、黄连、蒺藜子、肉苁蓉、防风、蒲黄、香蒲、漏芦、蓝实、络石、蘼芜、营实、天名精、决明子、茜根、旋花、蛇床子、地肤子、千岁蔂、景天、茵陈蒿、杜若、沙参、徐长卿、石龙刍、云实、王不留行、飞廉、兰草、忍冬、薇衔、生姜、枲耳、苦参、蠡实、石龙芮、牛蒡子、水萍、天麻、莎草根、蔄茹、何首乌、仙茅、桂、牡桂、菌桂、松脂、槐实、枸杞、柏实、茯苓、榆皮、酸枣、檗木、楮实、干漆、五加皮、蔓荆实、辛夷、桑上寄生、杜仲、女贞实、蕤核、苏合、金樱子、秦皮、秦椒、山茱萸、猪苓、龙眼、仙人杖、合欢、蜀椒、南烛枝叶、龙骨、麝香、牛黄、熊脂、白胶、阿胶、鹿茸、羖羊角、羚羊角、犀角、伏翼（蝙蝠）、雁肪、石蜜、蜂子、蜜蜡、牡蛎、龟甲、石决明、藕实茎、橘柚、大枣、葡萄、鸡头实、蓬蘽、仲思枣、胡麻、青蘘、麻蕡、青粱米、冬葵、白瓜子、苋实、胡荽、苦菜、蜀葵、苦苣、秋露水、水苏、马齿苋、鲛鱼皮。

第三节 道教服食的其他表现形式

道教服食具有一定的层次性，涉及长生类服食食材、疗病类服食食材和日常饮食类食材以及其它表现形式，是系统综合的生命提升实践活动。"凡欲求仙，大法有三：保精、引气、服饵。凡此三事，亦阶浅至深，不遇至人，不涉勤苦，亦不可卒知之也。然保精之术，列叙百数；服饵之方，略有千种，皆以勤劳不强为务。故行气可以治百病，可以去瘟疫，可以禁蛇兽，可以止疮血，可以居水中，可以辟饥渴，可以延年命。其大要者，胎息而已。胎息者，不复以口鼻嘘吸，如在胞胎之中，则道成矣"。① 仙师曰："凡服金丹大药，虽未去世，百邪不敢近人。若服草木小药，饵八石，适可除病延年，不足以禳外祸，或为百鬼所枉，或为太山横召，或为山神所轻，或为精魅所侵。唯有真一，可以一切不畏也，守一法具在《皇人守一经》中。"② 夫摄生大体，略有三条："所为吐纳练藏，胎津驻容；其次饵芝术，飞伏丹英；其三次五谷资众味。终古不易者，生生性命，必系于兹也。气之与药，具摽别卷。今所撰集，用食延生，顺时省味者也"。③ 按《扁鹊论》曰："食能排邪而安藏腑，神能爽志以资血气。摄生者气正则味顺，味顺则神气清，神气清则合真之灵全，灵全则五邪百病不能干也。故曰水浊鱼瘦，气昏人病。夫神者，生之本；本者，生之真。大用则神劳，大劳则形疲也。"④ 按《枕中传》曰："五味者，五行之气也，应感而成，人即因五味而生，亦因五味而消。"⑤ 按《黄帝内传》曰："食风者灵而延寿，食谷者多智而劳神，食草者愚痴而足力，食肉者鄙勇而多嗔，服气

---

① 《道藏》第 22 册，第 228 页。
② 同上。
③ 《中华道藏》第 29 册，第 297 页。
④ 同上，第 297 - 298 页。
⑤ 同上，第 298 页。

者长存而得道。"①《孙氏传》曰："五味顺之则相生，逆之则相反。夫人食，慎勿愠怒，勿临食上说不祥之事，勿吞咽忽逐，必须调理安详而后食。"②《黄帝内传》曰："春宜食甘，甘走肉，多食甘则痰溢，皮肤粟起。夏宜食辛，辛走气，多食辛则气躁好蹞。秋宜食酸，酸走骨，多食酸则筋缩、骨中疼。冬宜食咸，咸走血，多食咸则血涩、口干。多食苦则呕逆而齿疏。"③

通过多个层面的服食，目的是长生成仙，返璞得道。其中长生类的服食是一种宗教特征明显的进食方式，是道门中人围绕其宗教信仰、教义和目的，为了解决成仙这类宗教基本问题，在与传统饮食相互交融过程中逐步发展起来的一种特殊体系。笔者认为，道教服食存在如下几大特点：

首先，道教长生服食不同于一般的饮食分支，带有鲜明的宗教神学特征。其次，道教服食疗法、符箓、咒术、辟谷、服食诸术中内含深刻的医学底蕴，并具有食材广泛、形式多样的特征。道教服食疗法与传统医学在基础理论上和临床治疗手段上既有相同之处，也有相异之点，具有科学与玄秘共存的双重特性。再次，道教服食中的饮食部分作为传统饮食文化不可或缺的一部分，内容广博，与现代营养学在某些方面具有一致性，是现代饮食值得借鉴的。道教服食是一种熔生理、仪式、心理、道德、社会、环境和信仰一体的综合性服食模式，这一模式是以天人合一、天人相应的中国传统哲学思想为指导，建立在道教宇宙论、人天观、身神观基础之上。

---

① 《中华道藏》第 29 册，第 298 页。
② 同上。
③ 同上。

一　身神共治的服食疗法形式——服符

（一）符咒

道教服食是"综合摄养、灵性跟进"，食、术、道，身、心、灵综合系统的实践活动。符咒与服食的相通性的基础在于物质性，由于时代的局限性，鬼神作祟往往被认为是产生疾病的重要原因，故符箓禁咒之类的镇压法术也是当时医家的治疗手段之一。王契真《上清灵宝大法》卷二十七云："《正一旨要》所载以一印，总名黄神越章，而径阔稍大，用于布气治病之间而已。"[①] 至于符咒，在治病方术中使用更多，《千金翼方·禁经》载有治疗鬼客忤气、瘟疫时行、疟病、疮肿、产运、金疮、蛊毒、遁注、邪病等的咒语百余条。[②] "符者，天地之真信。人皆假之以朱墨纸笔，吾独谓一点灵光，通天彻地，精神所寓"。[③] 因此道门认为，用符过程实乃"以我之精合天地万物之精，以我之神合天地万物之神。精精相附，神神相依，所以假尺寸之纸号召鬼神，鬼神不得不对"[④]。

道教服食疗法的宗教神学特征还表现在某些具体的医疗手段和治疗措施方面。如，常用的服气疗病术，在服气过程中常常要配合存思神灵，具有客观功效与心理强化的功能。

---

① 《道藏》第 30 册，第 902 页。
② 姜生、汤伟侠主编，《中国道教科学技术史》（南北朝隋唐五代卷），科学出版社，第 447 页。
③ 《道藏》第 28 册，第 674 页。
④ 同上。

　　客观而论，符箓禁咒之术带有若干神秘色彩，同时还有物理治疗（针灸）与心理治疗（禁咒）相结合，对控制精神病患者的症状应该有效，具有灵性促进功能。道门将符箓、元气及药物称为道术三宝，符、气、药三宝有综合摄养的功效。并认为，道为虚无至真的本体，术为天地变化的玄技，"道无形，因术以济人；人有灵，因修而会道。人能学道，则变化自然。道之要者，深简而易知也；术之秘者，唯符与气、药也。符者，三光之灵文，天真之信也；气者，阴阳之太和，万物之灵爽也；药者，五行之华英，天地之精液也。妙于一事，则无不应矣。"[①]

（二）符箓

　　所谓"符"，又称为"神符"，是道教重要的一种道术。《道教义枢》卷二曰："神符者，即龙章凤篆之文，灵迹符书之字是也。神以不测为义，符以符契为名，谓此灵迹，神用无方，利益众生，信如符契。"[②] 它来源于中国上古的巫术，战国的阴阳五行家及秦汉的方士与谶纬神学。从东汉张陵、张角等开始，道教就利用了符咒之术，作为其布道济世的主要手段。[③] 明张宇初说："太上诸品经箓，若祖天师所受，则盟威都功；葛仙翁所受，则中盟四仙；茅真君所受，则上清大洞。其余符箓弥多，皆所以福国裕民，宁家保己。"[④]

　　在道教中，符往往与箓并称，谓之"符箓"。当然，其中的内容是有所区别的。箓被称为"经箓"、"法箓"、"宝箓"，其

---

① 《中华道藏》第 29 册，第 371 页。
② 《道藏》第 24 册，第 816 页。
③ 姜生、汤伟侠主编：《中国道教科学技术史》（南北朝隋唐五代卷），北京：科学出版社，2010 年，第 599 页。
④ 《道藏》第 32 册，第 148 页。

内容比符更为丰富、复杂，含义更加深奥，有时还配以神图。①
道教认为法箓记录了天官功曹、十方神真的名属，无论修身保
命、召神通灵，都要借助法箓，《正一修真略仪》曰："箓者，
太上神真之灵文，九天众圣之秘言，将以检劾三界官属，御运元
元，统握群品……互禀师资，结盟受授，从俗登真，永保生道，
渐位于极。"②

（二）祝由、符水

所谓"祝由"，是指病患者向天讲述病由、病状，祈求神灵
解除痛苦，恢复健康，而不用药物、针石。道门运用符咒、符水
之术，以养生、治病、祛疾，这是一门特殊技能。从《黄帝内
经》、《杂禁方》、《诸病源候论》、《千金翼方》及众多医典来
看，符咒疗法，一脉相承，延延发展。③ 祝由之术，首见于《素
问·移精变气论篇》："余闻古之治病，惟其移精变气，可祝由
而已。今世治病，毒药治其内，针石治其外，或不愈，何也？岐
伯对曰：往世，邪不能深入也，故毒药不能治其内，针石不能治
其外，故可移精祝由而已。当今之世不然，忧患缘其内，苦形伤
其外，又失四时之从，逆寒暑之宜，贼风数至，虚邪朝夕，内至
五脏，骨髓外伤，空窍肌肤，所以小病必甚，大病必死，故祝由
不能而也。"④《轩辕黄帝祝由科》叙说："太古先贤治传医家十
三科，内有祝由科，乃轩辕氏秘制符章，以治男女大小诸般疾

---

① 姜生、汤伟侠主编：《中国道教科学技术史》（南北朝隋唐五代卷），北京：
科学出版社，2010 年，第 599 页。
② 《道藏》第 32 册，第 175 页。
③ 姜生、汤伟侠主编：《中国道教科学技术史》（南北朝隋唐五代卷），北京：
科学出版社，2010 年，第 600 页。
④ 《中华道藏》第 20 册，第 65 页。

病。凡医药针灸所不及者，以此佐治，无不投之立效，并能驱邪缚魅，有疾病者对天祝告其由，故名曰祝由科。"① 对于祝由疗法，历代不少名医均有探究。古人的生活朴实，心无机劳，故仅用祝由便可治病。后世之人则心系忧患，形苦烦劳，不懂摄生，疾病丛生，故仅靠祝由是难以奏效的。② 从心理角度来看，主要是通过一些祷告的方法与心理暗示，来改善病人的精神状态，从而达到扶正治病的目的。

　　道教的符咒疗法正是从古老的祝由术发展而来的。《抱朴子内篇·至理》亦说："吴越有禁咒之法，甚有明验，多炁耳。"③《太平经》说："天上有常神圣要语，时下授人以言，用使神吏应气而往来也。人民得之，谓为神祝也。祝也，祝百中百，祝十中十，祝是天上神本文传经辞也。其祝有可使神玄为除疾，皆聚十十中者，用之所向，无不愈者也。"④ 也就是说，咒祝本是神灵秘授，其中包含着天神的力量，故能治病解厄。并伴随着一定的仪式疗法，一般先要清心沐浴洁身，设坛摆供，焚香，用朱笔在青纸上题署，并将所患疾病及祈求之意——写明，作为表章上奏天界。道教认为临床症状不同的疾病是由不同的疫鬼所致，而每一疫鬼所受制的天官神将也各不相同，所以疾病上章请官的具体程式、内容也就不尽相同，需要辩证而行。如腹内饮食不消、结坚淋露不愈者请赤素君治之；上气逆引、绞急、腹中不下饮食者上章请事，当请天官玉衡，在太平宫下，令治之。而且医治不

---

①　《藏外道书》第 26 册，第 337 页。
②　姜生、汤伟侠主编：《中国道教科学技术史》（南北朝隋唐五代卷），北京：科学出版社，2010 年，第 600—601 页。
③　王明：《抱朴子内篇校释》，中华书局，1985 年，第 114 页。
④　王明：《太平经合校》，中华书局，1960 年，第 181 页。

同的病症还要具体问题具体分析。这些不但从一个方面反映了道教医学的宗教神学特征，同时也反映了道教服食疗法对道教法术特别是斋醮仪式的影响。

各种治病的符，其独特之处在于身、神两个系统同时治疗，在趋向神仙界的过程中，从身体和灵性诸方面系统提升。兹举例如下。头痛符："此名都匠符，皆先闭气作之，符成，三叩齿，咒曰：日出阳阳，某行神符，威制四方。某带服神符，百病除愈，万恶消亡。……若吞六甲符，勿食所直之辰；丑不食牛，亥不食猪，卯不食兔是也。六甲回符，六旬旬十日服，六甲符皆并服之也。"① 理百病符、理殟病符："病者饮六字符，立汗出，可得不死耳。故告之，使世人行之。"② "初觉似殟病，便作桃汤，服此符，令汗出。良久，进一枚止于三枚，不汗；至七枚、九枚，即得汗；便轻愈，不差者。第二日，服第二符，相次吞服，无不效者。书当向王方，王相日书之。"③

还有，理伤寒符、理寒热符、理头痛符、治腹痛、治心腹痛、治卒中恶闷尸、治腹胀、治心腹烦懑、治腰痛、治背痛、治胸痛、治下痢、治霍乱、治大小便不通、治淋病、治阴热及烦热、解迷惑、开心强记、安魂魄、解悲思、治疟疾、治小儿大小便不通、治卒中恶、背尸、急噤、肠胀、气欲绝者、治卒逢恶客、鬼刺心痛、气疼、治心气疼痛（以黄素丹书）、治心痛烦乱（以黄素朱书）、治卒中恶背、治人卒被尸击，气绝口闭、治人卒恶刺痛，大烦欲死、治卒中恶欲死、治中恶、治闷尸注忤人腹

---

① 《道藏》第 6 册，第 343 页。
② 同上，第 345 页。
③ 同上。

五脏中、治人患迷惑、治病人魂魄不安、治人忧愁，悲思感慕，腹中不乐、啼哭狂娌、治疟疾等诸多符。

治病祛疾的符，"以尚字为将，食字为兵，名字为先锋，施之百病，无不应手立愈。"① 即是用尚字、食字和其它字相组合的各种复文。在实施符咒疗法时，基于身神互动，并将精神疗法、仪式疗法、信仰疗法、环境疗法、药物疗法和功法疗法等综合使用。凡采取此法，首先要求病人相信符咒是有灵力的，"不诚不敬者不治，毁谤天医者不治，疑信不决者不治。"② 通过语言（祝咒）、图文（符箓）、动作（指诀、禹步）等形式，并辅助以药物符水，调动病人体内的积极因素，形成移精变气、精神内守的状态。

按照气生万物的观点，作为通灵达神的符咒均是先天元气演变而成，③ "一切万物，莫不以精气为用。故二仪三景，皆以精气行乎其中。万物既有，亦以精气行乎其中也。是则五行六物，莫不有精气者也。以道之精气，布之简墨，会物之精气，以却邪伪，辅助正真，召会群灵，制御生死，保持劫运，安镇五方。"④

在实践中，道士又将符禁与水结合，用于治病养生，这就叫作"符水"。唐司马承祯说："夫符文者，云篆明章，神灵之书字也。点画有所象，故神气存焉；文字有所生，故服用朱焉。夫水者，元气之津，潜阳之润也，有形之类，莫不资焉。故水为气母，水洁则气清；气为形本，气和则形泰。虽身之荣卫，自有内

---

① 《藏外道书》第 26 册，第 337 页。
② 同上。
③ 姜生、汤伟侠主编：《中国道教科学技术史》（南北朝隋唐五代卷），北京：科学出版社，2010 年，第 604 页。
④ 《道藏》第 22 册，第 41 页。

液，而腹之脏腑，亦假外滋，既可以通腹胃，益津气，又可以导符灵，助祝术。"① 由此可见，符水之功不可抹煞，辨证施用，利民益人。道教的符咒之术借水治疗，亦是其高明之处。②

道教符水疗法的哲学依据是阴阳五行学说，"若治病之法，宜仔细察其病证，次当给以符水治之。盖人之气运于三焦五脏之间，顺则平康，逆则成病。或嗜欲失节，或心意不足而成邪。故邪气侵则成病。以我正真之炁，涤彼不正之邪，以我之真阳，敌彼之阴。"③

符水的作用在于调和患者体内的阴阳，安和五脏，滋益荣卫，使身体恢复健康。其关键仍在于"气"的功能。④《素问》云："虚无恬淡，真炁从之，精神内守，病安从生？人之有病，或寒或热，或轻或重，皆失摄调，嗜欲不节，故六气之邪得以乘之。治病以符，符朱墨耳，岂能自灵。其所以灵者，我之真炁也。故曰：符无止形，以炁而灵。知此说者，物物可以寓炁，泥丸、莎草亦可济人矣。"⑤

在使用符水之际，往往都要配以药汤，如治心脾痛，画符焚灰，同蛤蜊粉调服。蛤蜊粉主治痰饮喘咳，水气浮肿，胃痛呕逆，心脾疼痛等。道士以它配合治疗心脾疼，是合乎医理的。治气积成块，书符化灰，用紫苏、木香汤调灰内服。紫苏有下气、消痰、润肺、宽肠的功能，木香主治心腹气痛、温中和胃、健脾

---

① 《道藏》第 4 册，第 954—955 页。

② 姜生、汤伟侠主编：《中国道教科学技术史》（南北朝隋唐五代卷），北京：科学出版社，2010 年，第 605 页。

③ 《道藏》第 28 册，第 679 页。

④ 姜生、汤伟侠主编：《中国道教科学技术史》（南北朝隋唐五代卷），北京：科学出版社，2010 年，第 605 页。

⑤ 《道藏》第 28 册，第 674 页。

消食，两药合剂，正是治疗气积气痛的良药。治痢疾，书符化灰，如赤痢用甘草汤，白痢用白矾汤，赤白痢用乌梅汤，口噤不开者用石榴皮汤，依症调服。治喘满，书符焚灰，用款冬花汤调服，款冬花主治咳逆喘息，喉痹。……治饮酒大醉，补脾和胃，益气生津，主治胃虚食少，脾弱便溏。治肝病，用赤豆汤调服。治肾病，用盐汤调服。治肺病，用藿香汤调服。治心经病，用柏枝汤调服。治寒湿气、脚气，用忍冬藤调服。治头脑疼，用白芷末、茶水调服。治头风伤人，用乳香汤调服。治五痫病，用酸枣汤调服。治疟疾，用桃枝、柳枝汤调服，忌晕腥数日。治腰肾痛，用木香汤调服。治霍乱吐泻，用丁香或藿香汤调服。治心惊悸，口眼㖞斜，半身不遂，用远志，门冬汤调服。治血崩，用新绵烧灰，同符灰和，以荆芥汤调服。治月经不调、痛疼，用当归煮酒调符灰服用。治胎动不安，用淡醋汤调服。治胎孕不牢，用枣汤调服。治妇女一切冷病，用姜盐汤调服。治妇女气晕，用木香汤调服。这些用药的原则，一一皆合传统中医理论与用药原则。①

应用符咒为人治病祛疾，包含着许多有相当价值的临床经验与奇妙药方。从画符时所用的材料如朱墨、墨、纸、桃木中，亦能找到合理与科学的成分。② 李时珍曰："丹砂生于炎方，禀离火之气而成，体阳而性阴，故外显丹色而内含真汞。其气不热而寒，离中有阴也。其味不苦而甘，火中有土也。是以同远志、龙骨之类，则养心气；同当归、丹参之类，则养心血；同枸杞、地

---

① 姜生、汤伟侠主编：《中国道教科学技术史》（南北朝隋唐五代卷），北京：科学出版社，第605—606页。

② 同上，第606页。

黄之类，则养肾；同厚朴、川椒之类，则养脾；同南星，川乌之类，则祛风。可以明目，可以安胎，可以解毒，可以发汗，随佐使而见功，无所往而不可。"① 道士画符所用的朱砂，能镇静一切痉挛，亦为"益人万倍于五谷"的上品仙药。画符所用之墨，"墨，专入肝肾，色黑味辛，气温。凡血热过下，如瘟疫鼻衄，产后血晕崩脱，金疮并丝缠眼中，皆可以治。如止血，则以苦酒送韭汁投；消肿则以猪胆汁、酽醋调；眼有丝缠，则以墨磨鸡血速点；客忤中腹，则磨地浆汁吞。各随病症所用而治之耳。"②

画符的材料用的最多的是纸。纸可以入药。其性味甘、平、无毒。不同质地的纸可用于治疗不同的疾病。③ 李时珍专门考证了纸的来源及药用价值，如用楮纸烧灰，止吐血、衄血、血崩、金疮出血；用竹纸包犬毛烧末，酒服，止疟；用藤纸烧灰，傅破伤出血，及大人小儿内热，衄血不止。用故藤纸（瓶中烧存性）二钱，入麝香少许，酒服。仍以纸捻包麝香，烟熏鼻；用草纸作捻，纴痈疽，最拔脓，蘸油燃灯，照诸恶疮浸淫湿烂者，出黄水，数次取效；用麻纸止诸失血，烧灰用。④ 此外，历代医书中也收有一些用纸治病的处方。故道教用纸画符，纸的药性犹存。考符的起源，最早的符是画在桃木板上的，故谓之"桃符"。"桃乃西方之木，五木之精，仙木也。味辛气恶，故能压伏邪

---

① 李时珍：《本草纲目》卷九（上册），人民卫生出版社，1982年，第520页。
② 江苏新医学院编：《中药大辞典》下册，上海人民出版社，1977年，第2615页。
③ 姜生、汤伟侠主编：《中国道教科学技术史》（南北朝隋唐五代卷），北京：科学出版社，2010年，第607页。
④ 江苏新医学院编：《中药大辞典》下册，上海人民出版社，1977年，第2615页。

气，制百鬼"①。就医疗方面而言，桃树确是一味用途广泛的药物。可见，道教的服符水疗法并非随意的选择，对具体材料的性味特征非常熟悉，有利于对症用材，这含有科学的合理成分。

二　内外丹兼有的服食现象——服气、咽津

（一）服饵助道

道教认为，"服气之后，饮食须有次弟，可食之物有益，不可食之物必有损，损宜永断，益乃恒福。"② 初服气时，"每空腹随行饮一两杯清酒，甚佳。冬温夏冷，助正气排遣诸邪，其功不细。戒在多，多则憛醉，醉则伤神损寿。"③ "或言初学人力微，服饵肋道，或言益气道也。且初学不可不知，久久总不用为妙。"④《元气论》提出："修炼之人，切不得乱食。凡味即令元气突奔，又不能清净其心。"⑤ 并认为，"味过于酸，则肝气以津，肺气乃绝；味过于咸，则骨气劳，短肌，气折；味过于苦，则心气喘满，色黑，肾气不卫；味过于甘，则脾气濡，骨气乃厚；味过于辛，则筋脉沮弛，精神乃央。"⑥ 因此，要谨和五味，方能骨正筋柔，凑理以密。

《上清黄气阳精三道顺行经》主要讲述修炼"顺行三道之要、黄气阳精之道"。所谓"气阳精"，即日月之精气；"顺行三

---

① 李时珍：《本草纲目》卷二十九（下册），人民卫生出版社，1982 年，第1751 页。
② 《中华道藏》第 29 册，第 492 页。
③ 同上，第 493 页。
④ 同上，第 509 页。
⑤ 同上，第 452 页。
⑥ 《道藏》第 22 册，第 389 页。

道"即日、月、七曜运行之道。《皇天上清阙帝君灵紫文上经》记述吞服日气之法。其法：以日出之时，东向对日叩齿九通，心中默念日魂之名，存想日中流霞紫气入我身中，向日吞霞咽气四十五过，然后咽液、叩齿、祷祝，与神灵沟通，是为存思食气之法。① 《洞真上清青要紫书金根众经》内载存神服气之法，包括服紫气及日精月华之法、存思九天玄女、玄母及九天真女法，引咽日精之道法。《洞真太上三九素语玉经真诀》之法以命日入室存思五方帝君来镇于五脏，并念诵咒诀，磨掌擦面。据称如此修行五年，则面发金容，五内生华，五脏保气。② 如"服牙"之法，是指服食五方真气，这是由先秦仙道的采服六气法演变而来。③ 《太上灵宝五符序》卷下谓东方有"青芽"之气，南方有"朱丹"之气，中央为"戊己"之气，西方为"明石"之气，北方为"玄滋"之气，修道者倘若长期坚持依法入静、诵咒、采气、吐纳、叩齿、咽液、存想，"食真一不休，吞华池不息，内气长闭不倦者，即得道而绝粒矣"④。当然，这些方法皆返璞归真，并采用天地之精华，以摄养性命，延年益寿。当然，道教所述的具象的"气"与"存思之气"是有区别的。

（二）咽津

道教有"饥即吞气，渴即咽津"⑤ 之说，认为"玉醴金浆，乃是服炼口中津液也。一曰精，二曰泪，三曰唾，四曰涕，五曰

---

① 姜生、汤伟侠主编：《中国道教科学技术史》（南北朝隋唐五代卷），北京：科学出版社，2010 年，第 624 页。

② 同上。

③ 同上，第 629 页。

④ 《道藏》第 6 册，第 323 页。

⑤ 《中华道藏》第 29 册，第 450 页。

汗，六曰溺。人之一身，有此六液，同一元气，而分配五脏六腑、九窍四肢也。"①

其咽津的方法为，"乃以舌柱上腭，料口中外津液，候满口则咽之，令人下胃，存胃神承之，如此三，止。"② 对于咽津的作用，诸家气法也各有论述。《元气论》认为"常能终日不唾，恒含而咽之，令人精气常存，津液常留，面目有光"。③ "溉藏润身，通宣百脉，化养万神，支节毛发，坚固长春，此所谓内金浆也，可以养神明，补元气矣。"④ 经云："玉池清水灌灵根，审能修之可长存。"⑤ "玉池清水上生肥，灵根坚固老不衰。"⑥ 均为漱炼醴泉的咽津功夫。陈撄宁曰："果能时刻用功，吐浊纳清，降浊升清，往复循环，酿造灵液，则百病不侵，而肌肤光泽，气如兰香，颜如玉润矣。"⑦

（三）食气

道教认为，"从子至午为阳气，可服；午至子为阴气，不可服。鼻中取为正气，可服；口中取为邪气，不可服。鼻为魂门，口为魄户，魂清魄浊故也。并小导引，随不利而为，不必备及。十二补法亦如之。到明以来，一遍讫即一食，顿消散，放逸还如子时取气法门"。⑧ 又"老君十三静，至日中作蜜汤或胡麻饮、汤、蔓菁子黄精汤一味，即得；服一二小升酒亦得，其妙。常须

---

① 《中华道藏》第 29 册，第 448 页。
② 同上，第 490 页。
③ 同上，第 448 页。
④ 同上，第 448－449 页。
⑤ 同上，第 492 页。
⑥ 同上，第 123 页。
⑦ 同上，第 153 页。
⑧ 同上，第 254 页。

含枣核，来津掖润内府，不然即口干。……初或小便赤黄服枣汤，大便坚难服葵子汤。一旬颜色痿黄，二旬动作肠胃，三旬消疲，四旬色悦，五旬六府和，六旬如故，七旬志及高远。此时宜闲精守玄，服丹砂、雄黄、雌黄等，则不畏寒暑也。酒虽益气，而能乱神，不可多饮。十旬通神，若能当兼草药，不复虚羸，慎勿泄气"。①

《淮南》云："欲长生，腹中清；欲不死，腹无滓。冬不寒，夏不热，此龟蛇燕等行气之法，皆鼻口不出入息也。……又一年易气，二年易血，三年易脉，四年易肉，五年易髓，六年易筋骨，七年易皮肤，八年易发，九年易形为仙，有三万六千神在身，或乘云驾龙，制御风雨，役使鬼神，百二十年检神会道，与空合真也。"② 有点类似仿生学的特点，通过观察动物的特征来进行养生，体现出一定的变化观。

又有节气法，"初学服气，皆须入息时即住其息，少时似闭气满，其息出时，三分减二，还住，少时咽之，咽已又作，至腹中满，休。必须日夜四时作为。……初服气时，要须朝暮二时用仰覆势，夜半及日中唯用仰势。……饮食即食亦不妨气，饱食咽气，气还作声，直至脐下，成已后，兼食行气，下气无妨服气。欲得以气推腹中粪令尽，但勿食二十日，弥佳。若入头即食不得妙。"③

同时，"服气日别吃少药酒，亦好，如思食，吃少蜜姜汤，即定，仍不得多食，能常百种不食最好……不用吃果子，恐腹中

---

① 《中华道藏》第 29 册，第 254 页。
② 《中华道藏》第 23 册，第 254 - 255 页。
③ 同上，第 257 - 258 页。

不安稳，又恐淬秽，腹中气难行，且欲空腹，令气行……第一莫令从口鼻出散，虽食百味饮食，但得虚肥，身受百病，渐入死地。凡人饮食酒肉，一时虽得勇健，百病皆易生，瘴疠蛊毒，逢即被伤。能服元气，久久行之，诸毒不能伤，一切疾病皆治。"[1]

夫万病横生，年命横夭，多由饮食之患。饮食之患，过于声色。声色可绝之逾年，饮食不可废于一日，为益既广，为患亦深。"凡夏至后迄秋分，勿食肥腻饼臛之属。此与酒浆果瓜相妨。或当时不觉即病，入秋节变生多诸暴下，皆由涉夏取冷太过，饮食不节故也。"[2]

封君达云："体欲常劳，食欲常少；劳勿过极，少勿过虚。恒去肥浓，节咸酸，减思虑，捐喜怒，除驰逐，慎房室，春夏施泻，秋冬闭藏。又鱼脍生肉，诸腥冷之物，此多损人，速宜断之，弥大善也。心常念善，不欲谋欺诈恶事，此大辱神损寿也。"[3] 故"夫养性之道，勿久行、久坐、久听、久视，不强食，不强饮，亦不可忧思愁哀。饥乃食，渴乃饮。食止，行数百步，大益人。夜勿食，若食即行约五里，无病损。日夕有所营为，不住为佳，不可至疲极，不得大安无所为也。故曰：流水不腐，户枢不蠹，以其劳动不息也"。[4]《仙经》云："食气法，从夜半至日中六时为生气，从日中至夜半六时为死气，唯食生而吐死，所谓真人服六气也。"[5] 如，食气绝谷法，"向六旬六戊，从九九至

---

① 《中华道藏》第 23 册，第 258 页。
② 《中华道藏》第 29 册，第 279 页。
③ 同上。
④ 同上。
⑤ 同上，第 297 页。

八八、七七、六六、五五而饱，或念天苍，或思黄帝，或春引岁星之气，以肝受之，其余四方皆然。初为之，颇有小瘦，行四旬已上，颜色转悦，体力渐壮，白发更黑，落齿更生，负重履险，胜于食谷时。……及中恶卒急，尸注所忤，心腹切痛，瘟虐溪毒，引气驱之，不过五六十通，无不即除。又行气久多而断谷最易，唯有胎息之法独难。所谓胎息者，如人未生在胎之中时，气久息也。习则能息鼻口气，如已息鼻口气，则可居水底积日矣。又治金疮，以气吹之，血断痛止。又蛇虺毒虫中人，皆禁之即愈。"①

又曰："旦夕者，是阴阳转换之时。日旦五更初，阳气至，频伸眼开，是上生气，名曰阳息而阴消；暮日入后，阴气至，凛然，时坐睡倒时，是下生气至，名曰阳消阴息。暮日入后，天地、日月、山川、江海、人畜、草木，一切万物，体中代谢往来，一时休息，一进一退，如昼夜之更始，又如海水之朝夕，是天地之道耳。面向午，展两手于膝上，徐按捺肢节，口吐浊气，鼻引清气。凡吐者，去故气，引生气也。"②《经》云："玄牝门，天地根，绵绵若存，用之不勤。言鼻是天之门户，可以出纳阴阳生死之气也。……行之五年、十年，长存不忘，得满千万通，去仙不远也。"③

《养生传》曰："凡人虽常服饵，不知养生之道，必不全其真也。"④ 又曰："一日之忌，暮勿饱食；一月之忌，暮勿大醉；

---

① 《中华道藏》第 29 册，第 297 页。
② 同上。
③ 同上。
④ 同上，第 298 页。

一岁之忌，慎勿远行；永久之忌，勿向西、北二方大小便，露赤也。"① 均为相关的注意事项。

三 身神摄养的道教服食肢体形态

与符咒之术相关的还有指诀、禹步，亦为道教练功摄养的重要手段。《正一法文修真旨要》曰："今谨依正一神仙三五秘诀，修行符禁之术，具列如后。十二辰，三五大会，显幽冥，禁诀者，道家咒术妙法，多端万流，渊隐难悉兼通。"②《正一修真略仪》曰："夫制御万灵，通真达道，无不由禁摄五行之精，吐纳元气，握览文节，关启机源，取舍在己，在乎指掌，以统天下。"③

（一）指诀

又称"捻诀"、"掐诀"、"手诀"、"握诀"等。基于感应学说，道教把手掌当作采气聚精、通达神灵的重要通道，通过掐诀结印，在手掌上形成一个浓缩的宇宙图景，从而达到呼召万灵的目的，④ "用气由心，由心应手，当抱览三才五行，万灵之目也。夫掌诀以握为总法，所谓运魁纲，封五岳，关三毕，捉鬼道，揽河源，固真气，而幽显备统之也。事竟，既随息诀遣，以散其气。"⑤

---

① 《中华道藏》第 29 册，第 298 页。
② 《道藏》第 32 册，第 177 页。
③ 同上，第 180 页。
④ 姜生、汤伟侠主编：《中国道教科学技术史》（南北朝隋唐五代卷），北京：科学出版社，2010 年，第 608 页。
⑤ 《道藏》第 32 册，第 577 页。

如，五行诀是一种常用的指诀。它将人的五脏与天庭的五星通过指掌相连，可达成真的境界。①《服五方灵气法》曰："凡指诀，女子尚右，男子即尚左，阴阳之体然也。大指属土，食指火，中指木，无名指金，小指水。从根结为孟，中指为仲，头节为季。指甲之目为五行刀支，刀支主杀也，斩邪诛逆用之。五气即全，当随五类，相互制伏，无不如意。握固法：以大指掐四指根。"② 这里将存神、吐纳、采气及五脏相结合，希望能利用指诀的威力，把握生命的造化。

十二辰诀是将十二宫、十二辰与十二个部位相配合，③ 掐之以役使鬼神，参与造化，"指节具十二指辰，亦随其相生相克"④。《道法会元》卷六七曰："且如肝气通左目，诀用卯文，取东气行事。心气通口，诀用午文，取南气行事。肾气通耳，诀用子文，取北气行事。会此之道，参此之理，则二气不在二气，而在吾身。五行不在五行，亦在吾身。吹而为风，运而为雷，嘘而为云，呵而为雨，千变万化，千态万状，种种皆心内物。"⑤这样一来，即把指诀之术建立在元气论的基础上，并突出了人在天地生化，阴阳消息中的重要作用。

（二）步斗

又称"步天罡"、"踏罡步斗"、"步罡蹑纪"。道教认为，禹步是夏禹所为术，《金锁流珠引》卷七曰："夫求长生之道，

---

①　姜生、汤伟侠主编：《中国道教科学技术史》（南北朝隋唐五代卷），北京：科学出版社，2010 年，第 608 页。

②　《中华道藏》第 29 册，第 497 页。

③　姜生、汤伟侠主编：《中国道教科学技术史》（南北朝隋唐五代卷），北京：科学出版社，2010 年，第 609 页。

④　《中华道藏》第 29 册，第 497 页。

⑤　《道藏》第 29 册，第 398 页。

皆须步罡捻诀。"① 从葛洪记载的来看，早期的禹步有三步九迹之说。《正一修真略仪》曰："诸步罡起于三步九迹，是谓禹步，其来甚远，而夏禹得之，因而传世，非禹所作。所以统三元、九星，三极九宫，以应太阳大数。"② 这种方术又称之为"踏罡步斗"。所谓"罡"，原意是指北斗斗勺最末一颗星。道教吸取中国古代的这种对北斗的崇拜，假方寸之地，铺设天罡之阵，可以摄命通灵。

各种罡法禹步，虽形式多端，但皆于踏步之中，融存神、握固、掐诀、闭气、调息、咽液、叩齿等各种内炼功夫为一体。③《正一修真略仪》曰："其法先举左，一跬一步，一前一后，一阴一阳，初与终同，步置脚横直互相承，如丁字，所以亦象阴阳之会也。踵小虚相及，勿使步阔狭失规矩。当握固闭气，实于太渊宫，莹目三，临目，叩齿，存神，使四灵卫已，骑吏罗列，前后左右，五方五帝，兵马都本位。北斗覆头，斗杓在前指其方，常背建击破也。步九迹竟，闭气，却退复本迹，又进，是为三反。即左转身，都遣神气罡目，直如本意攻患害，除遣众事。行用讫，却闭目，存神，调气，归息于太渊宫，当咽液九过，其禁救符水等，请五方五帝真气，如常言。"④

（三）**斗法**

除了踏罡步斗这一类方术之外，道教中尚有许多以北斗崇拜

---

① 《道藏》第 29 册，第 180 页。
② 同上，第 213 页。
③ 姜生、汤伟侠主编：《中国道教科学技术史》（南北朝隋唐五代卷），北京：科学出版社，2010 年，第 609－610 页。
④ 《道藏》第 32 册，第 180 页。

为核心的功法，具有役使鬼神的灵力。① 据《金锁流珠引》卷五所载，斗法多达三十余种，它们多用于内炼摄养，所谓"将军步罡，以正镇三魂；北斗步罡，以定七魄；禹步之罡，以治万神。万神正定，五藏监牢，法成身真，故曰真人"。② "并以禹步相添，正行正一之法，立能兴动风雨，天地顺心。"如"含斗"之法"含七星于心腹之内明照五藏"。③

入静的状态之中，闭目存想，内视身中之神。依道经所言，人的身神甚多，如《太上老君玄妙枕中内德神咒经》曰："子等身中有三万六千神，左三魂，右七魄，身有千百形影，体有万千精光，五脏六腑、二十四神。常存念之，无令离身，有病三呼，即降其真。"④ 这一身神系统主次分明，非常严密，上下呼应，内外配合，遍布人体任何部位。它以五脏六腑之神为主体，又分上、中、下三景之神，再配以九宫、三十九户之神。各种身神皆有名讳、形象以及所主所司，各有其职，共同维护着人的健康与生命活力。

第四节　道教服食的四季禁忌

道教服食注重时间性，一年四季皆有禁忌。道教认为，理国者以养人为本，修身者以治病为先。天地之间，人的生命是宝贵

①　姜生、汤伟侠主编：《中国道教科学技术史》（南北朝隋唐五代卷），北京：科学出版社，2010年，第610页。

②　《道藏》第20册，第401页。

③　同上，第377页。

④　《道藏》第19册，第705页。

的，"人因元气，假以成形，受气阴阳，皆禀天地。江河淮济，五岳九州，草木星辰，触象比类，皆神明所居，各有所主，存之即有，废之即无，存之即生，废之即死"①。"天养人以五气，地养人以五味。饮五气者归天，食五味者归地。所谓百病横生多因饮食，……四时摄生盖由节减"②。"酸味损于筋，辛多伤正气，甘物不益肉，苦多伤其志，咸多促人寿，不得偏耽嗜……神随气，气依味。味顺即元气清，元气清则神爽，神爽则无疾。是以体欲常劳，食欲常少。劳勿过极，少勿太虚。凡春分后夏至前，少食糖酪之物，生绘相妨。夏至后秋分前，少食饼臛之物，与瓜相妨，当时不必病生，却后终作诸暴，斯乃从本者也。重衣厚褥，体不堪虚，以致风寒之疾；美丽艳姬，以致虚损之形；品味醉饱，厌饮强餐，以致疝结之疾。养性之道，勿久行、久坐、久听、久视，不强食，不强饮。忧思愁衰，饥餐渴饮，日夕所营不住为妙。故曰：流水不腐，户枢不蠹，以其动而不息也。闲欲导引，即不必鸾飞凤举，猴掷虎蹲，但展四肢，动摇九窍，令其血脉流转，上下宣通"③。

一　四季禁忌

（一）春季禁忌

正月，勿食生葱、蓼子、蒜、狸、豹等肉。食韭补益脏腑。一日修续寿斋。四日，勿杀生。七日，是三会日，修延神斋。八

---

① 《中华道藏》第 23 册，第 687 页。
② 同上。
③ 同上，第 687－688 页。

日，沐浴吉。二月，勿食蓼子、鸡子、兔肉。八日，修芳春斋。
九日，勿食鱼。上旬卯日，沐浴吉。十五日，修太上老君生日
斋。三月，勿食葵及诸畜脾。三日，修荡邪斋，勿食一切五脏及
百草心。六日，沐浴吉。凡春行道路，勿饮深泉流水，候雷声而
别寝。春七十二日，省酸味增甘味，以助脾神。① 具体而论：

孟春，"是月也，天地俱生，谓之发阳，天地资始，万物化
生。夜卧早起，以缓其形，使志生，生而勿杀，予而勿夺，君子
固密，无泄真气。其藏肝木，位在东方。其星岁，正月、二月、
三月，其卦震，其地青州，其书《诗》，其乐瑟，其帝灵威仰，
其神勾芒，青龙为九天，白虎为九地，其虫鱼，其畜犬，其谷
麦，其果梅，其菜韭，其味酸，其臭腥，其色青，其声怒，其液
泣。立春木相，春分木王，立夏木休，夏至木废，立秋木囚，秋
分木死，立冬木没，冬至木胎"。②

仲春，"是月也，号厌于，日和其志，平其心，勿极寒，勿
极热，安静神气，以法生成。勿食黄花菜及陈菹，发宿疾，动痼
气。勿食大蒜，令人气壅，关隔不通。勿食蓼子及鸡子，滞人
气。勿食小蒜，伤人志性。勿食兔肉，令人神魂不安。勿食狐狢
肉，伤人神。是月肾脏气微，肝脏正王，宜净膈去痰，宜泄皮
肤，令得微汗，以散去冬温伏之气。是月六日、八日，宜沐浴斋
戒，天佑其福。十四日忌远行，水陆亦不可往。九日忌食一切鱼
鳖。二十日宜修真道"。③

季春，"是月也，万物发陈，天地俱生，阳炽阴伏。卧起俱

---

① 《中华道藏》第 23 册，第 689 页。
② 《中华道藏》第 29 册，第 298 页。
③ 同上，第 298－299 页。

早，勿发泄大汗，以养脏气。勿食韭，发痼疾，损神伤气。勿食
马肉，令人神魂不安。勿食麇鹿肉等，损气损志。是月肝脏气
伏，心当向王，宜益肝补肾，以顺其时。是月五日，忌见一切生
血物，宜斋戒静念真籍，不营俗务。十六日忌远行，水陆俱不可
往。二十七日宜沐浴。是月火相水死，勿犯西北风。勿久处湿
地，必招邪毒。勿大汗当风，勿露体星宿下，以招不祥之事"。①

（二）夏季禁忌

四月，食专菜和鲫鱼作羹，开胃口，补益。四日沐浴，吉。
八日，修启夏斋，勿伐一切草木，勿食辉鱼及蒜。五月，勿食
韭，宜食大麦、杏、蕾，皆益，减咸味，以安心。一日，沐浴
吉。五日，修续命斋，勿食生菜。夏至前后三日，各别寝，是月
阴阳争，血气散，勿见血污之物。夏至后勿食乌、獐肉及羊脚。
六月六日，修清暑斋，勿食葵，忌起土。九日，沐浴吉。三伏
日，服肾沥汤。夏七十二日，省苦味，增辛味，以助肺气。②

孟夏，"谓之播秀，天地始交，万物并实。夜卧早起，思无
怒，勿泄大汗。夏者，火也。位在南方，其藏心，其星荧惑，时
四月、五月、六月。其六月属土，大王于此月，其地扬州，其书
《礼》，其乐竽，其帝赤熛弩，其神祝融。朱雀为九天，玄武为
九地。其虫凤，其畜羊，其谷麻，其果杏，其菜薤，其味苦，其
臭焦，其色赤，其声呼，其液汗。立夏火王，夏至火相，立秋火
休，秋分火废，立冬火因，冬至火死，立春火没，春分火胎"。③

仲夏，"是月也，万物以成，天地化生。勿以极热，勿大汗

---

① 《中华道藏》第29册，第299页。
② 《中华道藏》第23册，第690页。
③ 《中华道藏》第29册，第299页。

当风，勿曝露星宿，皆成恶疾。勿食鸡肉，生痈疽、漏疮。勿食蛇蟮等肉，食则令人折筭寿，神气不安。慎勿杀生。是月肝脏以病，神气不行，火气渐壮，水力衰弱，宜补肾助肺，调理胃气，以助其时。是月八日，忌远行涉，水陆并不可往，宜安心静虑，沐浴斋戒，必得福庆之事。是月切忌西北不时之风，此是邪气，犯之令人四肢不通，致百关无力"。①

季夏，"是月也，法土重浊，主养四时，万物生荣。增咸减甘，以资肾脏。勿食羊血，损人神魂，少志健忘。勿食生葵，必成水癖。是月肾脏气微，脾脏独王，宜减肥浓之物，宜助肾气，益固筋骨，切慎贼邪之气。六日沐浴斋戒，绝其营俗。二十四日忌远行，水陆俱不可往。是月不宜起土功，威令不行，宜避温气。勿以沐浴后当风。勿专用冷水浸手足，慎东来邪风，犯之令人手瘫缓，体重气短，四肢无力"。②

（三）秋季禁忌

七月，勿食姜、生蜜。五日，沐浴吉。七日，是三会日，修迎秋斋。八月一日，修逐邪斋。四日，切忌市鞋履附足之物，勿食鸡肉。二十一日，沐浴吉。九月九日，勿起动床席，修延算斋。秋七十二日，省食辛味，增酸味，以助肝脏。③

孟秋，"谓之审，天地之气以急正气，早起早卧，与鸡俱兴，使志安宁，以缓形，收敛神气。秋者，金也。位在西方，其星太白，时七月、八月、九月，其卦兑，其地蔡州，其书《春秋》，其乐磬，其帝少昊，其神蓐收，白虎为九天，青龙为九

---

① 《中华道藏》第 29 册，第 299 页。
② 同上。
③ 《中华道藏》第 23 册，第 691 页。

地，其虫虎，其畜鸡，其谷黍，其果桃，其菜葱，其味辛，其死膻，其色白，其声哭，其液唾。立秋金相，秋分金王，立冬金休，冬至金废，立春金囚，春分金死，立夏金没，夏至金胎"。①

仲秋，"是月也，大利平肃，安宁志性，收敛神气，宜增酸减辛，以养肝气。无令极饱，令人壅。勿食生蜜，多作霍乱。勿食鸡肉，损人神气。勿食生果子，令人多疮。是月肝脏少气，肺脏独王，宜助肝气，补筋养脾胃。是月七日宜屏绝外虑，沐浴斋戒，吉。二十九日忌远行，水陆并不可往。起居以时，勿犯贼邪之风，勿增肥腥物，令人霍乱。其正毒之气，最不可犯。是月祈谢求福，以除宿衊"。②

季秋，"是月也，草木凋落，众物伏蛰，气清，风暴为朗，无犯朗风，节约生冷，以防厉疾。勿食诸姜，食之成痼疾。勿食小蒜，伤神损寿，魂魄不安。勿食蓼子，损人志气。勿以猪肝和饧同食，至冬成嗽病，经年不差。是月肝脏气微，肺金用事，宜减辛增酸，以益肝气，助筋补血，以及其时。勿食獭雉等肉，损人神气。勿食鸡肉，令人魂不安，魄惊散。十八日忌远行，不达其所。二十宜斋戒，沐浴净念，必得吉事，天佑人福"。③

（四）冬季禁忌

十月一日，沐浴吉，修成福斋。五日，修三会斋，勿行责罚。十一日，勿沐浴，仙家大忌日。十一月，修启福斋。十六日，沐浴吉，勿食葵。十二月，勿食鳖、牛肉、腊日修百福斋。十五日，沐浴吉。二十八日，修迎新斋。至晦日沐浴，焚香悔过

---

①　《中华道藏》第 29 册，第 299－300 页。
②　同上，第 300 页。
③　同上。

思善。冬十二月，省咸味，增苦味，以助心脏。①

　　孟冬，"谓之闭藏，水冻地坼，早卧晚起，必候天晓，使至温畅，无泄大汗，勿犯冰冻，温养神气，无令邪炁外至。冬者，水也。位在北方，其星辰，其时十月、十一月、十二月，其卦坎，其地分冀州，其书《周易》，其乐箫，其帝叶光纪，其神玄冥，玄武为九天，朱雀为九地，其虫龟，其畜独，其谷大豆，其果栗，其菜藿，其味咸，其臭腐，其色黑，其声沉，其液唾。立冬水相，冬至水王，立春水休，春分水废，立夏水囚，夏至水死，立秋水没，秋分水胎"。②

　　仲冬，"是月也，寒气方盛，勿伤冰冻，勿以炎火炙腹背，无食焙肉，宜减咸增苦，以助其神气。无发蛰藏，顺天之道。勿食猬肉，伤人神魂。勿食螺、蚌、蟹、鳖等物，损人志气，长尸虫。勿食经夏黍米中脯腊，食之成水癖疾。是月肾脏正王，心肺衰，宜助肺安神，补理脾胃，无乖其时。是月三日，宜斋戒净念，以全神志。二十日不宜远行，勿暴温暖，切慎东南贼邪之风，犯之令人多汗面肿，腰脊强痛，四肢不通"。③

　　季冬，"是月也，天地闭塞，阳潜阴施，万物伏藏，去冻就温。勿泄皮肤大汗，以助胃气。勿甚温暖。勿犯大雪。勿食猪独肉，伤人神气。勿食霜死之果菜，夭人颜色。勿食生薤，增痰饮疾。勿食熊罴肉，伤人神魂。勿食生椒，伤人血脉。七日忌远行，水陆并不吉。一日宜沐浴。是月时藏气微，肾脏方王，可减咸增苦，以养其神。宜小宣，不欲全补。是月众阳俱息，水气独

---

①　《中华道藏》第 23 册，第 693 页。
②　《中华道藏》第 29 册，第 300 页。
③　同上。

行。慎邪风，勿伤筋骨，勿妄针刺，以其血涩，津液不行”。①

二　其它禁忌

摄生之事，要禁忌："一勿好淫，二勿为阴贼凶恶，三勿酒醉，四勿秽慢不净，五勿食父命本命肉，六勿食己本命肉，七勿食一切肉，八勿食生五辛，九勿杀一切昆虫众生，十勿向北大小便，仰视三光。""勿以八节日行威刑，勿以晦朔日怒，勿以六甲日食鳞甲之物，勿以三月三日食五脏肉、百草心，勿以四月八日杀伐树木，勿以五月五日见血，勿以六月六日起土，勿以八月四日市附足之物，勿以九月九日起床席，勿以八节日杂处。""若有崇奉六天、及事山川魔神者，勿居其室，勿飨其馔。"② 又忌"诸肉自死者不可食，损害人生。肉与牛乳同食，成苗虫。驴马肉与猪肉同食，发霍乱。诸脏及胴如水洗之状，不染尘土，有大毒，不可食。马肉共苍耳、仓米同食，害人。羊肉与生鲙及酪同食，皆有所伤害。诸饮食上有游蜂停住者，皆有毒，勿食之。诸色肉不得用桑拓枝刻，食之成恶虫病。羊肝不得入生椒同食，破人心肝。猪肝不得与鲙同食，作审疽。兔肉与生姜同食，作霍乱。猪、牛肉共酪同食，作气癖。鸡肉与鳖伺食，害人。壬子日忌杀一切黑色生命物。丙午日不得食鸡等肉，虑被火烧厄。庚申、甲子日宜斋戒，心祭祀鬼神，余物不得食。若诸色肉煮炙赤色不变者，皆害人。新热疾差，忌食一切肉，但疾病未平复，

---

① 《中华道藏》第29册，第301页。
② 《中华道藏》第23册，第696–697页。

忌食煮韭等。"① 上述禁忌，有些是道义的要求，如禁食父母之肉，有些是宗教性的，如本命信仰物不能食用，还要注意时日的禁忌，如，壬、子日忌杀一切黑色生命物，丙午日不得食鹦等肉，庚申、甲子日宜斋戒，心祭祀鬼神，余物不得食。"凡服药物，不欲食蒜、石榴、猪肝、犬肉。凡服药，勿向北方，大忌。凡亥子日，不可唾，减损年寿。"②

在长期的实践中，道教认识到某些食物同食的话会对身体产生不利的因素，如"黍米和葵同食，作症癖疾。大豆与猪肉同食，作壅气疾。青豆与鲊及鲤鱼同食，成瘦疾。经夏曝中干脯，令发虫疾。荞麦缅与猪肉同食，成恶疾疮兼动风。赤小豆多食，令人枯瘦。甜粥与苍耳同食，成痓气。诸酒浆临上不见影者，杀人。经宿葵，食之发五种瘤癖疾。葵和鲤鱼鲊，食之害人。芥和兔肉同食，成恶疾。白苣和酪同食，成寸白虫。生葱和蜜同食，害人生。葱与鸡子、雉肉同食，兼白犬肉，作癫邪疾，发症癖。韭和牛肉食，发瘦疾。野苣勿与蜜同食，作痔疾。……凡果子生食，多发宿疾。李子与蜜同食，和水多成痰。……诸生果子停多日，食之皆发宿疾。芯入水沉者，不可食，成外癖疾。"③ 有些是从食物安全角度来考虑，如自死之物，或沾染其它不洁净的东西。或者出于身体健康的原因，如新热疾差，忌食一切肉；疾病未平复，忌食煮韭等，防止增加病情。

此外，对于脾脏，要注意保养。"脾脏属中央土，王四季，为黄帝神，形如凤凰，坤之气，土之精，象如覆盆。脾者，裨

---

① 《中华道藏》第 23 册，第 697 页。
② 同上，第 696 – 697 页。
③ 同上。

也，裨助胃气。在心下三寸，重一斤三两，阔三寸，长五寸。脾为心子，为肺母。外通眉阙，能制谋，意辩皆脾也。口为之宫。其神多，嫉妒盖起于脾也。脾无定形，主土阴也。妒亦无准，妇人多妒，乃受阴气也。若食熟软之物，则全身之妙道也。脾如磨之转化食，食不消是脾不转也，坚硬之物乃难化也。若食讫便卧，脾则侧，侧则不化食，乃为宿食之患。若劳形之人犹可，若年过五十或闲乐之人，故自攘其患也。脾气通和则口知五味，脾气有病则唇黑口乾，不思食，不知五味。”①

“脾与胃合为府，居左胁，寄二宫，六气肋，王于四季，转化其生而入于熟也。食不消者，脾不转也。多食者，脾虚也。不顾食者，脾中有不化食也。食不下者，脾塞也。面无颜色者，脾虚之也。好食甘物者，脾不足也。多惑者，脾识不安也。有风及肺疾者，食多乃脾虚也。肌肉鲜白滑者，脾无疾也。脾声主宫，宫为五音之长，律应黄钟，脾闻乐则磨。脾是元气之本。宫居太阿，色黄体重。土王六月，亦寄四季，有身沉力弱不欲食，身上习习如游风，心中自闷而色痿黄，梦见动土，或在野圹，及见道士身居城垒，童儿共行，可用呼以去之。平旦叩齿六通，微以鼻引清气，呼三十遍，以去脾之壅滞，过多亦损。”②

“脾有病即气满冲心，四肢虚肿，宜服诃梨勒丸方：诃梨勒皮七分，山药、牡丹皮、泽泻、山茱萸、茯苓、华拨、芍药各八分，干姜五分。右熬捣为末，炼蜜丸如梧桐子大。空心枣汤下三十丸。”③

---

① 《中华道藏》第 23 册，第 693 页。
② 同上，第 694 页。
③ 同上。

又云："五音令人耳聋，五味令人口爽，宜在恬淡也。摄生之法亦甚多途、则有焚香开经、步虚蹑斗、危冠短褐、茹柏餐松、炼汞烧丹、草木丸散、千岐万路，不可遍穷，殊途同归，百虑一致，若丹恳久着，虔诚岁深，真君可知，为之潜运乎？书曰：天监孔明，福善祸淫也。是以覆载长存，圣贤不灭。生者，天地之大德也。死者，天地之荼毒也"。①

经云："老子修身千二百岁，吾形未尝衰。又云：神将守形，乃可长生。长生之道，非贤不传。……默然养气，恬和冲神，以善以谦，勿欺勿诈，少思少语，少欲少愁，勿信妖讹，勿杀生命，勿行阴贼，勿嗜五辛，勿与人传衣巾，勿与人争曲直，勿向北秽污，勿久视三光。六甲日勿食鳞虫，晦朔日思修善事，甲子庚申日别室静坐。寝卧处不欲虚堂高敞，匪唯风雾难防，亦令魂魄恍惚。卧不欲仰，枕不欲高，寝处不欲停灯。夜行须鸣天鼓。八节日勿行威令，秋分日尤须斋心"。② 上述禁忌，有些是日常食物与特定的宗教斋醮发生联系而具有了宗教性。现代的养生也讲究食物搭配的问题，但是，食物之间的禁忌反应毕竟不如药物那样明显，由于某些食物逐渐被人工大量养殖，其原来的药性亦慢慢发生改变，因此，上述禁忌当历史地辩证参考。

---

① 《中华道藏》第 23 册，第 695－696 页。
② 同上，第 696 页。

第六章　道教服食对传统饮食文化的影响

——以葛洪、孙思邈为例

　　中国饮食文化是中华各族人民在漫长的历史生产和生活实践中形成的，受到自然地理、气候条件、资源特产、饮食习惯等诸多因素的影响，可谓博大精深，异彩纷呈。它突出了养助益充的营卫论、五味调和的境界说、奇正互变的烹调法、畅神怡情的美食观等属性，是中华民族个性与传统的表现方式之一。作为土生土长的中国道教，其思想亦源远流长，同时，对传统饮食文化的发展也有重要的作用。因此，笔者主要以著名道教学者葛洪、孙思邈的思想为例说明其对饮食文化的影响。

第一节　葛洪的服食养生思想

　　《抱朴子内篇》是晋代著名道教学者葛洪阐述其神仙道教思想的著作。长生成仙是其核心思想，养生思想也是其关注的重点。以往对其养生思想的关注，大多忽略了对葛洪神仙体系中长生与养生关系的探讨，故而经常把养生术与长生术混淆在一起。笔者拟对此进行尝试性的探讨，并对其养生思想的特色以及养生的方法作一些简略的介绍。①

一　养生与长生的辩证关系

在葛洪的神仙道教体系中，养生与长生两者之间既有区别又有联系，神仙的标志就是长生，所以他最重视的就是长生，其所探讨的也大都是长生之方，而非养生之方。"长生之道，道之至也，故古人重之也。"② 《抱朴子内篇》中共出现一百余处"长生"，"养生"仅出现二十次，足见其对长生的重视。当然，《内篇》中也涉及了大量的养生思想。因此，弄清楚长生与养生的关系，是我们认识其神仙道教思想的前提条件。

在道门看来，长生就是肉体成仙，免离生死。"夫神仙之法，所以与俗人不同者，正以不老不死为贵耳。"③ 而养生之人则最终难免一死。可见，是否能够免离死亡，是它们之间的根本区别，其共同点则是都能使人延年益寿。

首先，养生术与长生术都是道术中的一种，是长生成仙之人所必须修行的方术。他说："且夫养性者，道之余也……所以尊道者，以其不言而化行，匪独养生之一事也。"④ 养生术是道术

---

① 徐刚、寇凤凯：《〈抱朴子内篇〉的养生思想》，《西南民族大学学报》（社科版），2013 年第 3 期。
② 王明：《抱朴子内篇校释》，北京：中华书局，1985 年，第 288 页。
③ 同上，第 174 页。
④ 同上，第 138 页。

的一种，在道术中是最基础的。养生术是神仙内在所必有的，神仙都要修炼养生术，即"长才者兼而修之，何难之有？内宝养生之道，外则和光于世，治身而身长修，治国而国太平。"①

其次，养生服务于长生成仙这个目的。养生以延年，是成仙的必要途径，是成仙的前提和条件。葛洪认为："凡学道当阶浅以涉深，由易以及难，志诚坚果，无所不济，疑则无功，非一事也。"② 修炼神仙要遵循"循序渐进"的原则，从养生延年等基础开始，逐步修行，才能长生，"九丹金液，最是仙主。然事大费重，不可卒办也。宝精爱气，最其急也，并将服小药以延年命，学近术以辟邪恶，乃可渐阶精微矣。"③ 葛洪说，现在炼丹是短时间办不到的，最为紧要的是要宝精爱气，并且要服小药来延命，作为神仙修炼的入门。

再次，服食药物、导引、行气都能养生，但不能令人长生。有人问葛洪说："世有服食药物，行气导引，不免死者，何也？"他答曰："不得金丹，但服草木之药及修小术者，可以延年迟死耳，不得仙也。"④ 如果不能服食金丹，即便是修炼这些方术也无法长生，它们能令人延年但不能长生。"虽呼吸导引，及服草木之药，可得延年，不免于死也；服神丹令人寿无穷已，与天地相毕，乘云驾龙，上下太清。"⑤ 可见，导引、行气、服草药都是养生的方法，不是长生的方法。长生的方法是服丹，"夫长生

---

① 王明：《抱朴子内篇校释》，北京：中华书局，1985 年，第 148 页。
② 同上，第 122 页。
③ 同上，第 123 页。
④ 同上，第 243 页。
⑤ 同上，第 74 页。

仙方，则唯有金丹。"① 但同时，葛洪又说："服药虽为长生之本，若能兼行气者，其益甚速……然又宜知房中之术，所以尔者，不知阴阳之术，屡为劳损，则行气难得力也。夫人在气中，气在人中，自天地至于万物，无不须气以生者也。善行气者，内以养身，外以却恶，然百姓日用而不知焉。"② 可见，服金丹大药是长生的方法，行气、房中等术可以帮助长生，同时也是养生的主要方法。也就是说，长生术也可以令人养生，"然长生之要，在乎还年之道。上士知之，可以延年除病。"③ 由此表明，所有的养生方都不能令人长生，但可以对长生起到辅助作用，是修炼长生术所不能欠缺的，同时长生术又能使人养生。

　　总之，在葛洪的论证体系中，长生与成仙是不可分割的整体，养生是长生的阶梯，对于长生而言，是不可或缺的。而长生又能令人养生延年。因此，两者是互相联系，相得益彰，密不可分的。

二　养生理念

　　通过以上的分析，我们认识到长生与养生的关系，从而也就能分清在葛洪所提出的众多方术中，何者为长生，何者为养生，对于我们认识其养生思想很有帮助。可以说，在葛洪的认识中，服食金丹大液是长生术，其余则多为养生术，下面我们对其养生思想及方法进行总结。

---

① 王明：《抱朴子内篇校释》，北京：中华书局，1985 年，第 324 页。
② 同上，第 114 页。
③ 同上，第 245 页。

葛洪的养生思想是建立在对人的生命的尊重之上的，强调养生的主观能动性，即“我命在我不在天”，为追求长生积极同生命的有限性作斗争，提出了这一力争自己把握人生命运的口号。实际上，道教是重视生命的宗教，并将生命的孕育历程表述为：“天地交运，二象合真，阴阳降气，上应九玄，流丹九转，结气为精，精化成神，神变成人。故人象天地，气法自然。自然之气，皆九天之精，化为人身，含胎育养。九月气盈，九天气普，十月乃生。……一月受气，二月含灵，三月含变，四月凝精，五月体首具，六月化形，七月神位布，八月九孔明，九月九天气普，乃有音声，十月司命勒籍，受命而生。”① 充分肯定生命经由修炼可以合道长生，并总结出丰富的修道功法。在葛洪的认识中，人是自然万物中最为尊贵的，“有生最灵，莫过乎人”②，“人之为物，贵性最灵”③，他说：“夫陶冶造化，莫灵于人。故达其浅者，则能役用万物，得其深者，则能长生久视。……人有明哲，能修彭老之道，则可与之同功矣。……自无超世之志，强力之才，不能守之。其或颇好心疑，中道而废，便谓仙道长生，果不可得耳。”④ 只要能够坚持修炼，持之以恒，任何人都能成仙。“黄老玄圣，深识独见，开秘文于名山，受仙经于神人，蹶埃尘以遣累，凌大遐以高跻，金石不能与之齐坚，龟鹤不足与之等寿，念有志于将来，愍信者之无文，垂以方法，炳然著明，小修则小得，大为则大验。”⑤ 他甚至据此认为，道教的功德比儒

---

① 《道藏》第34册，第82页。
② 王明：《抱朴子内篇校释》，北京：中华书局，1985年，第14页。
③ 同上，第284页。
④ 同上，第46页。
⑤ 同上，第122页。

教更大。"设使有困病垂死，而有能救之得愈者，莫不谓之为宏恩重施矣。今若按仙经，飞九丹，水金玉，则天下皆可令不死，其惠非但活一人之功也。黄老之德，固无量矣。"① 历代内丹家和外丹家试图修炼内外丹，夺天地之造化，掌握自己生命，在漫漫长生路上，虽然屡试多爽，但对于探索生命的潜能，为人类确实做出了重要的贡献。

葛洪还认为人的寿命不是天地决定的，"夭寿之事，果不在天地"②，而是顺其自然，由气决定的。精气说是中国古代重要的哲学理念之一，认为精气是生命和智慧的根源，《管子》云："有气则生，无气则死，生者以其气"③，"凡物之精，此则为生。"④ 又云："精也者，气之精者也。气，道乃生，生乃思，思乃知，知乃止矣"，⑤ "凡人之生也，天出其精，地出其形，合此以为人。和乃生，不和不生。"⑥《庄子》说："人之生也，气之聚也；聚则为生，散而为死。"⑦ "故曰通天下一气耳。"⑧《道德经》第十章亦云"专气致柔"，庄子主张"吐故纳新"，即"真人之息以踵，众人之息以喉"的行气法。战国时代，对行气的认识已经比较深刻，"深则蓄，蓄则伸，伸则下，下则定，定则固，固则萌，萌则长，长则退，退则天。天几舂在上，地几舂在

---

① 王明：《抱朴子内篇校释》，北京：中华书局，1985 年，第 148 – 149 页。
② 同上，第 137 页。
③ 李山译注：《管子》，中华书局，2009 年 3 月，第 85 页。
④ 同上，第 263 页。
⑤ 同上，第 265 页。
⑥ 同上。
⑦ 孙通海译注：《庄子》，中华书局，2007 年 3 月，第 299 – 300 页。
⑧ 同上。

下。顺则生，逆则死。"① 而胎息与先秦道家"归根返元"的观念有关。

　　道教的身体观主要是根据气化宇宙论，将人性与灵性合一于道。人生下来就具有神气，人身是神气的结合，禀气而生，故应遵气而行，培养出与神相应的真气。道教从精气神的反复修炼，发展出金丹或内丹、导引行气吐纳存神存思的养生理论与技术。"生者，死之根。死者，生之根。"② 抱命是命功，心正是性功，可谓气是根本，心正则身调，身调则道气足。人的一生遵循气聚为生，气散为死的法则，故能否养气决定着人身的存亡。葛洪认为："命之修短，实由所值，受气结胎，各有星宿。天道无为，任物自然，无亲无疏，无彼无此也。命属生星，则其人必好仙道。好仙道者，求之亦必得也。命属死星，则其人亦不信仙道。不信仙道，则亦不自修其事也。"③ 他援引《龟甲文》，说："我命在我不在天，还丹成金亿万年"④、"寿命在我者也，而莫知其修短之能至焉。"⑤ 人人只要是按照正确的方法修炼，持之以恒，都能成仙。"亦有以校验，知长生之可得，仙人之无种耳。"⑥

　　基于此种认识，他提出一系列养生的理念：

　　第一，恬淡寡欲，守真存一。

　　正如《老子》十二章所言："五色令人目盲；五音令人耳聋；五味令人口爽；驰骋畋猎，令人心发狂；贵难得之货，令人

---

　　① 陈耀庭、李子微、刘仲宇编：《道家养生术》，复旦大学出版社，1992 年，第 183 页。

　　② 《道藏》第 1 册，第 821 页。

　　③ 王明：《抱朴子内篇校释》，北京：中华书局，1985 年，第 136 页。

　　④ 同上，第 260 页。

　　⑤ 同上，第 15 页。

　　⑥ 同上，第 110 页。

行妨。是以圣人之治也，为腹不为目，故去彼取此。"葛洪也认为过分的享受欲望，是减损生命的事情，"夫五声八音，清商流征，损聪者也。鲜华艳采，或丽炳烂，伤明者也。宴安逸豫，清醪芳醴，乱性者也。冶容媚姿，铅华素质，伐命者也。"① 许多人之所以短命，就是因为"不能守真，无杜遏之检括，爱嗜好之摇夺，驰骋流遁，有迷无反，情感物而外起，智接事而旁溢，诱于可欲，而天理灭矣，惑乎见闻，而纯一迁矣。心受制于奢玩，情浊乱于波荡，于是有倾越之灾，有不振之祸，而徒烹宰肥腯，沃酹醪醴，撞金伐革，讴歌踊跃，拜伏稽颡，守请虚坐，求乞福愿，冀其必得，至死不悟，不亦哀哉? 若乃精灵困于烦扰，荣卫消于役用，煎熬形气，刻削天和，劳逸过度，而碎首以请命，变起膏肓，而祭祷以求瘳，当风卧湿，而谢罪于灵祇，饮食失节，而委祸于鬼魅，蕞尔之体，自贻兹患，天地神明，曷能济焉? 其烹牲馨羣，何所补焉?"② 所以，人只要能够"淡默恬愉，不染不移，养其心以无欲，颐其神以粹素，扫涤诱慕，收之以正，除难求之思，遣害真之累，薄喜怒之邪，灭爱恶之端，则不请福而福来，不禳祸而祸去矣。"③

第二，养气存神，防范于未然。

人的生命缘自于"气"，"受气结胎"④，气盛则生，气亡则亡。"夫人在气中，气在人中，自天地至于万物，无不须气以生者也。"⑤ 但是，人往往认识不到形神的关系，贪着五欲，以至

---

① 王明：《抱朴子内篇校释》，北京：中华书局，1985 年，第 1 页。
② 同上，第 170－171 页。
③ 同上，第 112－113 页。
④ 同上，第 136 页。
⑤ 同上，第 110 页。

损气伤神。"夫圆首含气，孰不乐生而畏死哉？然荣华势利诱其意，素颜玉肤惑其目，清商流徵乱其耳，爱恶利害搅其神，功名声誉束其体，此皆不召而自来，不学而已成，自非受命应仙，穷理独见，识变通于常事之外，运清鉴于玄漠之域，窬身名之亲疏，悼过隙之电速者，岂能弃交修赊，抑遗嗜好，割目下之近欲，修难成之远功哉？夫有因无而生焉，形须神而立焉。有者，无之宫也。形者，神之宅也。故譬之于堤，堤坏则水不留矣。方之于烛，烛糜则火不居矣。身劳则神散，气竭则命终。根竭枝繁，则青青去木矣。气疲欲胜，则精灵离身矣。"[1] 葛洪把人的身体比喻成一国，说："故一人之身，一国之象也。胸腹之位，犹宫室也。四肢之列，犹郊境也。骨节之分，犹百官也。神犹君也，血犹臣也，气犹民也。故知治身，则能治国也。夫爱其民所以安其国，养其气所以全其身。民散则国亡，气竭即身死，死者不可生也，亡者不可存也。是以至人消未起之患，治未病之疾，医之于无事之前，不追之于既逝之后。民难养而易危也，气难清而易浊也。故审威德所以保社稷，割嗜欲所以固血气。然后真一存焉，三七守焉，百害却焉，年命延矣。"[2] 人的身体好比是国家，血、气就好比是国家的臣民，只有保血养气，时时刻刻保持警惕，才能把病患从根本上消除。

第三，吐故纳新，以不伤为本。

基于"人生之为体，易伤难养"的认识，葛洪说，人往往在年轻的时候，自恃身体健壮，不知保养。"恃年纪之少壮，体

---

[1] 王明：《抱朴子内篇校释》，北京：中华书局，1985 年，第 110 页。
[2] 同上，第 326 页。

力之方刚者，自役过差，百病兼结，命危朝露。"① 葛洪总结了"十三伤"："且又才所不逮，而困思之，伤也；力所不胜，而强举之，伤也；悲哀憔悴，伤也；喜乐过差，伤也；汲汲所欲，伤也；久谈言笑，伤也；寝息失时，伤也；挽弓引弩，伤也；沉醉呕吐，伤也；饱食即卧，伤也；跳走喘乏，伤也；欢呼哭泣，伤也；阴阳不交，伤也；积伤至尽则早亡，早亡非道也。"② 这些对身体的损害，不为我们平时所察觉。"夫损之者如灯火之消脂，莫之见也，而忽尽矣。益之者如苗禾之播殖，莫之觉也，而忽茂矣。故治身养性，务谨其细，不可以小益为不平而不修，不可以小损为无伤而不防。凡聚小所以就大，积一所以至亿也。若能爱之于微，成之于著，则几乎知道矣。"③ 于是，在不知不觉中，弄得自己身老气竭。"夫奔驰而喘逆，或欬或满，用力役体，汲汲短乏者，气损之候也。面无光色，皮肤枯腊，唇焦脉白，腠理萎瘁者，血减之证也。二证既衰于外，则灵根亦凋于中矣。"④ 至此，病根已经埋下了。故葛洪说："由兹以观，则人之无道，体已素病，因风寒暑湿者以发之耳。苟能令正气不衰，形神相卫，莫能伤也。凡为道者，常患于晚，不患于早也。恃年纪之少壮，体力之方刚者，自役过差，百病兼结，命危朝露，不得大药，但服草木，可以差于常人，不能延其大限也。故仙经曰：养生以不伤为本。此要言也。"⑤ 所以，我们要注意吐故纳新，尽量避免伤害精、气、神。

---

① 王明：《抱朴子内篇校释》，北京：中华书局，1985 年，第 243 页。
② 同上。
③ 同上。
④ 同上。
⑤ 同上。

第四，多闻而体要，博见而善择。

葛洪认为，在选择养生的方法时，要众术兼修，不可偏执一方。他说："凡养生者，欲令多闻而体要，博见而善择，偏修一事，不足必赖也。又患好事之徒，各仗其所长，知玄素之术者，则曰唯房中之术，可以度世矣；明吐纳之道者，则曰唯行气可以延年矣；知屈伸之法者，则曰唯导引可以难老矣；知草木之方者，则曰唯药饵可以无穷矣；学道之不成就，由乎偏枯之若此也。"① 只有众术兼修，才能养生，"今导引行气，还精补脑，食饮有度，兴居有节，将服药物，思神守一，柱天禁戒，带佩符印，伤生之徒，一切远之，如此则通，可以免此六害。"② 同时，要适当地懂得医术，能够及时发现自身的小伤，运用相应的方法来补救，"凡言伤者，亦不便觉也，谓久则寿损耳。是以善摄生者，卧起有四时之早晚，兴居有至和之常制；调利筋骨，有偃仰之方；杜疾闲邪，有吞吐之术；流行荣卫，有补泻之法；节宣劳逸，有与夺之要。忍怒以全阴气，抑喜以养阳气。然后先将服草木以救亏缺，后服金丹以定无穷，长生之理，尽于此矣。"③

三 长生、养生之术

在以上理念的指导下，葛洪提出了其长生、养生的方法，即：

---

① 王明：《抱朴子内篇校释》，北京：中华书局，1985 年，第 124 页。
② 同上，第 112 – 113 页。
③ 同上，第 243 页。

（一）服食金丹

金丹是阴阳和合之精华，道门炼丹术，体现出"同类相应、类比模拟"的古代哲学思维方式，《周易》云："同声相应，同气相求，水流湿，火就燥，云从龙，风从虎，圣人作而万物睹，本乎天者亲上，本乎地者亲下，则各从其类也。"[①] 葛洪认为，"夫五谷犹能活人，人得之则生，绝之则死，又况于上品之神药，其益人岂不万倍于五谷耶？"[②] 又说："金丹之为物，烧之愈久，变化愈妙。黄金入火，百炼不消，埋之，毕天不朽。服此二物，炼入身体，故能令人不老不死。此盖假求于外物以自坚固，有如脂之养火而不可灭，铜青涂脚，入水不腐，此是借铜之劲以扞其肉也。金丹入身中，沾洽荣卫，非但铜青之外傅矣。"[③] 金丹的变化观，延续着古代的神话思维，是"自然之性"的生命更新，是以模拟的方式去推延生命的存有法则，建立出想象性的推理法则，如人有"隐之之法"，鬼神有"见之之方"。变化者，乃天地之自然，丹砂变化成金，显示出万物之间互相渗透与转化的可能性，在实验性的同时，带有主观类比的思维模式，故认为"服金者寿如金，服玉者寿如玉也"[④]。葛洪认为："余考览养性之书，鸿集久视之方，曾所披涉篇卷，以千计矣，莫不皆以还丹金液为大要者焉。然则此二事，盖仙道之极也。服此而不仙，则古来无仙矣。"[⑤] 故认为"长生之道，不在祭祀事鬼神也，不在

① （清）李光地编纂、刘大钧整理：《周易折中》，成都：巴蜀书社，1999 年 5 月（2005 年 9 月重印），第 630 页。
② 王明：《抱朴子内篇校释》，北京：中华书局，1985 年，第 71 页。
③ 同上，第 71－72 页。
④ 同上，第 204 页。
⑤ 同上，第 70 页。

导引与屈伸也，升仙之要，在神丹也。"因此，他认为"欲长生，当勤服大药"①。生死是凡人肉体存有的最大限制，葛洪的金丹长生思想，追求人在天地鬼神对应下的地位与存在价值，避免"伤生"的行为，以药物养身，用术数延命，既肯定保全肉体的重要性，也追求养生延命的精神修炼。将仙人作为人的另一种生命形态，认为是人最圆满的修道境界，是修道的主要目的。虽然具有极大的吸引力，但是忽视了具体物质与人体质地的差异性，虽不能至，但心向往之，使简单类比的思想无法最终实现长生成仙的梦想，最终只能是人类突破生命有限性的理想尝试。

（二）导引行气

导引行气体现出了古代的象思维模式，《周易》云："古者包牺氏之王天下也，仰则观象于天，俯则观法于地，观鸟兽之文与地之宜，近取诸身，远取诸物，于是始作八卦，以通神明之德，以类万物之情。"② 所体现的是象思维的特点，与通常的逻辑思维是有区别的，在取法诸象的过程中达到天人合一、道法自然之境界。

导引即导气和引体，是一种把吐纳、调息和体操、按摩等肢体动作结合起来的健身术。葛洪举出吴普及张良的例子证明导引术养生之功效，他说："有吴普者，从华陀受五禽之戏，以代导引，犹得百余岁。……昔留侯张良，吐出奇策，一代无有，智虑所及，非浅近人也，而犹谓不死可得者也，其聪明智用，非皆不逮世人，而曰吾将弃人间之事，以从赤松游耳，遂修导引，绝谷

---

① 王明：《抱朴子内篇校释》，北京：中华书局，1985 年，第 326 页。
② （清）李光地编纂、刘大钧整理：《周易折中》，成都：巴蜀书社，1999 年 5 月（2005 年 9 月重印），第 591 页。

一年，规轻举之道，坐吕后逼蹴，从求安太子之计，良不得已，为画致四皓之策，果如其言，吕后德之，而逼令强食之，故令其道不成耳。"① 他还强调应该学习龟鹤的导引技巧，"知龟鹤之遐寿，故效其导引以增年。"② 通过类似仿生学观念，说明了导引术的养生功效。

行气是吐纳、调息、胎息等呼吸功法的总称。葛洪对其功效进行介绍，他说："故行气或可以治百病，或可以入瘟疫，或可以禁蛇虎，或可以止疮血，或可以居水中，或可以行水上，或可以辟饥渴，或可以延年命。"③ 他还说："夫气出于形，用之其效至此，何疑不可绝谷治病，延年养性乎？"④ 并且援引颍川陈仲弓《异闻记》上的故事，来证明行气有助于养生。葛洪还对行气中的胎息法进行了介绍，"能不从鼻口嘘吸，如人在胞胎之中"⑤，此又称为"丹田呼吸"、"脐呼吸"，这是对生命的溯源，需按照道门顺人逆仙的原理进行。这种功法强调在丹田或脐下呼吸，回复到胎儿在母胞中的状况，便可达到培养体内元气，健康长寿，乃至长生不死。当然修炼此种方术时，既要遵循循序渐进的原则，又要注意选择时日。

（三）房中术

《孟子》说："食、色，性也。"⑥ 《礼记》认为，"饮食男

---

① 王明：《抱朴子内篇校释》，北京：中华书局，1985 年，第 114 页。
② 同上，第 46 页。
③ 同上，第 149 页。
④ 同上，第 114 页。
⑤ 同上，第 149 页。
⑥ 万丽华，蓝旭译注：《孟子》，北京：中华书局，2010 年 1 月，第 178 页。

女，人之大欲存焉。"①《周易》曰："天地氤氲，万物化醇，男女构精，万物化生。"②《汉书》说"房中者，情性之极，至道之际，是以圣王制外乐以禁内情，而为之节文。传曰：'先王之作乐，所以节百事也。'乐而有节，则和平寿考；及迷者弗顾，以生疾而陨性命。"③《遵生八笺》云，"黄帝曰：一阴一阳之谓道，偏阴偏阳之谓疾。"④ 房事活动应该遵循自然之道，如果违背自然规律，就会导致身体生诸种疾病。魏晋之际的房中术门派甚多。就葛洪而言，他既反对以御女多少来判断成仙与否，也反对绝欲，即"人不可以阴阳不交，坐致疾患"⑤。葛洪说："房中之法十余家，或以补救伤损，或以攻治众病，或以采阴益阳，或以增年延寿，其大要在于还精补脑之一事耳。"⑥ 认为"夫阴阳之术，高可以治小疾，次可以免虚耗而已"⑦。"善其术者，则能却走马以补脑，还阴丹以朱肠，采玉液于金池，引三五于华梁，令人老有美色，终其所禀之天年。"⑧ 但是如果不能节制，"任情肆意，又损年命。唯有得其节宣之和，可以不损。若不得口诀之术，万无一人为之而不以此自伤煞者也。"⑨ 可见，修炼这种方

---

①　清·朱彬撰，饶钦农点校：《礼记训纂》，北京：中华书局，1996年，第345页。

②　（清）李光地编纂、刘大钧整理：《周易折中》，成都：巴蜀书社，1999年5月（2005年9月重印），第603页。

③　（汉）班固：《汉书·艺文志第十》，中华书局，1962年，第1779页。

④　（明）高廉：《遵生八笺·延年却病笺》卷下，甘肃文化出版社，2004年，第280页。

⑤　王明：《抱朴子内篇校释》，北京：中华书局，1985年，第129页。

⑥　同上，第150页。

⑦　同上，第129页。

⑧　同上。

⑨　同上，第150页。

术要有师传，葛洪自己说，"余实复未尽其诀矣"①。并且要得其节宣之道，体悟中和之境。

（四）以德养生

葛洪认为，要想养生，还要将儒家的伦理思想与道教的养生相结合。就人自身的超越能力来看，最重要的是自我心性的道德修持，也是成仙的本体，人自身的修炼是要开启人性的伦理道德本质，这种生命本质是要不断的进行"立功、除过"的道德行为，"积善事未满，虽服仙药，亦无益也。若不服仙药，并行好事，虽未便得仙，亦可无卒死之祸矣"②。若缺乏人性自身的善恶自觉，仅仅靠方术、仙药是无益于长生的。要体会人生命的本数，本是指忠孝和顺仁信的人性伦常，数是人对应天地而来的善恶之数，人的这一行为是有纪算的法则，生死与纪算的法则有关，即"纪算难尽而迟死"、"纪算速尽而早死"。并以道教的生命观进行说明，他说："天地有司过之神，随人所犯轻重，以夺其算，算减则人贫耗疾病，屡逢忧患，算尽则人死。"③并认为，不但天地有司过之神，人的身中还有上、中、下"三尸"，即"三尸之为物，虽无形而实魂灵鬼神之属也。欲使人早死，此尸当得作鬼，自放纵游行，享人祭酹。是以每到庚申之日，辄上天白司命，道人所为过失。又月晦之夜，灶神亦上天白人罪状。大者夺纪。纪者三百日也。小者夺算。算者，三日也"④。"凡有一事，辄是一罪，随事轻重，司命夺其算纪，算尽则死。"⑤ 其评

① 王明：《抱朴子内篇校释》，北京：中华书局，1985 年，第 150 页。
② 同上，第 53－54 页。
③ 同上，第 125 页。
④ 同上。
⑤ 同上，第 126 页。

价的标准，涉及鬼神信仰。虽然可以引进鬼神、靠交通鬼神的神圣力量来为人除病救灾，但若缺失自身本体，通神的医疗能力也不起作用。"夫神不歆非族，鬼不享淫祀，皂隶之巷，不能纡金根之轩，布衣之门，不能动六辔之驾。"① 道教的医疗目的，不仅关心身体的疾病救助，更要追求灵性长生的生命境界，因此要将儒家的伦理思想与道教的长生之法相结合，"欲求仙者，要当以忠孝和顺仁信为本。若德行不修，而但务方术，皆不得长生也。"② 并认为行善与修行的果位存在联系，"人欲地仙，当立三百善；欲天仙，立千二百善。若有千一百九十九善，而忽复中行一恶，则尽失前善，乃当复更起善数耳。故善不在大，恶不在小也。"③ 从而保证养生与修德的相互融合，起到劝世教化、长生养生的功效。

（五）要注意养成良好的生活习惯

这是葛洪在养生术方面的独创，很有价值。他认为养生要从日常起居做起，从衣食住行等各个方面做起。在穿衣方面，要"先寒而衣，先热而解"；在饮食方面，要"不欲极饥而食，食不过饱，不欲极渴而饮，饮不过多。凡食过则结积聚，饮过则成痰癖。""不欲多啖生冷，不欲饮酒当风"，"五味入口，不欲偏多，故酸多伤脾，苦多伤肺，辛多伤肝，咸多则伤心，甘多则伤肾，此五行自然之理也"。在寝休方面，"不欲起晚"、"不欲多睡"，养成早起早睡的习惯；同时要注意"冬不欲极温，夏不欲穷凉，不露卧星下，不眠中见肩，大寒大热，大风大雾，皆不欲

---

① 王明：《抱朴子内篇校释》，北京：中华书局，1985年，第171页。
② 同上，第53页。
③ 同上，第53－54页。

冒之"。在行走方面，要"行不疾步"、"不欲汗流"、"不欲奔车走马"。除了以上这些，还要注意"唾不及远，耳不极听，目不久视，坐不至久"、"不欲甚劳甚逸"、"不欲极目远望"、"不欲数数沐浴，不欲广志远愿，不欲规造异巧"等等。总之就是要"卧起有四时之早晚，兴居有至和之常制"、"调利筋骨"、"杜疾闲邪"、"节宣劳逸"①，这些具体的方法，在当时社会状况下，对保护身体健康，预防疾病是非常有益的。

综上所述，产生于魏晋神仙道教背景下的《抱朴子内篇》，尽管在养生思想方面具有浓厚的神仙金丹道教色彩，但它所倡导的长生养生理念和方法，对于我们仍然有很多借鉴意义。时隔千年，葛洪提出的养生思想也不尽合于今，我们应该吸取其中的精华，摒弃其中的糟粕，在对其科学认识的同时，也要谨慎地作出自己的选择。

第二节　葛洪的金丹思想对传统饮食文化的影响

自道教创立以来，著名炼丹术士众多，保存下来的外丹经诀众多，炼丹术具体内容丰富，产生的社会影响较大。晋代著名道教学者葛洪强调饮食养生的主观能动性，即"我命在我不在天"。其金丹思想促进了食源的开拓，深化了对医食同源的认识，促进了食物与药物的分开，促进了古代医药学的发展，发展了饮食器具制造理论，提高了烹饪用火的技术精度，并极大地促

---

① 　王明：《抱朴子内篇校释》，北京：中华书局，1985年，第245页。

进了饮食养生思想的发展，这无疑对后世的饮食文化产生了深远的影响①。

一 葛洪的金丹思想对食源的开拓具有重要的历史贡献

食源的发展，对人类生命有重大的影响。从葛洪的金丹思想来看，其大大开拓了食源的范围，抱朴子认为，上药令人身安命延，升为天神。中药养性，下药除病。"仙药之上者丹砂，次则黄金，次则白银，次则诸芝，次则五玉，次则云母，次则明珠，次则雄黄，次则太乙禹余粮，次则石中黄子，次则石桂，次则石英，次则石脑，次则石硫黄，次则石台，次则曾青，次则松柏脂、茯苓、地黄、麦门冬、木巨胜、重楼、黄连、石韦、楮实、象柴，一名托卢是也。或云仙人杖，或云西王母杖，或名天精，或名却老，或名地骨，或名苟杞也。天门冬，或名地门冬，或名莛门冬，或名颠棘，或名淫羊食，或名管松，其生高地，根短而味甜，气香者善。服之百日，皆丁壮倍驶于术及黄精也，入山便可蒸，若煮啖之，取足可以断谷。若有力可饵之，亦可作散，并及绞其汁作酒，以服散尤佳。楚人呼天门冬为百部，然自有百部草，其根俱有百许，相似如一也，而其苗小异也。真百部苗似拔揳，唯中以治咳及杀虱耳，不中服食，不可误也。如黄精一名白及，而实非中以作糊之白及也。服黄精仅十年，乃可大得其益耳。俱以断谷不及术，术饵令人肥健，可以负重涉险，但不及黄

---

① 徐刚、张钦：《论葛洪的金丹思想对传统饮食文化的影响》，《求索》，2013年第3期。

精甘美易食，凶年可以与老小休粮，人不能别之，谓为米脯也。"① "丹砂汁因泉渐入井，是以饮其水而得寿。"② 玉经曰：服金者寿如金，服玉者寿如玉也，"玉可以乌米酒及地榆酒化之为水，亦可以葱浆消之为台，亦可饵以为丸，亦可烧以为粉，服之一年已上，入水不霑，入火不灼，刃之不伤，百毒不犯也。"③ "赤松子以玄虫血渍玉为水而服之，故能乘烟上下也。玉屑服之与水饵之，俱令人不死。"④ "董君异尝以玉醴与盲人服之，目旬日而愈。"⑤ 又曰："五芝及饵丹砂、玉札、曾青、雄黄、雌黄、云母、太乙禹余粮，各可单服之，皆令人飞行长生。"⑥ "五芝者，有石芝，有木芝，有草芝，有肉芝，有菌芝，各有百许种也。"⑦ 主张"理中四顺，可以救霍乱，款冬、紫苑，可以治咳逆，萑芦、贯众之煞九虫，当归、芍药之止绞痛，秦胶、独活之除八风，菖蒲、干姜之止痹湿，菟丝、苁蓉之补虚乏，甘遂、葶历之逐痰癖，括楼、黄连之愈消渴，荠苨、甘草之解百毒，芦如益热之护众创，麻黄、大青之主伤寒，俗人犹谓不然也。"⑧

　　早期的一些丹方用药，多以药味上应天上星宿，认为是其精气所结，故人服之可以成仙。如五石丹用五石，"五石者是五星之精：丹砂，太阳荧惑之精；磁石，太阴辰星之精；曾青，少阳

---

① 王明：《抱朴子内篇校释》，北京：中华书局，1985 年，第 196 - 197 页。
② 同上，第 206 页。
③ 王明：《抱朴子内篇校释》，北京：中华书局，1985 年，第 204 页。
④ 同上。
⑤ 同上。
⑥ 同上，第 196 页。
⑦ 同上。
⑧ 同上，第 113 页。

岁星之精；雄黄，后土镇星之精；矾石，少阴太白之精。"① 所以，"服之令人长生度世，与群仙共居。"据考为汉代出世之《太清金液神气经》所载"太玄清虚上皇太真玄丹"，用药"凡二十八物，像二十八星宿之灵符也"。以望"夺天地造化之功，盗四时生成之务"②。同时，亦提升了饮食文化的哲学思想，充分体现出道法自然、阴阳五行、天人合一、天人感应的古代哲学思想。如《周易参同契》云："圣人不虚生，上观显天符，天符有进退，屈伸以应时。"炼丹术士强调"洞达阴阳，穷通爻象"，力图运用阴阳学说指导炼丹涉及的药物反应，认为"修丹与天地造化同途"。天地者，鼎也。精者，药精华也。日月，金汞也，大还丹者像自然。天生还丹，其自然丹生于有砂之地，并推演"五行数"的蕴义：水之生数一，成数六；火之生数二，成数七；木之生数三，成数八；金之生数四，成数九；土之生数五，成数十。这样运用五行数，旨在建构炼丹模型。在外丹模型中，以汞为水，其数一；铅为金，其数四；木炭为木，其数三；木炭入炉为火，其数二；八石为土，其数五。在内丹模型中，以肾为水，肾藏精，其数一；肺为金，肺藏气（即魄），其数四；肝为木，肝藏魂，其数三；心为火，心藏神，其数二；脾为土，脾藏意，其数五。这只是一种静态的配置，修丹则是这种静态配置的动态运作。炼丹拓展了食源的范围，使人体与外在的具体可食物合为一体。当然，相类模拟有一定价值，也难免有牵强附会

---

① 任继愈：《中国道教史》（增订本），中国社会科学出版社，2001年9月，第477－478页。

② 任继愈：《中国道教史》（增订本），中国社会科学出版社，2001年9月，第478页。

的地方，但客观上促进了食源的发展，应该历史地辩证地看待。

二　葛洪的金丹思想在实践上深化了对药食同源的认识

传统饮食文化讲究医食同源，《抱朴子内篇》也体现了这一重要的思想。并主张为道者可以不病，"养生之尽理者，既将服神药，又行气不懈，朝夕导引，以宣动荣卫，使无辍阂，加之以房中之术，节量饮食，不犯风湿，不患所能，如此可以不病。"[①] 并具体说明了多种食疗的方法，如，青云芝"味辛甘，以阴干食之，令人寿千岁不老，能乘云通天见鬼神"。[②] 黄龙芝"味辛甘，以四时采，阴干治。日食一合，寿万年，令人光泽"[③]。金兰芝"饮其中水，寿千岁，耳目聪明"[④]。赤云芝"阴干食之，令人乘云，能上天观见八极，通见神明，延寿万年"[⑤]。人芝"治干食，日半合，则使人寿，入水可久也"[⑥]。月精芝"味辛苦，盛以铜物，十月食之，寿万岁"[⑦]。黑芝"味甘，秋采之，阴干。日食，令人身轻齿坚，与天地无极"[⑧]。金芝"味甘辛，以秋取，阴干治食。令人身有光，寿万岁"[⑨]。"万年芝令人不老，延寿九千。"[⑩] 白云芝"味辛甘，小苦。以秋采之，阴干

---

① 王明：《抱朴子内篇校释》，北京：中华书局，1985 年，第 271 页。
② 同上，第 359 页。
③ 同上。
④ 同上，第 360 页。
⑤ 同上。
⑥ 同上。
⑦ 同上。
⑧ 同上。
⑨ 同上，第 361 页。
⑩ 同上。

治食，日一合，不中风雷，令人色泽光也"①。云母芝"味甘，以季秋竹刀采之，阴干治食，使人身光，寿千岁，醮以牛脯"②。"鬼芝青盖长茎，阴干屑之，日食五合，所见神明，令人长生。"③"胡麻好者，一夕蒸之，如炊。须曝干复蒸，细筛，白蜜和丸，如鸡子大，日二枚。一年，颜色美，身体滑；二年，白发黑；三年，齿落更生；四年，入水不濡；五年，入火不燋；六年，走及奔马。或蜜水和作饼如糖状，炙食一饼。"④"长服松脂，身体转轻，气力百倍，登危越险，终日不极，年百七十岁，齿不堕，发不白。"⑤"食松叶松实，冬不寒，夏不热。"⑥"必欲长生，常服山精。"⑦"椒姜御湿，菖蒲益聪，巨胜延年，威喜辟兵。"⑧"桂可以葱涕合蒸作水，可以竹沥合饵之，亦可以先知君脑，或云龟，和服之，七年，能步行水上，长生不死也。"⑨"巨胜一名胡麻，饵服之不老，耐风湿，补衰老也。桃胶以桑灰汁渍，服之百病愈，久服之身轻有光明，在晦夜之地如月出也，多服之则可以断谷。"⑩"柠木实之赤者，饵之一年，老者还少，令人彻视见鬼。"⑪"槐子以新瓮合泥封之，二十余日，其表皮皆烂，乃洗之如大豆，日服之，此物主补脑，久服之，令人发不白

①　王明：《抱朴子内篇校释》，北京：中华书局，1985年，第361页。
②　同上。
③　同上。
④　同上，第366页。
⑤　同上，第206—207页。
⑥　同上，第207页。
⑦　同上，第208页。
⑧　同上，第196页。
⑨　同上，第205页。
⑩　同上。
⑪　同上。

而长生。玄中蔓方，楚飞廉、泽泻、地黄、黄连之属，凡三百余种，皆能延年，可单服也。灵飞散、未央丸、制命丸、羊血丸，皆令人驻年却老也。"①"小神方，用真丹三斤，白蜜一斤，合和日曝煎之，令可丸。旦服如麻子十丸，未一年，发白更黑，齿堕更生，身体润泽，长服之，老翁还成少年，常服长生不死也。"②"乃得其方，云以甘草、防风、苋实之属十许种捣为散，先服方寸匕，乃吞石子大如雀卵十二枚，足辟百日，辄更服散，气力颜色如故也。欲还食谷者，当服葵子汤下石子，乃可食耳。又赤龙血青龙膏作之，用丹砂曾青水，以石内其中，复须臾，石柔而可食也。若不即取，便消烂尽也。食此石以口取饱，令人丁壮。又有引石散，以方寸匕投一斗白石子中，以水合煮之，亦立熟如芋子，可食以当谷也。"③抱朴子曰："惟服食大药，则身轻力劲，劳而不疲矣。若初入山林，体未全实者，宜以云珠粉、百华醴、玄子汤洗脚，及虎胆丸、朱明酒、天雄鹤脂丸、飞廉煎秋芒、车前、泽泻散，用之旬日，不但涉远不极，乃更令人行疾，可三倍于常也。"④"或用射鬼丸、赤车使者丸、冠军丸、徐长卿散、玉函精粉、青年道士熏身丸、崔文黄散、草玉酒、黄庭丸、皇符、老子领中符、赤须子桃花符，皆有良效者也。"⑤并举例说明，南阳郦县山中有甘谷水，原因是菊花堕其中，时间一长，水味发生变化，"其临此谷中居民，皆不穿井，悉食甘谷水，食者无不

---

① 王明：《抱朴子内篇校释》，北京：中华书局，1985 年，第 205 页。
② 同上，第 210 页。
③ 同上，第 267 页。
④ 同上，第 274 页。
⑤ 同上，第 276 页。

老寿，高者百四五十岁，下者不失八九十，无夭年人，得此菊力也。"① 菖蒲 "生须得石上，一寸九节已上，紫花者尤善也。赵他子服桂二十年，足下生毛，日行五百里，力举千斤。移门子服五味子十六年，色如玉女，入水不沾，入火不灼也。楚文子服地黄八年，夜视有光，手上车弩也。林子明服术十一年，耳长五寸，身轻如飞，能超逾渊谷二丈许。杜子微服天门冬，御八十妾，有子百三十人，日行三百里。任子季服茯苓十八年，仙人玉女往从之，能隐能彰，不复食谷，灸瘢皆灭，面体玉光。陵阳子仲服远志二十年，有子三十七人，开书所视不忘，坐在立亡。仙经曰：虽服草木之叶，已得数百岁，忽怠于神丹，终不能仙。以此论之，草木延年而已，非长生之药可知也。"②

此外，还运用阴阳五行学说进行服食养生，"按《玉策记》及《开明经》，皆以五音六属，知人年命之所在。子午属庚，卯酉属己，寅申属戊，丑未属辛，辰戌属丙，巳亥属丁。一言得之者，宫与土也。三言得之者，徵与火也。五言得之者，羽与水也。七言得之者，商与金也。九言得之者，角与木也。若本命属土，不宜服青色药；属金，不宜服赤色药；属木，不宜服白色药；属水，不宜服黄色药；属火，不宜服黑色药。以五行之义，木克土，土克水，水克火，火克金，金克木故也。若金丹大药，不复论宜与不宜也。"③ "五色并具而多青者名云英，宜以春服之。五色并具而多赤者名云珠，宜以夏服之。五色并具而多白者名云液，宜以秋服之。五色并具而多黑者名云母，宜以冬服之。

---

① 王明：《抱朴子内篇校释》，北京：中华书局，1985 年，第 205 页。
② 同上，第 208 页。
③ 同上，第 209 页。

但有青黄二色者名云沙，宜以季夏服之。晶晶纯白名磷石，可以四时长服之也。服五云之法，或以桂葱水玉化之以为水，或以露于铁器中，以玄水熬之为水，或以硝石合于筒中埋之为水，或以蜜搜为酪，或以秋露渍之百日，韦囊挺以为粉，或以无巅草樗血合饵之，服之一年，则百病除，三年久服，老公反成童子，五年不阙，可役使鬼神，入火不烧，入水不濡，践棘而不伤肤，与仙人相见。"① 又雄黄"饵服之法，或以蒸煮之，或以酒饵，或先以硝石化为水乃凝之，或以玄胴肠裹蒸之于赤土下，或以松脂和之，或以三物炼之，引之如布，白如冰，服之皆令人长生，百病除，三尸下，瘢痕灭，白发黑，堕齿生，千日则玉女来侍，可得役使，以致行厨。"②

并提出药酒疗法，"先酿好云液勿压漉，因以桂附子甘草五六种末合丸之，曝干，以一丸如鸡子许，投一斗水中，立成美酒。又有黄帝云液泉法，以蘗米及七八种药合之，取一升，辄内一升水投中，如千岁苦酒之内水也。无知尽时，而味常好不变，饮之大益人。"③

还要注意保养方法，如，关于服食药物的前后，抱朴子答曰："按中黄子服食节度云，服治病之药，以食前服之；养性之药，以食后服之。"④ 不寒之道，"或服太阳酒，或服紫石英朱漆散，或服雄丸一，后服雌丸二，亦可堪一日一夕不寒也。雌丸用雌黄、曾青、矾石、磁石也。雄丸用雄黄、丹砂、石胆也。然此

---

① 王明：《抱朴子内篇校释》，北京：中华书局，1985 年，第 203 页。
② 同上。
③ 同上，第 268 页。
④ 同上，第 208 页。

无益于延年之事也。"① 不热之道，"或以立夏日，服六壬六癸之符，或行六癸之炁，或服玄冰之丸，或服飞霜之散。然此用萧丘上木皮，及五月五日中时北行黑蛇血，故少有得合之者也。"② 坚齿之道，"能养以华池，浸以醴液，清晨建齿三百过者，永不摇动。其次则含地黄煎，或含玄胆汤，及蛇脂丸、矾石丸、九棘散。则已动者更牢，有虫者即愈。又服灵飞散者，则可令既脱者更生也。"③ 聪耳之道，"其既聋者，以玄龟薰之，或以棘头、羊粪、桂毛、雀桂成裹塞之；或以狼毒冶葛，或以附子葱涕，合内耳中，或以蒸鲤鱼脑灌之，皆愈也。"④ 明目之道，"或以苦酒煮芜菁子令熟，曝干，末服方寸匕，日三，尽一斗，能夜视有所见矣。或以犬胆煎青羊、班鸠、石决明、充蔚百华散，或以鸡舌香、黄连、乳汁煎注之，诸有百疾之在目者皆愈，而更加精明倍常也。"⑤

三　葛洪的金丹思想促进了食物与药物的分开

在道门看来，养生术是道术中的一种，在道术中是最基础的，是长生成仙之人所必须修行的方术。他说："且夫养性者，道之余也……所以尊道者，以其不言而化行，匪独养生之一事也。"⑥ 养生术是神仙内在所必有的，神仙都要修炼养生术，即

---

① 王明：《抱朴子内篇校释》，北京：中华书局，1985 年，第 269 页。
② 同上。
③ 同上，第 274 页。
④ 同上。
⑤ 同上。
⑥ 同上，第 138 页。

"长才者兼而修之，何难之有？内宝养生之道，外则和光于世，治身而身长修，治国而国太平。"①

同时，服食药物能养生，"夫长生仙方，则唯有金丹。"② 葛洪又说："服药虽为长生之本，若能兼行气者，其益甚速……然又宜知房中之术，所以尔者，不知阴阳之术，屡为劳损，则行气难得力也。夫人在气中，气在人中，自天地至于万物，无不须气以生者也。善行气者，内以养身，外以却恶，然百姓日用而不知焉。"③ 可见，服金丹大药是长生的方法，行气、房中等术可以帮助长生，同时也是养生的主要方法。

丹是阴阳和合之精华，道门炼丹术，以类比的思维比附于人体，认为，"夫五谷犹能活人，人得之则生，绝之则死，又况于上品之神药，其益人岂不万倍于五谷耶？"④ 又说："金丹之为物，烧之愈久，变化愈妙。黄金入火，百炼不消，埋之，毕天不朽。服此二物，炼入身体，故能令人不老不死。此盖假求于外物以自坚固，有如脂之养火而不可灭，铜青涂脚，入水不腐，此是借铜之劲以扞其肉也。金丹入身中，沾洽荣卫，非但铜青之外傅矣"⑤ 并且认为"服金者寿如金，服玉者寿如玉也"⑥。葛洪认为，"余考览养性之书，鸿集久视之方，曾所披涉篇卷，以千计矣，莫不皆以还丹金液为大要者焉。然则此二事，盖仙道之极也。服此而不仙，则古来无仙矣。"⑦ 故认为"长生之道，不在

---

① 王明：《抱朴子内篇校释》，北京：中华书局，1985 年，第 148 页。
② 同上，第 324 页。
③ 同上，第 114 页。
④ 同上，第 71 页。
⑤ 同上，第 71 – 72 页。
⑥ 同上，第 204 页。
⑦ 同上，第 70 页。

祭祀事鬼神也，不在导引与屈伸也，升仙之要，在神丹也"。因此，他认为"欲长生，当勤服大药"①，并记述有多种丹法，如丹华、神丹、还丹、饵丹、炼丹、柔丹、伏丹、寒丹、太清丹、九光丹、岷山丹法（又取此丹置雄黄铜燧中，覆以汞曝之，二十日发而治之，以井华水服如小豆，百日，盲者皆能视之，百病自愈，发白还黑，齿落更生）、务成子丹法、羡门子丹法、立成丹法、取伏丹法、赤松子丹法、石先生丹法、康风子丹法、崔文子丹法、刘元丹法、乐子长丹法、李文丹法、尹子丹法、太乙招魂魄丹法、采女丹法、稷丘子丹法、墨子丹法、绮里丹法、玉柱丹法、肘后丹法、李公丹法、王君丹法、陈生丹法、韩终丹法、小神丹方、小丹法、小饵黄金法、两仪子饵黄金法等。此外，张觉人还介绍了"丹道医家秘传的玄门四大丹及其制法，包括乾坤一炁丹（升丹类，以水银、火硝、白帆、黄丹、扫粉炼制）、混元丹（升丹类丹头，可外用或内服）、金龟下海丹（降丹类，炼法及用药复杂，外用药）、毒龙丹（以马钱子制成的丹头，可内服治多种疾病）。毒龙丹制法将马钱子以童便、五石（丹砂、雄黄、曾青、白帆、磁石）、五豆（扁豆、赤豆、绿豆、黄豆、黑豆）浸泡之，待豆发芽，马钱子中心变白，遂取出白马钱子刮去皮毛，入甘草水煮三小时，晒干研末为丸。毒龙丹有钻筋透骨，活络搜风，兴奋补脑之功，根据患者不同病症，可配以不同引药服下，如感冒咳嗽用姜汤，吐血配红花，中风不语用牙皂、细辛；口舌生疮加黄连等，疗效甚好"②。

---

① 王明：《抱朴子内篇校释》，北京：中华书局，1985年，第326页。
② 胡孚琛：《道学通论：道家·道教·丹道》（增订版），社会科学文献出版社，2004年6月，第470—471页。

　　当然也有观点认为，"夫黑铅水虎者，是天地妙化之根，无质而有气也。乃玄妙真一之精，为天地之母。阴阳之根，日月之宗，水火之本，五行之祖，三才之元，万物赖之以生成，千灵禀之以舒惨，至于高天厚地，洞府仙山，玄象灵官，神仙圣众，风雨晦朔，春夏秋冬，未有一物不因铅气产出而成变化也。故经云：天得一以清，地得一以宁，神得一以灵，谷得一以盈，万物得一以生。又云：无名天地之始，有名万物之母。即是真一之精，圣人异号为真铅。则天地之根，万物之母是也。岂可以嘉州诸铅、硫磺、碙砂、青盐、白雪、雄黄、消石、铜铁、金银、水垢、水精、凡砂、凡汞、桑霜、楮汁、松子、柏脂、污秽之物、白石、消石、夜霜、朝露、雪水、水浆，其诸矾土杂类之物，草木众名之类，以上皆误用，不可备载也。"①

　　同时，炼丹须要辨别真铅真汞。《丹房须知》载采铅法和抽汞法，"以黑铅（方铅矿）中银为真铅，丹砂中汞为真汞。其它炼丹常用石药：硫磺、雄黄、曾青、石胆、大鹏砂、牙硝等矿石的形状、颜色、差地，丹经中都有记载，炼丹家只有识别这些石药的真伪和质量，才能采药炼丹。何况丹经中药物多用隐名，炼丹家首要之务是识别药物隐名，懂得各种石药的化学性质，才可依法临炉，防止中毒、爆炸等意外事故。《石药尔雅》等道书，皆为丹士辨药而作。"② 另外，《金石簿五九数诀》共列金石药物计45种："朱砂、雄黄、玉石、硫磺、矾石、赤石脂、白石脂、

---

　　① 卿希泰：《中国道教史》（修订本）（第二卷），四川人民出版社，1996年，第516页。

　　② 胡孚琛：《道学通论：道家·道教·丹道》（增订版），社会科学文献出版社，2004年6月，第463页。

白石英、云母、石钟乳、磁石、石脑、阳起石、金精、黄矾、白矾、绛矾、鸡屎矾、绿矾、空青、曾青、石桂英、理石、朴硝、芒硝、石胆、硝石、天明砂、黄花石、不灰木、戎盐、太阴玄精、卤碱、滑石、寒水石、胡同律、石榴丹、禹余粮、硇砂、雄黄、金牙、代赭、石盐、紫石英、石中黄子。"① 这些药物，绝大部分产于中国，也有些来自于国外，如来自波斯国的有雄黄、石硫黄、石脑、绛矾、天明砂、不灰木、鸡屎矾。还有绿矾来自安南、胡同律来自西域、硝石有来自乌长国者。《金石簿五九数诀》不仅记述了初唐以前外丹黄白术所用金石药物的名称、产地、特性、形质、好坏等有关情况，反映了当时人们对这些药物的认识水平，而且，还可供采矿史研究者参考。

魏晋南北朝至隋朝时期，道士们使用的炼丹丹方有时用药达数十种。如《太清石壁记》收录的"造大还丹方，共用空青、光明砂、雄黄、雌黄、金、白石英、钟乳、硇砂、水银、石硫磺、水银霜、玉屑、石膏、朴硝、特生矾石、云母、降英、太阴玄精、磁石、铅丹、石胆、青石、阳起石、芒硝、蛇床子、锡、矾石"等二十七种药物原料。"黄帝九鼎丹方"用了十七种药物原料。这些丹方的方剂配伍，最早是受中医方剂学的影响，借用了其配方的"君臣佐使"理论。《神农本草经》说："药有君臣佐使，以相宣摄。合和宜用一君、二臣、五佐，又可一君、三臣、九佐。"②

① 卿希泰：《中国道教史》（修订本）（第二卷），四川人民出版社，1996年，第491页。
② 任继愈：《中国道教史》（增订本），中国社会科学出版社，2001年9月，第481页。

　　然而诸多的金丹长生思想，虽然具有极大的吸引力，但是忽视了具体物质与人体质地的差异性，虽不能至，但心向往之，使简单类比的思想无法最终实现长生成仙的梦想，最终只能是人类突破生命有限性的理想尝试。随着时间的推移，逐渐认识到普通食物与金丹之药物尚有一定区别，这无疑促进了医药学的发展，如后世的《本草纲目》中的金石类，无不受其影响。

四　葛洪的金丹思想促进了饮食器具制造、饮食用火技术精度的发展

　　饮食器具是饮食文化的重要组成部分。易经《鼎卦·象》曰："以木巽火，亨饪也。"炉又称灶，乃是承纳鼎釜的器具，一般称置鼎之具为炉，纳釜之具为灶。丹炉安置在坛上，样式较多，有偃月炉、既济炉（水上火下）、未济炉（火上水下）、百眼炉、八卦炉等，为炼丹时生火加热之用，近代多用铁、泥、陶质的火炉。《铜符铁券》"垣郭直义"云："垣郭以安鼎。用土日取五方土，以水飞过，以楮和成块，捣炼熟，形如锅釜，高九寸，厚九分，离鼎宽一寸九分，口略敞而圆。"①　垣郭亦名丹灶。

　　陈国符认为："我国之金丹术和黄白术，可溯源至战国时代燕齐方士之神仙传说与求神仙仙药。盖战国时代先有神仙传说与求神仙奇药，及前汉始有金丹术与黄白术之发端也。"②

　　道门炼丹所用设备形制独特，曾出现多种药物反应器，陈国

---

　　①　胡孚琛：《道学通论：道家·道教·丹道》（增订版），社会科学文献出版社，2004年6月，第462页。
　　②　陈国符：《道藏源流考》下册，中华书局，1963年，第371页。

符认为："西汉以来之上下土釜至梁代称鼎。大概在唐代或更早上下土釜密封，称神室。唐代鸡子形之鼎称混沌。唐代产生合子、磁合子。由此观之，上下土釜、鼎、合子、匮合、神室、混沌，名异而实同。"[①] 早期，鼎、釜、等炼丹设备多用泥土烧制，《黄帝九鼎神丹经诀》卷七云："臣按：飞药合丹神器，以土为釜，不用铁者。古岂不知模立图样，一铸便成？特以五金有毒，不可辄用。故丹大法，未有一处用铁器者。又以土为釜，其法最难，毛发参差，药总奔泻。自古施功积累年岁，终老不成者，莫不由此物也。古人重之不传授。"[②] 由于设备制造的原因之一是获得一定的反应温度，故当温度超过一定限度时，泥土设备便很不可靠，《抱朴子神仙金汋经》云："土瓯者，意是土釜也。出在广州及长沙、豫章、临川、鄱阳者皆可用之。又此诸郡皆作黄土垫，亦可用之，皆耐火不破。他处出者如似瓦器不堪用，得火便破也。"隋唐时期，由于炼丹技术水平提高，对炼丹设备的要求越来越高，需要一种能耐高温度的器皿来代替之，加之这一时期的政治经济因素，故用金属设备是炼丹实践发展的必然。陈少微《大洞炼真宝精修伏灵砂妙诀》云："且鼎者有五：一曰金鼎、二曰银鼎、三曰铜鼎、四曰铁鼎、五曰土鼎。"[③] 可见鼎器的多样性并将金属器放在前面。葛洪《抱朴子内篇·黄白》中亦有多处用到铁器，如："先以矾水石二分，内铁器中，加炭火令沸。"[④]

---

① 陈国符：《中国外丹黄白法考》，上海古籍出版社，1997 年，第 51 页。
② 《道藏》第 18 册，第 814 页。
③ 《道藏》第 19 册，第 16 页。
④ 王明：《抱朴子内篇校释》，中华书局，第 1985 年，第 290—292 页。

金属炼丹设备盛行以来，造型技术多样，主要有泥型、失蜡法等。① 泥型法。《抱朴子神仙金汋经》中云："'以丹金作盘碗，饮食其中，长生不死。'可作土形范，以火销丹金而铸器仗，大小在人意也。"② 失蜡法是制作炼丹设备的常用方法之一，《道藏》中关于失蜡法的记载见于多处，如《灵宝众真丹诀》中说："几白公法：右三物捣研成粉，以左味和为泥。先捏蜡八两作鸡子形，即以药泥涂蜡鸡子上，令遍。以甘土泥药上，令周币，泥令厚半寸许，顶上开一小孔子，如豆颗许。然后曝干，火烧去蜡。"③ 另外，一种比较复杂的设备在铸造时也用到了失蜡法，如《修炼大丹要旨》："将新山泽银剪凿碎于砂合子，先以黑纸为贴身，然后银一层朱砂一层装满合（盒）子，用铁线十字缚定，仍用赤石脂为末，用纸筋调均，固济合口，无令气泄，谓之子母相生。用一土坑，深二尺四寸，埋之三七日。取出，于甘土锅内销，自然成汁，即系销银，一般比及。埋朱砂时先做黄蜡鼎模，完备候干，取出在内黄蜡，空其模子等候临期铸，要烧热模子，汁下则匀。比铸之，先要将铁扇草末放入模内令干，疾成鼎之后，看鼎大小。"④

炼丹术中的铸鼎技术有两个主要特征：一是在尺寸上有一套标准；二是制造质量有十分严格的要求。就尺寸来讲，鼎作为一种炼丹设备先后曾出现多种样式，结构由简单逐渐复杂，尽管如此，鼎的某些基本尺寸却相对固定，如《神仙炼丹点铸三元宝

---

① 参见姜生、汤伟侠主编：《中国道教科学技术史》（南北朝隋唐五代卷）北京：科学出版社，2010 年，第 1051 页。
② 《道藏》第 19 册，第 205 页。
③ 《道藏》第 6 册，第 595 页。
④ 《道藏》第 19 册，第 146 页。

照法》中说："其鼎高下锱铢厚薄一一依法，鼎高一尺二寸，重七十二斤，其数有九：内围一尺五寸，底厚一寸半，脚去地二寸半，身厚一寸半，内受物可三升半，深六寸，盖厚一寸，耳高一寸半。"① "《铅汞甲庚至宝集成》云：上下鼎身周十二寸以应十二月，身长八寸以应八节。上鼎身阔倍下鼎一倍，乃按二十四气。上鼎为天，下鼎为地；上升为阳，下降为阴。阴气欲升，阳气欲降，此应阴阳之陶冶也。尺寸阔狭不可大、不可小，大则气散不聚，小则逼溢，故不能遂升降之匀和。"② 同时，对鼎的铸造质量亦要求很高。《神仙炼丹点铸三元宝照法》记载："次有十病不在用限：一金不精；二铸不及时；三厚薄不匀；四模素不干；五悬胎铸；六砂孔；七唐膈；八夹横；九金皱；十高下、大小、厚薄不依尺寸。若遇有此十病，并不在修至药之限。"③《云笈七籤》亦记载："鼎有十病：一忌秋夏、铁不精好、铸不及时；二不悬胎铸；三肚大；四脚短曲；五口大耳小；六上下厚薄不匀；七沙窍漏气；八不润滑；九不依尺寸；十铁皱。有此十病，并不宜用。"④

《九转灵砂大丹资圣玄经》中说："鼎有三足以应三才，上下二合以象二仪，足高四寸应四时，炉深八寸以配八节，下开八门以通八风，炭分二十四斤以生二十四气，阴阳颠倒，水火交争，上水应天之清气，下火取地之浊气。"⑤ 炼丹家便将其所用

---

① 《道藏》第 18 册，第 650 页。
② 《道藏》第 19 册，第 260 页。
③ 《道藏》第 18 册，第 650 页。
④ 《道藏》第 22 册，第 505 页。
⑤ 胡孚琛：《道学通论：道家·道教·丹道》（增订版），社会科学文献出版社，2004 年 6 月，第 456 页。

炉鼎器具想象为一个缩小的宇宙，要求"大丹炉鼎亦须合天地人三才、五神而造之"。这个小宇宙与真实的天地"造化同途"，便炼出仙丹。凡人服食这仙丹，自然也同服食自然还丹的上界仙人一样，可以永生不死了。

并认为"大丹只药、火两件。火者，药之父母，药者，火之子孙"①。炼丹所用药物原料与火候掌握是成败之关键。丹家用火，方法繁多。炼丹有用炭火（《丹房须知》有造炭法，将炭木粉碎，以糯米捣为丸，晒干用）、马通火、牛粪火、糠火（温养用）等。火法又有养火、顶火、燠、炮、煿、煅等，如在鼎之顶部养火谓之"贴顶养"，在罐底加热名平底火或底火，火焰到达罐中部称转角火、中火、半罐火，火焰到达药面叫作齐药火、顶火，剧烈加热称武火，轻微温养称文火等。丹家之秘，重在火候，炼丹有武火、文火之分，有进火、退符、沐浴之别（《丹房须知》以钵研三千遍为沐浴）。《铜符铁券》云："天地变化，本于阴阳，阳变阴合，运于乾坤。乾爻六九五十四，坤爻六六三十六，四时信之。乾策二百一十六，坤策一百四十四，共三百六十。修炼大药，于十二时辰进退，阳火阴符，各吐寒暄，运入中宫神室，互生变化，产育真精。火是药之父母，药是火之子孙，口传心授，惟专于火，太阴过宫（十五月圆之后），以临阴乡丧魂之位，传药不传火。火候直机，尽于九六十五之数。"②其实因鼎器大小不同，药品用量各异，火候须临炉详定，不必拘

---

　　① 任继愈：《中国道教史》（增订本），中国社会科学出版社，2001年9月，第471页。

　　② 胡孚琛：《道学通论：道家·道教·丹道》（增订版），社会科学文献出版社，2004年6月，第464页。

于三年、十月之期，其要在于先文后武，使之充分反应，不可先妄用武火急骤升华，以致水银升天之弊。

道士将木炭作为炼丹的主要燃料。对此，葛洪的解释是："陶之为瓦，则与二仪齐其久焉。柞楢速朽者也，而燔之为炭，则可亿载而不败焉。"① 陶弘景《登真隐诀》亦云："青州、安丘、卢山有木，烧成炭，便永不尘耗焉。"② 宋佚名《大还丹照鉴》也说："久金得火而转，精木成炭而不朽。"③ 故道士认为以炭炼丹，木炭这种不朽的性质就可移入丹药，服用此种丹药，其不朽性质即入身体，进而成仙。

除使用木炭、马通（即马粪）、牛粪（亦称子东炭）、谷糠、芦苇等，宋以后又出现了以粟糠、人造炭，甚至动物油脂等燃料炼丹者，发展出了一套有别于冶铸的燃料体系。"以炭的名称为例，按性质分，有熟炭、生炭、坚炭、硬炭、软炭、白炭、黑炭、红炭、柽炭、造炭、炭末、碎炭、去皮净炭、羊胫炭（如羊腿大小的硬炭）、鸡骨炭（如鸡脚大小的硬炭）、烟煤（仅见宋程了一《丹房奥论》）、石炭（见两处，一是《黄帝九鼎神丹经诀》卷九，二是《太谷土兑金》）等等；按种类分，有松木炭、柳木炭梭（亦称桎炭）、柏木炭、土壇木炭（待考）、子东炭（牛屎炭）、刚木炭（多指青杠木炭）、栎炭、竹炭、椴木炭、杨木炭等等。又以火候为例，有文火、武火、熟火、软火、炎火、养火、煅火、猛火、发火、开火、添火、逼火、进火、退火、绝火、盛火、弱火、微火、赢火、顿火、飞火、慢火、顶

---

① 王明：《抱朴子内篇校释》，中华书局，1985 年，第 112 页。
② 《道藏》第 6 册，第 606 页。
③ 《道藏》第 19 册，第 308 页。

火、盖头火等名目之分，还有起火时专门用于点火的"日之火"或"楠木火"之类，大多是炼丹活动中所独有的。"① 兹举数例丹家用火之记述。宋《丹房奥论》："烟煤乃草木之神气，丹灶家亦多用此。缘其精神不足，制养诸石未见全功，若用本草煮炼过，却以烟煤捺头，入炉温养，方能伏火。如独用此，不可成也。"② 此所谓"烟煤"。"初用马通火三日夜，后用炭火三日夜，前文后武。"③ "以糠火中烧盆子底令干，……以牛粪火烧之一日夜。"④ "雄黄三斤，……置黍米中，炊以苇薪"。"雄黄一斤，……炊之以桑薪"⑤。此法除用炭外，亦多用薪火烧。"还文火养七日，即武火逼二日。""其火日午前用熟火八两，夜间从子至午用火十六两，阴时加火，阳时灭火也。""造大丹诀（亦云神雪）："更依前法运火，直至九周年毕。即成，名曰神符白雪丹"⑥。此丹前后耗费时间较长，需烧炼九年。唐陈少微《大洞炼真宝经修伏灵砂妙诀》："便于糠火中烧十七日，然后白炭武火烧二七日。"⑦可见炼丹耗时较长，对生态破坏甚大。选择山林有其内在的道理，取材方便，便于烧炭，同时对环境的影响亦可弱化。唐阴长生《阴真君金石五相类》："波斯铅如著水银，于猛火中炼如金色。"⑧ 可见，当时已经使用外来的金属了。唐

①　参见姜生、汤伟侠主编：《中国道教科学技术史》（南北朝隋唐五代卷），北京：科学出版社，2010年，第379页。

②　《道藏》第19册，第280页。

③　《道藏》第18册，第764—765页。

④　同上，第771页。

⑤　《道藏》第6册，第601页。

⑥　《道藏》第19册，第37—43页。

⑦　同上，第15—21页。

⑧　同上，第99页。

金竹坡《大丹铅汞论》："裂石不能碍其形柔和明净，糠粃不能污其质。"① "糠粃"，即用糠烧。唐独孤滔《丹方鉴源》："猬脂，伏（火）雄（黄）"。"马粪，养（火）一切药，力大。""牛粪，抽铜晕"。"抽"，即用牛粪火炼丹，丹药升华后抽取。"牛粪火，句药力大，子东炭是也；马粪火同上；糠火，均力倍常；竹火，盖养汞性慢也；青刚（炭），大有力也，如羊胫（炭）者。"② 该方除用马粪、牛粪、谷糠、竹子和木炭炼丹外，还用动物油脂，即刺猬脂来伏炼药物。"用糠火，胫炭两握，长短于合子四边，各一两火，为四坚炭"。③ 该卷用了谷糠、羊胫炭和坚炭。"须用纯栎炭，凡三日三夜，不可断火"。④ "火者，春火欲暖，夏火欲烈，秋火欲温，冬火欲微。此法择子日子时安鼎。"⑤ "用苇荻火煅三日三夜，冷一宿，出之，此药点成黄金三十斤。"⑥ "右取粉四两，封各物一两，同乳成粉，装入合。加猬油一盏，养火七日，火候二两，取出；又入猬油一盏，再养七日，火候三两，取出；又猬油一盏，养火七日，火候四两"。⑦ 此是用猬油炼丹。《金华玉液大丹》："雄黄用艾一煅，八分，死了再养，令真死。"⑧ 用艾烧丹，比较少见。"瓷鼎一具，挈安银珠，与金室不令有空处，坐上银水海，通身固密，令厚指半，日干。挂入丹灶之中，发底（火）并四围火五斤，生炭簇煅，消

① 《道藏》第19册，第290页。
② 同上，第302—303页。
③ 同上，第240页。
④ 同上，第254页。
⑤ 同上，第261页。
⑥ 同上，第47—49页。
⑦ 同上，第129页。
⑧ 同上，第130页。

去太（大）半，再火三斤生炭。"① 瓷鼎均用炭火。同时，选择炭是需要考虑地理因素的，如，"此炭须用严州建德县地名卢慈表好白炭，如鹿脚打不断者为佳，他处皆不中用也。""用炭不要大者，刀削去皮（即去皮净炭），长三寸许。"② 南宋吴悮《丹房须知》："夜半子时起火，勿令女子、鸡、犬见。起火时用炭五两，烧令通赤，入炉灰盖之，平旦不可失也，其鼎当如鸡卵。其火取日之火，次楠木火，为世败火，堪用九年，并不得用别火，号曰'长火'。"③ 唐《黄帝九鼎神丹经诀》："金银用炭法：用柽柳木炭、松柏石炭、土壘木炭、干牛粪等，……银、铜、铁一种用刚木炭，锡用松木烧之亦得，刚炭出亦得。"④ 可见道门用火具有多样性。

就火法反应而论，"其中即包括飞法（即升华；又有水飞法，即在清水中研磨药物，倾去液体而留沉淀，如飞朱砂、飞雄黄等），抽法（即蒸馏；又有抽汞法，实为分解丹砂蒸发水银蒸汽取汞），研法（即研磨，可将药物粉碎，有的在研磨中起反应，如汞和硫黄研磨制"青砂头"），点法（加入少量药使较多物质突然变化，如以砒点红铜熔液成白铜，以盐卤或石膏点豆浆成豆腐），伏法（制伏，如以硫制伏汞使之不飞走而生成硫化汞，其他如制法、死法，皆大同小异）等。《丹房须知》等书介绍了炼丹的程序和设备，有择友、择地、丹室、禁秽、丹井、取土、造炭、添水、合香、坛式、采铅、抽汞、鼎器、药泥、燠养、中

---

① 《道藏》第 19 册，第 163 页。
② 同上，第 440—441 页。
③ 同上，第 58—60 页。
④ 《道藏》第 18 册，第 821—824 页。

胎、用火、沐浴、开炉、服食等二十一种步骤。"①

　　并将卦爻的变化来说明火的变化，从理论上进行了提升，如同现在的烤炉，温度可以控制。"将一年三百六十日，蹙于一月三百六十时，又于一月三十日三百六十时内，朝夕各系一卦，又移此六十卦三百六十爻，陷于五日六十时内，复象一月也；两日半三十时便为三十日，又象一月。朝暮各一卦，又系六十卦计三百六十爻，复象一年三百六十日也；又于两日半三十时内，却分十五时应半月一十五日用事，复将此半月从一至十五日，又陷于十二辰中，自子后至巳前六辰内系三十卦，计一百八十爻，便象冬至后到夏至前，应半年一百八十日也；自十六日至三十日，又陷于六辰之内，午后至亥前六辰之中，系三十卦，计一百八十爻，便象夏至后到冬至前应半年一百八十日也；春秋二分在时内，二分二至于一日十二辰中，都合三百六十，象一年之气，始复至乾，自姤终坤，循十二辰候，分震巽甲门子丑午未，阴符阳火，圆合天符三百三十六度，是晦朔阴阳，刑德交会，天地变化，万物生成之数也，皆依刻漏运行，夺取气候入神鼎中，使真铅天地之母受此运用而产神精。"②"下界修道之人临炉炼丹，即是用人间之火，仿天火之造化，在丹炉中浓缩地再现这全部过程，而得到服之可以成仙不死的仙丹"："金丹是日月运动自然成丹。因燧人改火，后圣用之，同于天火造化。""后圣用火喻爻象，月计三百六十时，年计气候四千三百二十时，合四千三百

　　①　胡孚琛：《道学通论：道家·道教·丹道》（增订版），社会科学文献出版社，2004年6月，第461页。
　　②　卿希泰：《中国道教史》（修订本）（第二卷），四川人民出版社，1996年，第518页。

二十年。（气候）喻合天符、自然还丹。"① 并十分重视火候的进退掌握。"凡修丹最难于火候也。火候者，是正一之大诀。修丹之士，若得其真火候，何忧其还丹之不成乎？"可谓"万卷丹经秘在火候"②。

炼丹以炉中之火比类"天火造化"，讲究火候变化喻合天符运行，这就是"直符"。《通幽诀》载："日月四时直符循环，一如车脚，转运阴阳，成数造化，载运万物，故在律纪。"③ 一年十二月通于十二消息之卦，而一卦有六爻，故一月可分为六候，每候为五天。于是每月炉火可以按卦爻变化来控制进退。此即"用火喻爻象"。《还丹肘后诀》云："直符法喻：如十一月建子，阳气始生，夏至一日阴气始生，是天地阴阳进退一年十二月用事也。一月故有六候，直符潜伏，五行出没，交会刑克并在其内。"直符用事以乾坤等十二辟卦对应十二月，每卦六爻为六候，每候五日，以卦爻的阴阳消息喻一年三百六十日之火候。十一月为复卦，为丹炉举火之时，初爻用火二十四铢，以法二十四气，每日亦"从子到辰巳为直符，从午到戌亥为直事，体法卦象，定火数也"（《参同契五相类秘要》）。炼丹用火的卦爻铢两之说，皆据《参同契》的象数学演化而来。如《还丹肘后诀》所载，"用火不失斤两，节候有准，渐渐如蒸物，年月满足，自然成功。急则飞走，缓则不伏，但依直符爻象则金火自伏矣。"④

① 任继愈：《中国道教史》（增订本），中国社会科学出版社，2001 年 9 月，第476 页。
② 同上，第478 页。
③ 同上。
④ 胡孚琛：《道学通论：道家·道教·丹道》（增订版），社会科学文献出版社，2004 年 6 月，第457 页。

可见，其说虽枝蔓繁芜，但皆不离二仪、四象、五行之说。二仪，即是乾天坤地，"乾，天也；坤，地也；是鼎器也。设位，是阴阳配合也。易者，是日月，是药。药在鼎中，居乾坤之内。坎为月，是铅；离为日，是汞。上日下月，配而为易字，喻于日月在其鼎中，故曰'易行其中'。乾为天上鼎盖，坤为地下鼎盖。鼎唇作雄雌，'相合阴阳'是雌雄配合也。设位者，是炉上列诸方位、星辰、度数，运乾坤，定阴阳也。"①

五　小结

葛洪的金丹思想强调发挥养生的主观能动性，即"我命在我不在天"。葛洪的养生思想是建立在对人的生命的尊重之上的，为追求长生积极同生命的有限性作斗争，提出了这一力争自己把握人生命运的口号。在葛洪的认识中，人是自然万物中最为尊贵的。"有生最灵，莫过乎人"②，"人之为物，贵性最灵"③。只要能够坚持修炼，持之以恒，任何人都能成仙，"小修则小得，大为则大验。"④ 历代内丹家和外丹家试图修炼内外丹，夺天地之造化，掌握自己生命，在漫漫长生路上，虽然屡试多爽，但对于探索生命的潜能，为人类确实做出了重要的贡献。

葛洪的金丹思想促进了饮食文化的理论和实践的发展，亦促进了养生思想的发展，提出了一系列有益于身心的理念：恬淡寡

---

① 任继愈：《中国道教史》（增订本），中国社会科学出版社，2001 年 9 月，第489—490 页。
② 王明：《抱朴子内篇校释》，北京：中华书局，1985 年，第 14 页。
③ 同上，第 284 页。
④ 同上，第 122 页。

欲，守真存一；吐故纳新，以不伤为本；多闻而体要，博见而善择；注意养成良好的生活习惯等等。在当时社会状况下，对保护身体健康，预防疾病是非常有益的。要之，产生于魏晋神仙道教背景下的葛洪的金丹思想，尽管在思想方面具有浓厚的神仙金丹道教色彩，但它所倡导的金丹理念和方法，对于促进传统饮食文化的发展确实有重要的意义。时隔千年，葛洪提出的金丹思想也不尽合于今，我们应该吸取其中的精华，摒弃其中的糟粕，在对其科学认识的同时，谨慎地作出自己的选择。

第三节　道法自然的思想对饮食养生文化的影响

道法自然的思想是道教服食的关键核心，这一思想对传统饮食养生文化亦有深刻的影响。中国的饮食文化源远流长，异彩纷呈。饮食养生不是永生，是蓄养生机，自足其性，颐养天年的过程。因此，笔者就道法自然、天人合一、阴阳五行、中和之道、厚德之道诸方面进行论述①。

和谐饮食，道法自然。传统饮食文化是我国传统文化的重要组成部分，是我国各族人民在长期历史发展过程中形成的，并受到自然地理、资源特产、气候条件、饮食习惯以及政治、经济、习俗、审美意识等诸多因素的影响，集中表现为药食同源、兼收并蓄的特点。传统文化认为，天地人是一个自然和谐的系统。《道德经》第二十五章说："人法地，地法天，天法道，道法自

---

① 徐刚：《论道法自然的思想对饮食养生的影响》，《宗教学研究》，2012 年第3 期。

然。"《西升经》云:"自然者,道之根本。"① 《抱朴子内篇》:
"天道无为,任物自然。"② 《道德经》第六十四章:"以辅万物
之自然而不敢为。"一"辅"字,使"道常无为而无不为"境界
全出。对于天地人之间的这种大道,有助于我们深入地认识人与
天地的关系,人类作为自然界的产物及其组成部分,理应按照自
然规律的变化而饮食养生。因此,笔者就道法自然的思想对饮食
文化的影响进行论述。

一 道法自然是理解饮食养生文化的基础

天地为饮食之父母,只有参悟天地自然之大道,饮食自然,
方能"清净无为,气自复也。返于未生而无身也,无为养身,
形体全也"③,达到颐养天年的人生境地。

(一)助天生物,助地养形

《太平经》提出:"助天生物也,助地养形也。"④ 高道李荃
认为:"万物盗天而长生,人盗万物以资身。若知分合宜,亦自
然之理也。"⑤ 也就是说人是天地的精华,要体悟天地之道,依
赖各种食源才能养生。《黄帝内经》云:"夫人生于地,悬命于
天,天地合气,命之曰人。人能应四时者,天地为之父母;知万
物者,谓之天子。"⑥ 《太平经》说:"天地之性,万物各自有

---

① 《道藏》第 11 册,第 508 页。
② 王明:《抱朴子内篇校释》,北京:中华书局,1985 年,第 136 页。
③ 《道藏》第 14 册,第 590 页。
④ 王明:《太平经合校》,北京:中华书局,1960 年,第 36 页。
⑤ 《道藏》第 2 册,第 740 页。
⑥ 《道藏》第 21 册,第 109 页。

宜。当任其所长，所能为，所不能为者，而不可强也。"①

因地理环境不同，物性相异，食源的具体特性也不尽相同。《吕氏春秋》说："水居者腥，肉者臊，草食者膻。恶臭犹美，皆有所以。"② 从而，菜肴的风味也不一样。《博物志》云："东南之人食水产，西北之人食陆畜。食水产者，龟蛤螺蚌以为珍味，不觉其腥臊也。食陆畜者，狸兔鼠雀以为珍味，不觉其膻也。"③ 即物无定味，适口者珍。不同地域的人，因为食源的具体特征不同，从而形成一定的饮食特色，如"汤在山东"、"味在四川"、"刀在淮扬"、"食在广州"等。

（二）一方水土养一方人

《管子》云："水者何也？万物之本原也，诸生之宗室也，美恶、贤不孝、愚俊之所产也。"④ 也就是说，水是万物的本源，是生命的植根之处。"夫齐之水道躁而复，故其民贪粗而好勇；楚之水淖弱而清，故其民轻票而贼；越之水浊重而洎，故其民愚疾而垢；秦之水泔冣而稽，淤滞而杂，故其民贪戾罔而好事；齐晋之水枯旱而运，淤滞而杂，故其民谄谀葆诈巧佞而好利；燕之水萃下而弱，沉滞而杂，故其民愚戆而好贞，轻疾而易死；宋之水轻劲而清，故其民闲易而好正。"⑤ 可见水若纯洁则人心正，若清明则人心平易。齐、楚、越、秦、晋、燕、宋等国的水质不同，国民性格都是不同的，可见水性对人性的影响。《本草纲

---

①　王明：《太平经合校》，北京：中华书局，1960 年，第 203—204 页。

②　张双棣：《吕氏春秋》，北京：中华书局，2008 年，第 114 页。

③　（晋）张华：《博物志》，卷一，《五方人民》，北京：中华书局，1980 年，第 72 页。

④　李山：《管子》，北京：中华书局，2009 年，第 211 页。

⑤　同上。

目》亦将水分为天水、地水，并对雨、露、霜、雪、冰、雹以及海、河、泉、井等四十三种水的性质进行说明，认为东西南北的人因为饮用不同性质的水，"人的美恶寿夭"都是不同的。从饮食文化的发展来看，烹饪流派的形成与水是密不可分的，如黄河流域的鲁菜，泾渭两河流域的西北菜，淮河流域的徽菜，长江流域的川菜、淮扬菜，珠江流域的粤菜等，无不是以水作为依托的。

《黄帝内经》云："故东方之域，天地之所始生也，鱼盐之地，海滨傍水，其民食鱼而嗜咸，皆安其处，美其食，鱼者使人热中，盐者胜血，故其民皆黑色梳理，其病皆为痈疡。"① 即东方是自然界万物生发之气开始的地方，盛产鱼盐，由于靠近海边，当地居民喜欢吃鱼类和咸味，人们安居其处，但是鱼性热，吃多了会使肠胃内热，盐吃多了，会伤血。现代营养学认为，食盐过量，容易增强渗透压，出现高血压。所以当地的百姓皮肤色黑，机理疏松，易患痈疡这样的病。"西方者，金玉之域，沙石之处，天地之所收引也，其民陵居而多风，水土刚强，其民不衣而褐荐，其民华食而脂肥，故邪不能伤其形体，其病生于内。"② 即西方地区出产金玉，沙石遍地，是自然界收引劲急之气的地方，百姓均依山而居，多风沙，水土性质刚强，居民不穿丝绵，多使用毛布和草席，喜欢吃肉食，即营养学所说的高脂肪食物，身体容易肥胖，外邪不易浸入，疾病均由饮食不调所致，容易生内脏疾病。"北方者，天地所闭藏之域也，其地高陵居，风寒冰

---

① 《道藏》第 21 册，第 57 页。
② 同上，第 58 页。

冽，其民乐野处而乳食，脏寒生满病。"[1] 北方地区，自然之气闭藏，人们依丘陵而居，气候天寒地冻，当地居民习惯于野外住宿，吃牛羊乳汁，因而内脏容易受寒，生发胀满病。"南方者，天地所长养，阳之所盛处也，其地下，水土弱，雾露之所聚也，其民嗜酸而食胕，故其民皆致理而赤色，其病挛痹。"[2] 南方是自然之阳气盛的地方，地势低洼，水土湿气重，雾露弥漫，百姓喜食酸类和发酵腐熟的食物，居民皮肤致密色红，容易发生拘挛湿痹等病。"中央者，其地平以湿，天地所以生万物也众，其民食杂而不劳，故其病多痿厥寒热。"[3] 即中央地区地势平坦多湿，物种和数量丰富，食源种类多，人们生活安逸，劳动相对少，容易发生痿厥寒热之病。《管子》也说："地者，万物之本原，诸生之根菀也，美恶、贤不孝、愚俊之所生也。"[4] 因此，乍入外乡者，容易生疾病，正如俗话所云，水土不服。

（三）上善若水

人之饮食，首推惟水。《道德经》第八章说"上善若水"，《吕氏春秋》指出"凡味之本，水最为始"[5]，水是以液态、固态、气态存在的，对饮食有重要的影响。在烹饪中，用水比较普遍：气态的蒸；固态的冻；液态的炖、焖、煮、烫、溜、卤、烩、泡均是。用水作为传导体所作的菜肴，营养素的损失较少，易于消化。烹饪中的添加水，如鱼翅、海参、干贝的涨发；挂糊与上浆对质料中水的保护；除异味的焯、盐渍等，皆离不开水。

---

① 《道藏》第 21 册，第 58 页。
② 同上。
③ 同上。
④ 李山：《管子》，北京：中华书局，2009 年，第 205 页。
⑤ 张双棣：《吕氏春秋》，北京：中华书局，2008 年，第 114 页。

古人认为，水因流、止、寒、温不同，味也不一样。水味分甘、淡、咸、苦，烹饪效果也不一样。《本草纲目》中，李时珍分述了二十四节气水的气味变迁及其利弊。并认为，秋露甘平，冬霜甘寒，腊雪甘冷，井泉之水甘平，地浆甘寒，其功用殊异，功效分别为"造酒最清冽"、"食之解酒热"、"腌藏一切果食，不蛀蠹"，与"菜之为菹"甚妙，"解一切鱼肉果菜药物菌毒"。王士雄也说，"天泉最淡，故烹茶独胜，而煮粥不稠"，"甘露下清焦之热，煮饭补阴中之阳"。因此，在选水问题上要既重时令又重水源，要学会识水性，知水味，选好水，才能领会饮食中的自然用水之道。

（四）四时自然之气

四时之气，各有所在。《素问》说："天覆地载，万物悉备，莫贵于人，人以天地之气生，四时之法成。"[1]《道德经》表述为："道生一，一生二，二生三，三生万物，万物负阴而抱阳，冲气以和。"冲气成为"道"主宰一切的原动力。也就是说人要依据天地运行的规律进行饮食，才能精神焕发，达到预防疾病健康长寿的目的。养生要做到"春夏养阳，秋冬养阴"，顺应四时寒暑的变化。具体来讲，春三月"此谓发陈，天地俱生，万物以荣，夜卧早起，广步于庭，被发缓形，以使志生，生而勿杀，予而勿夺，赏而勿罚，此春气之应，养生之道也"[2]，即春季三个月是万物复苏的季节，生机勃勃，人的行为和情志活动要顺应春生之气，常存悲心，重在养生。夏三月"此为番秀，天地气交，万物华实，夜卧早起，无厌于日，使志无怒，使华英成秀，使气得泄，若所

---

① 《道藏》第21册，第108页。
② 同上，第8页。

爰在外，此夏气之应，养长之道也"①，即夏季三个月是草木繁茂的季节，天地阴阳之气相交，人的行为和情志活动要顺应夏长之气，重在养长。秋三月"此谓荣平，天气以急，地气以明，早卧早起，与鸡俱兴，使志安宁，以缓秋刑，收敛神气，使秋气平，无外其志，使肺气清，此秋气之应，养收之道也"②，即秋季三个月谓之荣平，是自然成熟的季节，人的行为和情志活动要顺应秋收之气，重在养收。冬三月"此谓闭藏，水冰地坼，无扰乎阳，早卧晚起，必待日光，使志若伏若匿，若有私意，若已有得，去寒就温，无泄皮肤，使气亟夺，此冬气之应，养藏之道也"③，即冬季三个月是生机潜伏、万物蛰藏的时令，人的行为和情志活动要仿效冬气自然之道，重在养藏。老子说"天乃道，道乃久，没身不殆"，人能合乎自然的变化规律，就是合道，合道之人自然健康长寿。而逆四时的结果是"逆春气，则少阳不生，肝气内变。逆夏气，则太阳不长，心气内洞。逆秋气，则太阴不收，肺气焦满。逆冬气，则少阴不藏，肾气独沉"④。也就是说，人若违背了春生之气，则肝气内郁而病变；违背了夏长之气，会使心气内虚；违背了秋收之气，会使肺热叶焦而胀满；违背了冬藏之气，会使肾气衰弱。故善饮食养生者强调"阴阳四时者，万物之终始也，死生之本也，逆之则灾害生，从之则苛疾不起，是谓得道"⑤。因此，四时阴阳的变化，是万物生长收藏的根本，顺之者昌，逆之者亡，饮食养生亦需处天地之和，把握阴阳，与时偕行。

①　《道藏》第21册，第9页。
②　同上，第9-10页。
③　同上，第10页。
④　同上，第11-12页。
⑤　同上，第4页。

二　天人合一是理解饮食养生的关键

在中国传统文化中，儒道均讲天人合一。所谓天人合一，一是指天人相通；二是指天人相类。孟子说："尽其心者，知其性也。知其性，则知天矣。"① 《素问》中说："人皮应天，人肉应地，人脉应人，人筋应时，人声应音，人阴阳合气应律，人齿面目应星，人出入气应风，人九窍三百六十五络应野……人心意应八风，人气应天，人发齿耳目应五音六律，人阴阳脉血气应地，人肝目应之九。"② 即天、地、人、四时、五音、六律、七星、八风、九野，都与人的形体相适应，处在一个和谐的系统之中。

《老子》第二十五章云："道大，天大，地大，人亦大。域中有四大，而人居其一焉。"即在道、天、地、人四大之中，人只是其中之一。人是天地阴阳作用的产物，"元气恍惚自然，共凝成一，名为天也；分而生阴而成地，名为二也；因为上天下地，阴阳相合施生人，名为三也。三统共生，长养万物。"③《黄帝阴符经》云："宇宙在乎手，万物生乎身。天性人也，人心机也，立天之道以定人也。"④ 道家一贯主张本然之天、天道自然和自然无为，认为万事万物都产生于"先天虚无真一气"。一方面是顺天之时，随地之性，一方面是寂然不动，感而遂通。道教的"无为"是有为之境界即"为而不争"。《老子》第三十九章

---

① 万丽华：《孟子》，北京：中华书局，2010 年，第 211 页。
② 《中华道藏》第 20 册，第 204 页。
③ 王明：《太平经合校》，北京：中华书局，1960 年，第 305 页。
④ 《道藏》第 2 册，第 722－723 页。

云："天得一以清，地得一以宁，神得一以灵，谷得一以盈，万物得一以生。"即天、地、神、谷、万物与道同体，自然而行。《庄子·大宗师》曰："其好之也一，其弗好之也一。其一也一，其不一也一。其一与天为徒，其不一与人为徒。天与人不相胜也。"即无物无我、物我两忘，天地与我并生，万物与我为一之境。儒、道两家在"天人合一"上虽殊途而同归，本质上是天人合一，他们的终极目的都是"人"。天人合一的自然观念对于深入理解天（气）→地（味）→物（性）→人（生）的养生逻辑，即因四时之气、地域物产、食源质地而合理地进行饮食养生，从而促进身心健康是十分有益的。

三　阴阳五行是理解饮食养生的重要方法

"夫自古通天者，生之本，本于阴阳。天地之间，六合之内，其气九州九窍、五藏、十二节，皆通乎天气。"[1] 人是自然界的产物，人体的阴阳与自然界的阴阳是息息相通的。《悟真篇》指出："道自虚无生一气，便从一气产阴阳。阴阳再合成三体，三体重生万物昌。"一生之中阴阳运用，五行相生，莫不由于饮食。

从文献来看，阴阳五行的观念在《黄帝内经》中被广泛应用。《素问》说："天食人以五气，地食人以五味。"[2] 所谓"五味"，是指食物所具有的甘、苦、辛、咸、酸、淡几种不同的味。从现代营养学来看，甘味食物含碳水化合物和 Vc 丰富，可

---

① 《道藏》第 21 册，第 13 页。
② 同上，第 49 页。

提供较多的能量。酸味食物多含 Vc、果酸及无机盐，对调节物
质代谢和体内酸碱平衡较重要。苦味食物一般含生物碱、萜类和
疳类，有使神经兴奋（或抑郁）、心动加速（或减慢）或血管扩
张（或收缩）的作用。咸味食物一般含无机盐丰富，对因水盐
代谢失调而引起的肿胀有益。就五味五色与饮食的关系，认为
"肝色青，宜食甘，粳米牛肉枣葵皆甘。心色赤，宜食酸，小豆
犬肉李韭皆酸。肺色白，宜食苦，麦羊肉杏薤皆苦。脾色黄，宜
食咸，大豆豕肉栗藿皆咸。肾色黑，宜食辛，黄黍鸡肉桃葱皆
辛"①。即按照食物四气五味相生相克之理进行饮食。绿色蔬菜
有益于体内物质代谢；红色食物含铁、胡萝卜素、核黄素，有利
于神经系统。白色食物益于呼吸系统，黄色（粮谷类）食物的
碳水化合物有利于消化系统，黑色食物富含微量元素和维生素，
有利于生殖和排泄。此外，《素问》还对五变、五邪、五乱、五
禁、五阅五使、五音五味等进行了阐释。

再者，《素问》提出了"四五"饮食模式，即"五谷为养，
五果为助，五畜为益，五菜为充"②。"五谷为养"是指粳米、
麻、大豆、麦、黄黍等谷物和豆类作为养育人体之主食，是我国
居民食物能量的重要来源。"五果为助"系指枣、李、栗、杏、
桃等水果、坚果，富含维生素和无机盐，能够提高免疫功能，有
助养身和健身之功。"五畜为益"指牛、犬、猪、羊、鸡等禽畜
肉食，富含蛋白质和脂类，是生命活动的重要构成因素，对人体
有补益作用，能增补五谷主食营养之不足。"五菜为充"则指
葵、韭、藿、薤、葱等蔬菜，富含维生素和一定的杀菌素，对提

---

① 《道藏》第 21 册，第 102 页。
② 同上，第 103 页。

高免疫功能很有帮助。《素问》还指出："阴之所生，本在五味，阴之五宫，伤在五味。是故味过于酸，肝气以津，脾气乃绝。味过于咸，大骨气劳，短肌，心气抑。味过于甘，心气喘满，色黑，肾气不衡。味过于苦，脾气不濡，胃气乃厚。味过于辛，筋脉沮弛，精神乃央。"① 也就是说，饮食五味不当对人体均造成有害的影响。从营养学来看，甜味是碳水化合物的指示，是人体能量的重要来源；酸味是 Vc 的指示，是人体 Vc 和膳食纤维的重要来源；鲜味是蛋白质的指示，鲜味食物是人体蛋白质的重要来源；咸味是无机盐的指示，咸味食物是人体无机盐的重要来源；苦、辣、酸味常与变质或有毒食物相联系，故动物择食本能排斥苦、辣、酸，如婴儿天生拒绝苦、辣、酸，而现代人已不靠本能择食。实际上许多苦、辣、酸味食物无毒，并有刺激食欲的作用。同时，情绪对营养也有影响，进餐者精神饱满，性格开朗，有利于食物消化吸收；反之，若精神恍惚，则食欲低下。这种"谷养、果助、畜益、菜充"的膳食平衡模式，在历史上对指导中华民族的饮食生活、增进民族健康起到了重要的作用。

此外，历代养生家都重视饮食的阴阳平衡，如葛洪、孙思邈、丘处机等，认为："上古之人，知其道者，法于阴阳，和于术数，饮食有节，起居有常，不妄作劳，故能形与神俱，而尽终其天年，度百岁乃去。"② 因此，饮食要合理得当，讲究调和的方法。《老子》六十二章云："道者万物之奥。善人之宝，不善人之所保。"有道之人，知道养生的道理，五行有序，四时有分，相顺则治，相逆则乱，取法于阴阳五行变化的规律，在日常

---

① 《道藏》第 21 册，第 18 页。
② 同上，第 3—4 页。

生活中饮食有适量，起居有常规，从而健康极寿。

四　中和之道是理解饮食养生的境界

《老子》第九章强调"多言数穷，不如守中"。陶弘景认为
"能中和者必久寿也"，无论人的精神，还是形体，都需要保持
中和的状态。《太平经》说："太阴、太阳、中和三气共为理，
更相感动……故纯行阳，则地不肯尽成；纯行阴，则天不肯尽
生。当合三统，阴阳相得，乃和在中也。"① 只有阴阳二气相互
和谐产生中和之气，并共同生养万物，才能有自然界的"太
平"。否则"元气不和，无形神人不来至；天气不和，大神人不
来至；地气不和，真人不来至；四时不和，仙人不来至；五行不
和，大道人不来至；阴阳不和，圣人不来至。"② 自然界中的和
谐被破坏了，人就失去神的庇护，就会导致天下无序。因此，人
们应当遵循中和的原则，充分尊重自然的系统平衡。

《中庸》亦云："中也者，天下之大本也；和也者，天下之
达道也。致中和，天地位焉，万物育焉。"③ 因此，德莫大于和，
并需以中和养生。为了以"中和"养生，人们对四时的食物也
要进行选择。在饮食中，炖老母鸡，北京烤鸭，皆因物性的热
凉，用水或火达到水火相济的中和境界，从而形成流传于世的名
菜。在口味上，《礼记》云："凡和，春多酸，夏多苦，秋多辛，
冬多咸，调以滑甘。"《孙真人卫生歌》说："春月少酸宜食甘，

---

① 王明：《太平经合校》，北京：中华书局，第18页。
② 同上，第90页。
③ 王国轩：《大学　中庸》，北京：中华书局，2007年，第38页。

冬月宜苦不宜咸。夏月增辛聊减苦，秋来辛减少加酸。冬月大咸甘略戒，自然五脏保平安。若能全减身健康，滋味能调少病缠。"在性味上，丘处机《摄生消息论》讲，春天"选食治方中性稍凉利，饮食调停以治"，夏日"饮食之味宜减苦增辛以养肺"，秋之时，"饮食味宜减辛增酸以养甘气"，冬日"调其饮食，适其寒温"，讲究时令得当，从而达到时序平衡之中道。因此，在食物的选择上也应符合天道运行的规律，方能以中和养生，其寿极命。这种饮食养生理念对后世饮食的平衡之道，如荤素平衡之道、食物酸碱平衡之道、食物阴阳平衡之道、食物色性味平衡之道、用火之道、烹调之道、调味之道均具有深远的影响。

五　厚德之道是理解饮食养生文化中的生生不息之道

天地之大德曰生，"生生"是天地间最基本、最一般的德性。《道德经》第五十一章云："是以万物莫不尊道而贵德。道之尊，德之贵，夫莫之命而常自然。故道生之，德畜之，长之育之，亭之毒之，养之覆之。生而不有，为而不恃，长而不宰，是谓玄德。"《老子》说"孔德之容，惟道是从"。《老子》第五十九章："早服谓之重积德，重积德则无不克，无不克则莫知其极，莫知其极可以有国，有国之母可以长久。是谓深根固柢，长生久视之道。"《易经》云："地势，坤。君子以厚德载物。"[①]"坤厚载物，德合无疆，含弘光大，品物咸亨。"[②] 认为德性的修

---

① 郭彧译注：《周易》，北京：中华书局，2010年，第8页。
② 同上，第10页。

养是趋吉避凶的法宝。

　　历代养生家继承厚德养生的思想，提出养德与养性相互统一的养生观，这对后世的饮食养生理念影响久远。上古之人"所以能年皆度百岁而动作不衰者，以其德全不危也"①。故大德者必得其寿。道德高尚的人胸怀宽广、慈悲济世、景行行止，故能中正和谐、心广体舒、饮食顺达、颐养天年。《道德经》亦分析了长寿与短命的原因，长寿者是"夫无以生为贵者，是贤于贵生也"；短命之人往往追求"生生之厚"，过犹不及。因此，保持一个平和之心，不刻意饮食，更有利于保持身体诸方面的平衡。

　　要之，民以食为天，"安民之本，必资于食"，"安谷则昌，绝谷则危"，健康的饮食是长寿延年的重要保证。《太平经》说："天道有常运，不以故人也，故顺之则吉昌，逆之则危亡。"② 只有足食，才能安居乐业。《老子》第二十四章曰："余食赘形。物或恶之，故有道者不处。"因此，饮食养生应参赞天地大化运行，从中正和谐的立场调适天人关系，深入体悟道法自然之极高明而道中庸的饮食养生境界，"不治已病治未病，不治已乱治未乱。"③ 在环境问题、食品安全问题日益凸显的今天，积极从道教及其它宗教中汲取有益于人类身心健康的法宝，用之于当代，这对于构建食源的获取与自然的和谐，饮食的和谐，身心和谐，促进现代人的身体健康，提高生活质量，具有深远的启迪意义。

---

① 《道藏》第 21 册，第 5 页。
② 王明：《太平经合校》，北京：中华书局，1960 年，第 178 页。
③ 《道藏》第 21 册，第 12 页。

第四节　孙思邈的饮食养生理念

道教主张"生道合一","夫禀气含灵，唯人为贵。人所贵者，盖贵为生。"① 重生、贵生，强调养生是修道的基础，生命及其摄养在修道中具有重要地位。葛洪指出："古人有言曰，生之于我，利亦大焉。论其贵贱，虽爵为帝王，不足以此法比焉。论其轻重，虽富有天下，不足以此术易焉。故有死王乐为生鼠之喻也。""苟我身之不全，虽高官重权，金玉成山，妍艳万计，非我有也。"②《仙经》曰："我命在我不在于天，但愚人不能知此，道为生命之要。所以致百病风邪者，皆由恣意极情，不知自惜，故虚损生也。譬如，枯朽之木，遇风即折；将崩之岸，值水先颓。今若不能服药，但知爱精、节情，亦得一二百年寿也。"③ 故修道应以生命的维护为首要。因而，修道、贵生就必须要学会养生。养生又需防病、治病，"夫学生之道，当先治病，不使体有虚邪及血少脑减、津液秽滞也。不先治病，虽服食、行气，无益于身。"④

关于养生的关键即养生大要："一曰啬神，二曰爱气，三曰养形，四曰导引，五曰言语，六曰饮食，七曰房室，八曰反俗，九曰医药，十曰禁忌。"⑤ 可见，要综合摄养。还要形、气、神

---

① 《道藏》第 18 册，第 474 页。
② 王明：《抱朴子内篇校释》，北京：中华书局，1985 年，第 254、259 页。
③ 《道藏》第 18 册，第 477 页。
④ 《道藏》第 20 册，第 551 页。
⑤ 《道藏》第 18 册，第 477 页。

并重，"道者，气也。保气则得道，得道则长存。神者，精也。保精则神明，神明则长存。精者，血脉之川流，守骨之灵神也。精去则骨枯，骨枯则死矣。是以为道务宝其精。"① 在日常生活中，需要注意养生，具体体现在以下几方面。

一　饮食宜忌

孙真人认为，饮食是人体后天精气之来源，对人体的健康有至关重要的影响。"百病横夭，多由饮食。饮食之患，过于声色。声色可绝之逾年，饮食不可废之一日。为益亦多，为患亦切，多则切伤，少则增益。"② 因此"养性者，先饥乃食，先渴而饮。"③ 可见，饮食的调养是养生不可缺少的一环。首先，要注意食量。"杂食者，百病妖邪所钟，所食愈少，心愈开，年愈益；所食愈多，心愈寒，年愈损焉。"④ 从而确保消化良好。其次，注意饮食的方式。对进食的顺序，主张"凡食，先欲得食热食，次食温食，次冷食"⑤。同时，"食当熟嚼，使米脂入腹，勿使酒脂入肠"⑥。"美食须嚼熟，生食不吞粗。"⑦ 还要注意滋味清淡，"每食不用重肉，喜生百病；常须少食肉，多食饭，及少菹菜"⑧。还要避免饱食即睡，半夜进食佛教称之为"鬼食"，

---

① 《道藏》第 18 册，第 476 页。
② 同上，第 478 页。
③ 同上。
④ 同上，第 476 页。
⑤ 同上，第 478—479 页。
⑥ 孙思邈：《备急千金要方》，人民卫生出版社，1982 年，第 479—480 页。
⑦ 同上，第 479 页。
⑧ 同上。

"饱食即卧，乃生百病，不消成积聚。"又云："夜勿过醉饱，食勿精思为劳苦事，有损余，虚损人。"① 进食还应保持心情舒畅，"人之当食，须去烦恼（暴数为烦，侵触为恼）。如食五味，比不得暴嗔，多令人神惊，夜梦飞扬。"② 再次，食后要适当运动。俗语：饭后百步走，活到九十九。养生不仅要静以养神，而且要动以养形，食后应适当运动，"人身常摇动，则谷气得消，血脉流通，病不得生。譬犹户枢，不朽是也"；另一方面，"动胜寒，静胜热，能动能静，所以长生，精气清静，乃与道合。""夫流水不腐，户枢不朽者，以其劳动数故也。饱食不用坐与卧，欲得行步务作以散之。"同时运动要适度，因为"久视伤血，久卧伤气，久立伤骨，久行伤筋，久坐伤肉"。养性之道，"莫久行、久坐，久卧、久视、久听，莫强食饮，莫大沉醉，莫大愁忧，莫大哀思，此所谓能中和。能中和者，必久寿也"③。

吃完饭以后，"以手摩面及腹，令津液通流。食毕，当行步踌躇。计使中数里来，行毕，使人以粉摩腹上数百遍，则食易消，大益人，令人能饮食，无百病，然后有所修为为快也。"④ 从而促进食物的消化，使身体健康。

此外，还要注意饮食的宜忌。"勿食生肉，（生肉）伤胃；一切肉，惟须煮烂，停冷食之。食毕当漱口数过，令牙齿不败，口香；热食讫，以冷酢浆漱口者，令人口气常臭，作历齿病。……勿食父母本命所属肉，令人命不长；勿食自己本命所属肉，

---

① 孙思邈：《备急千金要方》，人民卫生出版社，1982年，第479页。
② 同上，第479—480页。
③ 《道藏》第18册，第476—478页。
④ 孙思邈：《备急千金要方》，人民卫生出版社，1982年，第479—480页。

令人魂魄飞扬；勿食一切大脑，大损人；茅屋漏水堕诸脯肉上，食之成瘕结；凡暴肉作脯不肯干者，害人。祭神肉无故自动，食之害人。饮食上蜂行住，食之必有毒，害人。腹内有宿病，勿食鲮鲤鱼肉，害人。湿食及酒浆，临上看之，不见人物影者，勿食之，成卒注。若已食腹胀者，急以药下之。"饮酒方面，"饮酒不欲使多，多则速吐之为佳，勿令至醉，即终身百病不除。久饮酒者，腐烂肠胃，溃髓蒸筋，伤神损寿。醉不可以当风向阳，令人发强。又不可当风卧，不可令人扇之，皆即得病也。醉不可露卧及卧黍穰中，发癞疮。醉不可强食，或发痈疽，或发喑，或生疮。"① "热食伤骨，冷食伤藏，热物灼唇，冷物痛齿。食讫踟蹰长生。饱食勿大语。大饮则血脉闭，大醉则神散。春宜食辛，夏宜食酸，秋宜食苦，冬宜食咸，此皆助五藏，益血气，辟诸病。食酸咸甜苦，即不得过分食。春不食肝，夏不食心，秋不食肺，冬不食肾，四季不食脾，如能不食此五藏，犹顺天理。燕不可食，入水为蛟蛇所吞，亦不宜杀之。饱食讫即卧成病背痛。饮酒不欲多，多即吐，吐不佳。醉卧不可当风，亦不可用扇，皆损人。白蜜勿合李子同食，伤五内。醉不可强食，令人发痈疽，生疮。……凡食，欲得恒温暖，宜入易销，胜于习冷。凡食，皆熟胜于生，少胜于多。饱食走马成心痴。饮水勿忽咽之，成气病及水癖。人食酪，勿食酢，变为血痰及尿血。食热食汗出，勿洗面，令人失颜色，面如虫行。食热食讫，勿以醋浆漱口，令人口臭及血齿。马汗息及马毛入食中，亦能害人。鸡、兔、犬肉不可合食。烂茅屋上水滴侵者脯，名曰郁脯，食之损人。久饥不得饱

---

① 孙思邈：《备急千金要方》，人民卫生出版社，1982年，第479—480页。

食，饱食成癖病。饱食夜卧失覆，多霍乱死。时病新差，勿食生鱼，成痢不止。食生鱼，勿食奶酪，变成虫。食兔肉，勿食干姜，成霍乱。人食肉，不用取上头最肥者，必众人先目之，食者变成结气及痊疬，食皆然。空腹勿食生果，令人膈上热、骨蒸、作痈疖。铜器盖食，汗出落食中，食之发疮肉疽。触寒未解食热食，亦作刺风。饮酒热未解，勿以冷水洗面，令人面发疮。饱食勿沐发，沐发令人作头风。荞麦和猪肉食，不过三顿成热风。干脯勿置黍米瓮中，食之闭气。干脯火烧不动，出火始动，擘之筋缕相交者，食之患人或杀人。羊肺中有肉如珠子者，名羊悬筋，食之患癫痫。诸湿食不见形影者，食之成疰，腹胀。暴疾后不周饮酒，膈上变热。新病差不用食生枣、羊肉，生菜，损颜色，终身不复，多致死，膈上热蒸。凡食热脂饼物，不用饮冷醋、浆水，善失声若咽。生葱白合蜜食，害人。切忌干脯得水自动，杀人。曝肉作脯，不肯燥勿食。羊肝，勿合椒食，伤人心。胡瓜合羊肉食之发热。多酒食肉，名曰痴脂，忧狂无恒。"①

二　一年十二月的养生宜忌

孙真人认为，一年十二月均要注意饮食之禁忌，这一点对现代人的饮食亦非常具有参考价值。

"正月肾气受病，肺脏气微。宜减咸酸增辛味，助肾补肺，安养胃气。勿冒冰冻，勿极温暖，早起夜卧，以缓形神。勿食生葱，损人津血。勿食生蓼，必为症痼，面起游风。勿食蛰藏之

---

① 《中华道藏》第 22 册，第 647 页。

物，减折人寿。勿食虎豹狸肉，令人神魂不安。此月四日，宜拔白发；七日宜静念思真，斋戒增福；八日宜沐浴，其日忌远行。

二月肾气微，肝当正王。宜减酸增辛，助肾补肝，宜静膈去痰水，小泄皮肤微汗，以散玄冬蕴伏之气。勿食黄花菜、陈醋、菹，发痼疾。勿食大小蒜，令人气壅，关膈不通。勿食葵及鸡子，滞人血气，洿精。勿食兔及狐貉肉，令人神魂不安。此月八日，宜拔白发；九日忌食一切鱼，仙家大畏。十四日不宜远行。仲春气正，宜节酒保全真性。

三月肾气已息，心气渐临，木气正王。宜减甘增辛，补精益气，慎避西风，散体缓形，便性安泰。勿专杀伐，以顺天道。勿吃黄花菜、陈醋、菹，发症痼，起瘟疫。勿食生葵，令人气胀，化为水疾。勿食诸脾，脾神当王。勿食鸡子，令人终身昏乱。此月三日，忌食五脏及百草心，食之天地遗殃。六日宜沐浴，十二日宜拔白发，二十七日忌远行，宜斋戒，念静思真。

四月肝脏已病，心脏渐壮。宜增酸减苦，补肾助肝，调胃气。勿暴露星宿，避西北二方风。勿食大蒜，伤神魂，损胆气。勿食生蓈，令人多涕唾，发痰水。勿食鸡雉肉，令人生痈疽，逆元气。勿食鳝鱼，害人。此月四日，宜沐浴，拔白发。七日宜安心静虑，斋戒，心有福庆。其日忌远行。

五月肝脏气休，心正王。宜减酸增苦，益肝补肾，固密精气，卧起俱早。每发泄，勿露体星宿下，慎避北风。勿处湿地，以招邪气。勿食蓈韭，以为症痼，伤神损气。勿食马肉及獐鹿肉，令人神气不安。此月五日，宜斋戒，清静。此日忌见一切生血，勿食一切菜。十六日切忌嗜欲，犯之夭寿，伤神。其日忌远行。二十七日宜沐浴，拔白发。

六月肝气微，脾脏独王。宜减苦增咸，节约肥浓，补肝助肾，益筋骨，慎东风，犯之令人手足瘫痪。勿用冷水浸手足。勿食葵，必成水癖。勿食茱萸，令人气壅。此月六日，宜斋戒、沐浴，吉。其日又宜起土兴工。二十四日宜拔白发，其日忌远行。二十七日宜沐浴，念静思真，施阴骘事吉。

七月肝心少气，肺脏独王。宜安宁情性，增咸减辛，助气补筋，以养脾胃。无冒极热，勿恣凉冷，无发大汗。勿食茱萸，令人气壅。勿食猪肉，损人神气。此月勿思恶事，仙家大忌。五日宜沐浴，七日宜绝虑，斋戒。九日谢前愆，求祈新庆。二十八日宜拔白发。二十九日忌远行。

八月心脏气微，肺金用事。宜减苦增辛，助筋补血，以养心肝。无犯邪风，令人骨肉生疮，以为痢痢。勿食小蒜，伤人神气，魂魄不安。勿食猪肚，冬成嗽疾，经年不差。勿食鸡雉肉，损人神气。此月四日，勿市鞋履附足之物，仙家大忌。十八日宜斋戒，思念吉事，天人兴福之时。二十一日宜拔白发，忌远行，去而不返。又宜沐浴，吉。

九月阳气已衰，阴气大盛，暴风数起，切忌贼邪之风。宜减苦增咸，补肝益肾，助脾资胃。勿冒风霜，无恣醉饱。勿食蓴菜，有虫不见。勿食姜蒜，损人神气。勿食经霜生菜及瓜，令人心痛。勿食葵，化为水病。勿食犬肉，减算夭寿。此月九日，宜斋戒。十六日宜沐浴，拔白发。二十七日忌远行，呼为罗网之日。

十月心肺气弱，肾气强盛。宜减辛苦，以养肾脏。无伤筋骨，勿泄皮肤。勿妄针灸，以其血涩，津液不行。勿食生椒，损人血脉。勿食生薤，以增痰水。勿食熊、猪肉、莼菜，衰人颜色。此月一日，宜沐浴。四日、五日勿责罚，仙家大忌。是月十日忌远行，十三日宜拔白发，十五日宜斋戒，静念思真，必获福庆。二十日，切忌远行。

十一月肾脏正王，心肺衰微。宜增苦味绝咸，补理肺胃。勿灸腹背，勿暴温暖，慎避贼邪之风，犯之令人面肿，腰脊强痛。勿食貉肉，伤人神魂。勿食螺蚌蟹鳖，损人元气，长尸虫。勿食经夏醋，发头风，成水病。勿食生菜，令人心痛。此月三日，宜斋戒静念。十日宜拔白发，其日忌远行，不可出，宜念善，天与福去灾。十六日宜沐浴，吉。

十二月，土当王，水气不行。宜减甘增苦，补心助肺，调理肾脏。勿冒霜露，勿泄津液及汗。勿食葵，化为水病。勿食薤，多发痼疾。勿食鼋鳖。"①

此外，道教认为：儿未能行，母更有娠，儿饮妊乳，必作魃病，黄瘦，骨立发热，发落。又曰：小儿多因缺乳吃物太早，又母喜嚼食喂之，致生病。病羸瘦，腹大，发坚，萎困。《养子直诀》云：吃热莫吃冷，吃软莫吃硬，吃少莫吃多。认为，母泪勿坠子目中，令目破生瞖。勿令就瓢及瓶中饮水，令语讷。又衣服不可夜露。这些经验是很有借鉴意义的。

---

① 《中华道藏》第23册，第657－658页。

第七章 道教服食解毒方

道教服食，特别是成仙类服食的实践活动，往往面临生与死的考验，这是一条艰辛的望"道"之路。在这一过程中，既要体现道的玄妙，又要做出生死的抉择。隋代名医巢元方在他的著作《诸病源候总论》中详细总结了初服五石散的五种症候："人进食多，是一候；气下颜色和悦，是二候；头、面、身瘙痒，是三候；策策恶风，是四候；厌厌欲寐，是五候也。"一候、二候的良性效果往往使一些人对五灵丹产生迷信心理，以为服用愈多神效愈显。结果，纷纷慢性或急性中毒。①

陈少微也认为："丹砂者，乃万灵之主，造化之根，神明之本，而居清虚，总御万灵。"如果服食的还丹是丹砂，那就确实有些"神效"。丹砂自古就用来入药治病。古人在医学上对它早有了解。现代出版的《中国矿物药》明确记载："丹砂味甘，微寒，主身体五脏百病，尤益于养神补气，安魂魄、明双目，镇

---

① 蒙绍荣、张兴强著：《历史上的炼丹术》，上海科技教育出版社，1995 年 1 月，第 101 页。

心、主抽风"，"中医常用此药治心热烦躁、咽喉肿痛，以及润肺止渴、清肝明目等"，"近代还用丹砂治疗慢性精神疾病"。不少古代的用丹砂治病的验方至今还在使用，如："治心虚遗精：用猪心一个，朱砂（丹砂）末掺入，细线缚紧，白水煮熟食之，二三次便可见神效。"丹砂虽也有毒性，但由于它的溶解度较低，故危害不大，只有在久服多服之后才会中毒。① 丹药大部分是矿石药，其主要原料，如丹砂、石硫黄、雄黄、白石英、紫石英、赤石脂、玉石、矾石、石胆、曾青、云母、石膏、禹余粮等，虽含有铅、汞、镉等少数有害元素，但更含有丰富的铁、铜、锰、锌、钴、钼、钒、碘、硒等多种人体必需微量元素，以及对人体有益的可能必需的镍、砷、硼元素。可以说，这些大量必需的或有益的微量元素正是古人服用金石丹药的主要物质基础。丹药确有可能延年益寿，在饮食过于单调的古代中国，适量服用丹药，补充微量元素，更显得必要。孙思邈早有体会："人不服石，庶事不佳。……石在身中，万事休泰，要不可不服五石也。"过犹不及，微量元素超过限度也会造成中毒。古人服丹中毒，除了有害元素的作用外，必需的微量元素超量也是不可忽视的重要原因。人体对所有必需的宏量或微量元素都具有一定的生理需要和特定的吸收代谢方式。人是否能够健康长寿，毫无疑问，一个很关键的因素就是必需元素在体内的含量是否适当。这是对人类利害攸关的大问题，也是一个奥妙无穷的大难题。对古

---

① 蒙绍荣、张兴强著：《历史上的炼丹术》，上海科技教育出版社，1995 年 1 月，第 103 页。

代的丹方、服丹剂量和服丹效果要加以认真研究。[①]

　　服食体现了"道"的奥妙。相当多的炼丹家，如魏伯阳、葛洪、陶弘景等，都是在世俗功利方面遭受挫折之后才转入炼丹的。炼丹，为这些高智能人士提供了施展才能的场所，为这些失意的文人打开了另一条人生之路。通过炼丹，通过实实在在的炉火操作、各式各样的物质变化，通过点铁成金、化汞为丹，他们空虚的心灵有了依托，他们的人生观、哲学观得到了表达，他们在世俗方面不能发挥的智力得到了充分的显示，他们终于实现了自己的人生价值。虽然肉体无法成仙，但精神上已获得人格完整、超越凡人的满足。

　　炼丹虽还未成为真正的科学，但炼丹毕竟也有一些接近科学的特点。在炼制各种各样的药金、药银过程中，丹家积累了丰富的冶金化学知识：以曾青涂铁，铁变为铜；以砒霜点铜，铜又化为银，以硫黄解之，银还本成金。黄白术的关键就在于点化药。常用的点化药有雄黄、雌黄、砒黄、砒霜——它们都是含砷化合物，还有硫黄、丹砂——它们都是含硫化合物。经过反反复复的伏火、飞炼、点化，丹家对于硫、砷系列的化合物有了相当深刻的认识，并总结出了一些有规律性的知识。丹家费尽心机炼出许多"金银"，尽管全是假的，但也不乏其用处。如"鍮石金"——锌黄铜，不仅美观，而且耐用、抗腐蚀力强、硬度高，能长期保持金光灿烂的颜色。它至今还在大量生产，用来制造贵重的仪表和精致的工艺品。黄白术在生产上也得到了一些应用。唐宋社会，人们利用"曾青得铁化为铜"的方法进行大规模的

---

　　① 蒙绍荣、张兴强著：《历史上的炼丹术》，上海科技教育出版社，1995 年 1月，第 109—110 页。

"湿法炼铜"。北宋末年，用该法炼得的铜产量曾达一百八十七万二千四百二十七斤半之多。（《宋会要辑稿》食货三三之十八）。从黄白术发展而来的炼锌技术在明代就转化为大规模生产，领先西方三百多年。[①]

现代营养学认为，食品的危害因素是有毒有害物质，包括各种污染物、天然有毒有害成分、人为不当添加物和加工储物过程中的衍生物。除天然有毒有害成分外，其余三种也可统称为污染物。食品中可能出现的有害污染物，按其性质可概括为以下三类：一是生物性污染，包括微生物污染（细菌及细菌霉素、霉菌及霉菌毒素、病毒、酵母菌）、寄生虫（蛔虫、绦虫、肝吸虫、旋毛虫）及其虫卵和昆虫（甲虫、螨类、蛾类、蝇蛆）的污染。二是化学性污染，指环境或食品加工中的某些化学成分及其化合物的污染，如具有"三致作用"成分的多环芳烃、亚硝胺、二噁英、杂环胺等。三是放射性污染（物理性污染），食品中的放射性物质主要来源于宇宙射线和地壳中的放射性物质，即天然本底。某些鱼类能蓄积重金属，同样情况下也蓄积金属的同位素。现今食品污染导致的危害，以慢性毒性多见。由于长期少量摄入，且生物半衰期较长，以致食品污染在体内对 DNA 等发生作用，可出现致畸作用、致突变作用及致癌作用，即"三致作用"。[②]

从营养学的分析来看，天然食品，不管是植物性还是动物性

---

① 蒙绍荣、张兴强著：《历史上的炼丹术》，上海科技教育出版社，1995 年 1 月，第 124－126 页。

② 参考黄刚平主编：《烹饪营养卫生学》，东南大学出版社，2007 年版，第 71－76 页。

食品都存在固有的一些有毒有害成分。植物性食品中的有害物质是植物生长过程中产生的各种代谢物。如有毒氨基酸，大豆的异黄酮等类激素成分，木薯、苦杏仁、银杏中的生氰甙；有致突变、致癌性的苏铁素、黄樟素，抗营养物，如黄豆中的外源凝集素，干扰无机盐吸收的植酸、抗维生素物质等。动物性食品也存在有害物质，特别是海产品，包括软体动物、节肢动物、鱼类、爬虫类、哺乳类以及藻类，都可能有毒性。例如河豚、赤潮期的贝类。再一类衍生毒物是食品在制造、加工（包括烹饪）或储放过程中的化学反应或酶反应形成的（或潜在）有毒物质。这些反应也叫有毒反应。有毒物质可由食品的任何成分，包括内在成分，外源成分（如污染物与添加剂）相互作用形成，或这些物质与外界物质（如氧）相互作用形成。由热、光、酶或其他物质引起食物化学降解也会产生有毒物质。衍生毒物可分为热解毒物、非热解毒物。前者，如烹调食物是为了使人类更好吸收营养素和享受食物的美味以及防止病原微生物致病，然而烹调也产生一些潜在危害甚至致癌性。这包括多环芳烃、诱变性杂环胺、油脂热分解产物等。对后者来讲，非加热时，可能产生的毒物有：因氨基酸及其衍生物与还原糖发生的美拉德反应产生的类黑精，在碱性条件下氨基酸发生裂解、脱羧、加成等反应衍生出如赖丙氨酸、组胺、酪胺，糖在强碱下生成的糖精酸，油脂自动产生的自由基、过氧化物和二聚甘油酯以及与污染物反应产生的毒物如亚氨酸盐等。①

食品中危害因素的危害性表现为导致人体健康的食源性病

---

① 参考黄刚平主编：《烹饪营养卫生学》，东南大学出版社，2007 年版，第 71 –76 页。

害，概括起来有以下两个大方面：急性短期效应的食源性疾病和慢性长期效应的食源危害。食源性疾病是当今世界上分布最广泛、最常见的公共卫生问题，其发病率居各类疾病发病率的前列，是当前世界上最突出的食品安全问题。WHO 给食源性疾病的定义为："食源性疾病是通过摄食进入人体内的各种致病因子引起的，通常具有感染性质或中毒性质的一类疾病。"如传统食物中毒、经食物而感染的肠道传染病、食源性寄生虫病等。食源性疾病主要包括食物中毒和食源性传染病两类。是否形成人群间的相互传播是区分两种类型的根本标志。在食源性疾病中，食物中毒是最为常见的一种类型。食物中毒在我国食品卫生国家标准《食物中毒诊断标准及技术处理总则》中定义为："指摄入了含有生物性、化学性有毒有害的食品或把有毒有害物质当做食品摄入后所出现的非传染性急性、亚急性疾病。"① 根据食品污染成分以及引起发病的致病因子和疾病性质，一般可将各种食源性疾病分为以下八类：细菌性食物中毒、真菌性食物中毒、动物性食物中毒、植物性食物中毒、化学性食物中毒、食源性食物中毒、食源性寄生虫病、放射病。食源性危害指长期摄入含较少量污染物的食品引起的中毒状态，包括慢性中毒，如对人体的免疫、生殖、神经的毒性危害，三致作用（即致畸、致癌、致突变）。有时把营养不平衡所引起的慢性退行性疾病也纳入食源性危害。另外，食物中存在的某些成分会导致一些人群的过敏，这也是食品中的有害因素的危害性表现。食品中的有毒有害成分，如果含量很少或累计接触有限，对机体的危害性可能很小，甚至没有生物

---

① 参考黄刚平主编：《烹饪营养卫生学》，东南大学出版社，2007 年版，第 71 –76 页。

学意义上的损害。所以，有毒有害成分的概念是与其剂量相关的，有必要规定各种因素中既能充分满足人体需要，又能保证对人体无任何功能及形态损害的一定数量范围，这样的规定量称安全量。现代营养学主要有如下几个指标。

最大无作用量（MNL）。即受试物在一定时间范围内进入机体，但根据所采用的检测方法不能检出对机体造成任何损害的最高剂量。它是评价一种化学物质毒性作用的重要依据。

人体每日容许摄入量（ADI）。ADI 是确定食品中有害因素容许量标准的基础。

食品中的最高容许量。最高容许量是指某种有毒有害成分在各种食物中容许的最高含量，它是制定食品卫生标准的基础。确定最高容许量，要通过膳食调查，了解含有该种物质的食品种类以及各种食品的每日摄取量，与 ADI 换算得来。①

此外，还要对食品安全性的风险进行分析和评估。随着社会的发展，人类生存环境中物质的种类和数量正大量增加。这些物质可能通过各种途径进入食品，被人类食用后，有的可能会对机体造成伤害。在此情况下，追求食品的绝对安全是不可能的，也是不必要的，重要的是对食物中的特定物质进行科学、客观的安全性评价，确定其产生危害的水平，并以此制定该物质在食品中的限量标准，保证人体健康。食品安全管理是一种政府行为，而风险分析是目前控制食品安全性的较为先进和有效的手段。食品风险分析是针对食品安全性的一种宏观管理模式，被认为是制定食品安全标准的基础。它由风险评估、风险管理和风险情况交流

---

① 参考黄刚平主编：《烹饪营养卫生学》，东南大学出版社，2007 年版，第 71-76 页。

三部分组成，风险评估是整个风险分析体系的核心和基础。① 卫生部按国家标准发布了经过修改后的"食品安全性毒理学评价程序"，安全性评价程序为：初步工作→急性毒性试验→遗传毒理学研究和代谢研究→亚慢性毒性试验及繁殖试验→慢性毒性试验。②

　　因此，充满了起死回生的渴望，使解毒的探索成了必然。道教对服食食材解毒的认识是深刻的，方法是多样的，有的是以"以毒攻毒"的方式进行。从文献中的解毒方来看，山林时期由于所处的地理特征，会面临诸多的兽、蛇、虫、蛊等对人体产生侵害，道教在这样的状况下，通过长期的实践，积累了丰富的经验和解毒方。这些解毒方尽管有些具有宗教性，其有效性值得再深入研究，但对当今研究解毒是很有价值的。对此，道门文献与现代营养学分析手段相结合可以更好的古为今用，更为有效地保障人民群众的身体健康。

　　在道教文献里面记载着较多的解毒方法，但是，里面关于"毒"的界定比较宽泛，有解植物类中毒、解动物类中毒、解蛊毒、解其他类毒，还包括今天看起来属于外科感染类的所谓解毒方。兹将道教中的解毒、治疗方法列录如下，鉴于解毒的复杂性，兹以下述几部文献为基础进行了统计③，以供参考。

---

　　① 参考黄刚平主编：《烹饪营养卫生学》，东南大学出版社，2007 年版，第 71 -76 页。

　　② 同上。

　　③ 备注：在统计中，有的属于外用解毒方法，可能没有"服人"，基于体现文献所载解毒方法的多样性，故予以保留。

第一节　晋代《葛仙翁肘后备急方》所载解毒方

解毒名称	内　　容
治食野葛已死方①	治食野葛已死方：以物开口，取鸡子三枚，和以吞之，须臾吐野葛出。又方：温猪脂一升，饮之。又方：取生鸭就口断鸭头，以血沥口中，入咽则活。若口不可开者，取大竹筒洞节，以头注其胁，取冷水竹筒中，数易水，须臾口开，则可得下药。若人多者，两胁及脐中各与筒，甚佳。又方：多饮甘草汁佳。新小便，和人屎绞取汁一升，顿服，入腹即活。解诸毒，无过此汁。
射罔毒②	蓝汁、大豆、猪犬血，并解之。
狼毒毒③	以蓝汁解之。
狼葵毒④	以葵根汁解之。
藜芦毒⑤	以雄黄、葱汁，并可解之。
踯躅毒⑥	以栀子汁解之。
巴豆毒⑦	黄连、小豆、藿汁、大豆汁，并可解之。

---

① 《中华道藏》第21册，第714页。
② 同上。
③ 同上。
④ 同上。
⑤ 同上。
⑥ 同上。
⑦ 同上。

解毒名称	内　　容
蜀椒毒①	桑汁煮桑根汁，并解之。（治卒中诸毒救解方第六十八）
芫花毒②	以防风、甘草、桂，并解之。
半夏毒③	以生姜汁、干姜，并解之。
附子、乌头毒④	大豆汁、远志汁，并可解之。
杏仁毒⑤	以蓝子汁解之
蜀椒毒⑥	多饮桂汁若冷水一二升，及多食大蒜，即便愈。慎不可饮热，杀人。比见在中椒毒，含蒜及荠苨，差。（治食中诸毒救解方第六十九）
钩吻叶毒⑦	钩吻叶与芥相似，误食之杀人方。荠苨八两，水六升，煮取三升，服五合，日五服。
食诸菜中毒⑧	取鸡屎烧末，服方寸匕，不解更服。又煮葛根饮汁。
莨菪毒⑨	煮甘草汁，捣蓝汁饮，并良。

---

① 《中华道藏》第 21 册，第 714 页。
② 同上。
③ 同上。
④ 同上。
⑤ 同上。
⑥ 同上，第 716 页。
⑦ 同上。
⑧ 同上。
⑨ 同上。

解毒名称	内　　容
苦瓠毒①	煮黍穰令浓，饮汁数升，佳。
食黍米中藏脯中毒②	此是郁脯，煮大豆一沸，饮汁数升，即解。兼解诸肉漏毒。
食菌遇毒死方③	绞人屎汁，饮一升即活。服诸吐痢丸，亦佳。又，掘地作土浆，服二三升则良。
为熊虎爪牙所伤毒痛方④	葛氏方：烧青布以熏疮口，毒即出，仍煮葛根令浓，以洗疮，捣干葛根末，以煮葛根汁，服方匕，日五夜一则佳。又方：嚼粟涂之。姚同。又，煮生铁令有味，以洗疮上。姚同。
治卒为猘犬凡所咬毒方⑤	先嗍却恶血，灸疮中十壮，明日以去，日灸一壮，满百乃止。姚云忌酒。又云：地榆根，末，服方寸匕，日一二，亦末傅疮上，生根捣傅佳。又方：刮虎牙、若虎骨，服一匕，已发如猘犬者，服此药即差。姚同。又方：仍杀所咬犬，取脑傅之，后不复发。又方：捣蘁汁傅之，又饮一升，日三，疮乃差。又方：末矾石，内疮中裹之，止疮不坏，速愈神妙。又方：头发、猬皮，烧末，水和饮一杯，若或已目赤口噤者，折齿下之。姚云：二物等分。又方：捣地黄汁饮之，并以涂疮，过百度止。又方：末干姜常服，并以内疮中。每到七日，辄当饮蘁汁三二升，又当终身禁食犬肉、蚕蛹，食此发则不可救矣。疮未差之间，亦忌生物、诸肥腻及冷，但于釜下蒸鱼及就腻气中食便发。不宜饮酒，能过一年乃佳。若重发疗方：生食蟾蜍鲙，绝良验。姚同。亦可烧炙食之，不必令其人知，初得啮便为之，则后不发。姚剥作鲙吞，蒜齑下。又方：捣姜根汁，饮之即差。又方：服蔓菁汁亦佳。又，凡犬咬人。取灶中热灰，以粉疮，傅之。姚同。又方：火炙蜡以灌疮中。姚同。又方：以头垢少少内疮中，以热牛屎涂之，佳。姚同。又方：挼蓼以傅疮上。又方：干姜末，服二匕。姜汁服半升亦良。又方：但依猘犬法，弥佳，烧蟾蜍，及末矾石傅之，尤佳。

① 《中华道藏》第 21 册，第 716 页。
② 同上。
③ 同上，第 717 页。
④ 同上，第 703 页。
⑤ 同上，第 704 页。

解毒名称	内　　容
治卒青蛙蝮虺众蛇所螫方①	葛氏竹中青蜂螫人方：雄黄、麝香、干姜分等，捣筛，以麝冈和之，着小竹管，带之行。急便用傅疮，兼众蛇虺毒之，神良。又方：破乌鸡，热傅之。蛇，绿色，喜缘树及竹上，大者不过四五尺，皆呼为青条蛇，人中立死。葛氏毒蛇螫人方：急掘作坑，以埋疮处，坚筑其上，毒即入土中，须臾痛缓，乃出。徐王治蛇毒方：用捣地榆根，绞取汁饮，兼以渍疮。又方：捣小蒜饮汁，以滓傅疮上。又方：猪耳垢着疮中，牛耳中垢亦可用之，良。又方：嚼盐唾上讫，灸三壮，复嚼盐，唾之疮上。又方：捣薤傅之。又方：烧蜈蚣，末，以傅疮上。又方：先以无节竹筒着疮上，熔蜡及蜜等分，灌筒中。无蜜，单蜡亦通。又方：急且尿疮中，乃拔向日闭气三步，以刀掘地作小坎，以热汤沃坎中泥，作丸如梧子大服之，并以少泥，泥之疮上，佳。又方：桂心、栝蒌分等，为末，用小竹筒密塞之，以带行，卒为蝮蛇，即傅之。此药疗诸蛇毒，塞不密，则气歇不中用。一切蛇毒：急灸疮三五壮，则众毒不能行。蛇毒：捣鬼针草，傅上即定。又方：荆叶袋贮，薄疮肿上。又方：以射冈涂肿上，血出乃差。又方：以合口椒并叶，捣，傅之，无不止。又方：切叶刀，烧赤烙之。附方《梅师方》：治蛇虺螫人。以独头蒜、酸草，捣绞，傅所咬处。《广利方》：治蛇咬方取黑豆叶，剉，杵，傅之，日三易，良。《广济方》：治毒蛇啮方：菰蒋草根灰，取以封之。其草似燕尾也。《兵部手集》：主蛇、蝎、蜘蛛毒。鸡卵轻敲一小孔，合咬处，立差。

①　《中华道藏》第 21 册，第 705 页。

解毒名称	内　　容
治蛇疮败蛇骨刺入人口绕身诸方①	葛氏：凡蛇疮未愈，禁热食，食便发，疗之依初螫人法。蛇螫人，九窍皆血出方：取虹虫初食牛马血腹满者二七枚，烧，服之。此上蛇疮败及洪肿法方。蛇螫人，牙折入肉中，痛不可堪方：取虾蟆肝以傅上，立出。又方：先密取苻叶，当其上穿勿令人见，以再覆疮口上，一时着叶当上穿，穿即折牙出也。蛇骨刺人毒痛方：以铁精如大豆者，以管吹疮内。姚同。又方：烧死鼠，捣，傅之疮上。蛇螫人，疮已合，而余毒在肉中，淫淫痛痒方：取大小蒜各一升，合捣，热汤淋取汁，灌疮中。姚同。蛇卒绕人不解方：以热汤淋即解，亦可令就尿之。蛇入人口中不出方。艾灸蛇尾即出。若无火以刀周匝割蛇尾，截令皮断，乃将皮倒脱，即出。《小品》同之。七八月中，诸蛇毒旺不得泄，皆啮草木，即枯死，名为蛇虻，此物伤人甚于蛇螫，即依蛇之螫法疗之。附方《广利方》：治蛇咬疮。暖酒，淋洗疮上，日三易。《圣惠方》：治蛇入口，并入七孔中。割母猪尾头，沥血滴口中，即出。
治卒入山草禁辟众蛇药术方②	辟众蛇方：同前姚氏仙人入山草法。辟蛇之药虽多，唯以武都雄黄为上，带一块，右称五两于肘间，则诸蛇毒莫敢犯。他人中者，便磨以疗之。又带五蛄黄丸良。丸有蜈蚣故方在于备急中，此下有禁法云，不受而行，则无验。辟蛇法：到处烧羖羊角，令有烟出地，则去矣。附方《广利方》：治诸蛇毒螫人欲死，兼辟蛇。干姜、雄黄等分，同研，用小绢袋贮，系臂上，男左女右，蛇闻药气逆避人，螫毒傅之。

① 《中华道藏》第 21 册，第 706 页
② 同上，第 707 页。

解毒名称	内　　容
治卒蜈蚣蜘蛛等所螫方①	葛氏方：割鸡冠血涂之。又方：以盐缄疮上即愈。云蜈蚣去远者，即不复得。又方：盐热渍之。又方：嚼大蒜，若小蒜，或桑树白汁，涂之。亦以麻履底土揩之，良。蜈蚣甚啮人，其毒殊轻于蜂，当时小痛而易歇，蜘蛛毒。生铁衣，醋研取浓汁，涂之，又乌麻油，和胡粉傅上，干复易，取差。取羊桃叶，傅之立愈。附方：蚯蚓、蝼蛄、蚕咬、蠼螋尿及恶虫咬人附《梅师方》：治蜈蚣咬人，痛不止。独头蒜，摩螫处，痛止。又，《经验后方》：烧鸡屎，酒和傅之佳。又，取鸡屎和醋傅之。《圣惠方》治蜈蚣咬方：用蜗牛擦取汁，滴入咬处。《兵部手集》：治蜘蛛咬，遍身成疮。取上好春酒饮醉，使人翻不得，一向卧，恐酒毒腐人，须臾虫于肉中小如米自出。又《谭氏小儿方》：以葱一枝，去尖，头作孔，将蚯蚓入葱叶中，紧捏两头，勿泄气，频摇动，即化为水，点咬处，差。刘禹锡《传信方》：治虫豸伤咬，取大蓝汁一碗，入雄黄、麝香，二物随意看多少，细研，投蓝中，以点咬处，若是毒者，即并细服其汁，神异之极也。《经验方》：治蜘蛛咬，遍身生丝。羊乳一升饮之。贞元十年，崔员外从质云：目击有人被蜘蛛咬，腹大如孕妇，其家弃之，乞食于道，有僧遇之，教饮羊乳，未几日而平。又方：治蚯蚓咬。浓作盐汤，浸身数遍，差。浙西军将张韶，为此虫所咬，其形大如风，眉须皆落，每夕蚯蚓鸣于体，有僧教以此方愈。又方：治蚯蚓虫咬，其形如大风，眉须皆落。以石灰水浸身，亦良。《圣惠方》：主蛐蚁咬人方：以鸡屎傅之。又方：治蝼蛄咬人。用石灰，醋和涂之。《广利方》：治蚕咬人。麝香细研，蜜调涂之，差。《千金方》：治蠼螋尿疮。楝树枝皮烧灰，和猪膏傅之。又方：杵豉傅之。又方：以酢和粉傅之。又方：治蠼螋虫尿人影。治之法，初得磨犀角，涂之止。《博物志》：治蠼螋虫溺人影，亦随所着作疮。以鸡肠草汁傅之良。《外台秘要》：治蠼螋尿疮，绕身匝即死。以燕巢中土，猪脂、苦酒和傅之。又方：治蠼螋尿疮。烧鹿角，末，以苦酒调涂之。钱相公方：疗蠼螋尿疮黄水出。嚼梨叶傅之，干即易。《胜金方》：治蠼螋尿人成疮，初如糁粟，渐大如豆，更大如火烙浆疱，疼痛至甚，宜速用草茶，并腊茶俱可，以生油调，傅上，其痛药至立止，妙。《圣惠方》：治恶虫咬人。用紫草油涂之。又方：以酥和盐傅之。

① 《中华道藏》第21册，第707页。

解毒名称	内　　容
治卒虿螫方①	以玉壶丸及五蛣丸，涂其上并得。其方在备急丸散方中。又方：取屋溜下土，水和傅之。
治卒蜂所螫方②	蜂螫人。取人尿洗之。又方：谷树、桑树白汁，涂之并佳。又方：刮齿垢涂之。又，破蜘蛛，又煮蜂房涂之。烧牛角灰，苦酒和涂之。又断葫，揩之。又，嚼青蒿傅之。附方《千金方》：治蜂螫人。用露蜂房末，猪膏和傅之。《杨氏产乳》：蜂房煎汤洗，亦得。又，《外台秘要》：捼薄荷贴之，差。又，《圣惠方》：以酥傅之愈。
治卒蝎所螫方③	温汤渍之。又方：捼马苋、大蒜。又，嚼干姜，涂之，佳。姚方以冷水渍螫处，即不痛。水微暖便痛，即易水。又，以冷渍故布，拓之，数易。新效方：蜀葵花、石榴花、艾心分等，并五月五日午时取，阴干，合捣，和水涂之螫处，立定。二花未定，又鬼针草，捼汁傅之，立差。又，黄丹醋涂之。又，生乌头，末，唾傅之。嚼干姜，涂之。又，射罔封之，温酒渍之，即愈。孙真人《食忌》半升煎之，投矾末于醋中，侵螫处。又，《胜金方》：乌头末少许，头醋调傅之。又，钱相公《箧中方》：取半夏，以水研，涂之立止。又《食医心镜》：以醋磨附子，傅之。又，《经验方》：以驴耳垢傅之，差。崔给事传。《广利方》：治蝎螫人，痛不止方：楮树白汁，涂之立差。

① 《中华道藏》第 21 册，第 709 页。
② 同上。
③ 同上。

解毒名称	内　　容
治中蛊毒方①	葛氏方：疗蛊毒下血方：羖羊皮方三寸，得败鼓亦好，蘘荷叶、苦参、黄连、当归各二两，水七升，煮二升，分三服。一方加犀角、升麻各三两。无蘘荷根，用茜根四两代之，佳。欲知蛊毒主姓名方：取鼓皮少少，烧末饮病人，病人须臾自当呼蛊主姓名，可语便去，则便愈。亦有蛇蜒合作蛊毒着饮食中，使人得瘕病，此一种积年乃死，疗之各自有药。又，蘘荷叶，密着病人外席下，其病人即自呼蛊主姓名也。茜草根、蘘荷根各三两，㕮咀，以水四升，煮取二升，去滓，适寒温，顿服即愈。又自当呼蛊主姓名。疗中毒吐血或下血，皆如焖肝方。茜草根、蘘荷根、㕮咀，以水四升，煮取二升，去滓，适寒温，顿服即愈。又自当呼蛊主姓名。茜草即染绛草也。《小品》并姚方同也。又方：巴豆一枚，去心皮，熬，豉三粒，釜底墨方寸匕，合捣为三丸，一丸当下毒，不可者，更服一丸，即下。又方：盐一升，淳苦酒和，一服立吐，即愈。《小品》同。支方，苦酒一升，煮令消，服愈。又方：取蚯蚓十四枚，以苦酒三升渍之，蚓死，但服其汁。已死者，皆可活。 又方：苦瓠一枚，水二升，煮取一升服，立即吐，愈。《小品》同。支方，用苦酒一升，煮令消服，神验。 又方：皂荚三梃，炙，去皮子，酒五升，渍一宿，去滓，分三服。《小品》同。疗饮中蛊者，取铁精捣之，细筛，又别捣乌鸡肝以和之，丸如梧子大，服三丸，甚者不过十日，微者即愈。别有铁精方。又方：猪肝一具，蜜一升，共煎之，令熟，分为二十服，秘方：《小品》同。支方分作丸，亦得。又方：取枣木心，锉得一斛，着釜中淹之，令上有三寸水，煮取二斗，澄取清，微火煎得五升，宿勿食，旦服五合，则吐蛊毒出。《小品》、姚同之。又方：雄黄、丹砂、藜芦各一两，捣末，旦以井华水服一刀圭，当下吐蛊虫出。又方：隐荵草汁，饮一二升。此草桔梗苗，人皆食之。治蛊已食下部，肚尽肠穿者。取长股虾蟆青背一枚，鸡骨，支方，一分烧为灰，合，内下部令深入。《小品》同。

① 《中华道藏》第21册，第709页。

解毒名称	内　　　容
	支方屡用大验，姚方亦同。又方：以猪胆沥内下部中，以绵深导内塞之。又方：五蛊黄丸最为疗蛊之要，其方在备急条中。此诸种得真犀、麝香、雄黄，为良药，人带此于身，亦预防之。待死方：末桔梗，酒服一匕，日一二。氏方也。支太医有十数传用方。取马兜零根捣末，水服方寸匕，随吐则出，极神验。此物苗似葛蔓，缘柴生，子似橘子。凡畏已中蛊，欲服甘草汁。宜生煮服之，当吐疾出。若平生预服防蛊毒者，宜熟炙煮服，即内消不令吐，神验。又方：甘草炙，每合咽汁。若因食中蛊反毒，即自吐出，极良。常含咽之，永不虑药及蛊毒也。又有解百毒散，在后药毒条中，亦疗方：桑白汁一合服之，须臾吐利，蛊出。席辩刺史传效二方，云并试用神验。斑猫虫四枚，去足翅，炙，桃皮五月初五采取，去黑皮，阴干，大戟，凡三物并捣，别筛，取斑猫一分，桃皮、大戟各二分，合和枣核大，以米清饮服之，讫，吐出蛊。一服不差，十日更一服，差。此蛊洪州最多，老妪解疗一人，得缣二十匹，秘方不可传，其子孙犯法，黄花公若于则为都督，因以得之流传，老妪不复得缣。席云：已差十余人也。又方：殁羊皮方寸匕，襄荷根四两，苦参、黄连各二两，当归、犀角、升麻各三两，七物以水九升，煮取三升，分三服，蛊即出。席云：曾与一人服，应时吐蜂儿数升，即差。此是姚大夫方。附方《千金翼方》：疗蛊毒。以檞木北阴白皮一大握，长五寸，以水三升，煮取一升，空腹分服，即吐蛊出也。又，治蛊毒下血。猬皮烧，末，水服方寸匕，当吐蛊毒。《外台秘要》：教急治蛊。以白鸽毛、粪烧灰，饮和服之。《杨氏产乳》：疗中蛊毒。生玳瑁，以水磨如浓饮，服一盏，自解。《圣惠方》：治小儿中蛊，下血欲死。捣青蓝汁，频频服半合。

解毒名称	内　　容
治卒中射工水弩毒方①	行将纯白鹅以辟之，白鸭亦善，带好生犀角佳也。又方：赤苋茎、叶，捣绞取汁饮之，以滓傅之。姚云：服七合，日四五服。又方：胡蒜，令傅以拓疮上，灸蒜上千壮，差。又方：白鸡矢白者二枚，以小饧和调，以涂疮上。又方：鼠妇虫、豉各七合，巴豆三枚，去心，合猪脂，但以此药涂之。又方：取水上浮走豉母虫一枚，置口中便差。云此虫正黑，如大豆，浮水上相游者。又方：取皂荚一梃，尺二者，槌碎，苦酒一升，煎如饴，去滓，傅之痛处，差。又方：马齿苋，捣，饮汁一升，滓傅疮上，日四五遍，则良验。又方：升麻、乌翣各二两，水三升，煮取一升，尽服之，滓傅疮上，不差更作。姚同，更加犀角二两。
治卒中沙虱毒方②	以大蒜十片，着热灰中，温之令热，断蒜及热柱疮上，尽十片，复以艾灸疮上，七壮则良。又方：斑猫二枚，熬一枚，末服之，烧一枚，令绝烟，末以傅疮上，即差。又，以射罔傅之，佳。又方：生麝香、大蒜合捣，以羊脂和，着小筒子中带之行。今东间水无不有此，浴竟中拭燥燥如芒毛针刺，熟看见，则以竹叶抄挑去之。以茅叶、茗茗刮去，及小伤皮则为佳，仍数涂苦苣菜汁佳。已深者，针挑取虫子，正如疥虫，着爪上映光方见行动也，若挑得，便就上灸三四壮，则虫死病除。若觉犹惛惛，见是其已太深，便应依土俗作方术，拂出，乃用诸汤药以浴，皆一二升，出都尽乃止，亦依此方并杂□□。溪毒及射工法，急救，七日中宜差。不尔，则仍有飞虫□□□唼人心藏便死，慎不可轻。
酖毒③	粉三合，水三升，和饮之。口噤，以竹管强开灌之。
蜈蚣毒④	桑汁煮桑根汁，并解之。

---

① 《中华道藏》第 21 册，第 712 页。
② 同上，第 713 页。
③ 同上，第 714 页。
④ 同上。

解毒名称	内　　容
食马肝中毒①	取牡鼠屎二七枚，两头尖者是，水和饮之。未解者更作。
食自死六畜诸肉中毒②	黄檗末，服方寸匕。未解者，数服。
食鱼中毒③	浓煮橘皮饮汁。《小品》云：冬瓜汁最验。
食牛肉中毒④	煮甘草，饮汁一二升。
食鲈鱼肝及鲩鮧鱼中毒⑤	剉芦根，煮汁饮一二升良。解毒，浓煮香苏，饮汁一升。
治饮食中毒鱼肉菜等⑥	苦参三两，以苦酒一升，煎三五沸，去滓服之，吐出即愈。或取煮犀角汁一升，亦佳。又方：治食狗肉不消，心下坚，或腹胀，口干，发热妄语，煮芦根饮之。又方：杏仁一升，去皮，水三升，煎沸，去滓取汁，为三服，下肉为度。
治食蟹中毒⑦	紫苏煮汁，饮之三升。以子汁饮之，亦治。凡蟹未经霜，多毒。又，《圣惠方》：以生藕汁，或煮干蒜汁，或冬瓜汁，并佳。
雄黄毒⑧	以防己汁解之。
矾石毒⑨	以大豆汁解之。

---

① 《中华道藏》第 21 册，第 716 页。
② 同上。
③ 同上。
④ 同上，第 717 页。
⑤ 同上。
⑥ 同上。
⑦ 同上。
⑧ 同上，第 714 页。
⑨ 同上。

解毒名称	内　　　容
丹毒肿热疮①	升麻膏：升麻、白蔹、漏芦、芒消各二两，黄芩、枳实、连翘、蛇衔各三两，栀子二十枚，蒴藋根四两，十物切，春令细，纳器中，以水三升，渍半日，以猪脂五升，煎令水竭，去滓，傅之，日五度。若急合，即水煎。极验方。
治卒发丹火恶毒疮方②	葛氏：大人小儿卒得恶疮不可名识者。烧竹叶，和鸡子中黄涂，差。又方：取蛇床子合黄连二两，末，粉疮上用者，猪脂和涂，差。又方：烧蛇皮，末，以猪膏和，涂之。又方：煮柳叶，若皮，洗之亦可，内少盐。此又疗面上疮。又方：腊月猪膏一升，乱发如鸡子大，生鲫鱼一头，令煎，令消尽，又内雄黄、苦参末二两，大附子一枚，末，绞令凝，以傅诸疮，无不差。《胡治》疗癗疽疥，大效。疮中突出恶肉者，末乌梅屑傅之，又末硫黄傅上，燥着唾和涂之。恶疮连痂痒痛。捣扁豆封，痂落即差，近方。
治卒中溪毒③	姚氏中水毒秘方：取水萍曝干，以酒服方寸匕，差止。又云：中水病，手足指冷，即是。若暖，非也。其冷或一寸，极或竟指，未过肘膝一寸浅，至于肘膝为剧。欲知是中水毒，当作数升汤，以小蒜五寸，㕮咀，投汤中，莫令大热，热即无力，挼去滓，适寒温以浴。病中水毒方：取梅若桃叶，捣绞汁三升许，以少水解为饮之。姚云：小儿不能饮，以汁傅乳头，与之。又方：常思草，捣绞，饮汁一二升，并以绵染寸中，以导下部，日三过，即差。又方：捣蓝青汁，以少水和涂之，头面身体令匝。又方：取梨叶一把，熟捣，以酒一杯和绞，服之，不过三。又方：取蛇莓草根，捣作末，服，并以导下部，亦可饮汁一二升。夏月常行，欲入水浴，先以少末投水中流，更无所畏。又，辟射工，家中虽以器贮水浴，亦宜少末投水中，大佳。五加根烧末，酒若浆水饮之。荆叶汁，佳。千金不传，秘之。又方：密取蓼捣汁，饮一二合，又以涂身令周匝。取牛膝茎一把，水酒共一杯，渍，绞取汁饮之，日三。雄牛膝，茎紫色者是也。若下部生疮，已决洞者，秫米一升，盐五升，水一石，煮作糜，坐中即差。又方：桃皮叶，熟捣，水渍令浓，去滓，着盆中坐渍之，有虫出。又方：皂荚烧末，绵裹导之亦佳。又服牡丹方寸匕，日三服。

① 《中华道藏》第21册，第680页。
② 同上，第682页。
③ 同上，第711页。

解毒名称	内　　　容
治卒服药过剂烦闷方①	刮东壁土少少，以水一二升和，饮之良。又方：于屋溜下作坎，方二尺，深三尺，以水七升，灌坎中，以物扬之，令沫出，取一升饮之，未解更作。又方：捣蓝取汁，服数升。无蓝，只洗青绢，取汁饮，亦得。饮生葛根汁大良。无生者，干葛为末，水服五合，亦可煮之。又方：吞鸡子黄数枚即愈。不差更作。服石药过剂者：白鸭屎，末，和水调服之差。又方：大黄三两，芒硝二两，生地黄汁五升，煮取三升，分三服，得下便愈。若卒服药，吐不止者，饮新汲水一升即止。若药中有巴豆，下痢不止方：末干姜、黄连，服方寸匕差。又方：煮豆汁一升，服之差。附方《外台秘要》：烧犀角末，水服方寸匕。
治卒中诸药毒救解方，初得俚人毒药且令定方②	生姜四两，甘草三两，炙，切，以水六升，煮取二升，且服三服，服讫，然后觅药疗之。疗方：常山四两，切，白盐四钱，以水一斗，渍一宿，以月尽日渍，月一日五更，以土釜煮，勿令奴婢鸡犬见，煮取二升，且分再服，服了，少时即吐，以铜器贮取，若青色以杖举五尺不断者，即药未尽，二日后更一剂。席辩曾饮酒得药，月余始觉，首领梁坟，将土常山，与为呼为一百头牛药，服之即差，差后二十日，慎毒食，唯有煮饭食之，前后得差凡九人。又方：黄藤十两，岭南皆有，切，以水一斗，煮取二升，分三服，服讫，毒药内消，若防己俚人药，常服此藤，纵得，自然不发。席云：常服之，利小便。又方：都淋藤十两，岭南皆有，土人悉知，俚人呼为三百两银，其叶细长，有三尺微藤，生切，以水一斗，和酒二升，煮取三升，分三服，服讫，毒药并逐小便出，十日慎毒食。不差，更服之，即愈。又方：干蓝实四两，白花藤四两，出隽州者上，不得取野葛同生者，切，以水七升，酒一升，煮取半，空腹顿服之，少闷勿怪。单干蓝捣末，顿服之，亦差。又，疗腹内诸毒：都淋藤二两，长三寸，并细到，酒三升，合安罂中，密封，以糠火烧四边，烧令三沸，待冷出，温服，常令有酒色，亦无所忌，大效。若不获已食俚人食者，先取甘草一寸，炙之后，熟嚼吞之，若食着毒药即吐，便是得药，依前法疗之。席辩云：常囊贮甘草十片以自防。

①　《中华道藏》第 21 册，第 713 页。
②　同上，第 715 页。

解毒名称	内　　容
饮食不知是何毒①	依前，甘草、荠苨，通疗此毒，皆可以救之。
治酒毒，或醉昏闷烦渴，要易醒方②	取柑皮二两，焙干为末，以三钱匕，水一中盏，煎三五沸，入盐，如茶法服妙。又方：治酒醉不醒。用菘菜子二合，细研，井花水一盏，调为二服。
裴氏五毒神膏，疗中恶暴百病方③	雄黄、朱砂、当归、椒各二两，乌头一升，以苦酒渍一宿，猪脂五斤，东面陈芦，煎五上五下，绞去滓，内雄黄、朱砂末，搅令相得毕。诸卒百病，温酒服如枣核一枚，不差更服，得下即除。四肢有病，可摩。痈肿诸病疮，皆摩傅之。夜行及病冒雾露，皆以涂人身中，佳。效方，并疗时行温疫，诸毒气、毒恶核，金疮等。
中阳毒④	唯应服大小鳖甲汤。此方药分两乃少，而种数多，非备急家所办，故不载。凡伤寒发汗，皆不可使流离过多，一服得微汗，汗洁便止，未止粉之，勿当风。
温毒发斑⑤	疫难救，黑膏。生地黄半斤，切碎，好豉一升，猪脂二斤，合煎五六沸，令至三分减一，绞去滓，末雄黄、麝香如大豆者，内中搅和，尽服之，毒从皮中出，即愈。
中阴毒⑥	甘草、升麻各二分，当归、椒各一分，鳖甲一两，以水五升，煮取二升半，分三服，温覆取汗。汗不出，汤煮更作也。阴毒伤，口鼻冷者，干姜、桂各一分，末，温酒三合服之，当大热，差。凡阴阳二毒，不但初得便尔，或一二日变作者，皆以今药治之，得此病多死。治热病不解而下痢困笃欲死者，服此大青汤方。大青四两，甘草三两，胶二两，豉八合，赤石脂三两，以水一斗，煮取三升，分三服，尽更作，日夜两剂，愈。又方：但以水五升，豉一升，栀子十四枚，韭白一把，煮取三升半，分为三服。又方：龙骨半斤，捣碎，以水一斗，煮取五升，使极冷，稍稍饮，其间或得汗，即愈矣。又方：黄连、当归各二两，干姜一两，赤石脂二两，蜜丸如梧子，服二十丸，日三夜再。又方：黄连二两，熟艾如鸭卵大，以水二斗，煮取一升，顿服，立止。

① 《中华道藏》第21册，第717页。
② 同上，第718页。
③ 同上，第719页。
④ 同上，第629页。
⑤ 同上，第628页。
⑥ 同上，第629页。

解毒名称	内　　容
天行毒①	升麻、甘草、黄连、当归、芍药、桂心、黄檗各半两，以水三升，煮取一升，服之当良。天行四五日，大下热痢。黄连、黄檗各三两，龙骨三两，艾如鸡子大，以水六升，煮取二升，分为二服。忌食猪肉、冷水。
毒攻手足肿疼痛欲断方②	用虎杖根，锉，煮，适寒温，以渍足，令踝上有赤许水止之。又方：以稻穰灰汁渍足。又方：酒煮苦参以渍足，差。又方：盐豉及羊尿一升，捣，令熟，以渍之。又方：细锉黄檗五斤，以水三斗，煮，渍之。亦治攻阴肿痛。又方：作坎令深三赤，少容两足，烧坎令热，以酒灌坎中，着屦踞坎中，壅勿令泄。又方：煮羊桃汁渍之，杂少盐豉尤好。又方：煮马矢若羊矢汁，渍。又方：猪膏和羊矢涂之，亦佳。又方：以牛肉裹肿处，肿消痛止。又方：捣常思草，绞取汁，以渍足。又方：猪蹄一具，合葱煮，去滓，内少盐，以渍之。毒病下部生疮者，烧盐以深导之，不过三。又方：生漆涂之，绵导之。又方：大丸艾灸下部，此谓穷无药。又方：取蚓三升，以水五升，得二升半，尽服之。又方：煮桃皮，煎如饴，以绵合导之。又方：水中苻菜，捣，绵裹导之，日五易，差。又方：栎皮、槲皮合煮汁如枯糖以导之。又，浓煮桃皮饮之，最良。又方：捣蛇莓汁，服三合，日三，水渍乌梅令，并内崖蜜，数数饮。
治时气热毒③	蓝淀半大匙，以新汲水一盏服。
治阴阳二毒伤寒④	黑龙丹：舶上硫黄一两，以柳木槌研三两日，巴豆一两，和壳记个数，用二升，铛子一口，先安硫黄，铺铛底，次安巴豆，又以硫黄盖之，酽醋半升已来浇之，盏子盖合，令紧密，更以湿纸周回固济，缝勿令透气，缝纸干，更以醋湿之，文武火熬，常着人守之，候里面巴豆作声数已半为度，急将铛子离火，便入臼中急捣令细，再以少米醋并蒸饼少许，再捣，令冷可丸，如鸡头大。若是阴毒，用椒四十九粒，葱白二茎，水一盏，煎至六分，服一丸。阳毒用豆豉四十九粒，葱白二茎，水一盏，同煎，吞一丸，不得嚼破。

---

① 《中华道藏》第 21 册，第 630 页。
② 同上，第 631 页。
③ 同上，第 632 页。
④ 同上。

解毒名称	内　容
治阳毒入胃，下血频，疼痛不可忍①	郁金五个大者，牛黄一皂荚子，别细研，二味同为散，每服用醋浆水一盏，同煎三沸，温服。
治阴毒伤寒②	川乌头、干姜等分，为粗散，炒令转色，放冷，再捣，为细散，每一钱，水一盏，盐一撮，煎取半盏，温服。以吴茱萸一升，酒和匀，湿绢袋二只，贮蒸令极热，熨脚心，候气通畅匀暖即停熨，累验。取大栝楼一枚黄者，以新汲水九合浸，淘取汁，下蜜半大合，朴消八分，合搅令消尽，分再服，便差。
治天行毒病③	《外台秘要》：衄鼻是热毒，血下数升者，好墨末之，鸡子白丸如梧子，用生地黄汁下一二十丸，如人行五里再服。龙骨半斤，碎，以水一斗，煮取四升，沉之井底令冷，服五合，渐渐进之，恣意饮，尤宜老少。
治伤寒热毒下血④	羚羊角末，服之即差。
治瘴气疫疠温毒诸方⑤	辟瘟疫药干散：大麻人、柏子人、干姜、细辛各一两，附子半两，炮，捣。正旦以井华水举家各服方寸匕，疫极则三服，日一服。老君神明白散：术一两，附子三两，乌头四两，桔梗二两半，细辛一两，捣筛，正旦服一钱匕，一家合药，则一里无病，此带行所遇，病气皆消。若他人有得病者，便温酒服之方寸匕，亦得。病已四五日，以水三升，煮散服一升，覆取汗出也。赤散方：牡丹五分，皂荚五分，炙之，细辛、干姜、附子各三分，肉桂二分，真珠四分，踯躅四分，捣筛为散，初觉头强邑邑，便以少许内鼻中，吸之取吐，温酒服方寸匕，覆眠得汗，即差。晨夜行及视病，亦宜少许，以内粉粉身佳。牛马疫，以一匕着舌下，溺灌，日三四度，甚妙也。

---

① 《中华道藏》第21册，第633页。
② 同上。
③ 同上。
④ 同上。
⑤ 同上，第635页。

解毒名称	内　容
	麻黄、椒各五分，乌头三分，细辛、术、防风、桔梗、桂、干姜各一分，捣筛，平旦，酒服一盏匕。太乙流金方：雄黄三两，雌黄二两，矾石、鬼箭各一两半，羖羊角二两，捣为散，三角绛囊贮一两，带心前并门户上，月旦青布裹一刀圭，中庭烧温，病人亦烧熏之，即差。辟天行疫疠：雄黄、丹砂、巴豆、矾石、附子、干姜分等，捣，蜜丸，平旦向日吞之一丸，如胡麻大，九日止，令无病。常用辟温病散方：真珠、肉桂各一分，贝母三分，熬之，鸡子白熬令黄黑，三分，捣筛，岁旦服方寸匕。虎头杀鬼方：虎头骨五两，朱砂、雄黄、雌黄各一两半，鬼臼、皂荚、芜荑各一两，捣筛，以蜡蜜和如弹丸，绛囊贮，系臂，男左女右，家中悬屋四角，月朔望夜半，中庭烧一丸。一方有菖蒲、藜芦，无虎头、鬼臼、皂荚，作散带之。赵泉黄膏方：大黄、附子、细辛、干姜、椒、桂各一两，巴豆八十枚，去心皮，捣细，苦酒渍之宿，腊月猪膏二斤，煎三上三下，绞去滓，蜜器贮之，初觉勃色便热，如梧子大一丸，不差，又服亦可。火炙以摩身体数百遍，佳。并治贼风，走游皮肤，并良。可预合之，便服即愈也。又：正月上寅日捣女青屑，三角囊贮，系户上帐前，大吉。又方：马蹄木，捣屑二两，绛囊带之，男左女右。又方：正月朔旦及七月，吞麻子、小豆各二七枚。又，各二七枚，投井中。又，以附子二枚，小豆七枚，令女子投井中。又方：冬至日，取雄赤鸡作腊，至立春煮食尽，勿分他人。二月一日，取东行桑根大如指，悬门户上，又人人带之。又方：埋鹊于圈前。断温病令不相染着，断发仍使长七寸，盗着病人卧席下。又方：以绳度所住户中壁，屈绳结之。又方：密以艾灸病人床四角各一壮，不得令知之，佳也。又方：取小豆，新布囊贮之，置井中三日出，举家男服十枚，女服二十枚。又方：桃木中虫矢，末，服方寸匕。又方：鲍鱼头，烧三指撮，小豆七枚，合末服之，女用豆二十七枚。又方：熬豉杂土酒渍，常将服之。又方：以鲫鱼密致卧下，勿令知之。又方：柏子人、细辛、米、干姜三分，附子一分，末，酒服方寸匕，日服三，服十日。又方：用麦蘖，服米、干姜，又云麻子人，可作三种服之。

解毒名称	内　　容
葛氏疗卒毒肿起急痛①	柳白皮酒煮令热，熨上，痛止。
灸肿令消法②	取独颗蒜横截厚一分，安肿头上，炷如梧桐子大，灸蒜上百壮，不觉消，数数灸，唯多为善，勿令大热，但觉痛即擎起蒜，蒜燋更换用新者，不用灸损皮肉，如有体干，不须灸。余尝小腹下患大肿，灸即差。每用之，则可大效也。又方：生参□□□头上核，又磁石末和醋，傅之。又方：甘草□□涂此蕉子不中食。又方：鸡肠草傅。又方：白蔹末傅，并良。
热肿疗③	艅胶数涂，一日十数度，即差。疗小儿疖子，尤良，每用神效。一切毒肿，疼痛不可忍者。搜面团肿头如钱大，满中安椒，以面饼子盖头上，灸令彻痛，即立止。又方：捣萆麻人傅之立差。手脚心风毒肿。生椒末、盐末等分，以醋和傅，立差。
痈疽生臭恶肉者④	以白兰茹散傅之，看肉尽便停，但傅诸膏药。若不生肉，傅黄耆散。兰茹、黄耆，止一切恶肉。仍不尽者，可以七头赤皮兰茹为散，用半钱匕，和白兰茹散三钱匕，以傅之。此姚方，差。
恶肉病⑤	宜服漏芦汤，外可以烧铁烙之，日三烙，令稍燋。以升麻膏傅之。
痈疽、丹疹毒肿、恶肉⑥	漏芦汤：漏芦、白蔹、黄芩、白薇、枳实灸、升麻、甘草灸、芍药、麻黄去节各二两，大黄三两，十物以水一斗，煮取三升。若无药，用大黄下之，佳。其丹毒，须针镵去血。

---

① 《中华道藏》第 21 册，第 680 页。
② 同上，第 679 页。
③ 同上。
④ 同上。
⑤ 同上。
⑥ 同上。

解毒名称	内　　容
肺毒疮①	《经验后方》：治肺毒疮如大风疾，绿云散：以桑叶好者，净洗过，熟蒸一宿后，日干为末。水调二钱匕，服。《肘后方》：治卒得浸淫疮，转有汁多起，心早治之，续身周匝则杀人。以鸡冠血傅之，差。
月蚀疮②	疗大人小儿卒得月蚀方：于月望夕取兔屎，及内虾蟆腹中，合烧为灰，末，以傅疮上，差。《集验方》：疗月蚀疮。虎头骨二两，捣碎，同猪脂一升，熬成膏，黄，取涂疮上。
反花疮③	《圣惠方》：治反花疮。用马齿苋一斤，烧作灰，细研，猪脂调傅之。
疮肉④	又方：治诸疮胬肉，如蚁出数寸。用硫黄一两，细研，胬肉上薄涂之，即便缩。《鬼遗方》：治一切疮肉出。以乌梅烧为灰，研末，傅上，恶肉立尽，极妙。《简要济众方》傅疮药：黄药子四两，为末，以冷水调傅疮上，干即旋傅之。
热疮⑤	《兵部手集》：治服丹石人有热疮，疼不可忍方。用纸环围肿处，中心填硝石令满，匙抄水淋之，觉其不热，疼即止。治头疮，及诸热疮：先用醋少许，和水净洗去痂，再用温水洗裹干，百草霜，细研，入腻粉少许，生油调涂，立愈。
恶疮⑥	以小苇筒毁其口，灌贝母，数日成痂，遂愈，然不知何疾也。
发脑、发背及痈疽、热疖、恶疮等⑦	《胜金方》：腊月兔头，细锉，入瓶内密封，惟久愈佳，涂帛上，厚封之，热痛傅之，如冰频换，差。

---

① 《中华道藏》第21册，第685页。
② 同上。
③ 同上，第686页。
④ 同上。
⑤ 同上。
⑥ 同上。
⑦ 同上，第680页。

解毒名称	内　　　容
癞病①	蛮夷酒。
发背、痈肿，已溃未溃方②	《千金方》：香豉三升，少与水和，熟捣成泥。可肿处作饼子厚三分，已上有孔，勿覆，孔上布豉饼，以艾烈其上，灸之使温，温而热，勿令破肉。如热痛，即急易之，患当减，快得分稳，一日二度。灸之如先有疮孔中汁出，即差。
恶寒啬啬似欲发背，或已生疮肿瘾疹起方③	《外台秘要》：消石三两，以暖水一升和，令消待冷，取故青布搨三重，可似赤处方圆，湿布拓之，热即换，频易立差。
发背④	《集验方》：以蜗牛一百个活者，以一升净瓶入蜗牛，用新汲水一盏，浸瓶中，封系，自晚至明，取出蜗牛放之，其水如涎，将真蛤粉不以多少，旋调傅，以鸡翎扫之疮上，日可十余度，其热痛止，疮便愈。《崔元亮海上方》：以甘草三大两，生捣，别筛末，大麦面九两，于大盘中相和，搅令匀，取上等好酥少许，别捻入药，令匀，百沸水搜如饼子，剂方圆大于疮一分，热傅肿上，以油片及故纸隔，令通风，冷则换之，已成脓，水自出，未成肿，便内消。当患肿着药时，常须吃黄耆粥，甚妙。又一法，甘草一大两，微炙，捣碎，水一大升浸之，器上横一小刀子，置露中经宿，平明以物搅令沫出，吹沫服之，但是疮肿发背，皆可服，甚效。
诸痈疽发背，或发乳房⑤	《梅师方》：捣苎根傅之，数易。
附骨疽及鱼眼疮。⑥	《圣惠方》：用狗头骨，烧烟熏之。张文仲方，治石痈坚如石，不作脓者。生章陆根，捣，擦之，燥即易，取软为度。

① 《中华道藏》第 21 册，第 686 页。
② 同上。
③ 同上。
④ 同上。
⑤ 同上。
⑥ 同上。

解毒名称	内　　容
疽初作①	《小品方》：以赤小豆末，醋和傅之，亦消。
痈肿②	《博济方》：治一切痈肿未破，疼痛，令内消。以生地黄杵如泥，随肿大小，摊于布上，糁木香末于中，又再摊地黄一重，贴于肿上，不过三五度。日华子云：消肿毒。水调决明子末涂。《食疗》：治痈肿。栝楼根，苦酒中熬燥，捣筛之，苦酒和，涂纸上，摊贴，服金石人宜用。杨文蔚方：治痈痛未溃：栝楼根、赤小豆等分，为末，醋调涂。孙真人云：取牛粪，烧作灰，以鸡子白和，傅之，干即易。孙真人《食忌》：主一切热毒肿。章陆根，和盐少许，傅之，日再易。《外台秘要》：伏龙肝，以蒜和作泥，涂用布上贴之，如干则再易。又方：凡肿已溃未溃者。以白胶一片，水渍令软，纳纳然肿之大小，贴当头，上开孔。若已溃还合者，脓当被胶急撮之，脓皆出尽。未有脓者，肿当自消矣。又方：烧鲤鱼作灰，酢和，涂之一切肿上，以差为度。又，疗热毒病，攻手足肿，疼痛欲脱方：取苍耳汁以渍之。又方：水煮马粪汁以渍之。《肘后方》：治毒攻手足肿，疼痛欲断。猪蹄一具，合葱煮，去滓，内少许盐，以渍之。
恶疮③	水银、黄连、胡粉熬令黄各二两，下筛，粉疮。疮无汁者，唾和之。小儿身中恶疮：取笋汁自澡洗，以笋壳作散，傅之效。人体生恶，疮似火自烂。胡粉熬黑、黄蘗、黄连分等，下筛，粉之也。卒得恶疮：苍耳、桃皮作屑，内疮中，佳。头中恶疮：胡粉、水银、白松脂各二两，腊月猪膏四两，合松脂煎，以水银、胡粉合研，以涂上，日再。《胡洽》云：疗小儿头面疮。又一方：加黄连二两，亦疗得秃疮。恶疮，雄黄膏方：雄黄、雌黄并末、水银各一两，松脂二两，猪脂半斤，乱发如鸡子大，以上合煎，去滓，内水银，傅疮，日再。效方：恶疮食肉雄黄散：雄黄六分，兰茹、矾石各二分，末疮中，日二。疗疮方：最去面上粉刺方：黄连八分，糯米、赤小豆各五分，吴茱萸一分，胡粉、水银各六分，捣黄连等，下筛，先于掌中研水银，使极细，和药使相入，以生麻油总稀稠得所，洗疮拭干，傅之，但是疮即疗，神验不传。

---

① 《中华道藏》第 21 册，第 681 页。
② 同上。
③ 同上，第 683 页。

解毒名称	内　　容
热疮尤𡁏脓①	甘家松脂膏，疗热疮尤𡁏脓，不痂无瘢方：松脂、白胶香、熏陆香各一两，当归、蜡多一两半，甘草一两，并切猪脂、羊肾脂各半合许，生地黄汁亦半合，以松脂等末，内脂膏、地黄汁中，微火煎令黄，下腊，绞去滓，涂布，贴疮，极有验。甘家秘不能传，此是半剂。
疮已溃者②	地黄膏，疗一切疮已溃者。及灸贴之无痂，生肉去脓神秘方：地黄汁一升，松脂二两，熏陆香一两，羊肾脂及牛酥各如鸡子大，先于地黄汁煎松脂及香令消，即内羊脂、酥，并更用蜡半鸡子大，一时相和，缓火煎，水尽膏成，去滓，涂帛，贴疮，日一二易。加故绯一片，乱发一鸡子许大，疗年深者，十余日即差。生肉秘法。
颊上疮③	甘家秘方：黄矾石二两，烧令汁尽，胡粉一两，水银一两半，捣筛，矾石、胡粉更筛，先以片许猪脂于瓷器内熟研，水银令消尽，更加猪脂，并矾石、胡粉，和使粘稠，洗面疮以涂上，又别熬胡粉令黄，涂膏讫，则薄此粉，数日即差。甘家用大验。
瘑疮④	醋泔淀一碗，大麻子一盏，白沙盐末各一抄，和掩以傅疮，干更傅，先温坩争洗，拭干，傅一二度，即差。孔如针穴，皆虫食，大验。
恶疮三十年不愈者⑤	大黄、黄芩、黄连各一两，为散，洗疮净，以粉之，日三，无不差。又，黄蘗分等，亦佳。
杂乌兽他物诸忌法⑥	白羊不可杂雄鸡。羊肝不可合乌梅及椒食。猪肉不可杂羊肝。牛肠不可合犬肉。雄鸡肉不可合生葱菜。鸡、鸭肉不可合蒜及李子、鳖肉等。生肝投地，尘芥不著者不可食。暴脯不肯燥，及火炙不动，并见水而动，并勿食。鸟兽自死，口不开者，不可食。

---

① 《中华道藏》第 21 册，第 683 页。
② 同上。
③ 同上，第 684 页。
④ 同上。
⑤ 同上。
⑥ 同上，第 717 页。

解毒名称	内　　容
水中鱼物诸忌①	鱼头有正白连诸脊上，不可食。鱼无肠胆，及头无鳃勿食。鱼不合乌鸡肉食。生鱼目赤，不可作脍。鱼勿合小豆藿。青鱼鲊不可合生胡荽。鳖目凹者不可食。鳖肉不可合鸡鸭子及赤苋菜食之。妊娠者不可食鲙鱼。
杂果菜诸忌②	李子不可合鸡子及临水食之。五月五日不可食生菜。病人不可食生胡芥菜。妊娠勿食桑椹并鸭子、巴豆藿。羹半夏、菖蒲、羊肉、细辛、桔梗忌菜。甘草忌菘菜。牡丹忌胡荽。常山忌葱。黄连、桔梗忌猪肉。茯苓忌大醋。天门冬忌鲤鱼。

第二节　唐代《孙真人备急千金要方》所载解毒方

解毒名称	内　　容
巴豆毒③	用凝水石、黄连、葛根。
天雄毒④	用远志。
半夏毒⑤	用干姜。
附子毒⑥	用远志、防风。
野葛毒⑦	用葛根。

---

① 《中华道藏》第 21 册，第 718 页。
② 同上。
③ 《中华道藏》第 22 册，第 28、29 页。
④ 同上，第 29 页。
⑤ 同上。
⑥ 同上。
⑦ 同上。

解毒名称	内　　　容
百药毒①	用葛根。
莨菪毒②	用干姜、蟹。
踯躅毒③	用栀子。
乌头毒④	用大枣、大豆及黄卷。
藜芦毒⑤	用葱实。
治食诸菜中毒方⑥	甘草、贝齿、胡粉，各等分，右三味，治下筛，水服方寸匕。小儿尿、乳汁共服二升亦好。
治食山中树菌中毒方⑦	人屎汁服一升良。
防葵毒⑧	用葵根汁。
桔梗毒⑨	用白粥。
甘遂毒⑩	用大豆汁。
大戟毒⑪	用菖蒲汁。
踯躅毒⑫	用栀子汁。

---

① 《中华道藏》第22册，第29页。
② 同上，第29、32页。
③ 同上，第31页。
④ 同上，第32页。
⑤ 同上。
⑥ 同上，第505页。
⑦ 同上，第505、506页。
⑧ 同上，第506页。
⑨ 同上。
⑩ 同上。
⑪ 同上。
⑫ 同上。

解毒名称	内　　　容
野芋毒①	用土浆、人粪汁。
杏仁毒②	用蓝子汁。
百药毒③	用甘草、荠苨、大小豆汁、蓝叶根实汁。
芫花毒④	用防己、防风、甘草、桂汁。
野葛毒⑤	用鸡子清、葛根汁、甘草汁、鸭头热血、猪膏、鸡屎、人屎。
藜芦毒⑥	用雄黄、温汤、煮葱汁。
乌头、天雄、附子毒⑦	用大豆汁、远志、防风、枣肉、饴糖。
射罔毒⑧	用蓝汁、大小豆汁、竹沥、大麻子汁、藕芰汁、六畜血、贝齿屑、蚯蚓屎。
半夏毒⑨	用生姜汁及煮干姜汁。
莨菪毒⑩	用荠苨、甘草、犀角、蟹汁、升麻。
狼毒毒⑪	用杏仁、蓝汁、白敛、盐汁、木占斯。
巴豆毒⑫	用煮黄连汁、大豆汁、菖蒲汁、生藿汁。《肘后》云小豆藿、煮寒水石汁。

---

① 《中华道藏》第 22 册，第 506 页。
② 同上。
③ 同上。
④ 同上。
⑤ 同上。
⑥ 同上。
⑦ 同上。
⑧ 同上。
⑨ 同上。
⑩ 同上。
⑪ 同上。
⑫ 同上。

解毒名称	内　　　容
蜀椒毒①	用葵子汁、蒜、桂汁、豉汁、人尿、冷水、土浆、鸡毛烧吸烟及调水服。
治钩吻毒②	荠苨八两，㕮咀，以水六升，煮取三升，冷如人体，服五合，日三夜二，凡煮荠苨，惟令浓佳。 又方：煮桂汁饮之。 又方：啖葱涕佳。葱涕治诸毒。
解藜芦及桂毒③	用葱中涕及生葱汁。
治小儿丹毒方④	捣慎火草，绞取汁涂之良。其丹毒方具在别卷。
丹毒⑤	治之皆用升麻膏方：升麻、白薇（《肘后》作白敛）、漏芦、连翘、芒硝、黄芩，各二两，蛇衔、枳实，各三两，蒴藋四两，栀子四十枚，右十味，微捣碎，以水三升浸半日，以猪膏五升煎，令水气尽，去滓，膏成傅上，诸丹皆用之，及热疮肿上，日三。《经心录》无枳实，以治诸毒肿。
治热病蛊毒，令人喜寐，不知痛处方⑥	以泥作小罋，令受一升，竹筒一枚如指大者，一头横穿入罋腹中，一头内人谷道中，浅入，可取熟艾如鸡子大，著罋中燃之，于罋口吹烟，令入人腹，艾尽乃止。大人可益艾，小儿减之。羸者不得多，多亦害人。日再熏，不过三作，虫则死乃断。亦可末烧雄黄，如此熏之。
治食六畜肉中毒方⑦	各取六畜干屎为末，水服佳。若是自死六畜肉毒，水服黄檗末方寸匕，须臾服，与佳。 又方：烧小豆一升为末，服三方寸匕，神良。 又方：水服灶底黄土方寸匕。

---

① 《中华道藏》第22册，第506页。
② 同上，第507页。
③ 同上，第551页。
④ 同上，第124页。
⑤ 同上，第474页。
⑥ 同上，第401页。
⑦ 同上，第504页。

解毒名称	内　　容
治食生肉中毒方①	掘地深三尺，取下土三升，以水五升，煮土五六沸，取上浮清者，饮一升立愈。
治食牛肉中毒方②	狼牙烧灰水服方寸匕良。一作猪牙。 又方：温汤服猪脂良。 又方：水煮甘草汁饮之。
治食牛马肉中毒方③	饮人乳汁良。
治生食马肝毒杀人方④	牡鼠屎二七枚，两头尖者是，以水研饮之，不瘥更作。
治食野菜、马肝肉、诸脯肉毒方⑤	取头垢如枣核大吞之，起死人。 又方：烧狗屎灰，水和绞取汁，饮之立愈。 又方：烧猪骨为末、水服方寸匕。
治食百兽肝中毒方⑥	顿服猪脂一斤佳，亦治陈肉毒。
治食猪肉中毒方⑦	烧猪屎为末，服方寸匕。犬屎亦佳。
治漏脯毒方⑧	捣韭汁服之良，大豆汁亦得。
治郁肉湿脯毒方⑨	烧狗屎为末，水服方寸匕。凡生肉、熟肉皆不用深藏，密盖不泄气，皆杀人。又肉汁在器中密盖，气不泄者，亦杀人。

---

① 《中华道藏》第22册，第504页。
② 同上。
③ 同上。
④ 同上。
⑤ 同上。
⑥ 同上，第505页。
⑦ 同上。
⑧ 同上。
⑨ 同上。

解毒名称	内　　容
治脯在黍米中毒方①	曲一两，盐两撮，以水一升，煮服之，良。
治中射罔脯毒及饼臛中毒方②	取贝子为末，水服如豆佳，不瘥又服。
治食鱼中毒方③	煮橘皮，停极冷，饮之立验。《肘后方》云：治食鱼中毒，面肿烦乱者。
治食鱼中毒，面肿烦乱，及食鲈鱼中毒欲死者方④	剉芦根，舂取汁，多饮良。并治蟹毒。亦可取芦苇茸汁饮之，愈。
治食蟹中毒方⑤	冬瓜汁服二升，冬瓜亦可食。
鸡子毒⑥	用淳醋。
斑猫、元青毒⑦	用猪膏、大豆汁、戎盐、蓝汁、盐汤煮猪膏、巴豆。
治蛇毒方⑧	消蜡注疮上，不瘥，更消注之。 又方：以母猪耳中垢傅之。《肘后方》云：牛耳中垢亦可用。
治蝮蛇毒方⑨	令妇人骑度三过，又令坐上。 又方：以射罔涂肿上，血出即愈。 又方：生麻、楮叶合捣，以水绞去滓，渍之。 又方：令妇人尿疮上。又方：末姜薄之，干复易。

① 《中华道藏》第22册，第505页。
② 同上。
③ 同上。
④ 同上。
⑤ 同上。
⑥ 同上，第506页。
⑦ 同上。
⑧ 同上，第528页。
⑨ 同上。

解毒名称	内　　容
治诸蛇毒方①	雄黄、干姜，各等分，右二味，为末，和射罔著竹筒中带行，有急用之。 又方：鸡屎二七枚，烧作灰，投酒中服之。 又方：以面围上，令童男尿著中，烧铁令赤投中，冷复烧著，二三度瘥。 又方：雄黄为末傅上，日一易。 又方：盐四两，水一斗，煮十沸，沸定，以汤浸，冷易之。 又方：捣紫苋取汁，饮一升，以滓封疮上，以少水灌之。 又方：梳中垢如指大，长一寸，尿和傅之。 又方：取合口椒、葫荾苗等分，捣傅之，无不瘥。 又方：男子阴间毛二七枚，含之，有汁即咽却，秘方也。 又方：用铜青傅疮上。 又方：捣大蒜和胡粉傅之。 又方：口嚼大豆叶涂之良。 又方：猪脂和鹿角灰涂之。 又方：炙梳汗出，熨之。
治蛇螫人，疮已愈，余毒在肉中，淫淫痛痒方②	大蒜、小蒜，各一升，右二味，合捣，以热汤淋，以汁灌疮，大良。
治蛇骨刺人毒痛方③	铁精如大豆许，内管中，吹内疮中良。 又方：烧死鼠为末傅之。
治众蛇螫方④	灸上三七壮。无艾，以火头称疮孔大小爇之。
治蝎毒方⑤	凡蝎有雌雄，雄者痛止在一处，雌者痛牵诸处。若是雄者，用井底泥涂之，温则易；雌者用当瓦屋沟下泥傅之。若值无雨，可用新汲水从屋上淋下取泥。 又方：取齿中残饭傅之；又猪脂封之；又射罔封之；又硇砂和水涂上，立愈。

①　《中华道藏》第 22 册，第 528、529 页。
②　同上，第 529 页。
③　同上。
④　同上。
⑤　同上。

解毒名称	内　　容
治蜂螫毒方①	取瓦子摩其上，唾二七遍，置瓦子故处。
治射工中人寒热，或发疮在一处，有异于常者方②	取鬼臼叶一把，清苦酒中熟捣，绞取汁，服一升，日三。 又方：取生吴茱萸茎叶一握，断去前后，取握中熟捣，以水二升，煮取七合，顿服。 又方：取葫，切，贴疮，灸七壮。 又方：取蜈蚣大者一枚，火炙，治为末，苦酒和，以敷疮上。 又方：取赤苋菜熟捣，绞取汁，每服一升，日四五服。 又方：白鸡屎取白头者三枚，汤和涂中毒处。 又方：升麻三两，乌扇根、犀角，各二两，右三味，㕮咀，以水四升，煮取一升半，去滓，分再服，相去如一炊顷，尽更作。
治射工中人三种疮方③	升麻二两，乌扇根三两，右二味，㕮咀，以水三升，煮取一升，适寒温，尽服，滓敷上。
治射工中人已有疮者方④	取芥子捣烂，苦酒和，厚涂疮上，半日痛便止。 又方：取狼牙叶，冬取根，捣令熟，薄所中处，又饮四五合汁。
五香散，治江南毒气、恶核、射工中人、暴肿生疮方⑤	甲香、犀角、鳖甲、升麻、熏陆香、乌翣、丁香、沉香、黄连、青木香、羚羊角、黄芩、甘草、牡蛎，各四分，吴茱萸三分，黄檗六分，右十六味，治下筛，中射工毒及诸毒，皆水服方寸匕，日三，并以水和少许洗之。仍以鸡子白和涂肿上，干则易。
野葛膏，治射工、恶核、卒中恶毒方⑥	野葛一升，巴豆、乌头、蜀椒，各五合，茵芋、踯躅、附子、丹砂，各一两，雄黄、大黄，各七两，右十味，治下筛，以不中水猪膏三斤煎，三上三下，去滓，内丹砂、雄黄末，搅至凝。以枣核大摩痛上，勿近眼。凡合名膏，皆无令产妇、女人、小儿、鸡犬、六畜见之，惟宜清净。

① 《中华道藏》第22册，第530页。
② 同上，第531页。
③ 同上。
④ 同上。
⑤ 同上。
⑥ 同上。

解毒名称	内　　容
治沙虱毒方①	斑猫二枚，一枚熬，为末服；一大枚烧，令烟绝，为末，著疮中。又方：大蒜十枚，止一物，合皮安热灰中，炮令热，去皮，刀断蒜头，取热拄所著毒处。 又方：麝香、大蒜，右二味，合捣，以羊脂和，著小筒中带，欲用，取傅疮上。 又方：雄黄、朱砂、恒山，各等分，右三味，取五月五日日中时，令童子合之，取傅疮上。
治蜘蛛咬毒方②	人尿傅；又油淀傅；又炮姜贴之；又猢狲屎傅之。 又方：乌麻油和胡粉如泥，涂上，干则易之。
治马啮人及踏人作疮，毒肿热痛方③	马鞭梢二寸长，鼠屎二七枚，右二味，合烧为末，以猪膏和涂之，立愈。《外台方》云：治遂成疮烂，经久不愈者。《肘后方》云：用马鞭皮烧末，猪膏和涂。
治剥死马，马骨伤人、毒攻欲死方④	便取马肠中屎以涂之，大良。《外台方》云：取其屎烧灰，服方寸匕。
治猘犬毒方⑤	头发、猬皮，各等分，右二味烧灰，水和饮一杯；口噤者，折齿内药。又方：捣地榆绞取汁，涂疮。无生者可取干者，以水煮汁饮之；亦可为末，服方寸匕，日三，兼傅上，过百日止。又方：捣韭，绞取汁，饮一升，日三，疮愈止。亦治愈后复发者。又方：刮虎牙若骨，服方寸匕。《小品方》云：刮狼牙或虎骨末服。已发狂如猘犬者，服即愈。又方：烧虎骨傅疮，及熨；又微熬杏仁，捣研，取汁敷之，良；又取灯盏残油灌疮口。此皆禁酒、猪肉、鱼、生菜。又方：用韭根故梳二枚，以水二升，煮取一升，顿服。又方：桃东南枝白皮一握，水二升，煮取一升，分二服。吐出犬子。又方：取猘犬脑傅上，后不复发。又方：虾蟆灰，粥饮服之。又方：服莨菪子七枚，日一。又方：梅子末，酒服之。又方：以豆酱清涂之，日三四。

① 《中华道藏》第22册，第531、532页。
② 同上，第533页。
③ 同上。
④ 同上。
⑤ 同上，第534页。

解毒名称	内　容
五香散，治江南毒气、恶核、射工中人、暴肿、生疮方①	甲香、犀角、鳖甲、升麻、熏陆香、乌翣、丁香、沉香、黄连、青木香、羚羊角、黄芩、甘草、牡蛎，各四分，吴茱萸三分，黄檗六分，右十六味，治下筛，治中射工毒及诸毒，皆水服方寸匕，日三，并以水和少许洗之。仍以鸡子白和涂肿上，干则易。
杀六畜胎子诸毒②	用大豆豉。
解斑猫、元青毒③	用大猪肉间脂肪。
药毒④	用酱。
漏芦汤，治小儿热毒痈疽，赤白诸丹毒，疮疖方⑤	漏芦、连翘（《肘后》用白薇）、白敛、芒硝（《肘后》用芍药）、甘草，各六铢，大黄一两，升麻、枳实、麻黄、黄芩，各九铢，右十味，㕮咀，以水一升半，煎取五合。儿生一日至七日，取一合分三服；八日至十五日，取一合半分三服；十六日至二十日，取二合分三服；二十日至三十日，取三合分三服；三十日至四十日，取五合分三服。《肘后》治大人，各用二两，大黄三两，以水一斗，煮取三升，分三服，其丹毒须针镵去血。《经心录》无连翘，有知母、芍药、犀角各等分。
治丹毒，大赤肿，身壮热，百治不折方⑥	寒水石十六铢，石膏十三铢，蓝青十二铢，冬用干者，犀角、柴胡、杏仁，各八铢，知母十铢，甘草五铢，羚羊角六铢，芍药、黄芩，各七铢，栀子十一铢，竹沥一升，生葛汁四合，澄清蜜二两，右十五味，㕮咀，以水五升并竹沥，煮取三升三合，去滓，内杏仁脂、葛汁、蜜，微火煎取二升。一二岁儿服二合，大者量加之。

① 《中华道藏》第22册，第531页。
② 同上，第555页。
③ 同上，第559页。
④ 同上，第32页。
⑤ 同上，第123、124页。
⑥ 同上，第124页。

解毒名称	内　　容
升麻汤，治丹毒方①	升麻、漏芦、芒硝，各二两，黄芩三两，蒴藋五两，栀子二十枚，右六味，㕮咀，以水一斗浸良久，煮取七升，冷，以故帛染汁拓诸丹毒上，常令湿，揭后须服饮子并漏芦汤。
治赤流肿丹毒方②	右取榆根白皮为末，鸡子白和傅之。《千金翼》又用鸡子白和蒲席衣傅。又方：捣大麻子，水和傅之。又方：以煎羊脂摩之。得青羊脂最良。《集验方》云：治人面目身体卒赤黑丹，起如疥状，不治日剧，遍身即杀人。
治小儿丹毒方③	捣慎火草，绞取汁涂之良。右捣马齿苋一握，取汁饮之，以滓傅其上。又方：捣赤小豆五合，水和，取汁饮一合良，以滓涂五心。又方：浓煮大豆汁涂之良，瘥后亦无瘢痕。又方：腊月猪脂和釜下土傅之，干即易。
治小儿天火毒，肉中有赤如丹色，大者如手，甚者遍身，或痛或痒或肿方④	右用赤小豆二升，为末，鸡子白如薄泥傅之，乾则易，便瘥。一切丹并用此方，皆瘥。又方：生麻油涂之。
太乙备急散，治卒中恶客忤，五尸入腹，鬼刺鬼痱，及中蛊疰，吐血下血，及心腹卒痛，腹满，伤寒热毒病六七日方⑤	雄黄、桂心、芫花，各二两，丹砂、蜀椒，各一两，藜芦、巴豆，各一分，野葛三分，附子五分，右九味，巴豆别治如脂，余合治下筛，以巴豆合和，更捣合和调，置铜器中密贮之，勿泄。有急疾，以水服钱五匕，可加至半钱匕，老小半之。病在头当鼻衄，在膈上吐，在膈下利，在四肢当汗出。此之所为，如汤沃雪，手下皆愈。方宜秘之，非贤不传。

---

① 《中华道藏》第 22 册，第 474 页。
② 同上。
③ 同上，第 124、474、475 页。
④ 同上，第 475 页。
⑤ 同上，第 378 页。

解毒名称	内　　容
治蛊疰方①	烧猫儿屎灰，水服之。用雄猫儿。
麻黄汤，治小儿丹肿，及风毒风疹方②	麻黄一两半、独活、射干、甘草、桂心、青木香、石膏、黄芩，各一两，右八味，㕮咀，以水四升，煮取一升。三岁儿分为四服，日再。
麻黄汤，治小儿恶毒丹及风疹方③	麻黄、升麻、葛根，各一两，射干、鸡舌香、甘草，各半两，石膏半合，右七味，㕮咀，以水三升，煮取一升。三岁儿分为三服，日三。
治鬼疰蛊疰，毒气变化无常者方④	犀角、麝香、丹砂、雄黄、蜈蚣、鲛鱼皮、丁香、鹿角、龙骨、蘘荷根、蜀椒、干姜，各一分，贝子十枚，右十三味，治下筛，酒服方寸匕，加至二匕，日三。
热毒蛊⑤	干蓝、犀角、地榆，各二两，蜜二合，右四味，㕮咀，以水五升，煮取一升半，去滓下蜜，煎取五合，分三服。此治热毒蛊，妙。
治人得药杂蛊方⑥	斑猫六枚，桂心、藜芦，各如指大，釜月下土如弹丸大，右四味，治下筛。水服一钱匕，下蛊蛇、虾蟆、蜣螂，毒俱出。
治蛇蛊方⑦	蛇毒入菜果中，食之令人得病，名曰蛇蛊。大豆末以酒渍，绞取汁，服半升。

① 《中华道藏》第22册，第378页。
② 同上，第124页。
③ 同上。
④ 同上，第378页。
⑤ 同上，第335页。
⑥ 同上，第514页。
⑦ 同上，第515页。

解毒名称	内　　容
治中蛊下血，日数十行者方①	巴豆二七枚，元青、藜芦、附子、矾石，各二分，右五味，为末，别治巴豆，合筛，和相得。以绵裹药如大豆许，内下部中，日三，瘥。 又方：苦瓠一枚，以水二升，煮取一升，稍稍服之。当下蛊及吐虾蟆、蝌蚪之状，一月后乃尽。《范汪方》云苦瓠毒当临时量用之。《肘后方》云用苦酒一升煮。
治肠蛊，先下赤，后下黄白沫，连年不瘥者方②	牛膝一两，搥散，切，以淳清酒一升渍一宿。平旦空腹服之，再服便愈。
治蛊吐下血方③	榉皮广五寸、长一尺，芦荻根五寸，如足大指，《小品方》用蔷薇根右二味，㕮咀，以水二升，煮取一升，顿服，极下蛊。
主杀蛊毒、鬼注，逐不祥邪气④	用越燕屎。
治吐血、蛊毒痔血，女子腰腹痛，大便后出清血者方⑤	取东向蘘荷根，捣绞取汁二升，顿服，立瘥。
治中恶并蛊毒方⑥	冷水和伏龙肝如鸡子大，服之必吐。 又方：温二升猪肪，顿服之。 又方：车釭脂如鸡子大，酒服。

----

① 《中华道藏》第 22 册，第 515 页。
② 同上。
③ 同上。
④ 同上，第 561 页。
⑤ 同上，第 270 页。
⑥ 同上，第 523 页。

解毒名称	内　　容
北地太守酒，治万病蛊毒，风气寒热方①	乌头、甘草、芍药、黄芩、桂心、藜芦、附子，各四两，白敛、桔梗、半夏、柏子仁、前胡、麦门冬，各六两，右十三味，七月曲十斤，秫米一斛，如酝酒法，哎咀药，以绢袋盛之，沉于瓮底。酒熟去糟，还取药滓，以青布袋盛，沉著酒底，泥头，秋七日、夏五日、冬十日。空腹服一合，日三，以知为度。
治诸热毒或蛊毒，鼻中及口中出血，医所不治者方②	取人屎尖七枚，烧作火色，置水中研之，顿服，即愈。亦解百毒、时气热病之毒，服极神验。
治蛊毒方③	茜根、蘘荷根，各三两，右二味，哎咀，以水四升，煮取二升，顿服。《肘后方》云：治中蛊吐血，或下血皆如烂肝者，自知蛊主姓名。 又方：猬皮灰、乱发灰，各一方寸匕，生麻子汁五升，榆树北阴白皮、桃根皮，各五两，右五味，先煮榆皮、桃根，取浓汁一升，和麻子汁、发灰等令匀。患人宿少食，旦服一大升，须臾著盆水，以鸡翎搅吐水中，如牛涎犊胎及诸虫并出。又方：榆树北阴白皮一大握，长五寸，水三升，煮取一升，空腹服，即吐虫出。亦治中蛊下血。 又方：猬皮灰水服方寸匕，亦出虫。 又方：大戟、斑猫一分，五月五日桃白皮，《必效方》云：以东引者火烘之各四分右三味，治下筛，且空腹以水一鸡子许服八捻，用二指相著如开，顿服之。若指头相离取药太多，恐能损人。《肘后方》云服枣核大，不瘥十日更一服。《必效方》云服半方寸匕，其毒即出，不出更一服。李饶州云：若以酒中得则以酒服，以食中得以饮服之。

---

①　《中华道藏》第22册，第515页。
②　同上。
③　同上，第514、515页。

解毒名称	内　容
犀角圆，治蛊毒百病，腹暴痛，飞尸恶气肿方①	犀角屑、鬼臼屑、桂心末、羚羊角屑，各四钱匕，天雄、莽草、真珠、雄黄，各一两，贝子五枚，烧蜈蚣五节，巴豆五十枚，麝香二分，射罔如鸡子黄大一枚，右十三味，为末，合捣，蜜丸如小豆。服一丸，日二，含咽，不知少增之。卒得腹满蛋尸，服如大豆许二丸。若恶气肿，以苦酒和涂上。缝袋子盛药系左臂，辟不祥鬼疰蛊毒，可以备急。
治霍乱蛊毒，宿食不消，积冷，心腹烦满，鬼气方②	右用极咸盐汤三升，热饮一升，刺口令吐宿食使尽，不吐更服，吐讫复饮，三吐乃住静止。此法大胜诸治，俗人以为田舍浅近法，鄙而不用，守死而已。凡有此病，即须先用之。
太乙神精丹，治客忤霍乱，腹痛胀满，尸症恶风，癫狂鬼语，蛊毒妖魅，温疟，但是一切恶毒，无所不治方③	丹砂、曾青、雌黄、雄黄、磁石，各四两，金牙二两半，右六味，各捣，绢下筛，惟丹砂、雌黄、雄黄三味，以酽醋浸之，曾青用好酒于铜器中渍，纸密封讫，日中曝百日，经夏急，五日亦得，无日以火暖之，然后各研令如细粉，以酽酢拌，使干湿得所，内土釜中，以六一泥固际，勿令泄气，下后安铁环施脚高一尺五寸，置釜上，以渐放火，无问软硬炭等皆得，初放火，取熟两秤炭各长四寸，置釜上，待三分二分尽即益。如此三度，尽用熟火，然后用益生炭，其火其欲近釜，即便满，就釜下益炭，经两度即罢，火尽极冷，然后出之。其药精飞化凝著釜上，五色者上，三色者次，一色者下，虽无五色，但色光明皎洁如雪最佳。若飞上不尽，更令与火如前。以雄鸡翼扫取，或多或少不定，研如枣膏，丸如黍粒。一本云：丹砂、曾青、雄黄、雌黄各二斤，丹砂以大酢瓷器中渍，曾青美酒渍，纸密封闭，日曝一百日，雄黄、雌黄各油煎九日九夜，去油腻讫，更捣数千杵，皆勿研之，别以大酢拌，令浥浥然，内药土釜中，以雄黄在下，次下雌黄，次曾青，次丹砂，以甘土泥涂，勿令余毫毛许，干以刚炭火烧之，九日九夜去釜五寸，九日九夜至釜底，九日九夜侵釜腹三寸，三九二十七日，冷之一日一夜，以刀子于釜际利著一匝，开之取丹，丹成讫，细研如粉，以枣膏和。一切丹不得用蜜，皆用枣膏，学者宜知此术，旧不用磁石、金牙，今加而用之。

① 《中华道藏》第22册，第514页。
② 同上，第434页。
③ 同上，第278页。

解毒名称	内　　容
土瓜圆，治诸脏寒气积聚，烦满，热饮食，中蛊毒，或食生物，及水中虫卵生入腹，而成虫蛇，若为鱼鳖，留饮宿食；妇人产瘕，带下百病，阴阳不通利，大小便不节，绝伤蟹落，寒热交结，唇口焦黑，身体消瘦，嗜卧少食，多魇，产乳胞中余疾，股裹热，少腹中急结，痛引阴中方①	土瓜根、桔梗，各半升，末杏仁一升，大黄一斤，蒸二斗米下，曝干右四味，为末，蜜丸如梧子大。空腹饮服三丸，日三，不知加之，以知为度。

---

① 《中华道藏》第 22 册，第 259 页。

解毒名称	内　　容
耆婆万病丸①	牛黄、麝香、犀角，各一分，桑白皮、茯苓、干姜、桂心、当归、芎䓖、芍药、甘遂、黄芩、蜀椒、细辛、桔梗、巴豆、前胡、紫菀、蒲黄、葶苈、防风，各一分，蜈蚣三节，石蜥蜴、人参，各一寸，朱砂、雄黄、黄连、大戟、禹余粮、芫花、芫青，各七枚，右三十一味，《崔氏》无黄芩、桑白皮、桔梗、防风，为二十七味，并令精细，牛黄、麝香、犀角、朱砂、雄黄、禹余粮、巴豆别研，余者合捣，重绢下筛，以白蜜和，更捣三千杵，密封下。破除日平旦，空腹酒服三丸如梧子大，取微下三升恶水为良。若卒暴病，不拘平旦，早晚皆可服，但以吐利为度；若不吐利，更加一丸，或至三丸、五丸，须吐利为度，不得限以丸数，病强药少即不吐利，更非他故。若其发迟，以热饮汁投之；若吐利不止，即以醋饭两三口止之。服药忌陈臭、生冷、酢滑、粘食、大蒜、猪鱼鸡狗马驴肉、白酒、行房，七日外始得一日服，二日补之，得食新米韭骨汁作羹粥臛饮食之，三四顿大良，亦不得全饱。产妇勿服之。吐利以后，常须闭口少语，于无风处温床暖室将息。若旅行卒暴，无饮，以小便送之佳。若一岁以下小儿有疾者，令乳母服两小豆，亦以吐利为度。近病及卒病皆用多，积久疾病即少服，常取微溏利为度。 蛊毒吐血，腹痛如刺，服二丸如小豆，不瘥更服。 蝗蛇螫，取小许内螫处。若毒入腹，心闷欲绝者，服三丸如小豆。 蝎螫，以少许傅螫处。 蜂螫，以少许傅螫处。
治中蛊毒，腹内坚如石，面目青黄，小便淋沥，病变无常处方②	羖羊皮方五寸，犀角、芍药、黄连、牡丹，各一两，蘘荷四两半，栀子仁七枚，右七味，㕮咀，以水九升，煮取三升，分三服。葛氏、崔氏同，无芍药、牡丹、栀子，用苦参、升麻、当归。

---

① 《中华道藏》第22册，第273、274页。
② 同上，第514页。

解毒名称	内　容
雄黄毒①	用防己。
锡毒②	用青琅玕、杏仁。
漆毒③	用蟹。
胡粉毒④	用杏仁。
火毒⑤	用酱。
治食鱼肉等成症结在腹内，并诸毒气方⑥	狗屎五升，烧末，绵裹，以酒一斗浸再宿，滤取清，分十服，日三，三日令尽，随所食症结即出。
大麝香丸，治鬼疰飞尸，万病皆主之方⑦	麝香三分，牛黄、附子、鬼臼、真珠、莽草、犀角、矾石、细辛、桂心、獭肝、藜芦，各二分，蜈蚣、蜥蜴，各一枚，丹砂二两，雄黄一两，巴豆、杏仁，各五十枚，地胆《外台》作蚺蛇胆、元青、亭长、斑猫，各七枚，礜石八分，右二十三味，末之，蜜和合，更捣三千杵。饮服如小豆一丸，日二，渐加至三丸，虫毒所螫，摩之，以知为度。
治大热毒纯血痢，不可瘥者方⑧	黄连六两，㕮咀，以水七升，煮取二升半，夜露著星月下，旦起空腹顿服之，卧将息，即止。不瘥，加黄芩二两，更作服之。仍不瘥者，以疳痢法治之。
苦参橘皮圆，治热毒痢方⑨	苦参、橘皮、独活、阿胶、蓝青、黄连、鬼臼（一作鬼箭羽）、黄檗、甘草，右九味，等分为末，以蜜烊胶和，并手丸之如梧子，候干。饮服十丸，日三，稍加，卒下注痢者大良。

---

① 《中华道藏》第 22 册，第 30、506 页。
② 同上，第 28、32 页。
③ 同上，第 32 页。
④ 同上。
⑤ 同上。
⑥ 同上，第 259、260 页。
⑦ 同上，第 277 页。
⑧ 同上，第 336 页。
⑨ 同上，第 335 页。

解毒名称	内　　　容
治诸热毒下黄汁，赤如烂血，滞如鱼脑，腹痛壮热方①	黄檗、黄芩、升麻、石榴皮，各六分，艾叶三分，白头翁、寄生、当归、牡蛎、犀角、甘草，各一两，黄连二两，右十二味，㕮咀，以水六升，煮取三升，分三服。
治卒得尸疰毒痛往来方②	杏仁、乱发灰，各等分，右二味，研如脂，丸如梧子，每服酒下三丸，日三。姚氏猪膏和丸。
治岭南山瘴，风热毒气入肾中变寒热脚弱，虚满而渴方③	黄连不限多少，生栝蒌根汁、生地黄汁、羊乳汁，右四味，以三汁和黄连末为丸，空腹饮服三十丸如梧子大，渐加至四十丸，日三。重病五日瘥，小病三日瘥。无羊乳，牛乳、人乳亦得。若药苦难服，即煮小麦粥饮服之，主虚热。张文仲云黄连丸，一名羊乳丸。
香豉汤④，治下焦热毒痢，鱼脑杂痢赤血，脐下小腹绞痛不可忍，欲痢不出方	香豉、薤白，各一升，黄连、黄檗、白术、茜根，各三两，栀子、黄芩、地榆，各四两，右九味，㕮咀，以水九升，煮取三升，分三服。
解石毒⑤	白鸭通汤。
风毒⑥	升麻汤。
漏芦汤下之之方，治痈疽、丹疹、毒肿、恶肉⑦	漏芦、白芨、黄芩、麻黄、白薇、枳实、升麻、芍药、甘草，各二两，大黄三两，右十味，㕮咀，以水一斗，煮取三升，分三服，快下之。无药处，单用大黄亦得。

---

① 《中华道藏》第 22 册，第 335 页。
② 同上，第 380 页。
③ 同上，第 445 页。
④ 同上，第 431 页。
⑤ 同上，第 442 页。
⑥ 同上，第 463 页。
⑦ 同上，第 465、466 页。

解毒名称	内　容
乌麻膏，治痈疖毒热，狐刺蛇毒①	生乌麻油一斤，黄丹四两，蜡四分，皆大两大斤，右三味，以腊日前一日从午内油铜器中，微火煎，至明旦看油减一分，下黄丹消尽，下蜡令沫消，药成，至午时出。惟男子合之，毋令小儿、女人、六畜等见。
治恶毒肿②	以取茴香草捣汁，饮一升，日三四服，滓傅肿上。冬月阙生者，根亦可用。此是外国神方，于永嘉年末用之，起死回生神验。
治风劳毒肿③	右用桃仁一升，研如常法，以酒三升搅和，顿服之，厚衣被盖令汗，不过三剂瘥。
麻子小豆汤，治毒肿无定处④	麻子、赤小豆，各五升，生商陆二升，附子二两，射干三两，升麻四两，右六味，㕮咀，以水四斗，先煮四味，取二斗半，去滓，次研麻子碎，和汁煮一沸，滤去滓，取汁烂煮豆。其汁每服五合，日二夜一。当利小便为度，肿退即瘥，并食豆。
治一切肿毒⑤	以取萆麻子熟捣傅之，即瘥。
治痈疽发背已溃未溃，及诸毒肿方⑥	栝蒌根、榆白皮、胡燕窠、鼠垄土，右四味，各等分，为末。以女人月经衣，水洗取汁和如泥，封肿上，干即易。溃者四面封之，已觉即封，从一日至五日，令瘥。
五香汤，治热毒气⑦	青木香、藿香、熏陆香、沉香、丁香，各一两，右五味，㕮咀，以水五升，煮取二升，分三服。不瘥更服，并以滓傅肿上。《千金翼》以麝香代藿香。

---

① 《中华道藏》第22册，第469页。
② 同上，第471页。
③ 同上。
④ 同上。
⑤ 同上。
⑥ 同上，第473页。
⑦ 同上，第465页。

解毒名称	内 容
治瘰疬著手足肩背，累累如米起，色白，刮之汁出，瘥后复发方①	黄耆六分，升麻四分，款冬花二分，附子、苦参（《范汪》无）赤小豆，各一分，右六味，治下筛，酒服方寸匕，稍加，日三服。 又方：虎屎白者，以马屎和，曝干，烧为灰，粉之良。 又方：青木香、滑石、龙骨，各三两，胡粉一两，米粉一升，右五味，为末，稍以粉病上，日三。 又方：灶屋尘、灶突墨、釜下土，各一升，右三味，合研令匀，以水一斗煮三沸，取汁洗，日三四度。
治瘰疬著手足肩背，忽发累累如赤豆，剥之汁出者方②	鲫鱼长三寸者，乱发鸡子大，猪脂一升，右三味，煎为膏傅之。 又方：熬芜菁子，捣碎，帛裹展转傅上良。 又方：以麻子熬作末，摩上良。 又方：酒和曲傅之。 又方：以猪胆傅之良。 又方：剥去疮痂，温醋泔清洗之，以胡燕窠和百日男儿屎如膏，傅之。 又方：乱发灰服方寸匕，日三。亦治发背。 又方：煮芸薹菜，取汁一升服之，并食干熟芸薹数顿，少与盐酱。冬月研子，水和服之。 又方：枸杞根并葵根叶煮汁煎令如糖，随意服之。 又方：腊月糖昼夜连浸，数日乃愈。
治疽溃后方③	以盐汤洗拭了，烧皂荚灰，粉上良。 又方：以牛耳中垢傅之良。 又方：梁上尘和车轵中脂傅之。 又方：以生麻油渟，绵裹布疮上，虫出。 又方：以沸汤灌疮中三四遍。汤一作饧。

---

① 《中华道藏》第22册，第480、481页。
② 同上，第481页。
③ 同上。

解毒名称	内　容
治疽似痈而小有异，脓如小豆汁，今日去，明日满者方①	右用芸薹熟捣，湿布袋盛之，埋热灰中，更互熨之，不过再三度安瘥。冬用干者。 又方：皂荚煎汤洗疮拭干，以蘗皮为末傅之，勿令作痂。
治疽卒著五指，筋急不得屈伸者方②	右用踝骨中央数十壮，或至百壮。
治石疽，状如痤痈而皮厚方③	右捣谷子傅之。亦治金疮。
拓著毒④	葵根汁，蓝青汁，犀角汁，升麻汁、竹沥、黄龙汤。
排脓散，治乳痈除恶肉方⑤	苁蓉、铁精、桂心、细辛、黄芩、芍药、人参、防己（一作防风）、干姜、芎藭、当归，各三分，甘草五分，右十二味，治下筛。酒服方寸匕，日三夜一。服药十日脓血出多，勿怪。 又方：生地黄三升，芒硝三合，豉一升，右三味，合捣傅上，热即易之，取瘥止。一切痈肿皆用之。一方单用地黄傅之。
治久痈疮败坏成骨疽方⑥	右用末龙骨粉疮，四面厚二分，以膏著疮中，日二易，虫出如发，尽愈。膏方如左：大虾蟆一枚，自死者，乱发一块，鸡子大，猪脂一斤，右三味，取二味内脂中煎，略消尽，下待冷，更内盐一合，搅和，充前用。

① 《中华道藏》第 22 册，第 481 页。
② 同上。
③ 同上。
④ 同上，第 478 页。
⑤ 同上，第 494 页。
⑥ 同上，第 481、482 页。

解毒名称	内　　容
治疮久不瘥，瘥而复发，骨从孔中出，名为骨疽方①	以猪胆和揪叶捣封之。 又方：捣白杨叶末傅之。 又方：捣芜菁子傅之，帛裹，日一易。 又方：穿地作坑，口小裹大，深三尺。取干鸡屎二升，以艾及荆叶捣碎，和鸡屎令可燃火，坑中烧之令烟出，内疽于坑中熏之，以衣拥坑口，勿泄气。半日当有虫出，甚效。
治附骨疽方②	槲皮烧末，饮服方寸匕。 又方：新剥鼠皮如钱孔大，贴肿上，即脓出。已溃者，取猪脊上脂贴之。 又方：灸间使后一寸，随年壮，立瘥。
治久疽方③	右用鲫鱼破腹勿损，内白盐于腹中，以针缝之，于铜器中，火上煎令干，作末，傅疽疮中。无脓者，以猪脂和傅上，小疼痛无怪也，十日瘥。
治瘑疮方④	右用醋一升温令沸，以生蓝一把内中，封疮上，瘥为度。 又方：捣桃叶和鲤鱼鲊糁封之，亦可以鲊傅上。 又方：炒腊月糖傅之。 又方：烧故履系为末傅之。 又方：烧松根取脂涂之。
治瘑疥百疗不瘥方⑤	楝实一升，桃皮、苦参、地榆根，各五两，右四味，㕮咀，以水一斗，煮取五升，稍温洗之，日一度。
治久瘑疥湿疮，侵淫日广，痒不可堪，搔之黄汁出，瘥后复发方⑥	右用羊蹄根净去土，细切，熟熬，以醋和熟捣，净洗疮，傅上一时间，以冷水洗之，日一度。又阴干作末，痒时搔则汁出，以粉之。又以生葱根揩之。（《千金翼》无葱字。）

---

① 《中华道藏》第 22 册，第 482 页。
② 同上。
③ 同上。
④ 同上。
⑤ 同上，第 482、483 页。
⑥ 同上，第 483 页。

解毒名称	内　　　容
治一切瘑疮①	凡脚腨及曲腋中痒，搔则黄汁出，是名风疽。右灸足大趾奇间二七壮，又灸大趾头亦佳。
大黄牡丹汤，治肠痈方②	大黄四两，牡丹三两，芒硝二两，瓜子一升，桃仁五十枚，右五味，㕮咀，以水五升，煮取一升，顿服，当下脓血。《删繁方》用芒硝半合、瓜子五合。刘涓子用消石三合，云肠痈之病，小腹痞坚，或偏在膀胱左右，其色或白，坚大如掌热，小便欲调，时白汗出。其脉迟坚者，未成脓，可下之，当有血。脉数脓成，不复可下。《肘后》名瓜子汤。
肠痈汤方③	牡丹、甘草、败酱、生姜、茯苓，各二两，桔梗、薏苡仁、麦门冬，各三两，丹参、芍药，各四两，生地黄五两，右十一味，㕮咀，以水一斗，煮取三升，分三服，日三。 又方：薏苡仁一升，牡丹皮、桃仁，各三两，瓜瓣仁二升，右四味，㕮咀，以水六升，煮取二升，分再服。姚氏不用桃仁，用杏仁。《崔氏》有芒硝二两，云腹中疠痛，烦毒不安，或胀满不下饮食，小便涩，此病多是肠痈，人多不识，妇人产后虚热者，多成此病，纵非痈疽，但是便服此汤，无他损也。 又方：雄鸡顶上毛并屎烧作末，空心酒服之。 又方：截取檐头尖少许，烧灰，水和服，当作孔出脓血，取愈。
凡肠痈，其状两耳轮文理甲错，初患腹中苦痛，或绕脐有疮如粟，皮热，便脓血出似赤白下，不治必死方④	马蹄灰，以鸡子白和涂，即拔气，不过再。 又方：瓜子三升捣末，以水三升，煮取一升五合，分三服。 又方：死人冢上土作泥涂之。

①　《中华道藏》第 22 册，第 483 页。
②　同上，第 492 页。
③　同上，第 492、493 页。
④　同上，第 493 页。

解毒名称	内　　容
治内痈未作头者方①	右用伏鸡屎，服之即瘥。 又方：马牙灰鸡子和涂之，干则易。
治乳痈方②	麦门冬一升，黄芩、芍药、茯苓，各二两，桑寄生、人参、黄耆、防风、甘草，各三两，粘糖八两，大枣五枚，右十一味，㕮咀，以水一斗，煮取三升，去滓内糖一沸，分四服。 又方：先服前件汤，五日后服此丸即愈方：天门冬五两，泽兰五分，大黄十分，升麻六分，羌活、桑寄生、防风、人参、黄耆、干地黄、白芷、通草，各二分，黄芩、枳实、五味子、茯神、天雄、芎䓖、当归，各一两，右十九味，为末，蜜丸。酒服二十丸，日二，加至四十丸。
治乳痈始作方③	大黄、楝实、芍药、马蹄，各等分，右四味，治下筛，饮服方寸匕，取汁出瘥。《广济方》云：酒服方寸匕，覆取汗，当睡着觉后肿处散，不痛，经宿乃消。
治妒乳、乳痈肿方④	右取研米槌二枚，炙令热，以絮及故帛擒乳上，以槌更互熨之，瘥止。已用立效。
狼毒散，治恶疾方⑤	狼毒、秦艽，各等分，右二味，治下筛，酒服方寸匕，日三服，五十日愈。 又方：炼松脂投冷水中二十遍，蜜丸，服二丸，遇饥即服之，日三。鼻柱断离者，二百日服之瘥。断盐及杂食、房室。又天门冬酒服百日愈。
石药毒⑥	用白鸭屎、人参汁。
雄黄毒⑦	用防己

---

① 《中华道藏》第 22 册，第 493 页。
② 同上，第 494 页。
③ 同上。
④ 同上。
⑤ 同上，第 502、503 页。
⑥ 同上，第 506 页。
⑦ 同上。

解毒名称	内　　容
铁粉毒①	用磁石。
礜石毒②	用大豆汁、白鹅膏。
马刀毒③	用清水。
蝍蝎圆，治症坚水肿，飞尸遁尸，寒尸丧尸，尸疰，骨血相注，恶气鬼忤，蛊毒邪气往来，梦寤存亡，流饮结积，虎狼所啮，猘犬所咋，鸩毒入人五脏。服药以杀其毒，毒即消。妇人邪气鬼忤亦能遣之之方④	蝍蝎、蜈蚣，各二枚，虻虫、杏仁，各三十枚，地胆五十枚，䗪虫四十枚，朴消、巴豆，各三十枚，泽漆、鬼督邮、桑赤鸡、桃奴、犀角，各二分，干姜四分，虎骨六分，甘草一两，芍药、甘遂，各五分，款冬花三分，蜣螂十四枚，右二十味，别治巴豆、杏仁如膏，内诸药末，研调，下蜜，捣二万杵，丸如麻子大。食前服三丸，日一，不下加之。不取吐下者，一丸旦服。有人风冷疰，癖坚二十年，得愈。
桔梗圆，治毒疰，鬼疰，食疰，冷疰，痰饮宿食不消，酒癖诸病方⑤	桔梗、藜芦、皂荚、巴豆、附子，各二两，右五味，为末，蜜和，捣万杵，丸如梧子，宿不食，平旦饮服二丸，仰卧，服勿眠。至食时，膈上吐，膈下下，去恶物如蝌蚪虾蟆子，或长一二尺。下后当大虚，口干，可作鸡羹，饮五合，太极饮食粥一升，三四日，病未尽，更服忌如药法。

① 《中华道藏》第22册，第506页。
② 同上。
③ 同上。
④ 同上，第379页。
⑤ 同上。

解毒名称	内　　容
太乙神明陷冰圆，治诸病，破积聚，心下支满，寒热鬼疰，长病咳逆唾噫，辟除众恶，鬼逐邪气，鬼击客忤，中恶，胸中结气，咽中闭塞，有进有退，绕脐绞痛恻恻，随上下按之挑手，心中愠愠如有虫状，毒疰相染，甚至减门者方①	雄黄、桂心、丹砂、矾石一作礜石、藜芦、大黄，各二两，元青五枚，真珠、附子，各一两半，麝香、人参、犀角、鬼臼、射罔、牛黄，各一两，蜈蚣、蛴螬，各一枚，乌头八枚，杏仁三十枚，斑猫、樗鸡、地胆，各七枚，当归三两，巴豆一分，右二十四味，为末，蜜和，捣三万杵，丸如小豆。先食服二丸，日再，不知稍增。以药二丸著门上，令众邪不近。
治痈肿发背初作，及经十日上，肿赤焮热毒气盛，日夜疼痛，百药不效方②	鰕鸡子一枚，新出狗屎如鸡子大，右二味，搅调和，微火熬令稀稠得所，捻作饼子。于肿头坚处帖之，以帛帖上，以帛抹之，时时看视，觉饼子热即易，勿令转动及歇气，经一宿定。
四肢肿毒③	用当归丸。

---

① 《中华道藏》第 22 册，第 379、380 页。
② 同上，第 469 页。
③ 同上，第 671 页。

解毒名称	内　容
治风疽方①	凡脚胹及曲鰍中痒，搔则黄汁出是也，灸法见后。右以青竹筒一枚，径一寸半、长三尺，当中著大豆一升，以穅、马屎二物烧为火，当竹筒中烧之，以器承两头取汁。先以泔清和盐热洗疮了，即涂豆汁，不过三度，极效。 又方：嚼胡麻傅，以绵裹之，日易，神良。
治燥瘑方②	右用醋和灰涂之。 又方：热牛屎涂之。
治湿瘑方③	右烧干虾蟆，猪脂和傅之。
藿香汤，治毒气吐下，腹胀，逆害乳哺方④	藿香一两，生姜三两，青竹茹、甘草，各半两，右四味，哎咀，以水二升，煮取八合。每服一合，日三。有热加升麻半两。
治小儿瘰疮方⑤	冢中石灰傅之，厚著之，良。 又方：烧桑根灰傅之，并烧乌羊角作灰，相和傅之。
治喉肿痛，风毒冲心胸方⑥	豉一升半，犀角、射干、杏仁、甘草，各二两，芍药三两，栀子七枚，升麻四两，羚羊角一两半，右九味，哎咀，以水九升，煮取三升，去滓，内豉煮一沸。分三服。
野葛膏，治恶风毒肿⑦	野葛、犀角、蛇衔、莽草（《外台》作茵芋）、乌头、桔梗、升麻、防风、蜀椒、干姜、鳖甲、雄黄、巴豆，各一两，丹参三两，踯躅花一升，右十五味，哎咀，以苦酒四升，渍之一宿，以成煎猪膏五斤，微火煎，三上三下，药色小黄去滓，以摩病上。此方不可施之猥人，慎之。《胡洽》无丹参、踯躅，有细辛。又苏恭以白芷、防己、吴茱萸、附子、当归，代巴豆、雄黄、蛇衔、防风、鳖甲。

① 《中华道藏》第22册，第481页。
② 同上，第482页。
③ 同上。
④ 同上，第122、123页。
⑤ 同上，第127页。
⑥ 同上，第157页。
⑦ 同上，第187页。

解毒名称	内　　容
金银毒①	用水银服数两即出，鸡子汁及屎白，烧猪脂和，水淋鸡屎汁煮葱白汁，鸭血及屎汁。
服药过剂闷乱者用②	水和胡粉、水和葛粉、地浆、蘘荷汁、秔米沈、豉汁、干姜、黄连、饴糖、饮蓝汁、吞鸡子黄。
解诸菌毒③	掘地作坑，以水沃中，搅令浊，澄清饮之，名地浆。
解一切毒药发④	豉三升，生麦门冬、葱白，各八两，右三味，咬咀，以水七升，煮取二升半，分三服。
鸡肠草散，解诸毒方⑤	鸡肠草三分，茅苈、升麻，各四分，芍药、当归、甘草，各二分，垩土一分，蓝子一合，右八味，治下筛，水服方寸匕，多饮水为佳。若为蜂、蛇等毒虫所螫，以针刺螫上，血出著药如小豆许于疮中，令湿瘥。为射罔箭所中，削竹如钗股，长一尺五寸，以绵缠绕，水沾令湿，取药内疮中，随疮深浅令至底止，有好血出即休。若服药有毒，水服方寸匕，毒解痛止愈。
解毒药散方⑥	茅苈一分，蓝并花二分，右二味，七月七日取蓝，阴干捣筛。水和服方寸匕，日三。 又方：中毒者，取秦燕毛二七枚，烧灰服。
解一切毒方⑦	母猪屎水和服之。又水三升三合，和米粉饮之。
解鸩毒及一切毒药不止烦懑方⑧	甘草、蜜，各四分，粱米粉一升，右三味，以水五升煮甘草，取二升，去滓，歇大热，内粉汤中，搅令匀调，内白蜜更煎，令熟如薄粥。适寒温饮一升。

---

① 《中华道藏》第 22 册，第 506 页。
② 同上。
③ 同上。
④ 同上。
⑤ 同上，第 507 页。
⑥ 同上。
⑦ 同上。
⑧ 同上。

解毒名称	内　　容
治食葚茖闷乱，如卒中风，或似热盛狂病，服药即剧方①	饮甘草汁、蓝青汁即愈。
治野葛毒已死口噤者方②	取青竹去两节，挂两胁脐上，内冷水注之，暖即易，须臾口开，开即服药，立活。惟须数易水。
治饮酒中毒方③	煮大豆三沸，饮汁三升。 又方：酒渍干椹汁服之。
治人忽中水毒，手足指冷，或至肘膝者方④	吴茱萸一升，生姜切一升半，犀角、升麻、橘皮，各二两，乌梅十四枚，右六味，㕮咀，以水七升，煮取二升，分二服。 又方：浮萍草曝干，为末，酒服方寸匕。 又方：取梅若桃叶，捣绞取汁三升许，或干以少水绞取汁饮之。小儿不能饮，以汁傅乳头饮之。 又方：捣苍耳汁，服一升；又以绵裹杖，沾汁导下部，日三，瘥。 又方：捣蓼一把，以酒和，绞取汁一升饮之，不过三服瘥。《外台》、《肘后》作梨叶。 又方：捣蓝一把，水解，以涂浴面目身体令遍。 又方：捣蛇莓根为末，水饮之，并导下部；生者用汁。凡夏月行，常多赍此药屑。入水，以方寸匕投水上流，无所畏，又辟射工。凡洗浴，以少许投水盆中，即无毒。

---

① 《中华道藏》第22册，第507页。
② 同上。
③ 同上，第526页。
④ 同上，第532页。

解毒名称	内　　容
治毒箭所中方①	捣蓝汁一升饮之，并以薄疮上。若无蓝，取青布渍绞汁饮之，并淋疮中；镞不出，捣死鼠肝涂之。 又方：煎地黄汁作丸服之，百日箭出。 又方：多饮葛根汁，并治一切金疮。 又方：雄黄为末傅之，当沸汁出愈。 又方：捣葛根汁饮之；又葛白屑熬黄，傅疮止血。 又方：内盐脐中，灸之。 又方：贝齿末服一钱匕。 又方：煮芦根汁饮三升。
治手足卒中刺中水毒方②	捣韭及蓝青置上，以火灸，热彻即愈。
解酒毒③	用甘蔗。
去冷热毒④	用杏实。
消风热毒肿⑤	用芜菁根。
去一切风毒肿⑥	用芥菜。
杀百药毒⑦	用葱青叶。
解风热恶毒⑧	用萘菜。

① 《中华道藏》第 78 册，第 545 页。
② 同上，第 540 页。
③ 同上，第 549 页。
④ 同上。
⑤ 同上，第 551 页。
⑥ 同上。
⑦ 同上。
⑧ 同上，第 552 页。

解毒名称	内　　　容
杀诸毒①	用荠菜。
散皮肤骨节中淫淫温行毒②	用芜荑。
散毒气③	用罗勒。
除邪痹毒气④	用小蒜。
解诸毒⑤	用小蒜叶。
辟邪毒⑥	用蕃荷菜。
去恶肉死肌、膝痛、溪毒⑦	用苍耳子叶。
除风邪诸毒⑧	用干姜。
破积血风毒肿⑨	用白麻子。
治一切毒肿⑩	用生大豆。

---

① 《中华道藏》第 22 册，第 551 页。
② 同上，第 552 页。
③ 同上。
④ 同上，第 553 页。
⑤ 同上。
⑥ 同上。
⑦ 同上。
⑧ 同上。
⑨ 同上，第 555 页。
⑩ 同上。

解毒名称	内　　容
杀鬼毒①	用生大豆，
辟瘴气恶毒②	用大豆豉，
杀百邪、恶气③	用酒。
消毒热④	用酢。
散水气，杀邪毒⑤	用酢。
去风毒⑥	用青羊生脂。
解石药毒⑦	用母猪蹄。
去鬼毒⑧	用大猪头肉。
治小儿霍乱吐痢方⑨	人参一两，厚朴、甘草，各半两，白术十八铢，右四味，㕮咀，以水一升二合，煮取半升。六十日儿服一合，百日儿分三服，期岁分二服，中间隔乳服之。乳母忌生冷、油腻等。一方加干姜一分，或加生姜三分。
治小儿霍乱方⑩	研尿滓，乳上服之。 又方：牛涎灌口中一合。

① 《中华道藏》第22册，第555页。
② 同上。
③ 同上，第556页。
④ 同上。
⑤ 同上。
⑥ 同上，第557页。
⑦ 同上，第558页。
⑧ 同上。
⑨ 同上，第122页。
⑩ 同上，第123页。

解毒名称	内　　　容
治小儿疳瘘方①	丹砂、大黄，各三十铢，雄黄、藺茹漆头者、雌黄，各二十四铢，矾石马齿者、莽草，各十八铢，黄连三十六铢，右八味，㕮咀，以猪脂一升三合，微火煎，三上三下膏成，去滓，下诸色末搅凝，傅之。
治风毒，咽水不得下，及瘰痉肿方②	升麻、芍药，各六两，射干、杏仁、枫香、葛根、麻黄，各三两，甘草二两，右八味，㕮咀，以水八升，煮取二升半，分三服。 又方：以水服茛莶子末两钱匕，神良。
治喉痹及毒气方③	桔梗二两，水三升，煮取一升，顿服之。 又方：生姜二斤，捣取汁，蜜五合，微火煎相合。服一合，日五。 又方：附子一枚，破作大片，蜜涂，炙令黄。含咽汁，甘尽更涂，炙如前法。 又方：剥大蒜，塞耳鼻，日二易。
治小儿疣目方④	以针及小刀子决目四面，令血出，取患疮人疮中汁、黄脓傅之，莫近水三日，即脓溃根动自脱落。
治小儿卒毒肿着喉颈，壮热妨乳方⑤	升麻、射干、大黄，各一两，右三味，㕮咀，以水一升五合，煮取八合。一岁儿分三服，以滓薄肿上，冷更暖以薄，大儿以意加之。
裴公八毒膏，治卒中风毒⑥	蜀椒、当归、雄黄、丹砂，各二两，乌头、巴豆，各一升，薤白一斤，莽草四两，右八味，㕮咀，苦酒三升，渍一宿，用猪脂五斤，东向灶，苇薪火煎之，五上五下，候薤白黄色，绞去滓，研雄黄、丹砂如粉，内之，搅至凝乃止，膏成，盛不津器中。诸蜈蚣蛇蜂等者，以膏置疮上，病在外，悉傅之摩之，以破除日合。一方用礜石一两、蜈蚣二枚，是名八毒膏。

---

① 《中华道藏》第22册，第127页。
② 同上，第157页。
③ 同上，第157、158页。
④ 同上，第128页。
⑤ 同上，第130页。
⑥ 同上，第187页。

解毒名称	内　　容
治脚弱风毒实，及岭南瘴气面肿，乍寒乍热似疟状，脚肿，气上心闷，咳嗽，瘫缓顽痹方①	麻仁、升麻、麻黄、射干、菖蒲、芒硝、甘草、大黄，各半两，豉三合，右九味，㕮咀，以水六升，煮取二升半，内芒硝，又煎三沸。分三服，微利一二行，解毒热。有肿，淬薄之。凡觉气满，辄服一剂佳。
治哭瘥方②	梳齿间刮取垢，水服之。 又方：乱发一两，腊月猪脂一合 右二味，取猪脂煎发令消烊，服之，蛊死矣。 又方：熬大豆，帛裹熨之。
治一切病食瘥方③	取釜下土鸡子大，为末，酢沰清一升和服之。行五十步，吐即瘥。 又方：还取原食，种数多少相似，各少许，和合，布裹烧灰，如杏仁大，水服之。
治瘥病相染易，及霍乱中恶，小儿㤥长病方④	獭肝一具，蜈蚣一枚，麝香一分，雄黄、莽草、丹砂、鬼臼、犀角、巴豆、大黄、牛黄，各一两、右十一味，末，蜜丸如麻子。空腹服二丸，至三丸，以知为度。
治遁尸，尸瘥，心腹及身有痛处不得近者方⑤	取艾小捘令碎，著痛上，厚一寸余，热汤和灰令强，热置艾上，冷即易，不过二三度瘥。

① 《中华道藏》第 22 册，第 179 页。
② 同上，第 379 页。
③ 同上。
④ 同上，第 380 页。
⑤ 同上。

解毒名称	内　　容
治遁尸，尸疰，心腹刺痛，不可忍者方①	桂心、干姜，各一两，巴豆仁二两，右三味，治下筛，以上酢和如泥，傅病上，干即易之。
治遁尸，飞尸，又治暴风毒肿流入四肢、头面方②	白芥子一升，蒸熟，捣，以黄丹二两搅和，分作两分，用疏布袋盛，更蒸使热，以薄痛上，当更迭蒸袋，常使热薄之，如此三五度即定。
治少小吐痢方③	乱发半两，烧灰鹿角六铢，右二味，为末，米汁服一刀圭，日三服。 又方：热牛屎含之。一作牛膝。 又方：烧特猪屎，水解取汁，少少服之。
狼毒毒④	用占斯。
斑猫毒⑤	用巴豆。
治小儿殃火丹，毒著两胁及腋者方⑥	右用伏龙肝为末，油和傅之，干则易。若入腹及阴，以慎火草取汁服之。
治蛇蝎螫方⑦	服小蒜汁，滓薄上。《肘后方》云：治蝮蛇螫。 又方：熟捣葵，取汁服之。

---

① 《中华道藏》第22册，第380页。
② 同上。
③ 同上，第123页。
④ 同上，第31页。
⑤ 同上。
⑥ 同上，第475页。
⑦ 同上，第528页。

解毒名称	内　　容
治蛇啮方①	人屎厚涂，帛裹即消。
治热毒下黑血，五内绞切痛，日夜百行，气绝欲死方②	黄连一升，龙骨、白术，各二两，阿胶、干姜、当归、赤石脂，各三两，附子一两，右八味，㕮咀，以水一斗，煮取五升，分五服。
太乙追命圆，治百病，若中恶气，心腹胀满，不得喘息，心痛积聚，胪胀疝瘕，宿食不消，吐逆呕哕，寒热瘰疬，蛊毒，妇人产后余疾方③	蜈蚣一枚，丹砂、附子、矾石（一作礜石）、雄黄、藜芦、鬼臼，各一分，巴豆二分，右八味，为末，蜜丸如麻子。一服二丸，日一服。伤寒一二日服一丸，当汗出，绵裹两丸塞两耳中。下痢服一丸，一丸塞下部。蛊毒服二丸，在外膏一丸涂之，毒自出。产后余疾服一丸。耳聋，绵裹塞耳。
解诸药毒④	用石蜜。
除蛊毒⑤	用蝮蛇肉。
主五痔瘘，杀诸蛊⑥	用鳗鲡鱼。

---

①　《中华道藏》第 22 册，第 475 页。
②　同上，第 335 页。
③　同上，第 513、514 页。
④　同上，第 561 页。
⑤　同上。
⑥　同上。

解毒名称	内　　容
人参汤，治毒冷霍乱①	人参、附子、厚朴、茯苓、甘草、橘皮、当归、葛根、咬姜、桂心，各二两，右十味，咬咀，以水七升，煮取二升半，分为三服。
治一切蛊毒，妖邪鬼症者，②	麝香、马目毒公、特生礜石、丹砂、马齿矾、雄黄，各一两，巴豆九十枚，青野葛一两，一本不用，右八味，末之，别捣巴豆如膏，合捣五千杵，内蜜，更捣一万杵，丸如小豆。强人服二丸，弱人服一丸，入腹，云行四布，通彻表裹，从头下行，周遍五脏六腑，魂魄静定，情性得安，病在膈上吐，膈下利，或蛇虫诸毒五色热水，或不吐下，便微渐除瘥。
升麻汤，治小儿喉痛，若毒气盛，便咽塞，并治大人咽喉不利方③	升麻、生姜、射干，各二两，橘皮一两，右四味，咬咀，以水六升，煮取二升，去滓，分三服。
石膏汤，治脚气风毒④	石膏、龙胆、升麻、芍药、贝齿、甘草、鳖甲、黄芩、羚羊角，各一两，橘皮、当归，各二两，右十一味，咬咀，以水八升，煮取三升，分为三服。
乌头汤，治风冷脚痹疼痛，挛弱不可屈伸方，若热毒，多服益佳⑤	乌头、细辛、蜀椒，各一两，甘草、秦艽、附子、桂心、芍药，各二两，干姜、茯苓、防风、当归，各三两，独活四两，大枣二十枚，右十四味，咬咀，以水一斗二升，煮取四升，分五服。

① 《中华道藏》第 22 册，第 434 页
② 同上，第 275 页。
③ 同上，第 130 页。
④ 同上，第 179、180 页。
⑤ 同上，第 180 页。

解毒名称	内　　容
风缓汤，治脚弱，体痹不仁，毒气上入脏，胸中满塞不通，食辄吐失味方①	独活、甘草、石膏，各三两，羚羊角、犀角，各半两，麻黄、防风、当归、升麻、橘皮、吴茱萸、桂心、半夏、鳖甲，各二两，枳实一两，生姜六两，大枣二十枚，贝齿七枚，乌头二两，一作乌梅七枚，右十九味，㕮咀，以水一斗四升，煮取四升，一服一升。若有少虚热者，加干地黄二两。
杀鬼蛊、邪注，毒气②	用盐。
杀疥蛊，除百节中结气及风伤蛊毒、吐血③	用羖羊角。
却风热，止毒④	用羖羊髓。
主鬼疰、蛊毒⑤	用獭肝
主蛊毒寒热⑥	用狐阴茎。
杀恶毒⑦	用丹雄鸡肉。
主射工水毒⑧	用白鹅毛。

---

① 《中华道藏》第22册，第180页。
② 同上，第556页。
③ 同上，第557页。
④ 同上。
⑤ 同上，第560页。
⑥ 同上。
⑦ 同上。
⑧ 同上。

解毒名称	内　　容
主杀蛊毒、鬼注①	用越燕屎。
除蛊毒②	用蝮蛇肉。
去三蛊，杀蛊毒、鬼疰、恶毒③	用榧实。
杀狗毒④	用杏核仁。
杀小蛊⑤	用桃核仁。
除瘴气恶毒⑥	用格葱。
杀蛊毒气⑦	用葫。
治油肿丹毒⑧	用芸薹。
主小儿火丹诸毒肿，去暴热⑨	用蕈菜。

① 《中华道藏》第22册，第561页。
② 同上。
③ 同上，第549页。
④ 同上。
⑤ 同上。
⑥ 同上，第551页。
⑦ 同上，第553页。
⑧ 同上，第553、554页。
⑨ 同上，第554页。

第三节　明代《仙传外科集验方》所载解毒方

治一切疽疮、恶疮、毒疮久不愈者①	神异四七膏：乳香、没药、防风、羌活、白芷、赤芍、当归、宣连、肉桂、皂角、五倍子、巴豆去壳、木鳖子、国丹、蓖麻子、无名异、槟榔、水粉、轻粉、枫香、荜茇（一用乌药）、松香、黄蜡各等分，桃柳槐枝、蜡膏、清油，右除乳、没、麝、轻粉、丹另研外，先用清油煎诸药令焦，方下枫香、松香、黄蜡、蜡膏，又熬令溶，用绢滤去前药，却下国丹、水粉再熬令紫色，然后下乳、没、麝、轻末，用桃柳槐枝不停手搅匀，滴水不散为度，将瓦器收贮，出火毒方用。
治诸发肿毒入腹，心烦胀满，不进饮食②	沉香散：沉香一两、木香一两、熏陆香一两、丁香一两、大黄一两、麝香少许。
治发背内溃，及毒气攻冲，呕逆恶心③	乳香散：乳香别研、真菉豆粉，菉豆去皮亦可用，右研细为末，每服一钱重，新汲井水少许调服，细细呷之。要经络发背大疽，自肩下连腰胁肿盛，其坚如石，极紫黑，医以陈药敷之，中夜大呕，乃连进此药三四服，呕遂止，既而疮溃，出赤水淋漓，四十日而愈。又有一患瘰疬者，疼痛辄呕，服此呕逆即止。草节煎汤调服亦可。
追脓毒④	追毒丹：蟾酥一钱，干用，老酒化，巴豆七粒，去壳不去油，白丁香一钱，无此味，加巴豆、蜈蚣酒浸多干黄、硇砂一钱、雄黄二钱、轻粉一钱、朱砂二钱，为衣，黄丹亦可。

---

① 《中华道藏》第22册，第724页。
② 同上，第725页。
③ 同上。
④ 同上，第728页。

治疗疮痈疽等疮疖毒，专治能令内消去毒，化为黑水，从小便出，万无失一。（此方不得秘，又不轻泄，谨之慎之宝之可也）①	乳香、知母、半夏、天花粉可加贝母、川山甲、白芨、皂角、银花各一钱重。右咬咀，共计八钱重，无灰酒一碗，煎至半碗，去滓，只作一服温服。不得加减。用滓捣碎为细末，加秋过芙蓉叶一两重，用蜜调井花水及敷药于疮口上，如干再用蜜水润洗。过一宿自然消，不必用第二服。
利大腑，去毒积②	雄黄丸：蔚金、雄黄各半两、大戟、芒硝各一两，巴豆四十粒，去壳不去油用，右各碾为末，面糊丸绿豆大，每服七八九丸用，服用巴豆半粒，擂冷白汤吞下。如要打痰，用桑白皮、杏仁煎汤，冷吞下即行。
治风毒结核，瘰癧肿不止③	牛旁子丸：牛旁子一两，微炒，何首乌一两、干薄荷二两、雄黄二两、牛黄二钱、麝香二钱、皂角七皮，水二升，槌汁炼膏右以前药为末，用皂角膏丸，如梧桐子大，每服二十丸，煎黄耆汤下。
疗疮肿毒④	化毒消肿托裹散：人参无亦可，赤茯苓、白术各六钱重，滑石、桔梗各二两，荆芥穗、山栀子各五钱，当归一两、川芎、黄曹、赤芍、苍木、麻黄、大黄、黄芩、防风、甘草、薄荷、连翘、石膏、芒硝加缩砂不用此，或加瓜蒌、牡砺、贝母、木香，疗疮加脚莲、荷车瘰疖加车钱子、木通、竹叶疼痛加乳香、没药咽喉加大黄、栀子、竹叶、灯草脚气加宣木瓜、槟榔嗽加半夏姜汁制，用生姜同煎。右咬咀，每服五钱重，水一碗，葱白一根，煎热服，汗出为度。服后若利三五行为妙。大病不过三五服，即内消化毒尽矣。

---

① 《中华道藏》第22册，第730页。
② 同上。
③ 同上，第732页。
④ 同上，第737页。

诸般恶毒疮疖①	仙方隔纸膏（亦名神应膏）：黄连、何首乌去皮、草乌去皮、当归尾、白芷各半两，川乌去皮，二钱半，后用黄丹一两，夏用二两，乳香、没药半两、血蝎半两，右总咬咀，用清油五两重，同药一处，入于铫子内，文武火熬，待药黑色，用布滤去滓，仍将药油入铫内，下黄丹，用桃柳枝一把，不住手搅之；又黑色，即将血蝎、乳、没细末入内，搅匀略煎，滴在水中成珠不散，却用瓦碗盛之，沉在冷水中浸一昼夜，出火毒，用之神效。
解百毒及诸食应干毒②	右用甘草二两，生剉，水三盏，煎减半，去滓停冷，每服半盏，细细饮之，未效更服，或吐无害。一方，加大豆同煎，尤验。
解百毒及闽广桃生金蚕蛊毒③	右用甘草长七寸，四十九茎，浸厕坑中四十九日，净洗，为末，蜜圆瓶收，遇中毒时，口中嚼化即解。
解砒毒④	右用早禾秆烧灰，新汲水淋汁，绢滤过，冷服一碗，毒下利即安。一方，白扁豆末，新汲水调下。又方：青黛、甘草、乌豆，煮水三碗服。又浓煎豆豉汤灌下。又用锡器粗石上磨水服，锡器磨水尤妙。单用杨梅皮煎汤二三碗服可。
解诸药毒死⑤	右用防风一味，擂冷水与服。一方，白扁豆花擂水。又方：豆粉调水，米糖调水，生姜擂水服，皆可。
解蒙汗毒⑥	饮冷水即安。

① 《中华道藏》第22册，第739页。
② 同上，第751页。
③ 同上，第752页。
④ 同上。
⑤ 同上。
⑥ 同上。

解蛊毒①	石菖蒲一味，焙干为末，甘草煎汤下，病退为度。
仙传解蛊毒咒②	凡入蛊毒人家，方入先暗念咒三遍或七遍，云：父为蚯蟮虫，母为罗蛇女，眷属七千人，吾尽识得汝。右入门先暗，通蛊毒万福，举眼从左手直上，数屋椽一遍，却低头，如有茶酒食物来，即左手潜入衣服内，搋取阴毛一茎，于盘内称归就主，如前暗念咒三遍，如有药盘，上自有虫物出来，却将毛系之，方知本主自中。又方：垢腻散。右用白矾一块，令病人咀之，如觉矾甜，即是蛊毒，乃用梳齿内垢腻不拘多少，食之即吐出恶物。
解毒散③	右以白矾、石菖蒲，等分为末，新汲水调下二钱，两服见效。
神仙解毒丸方④	青黛、自然铜、野茨菇田内生者、贯众、川芎、尘粉壁土、黄连、桃根去皮用骨，焙干另研、槟榔、赤小豆、绿豆、新砖、新瓦，砖瓦须用新出未经水者，先置厕中浸二七，又于流水中浸二七，晒干别研。以上十三味各二两重，甘草节一两，右研为末讫，用锡器磨水和药，却用糯米粉煮落汤糁，捣和为丸，煮糁时以在水中浮为度，捣三千杵，每丸如弹子大，磨水服。
诸肿毒⑤	用生姜面、东过梁落地者，就将于本地上，阳日画〇圈，阴日画囗圈一个，以姜蘸好米醋于圈内，磨取地上泥，括在钵内，入大黄、芒硝末，同姜尽研烂，敷于毒处，留开疮口，毒自出矣。

---

① 《中华道藏》第 22 册，第 752 页。
② 同上。
③ 同上。
④ 同上。
⑤ 同上，第 748 页。

四危证，中砂毒，烦躁，心腹绞痛，头旋，欲吐不吐，面青黑，四肢冷①	右用青蓝一握细研，以井花水调下一碗灌之。一方：麻油二升灌下。一方：地浆水浓服三碗。即掘开黄土地，以水倾入，搅浊服之。
治诸肿毒痈疽，已溃令愈，未溃令消用②	右用草乌一味，为细末，井花水调涂肿处，留疮头勿涂，破者不可涂疮口，或加芙蓉叶尤妙。
穿掌毒③	新桑叶研烂，包盒上即愈。
小儿头疮胎毒，诸风热恶疮，痘疮用④	黄柏、黄连、白芷、五倍子，右四味，等分研细末，用井花水调，稀稠得所，涂开在碗内，覆架两砖上，中空处灼艾烟熏蒸，以黑干为度，仍取下前药，再研作末，清油调涂。如有虫，则用煎油调搽。又方：五倍子、白芷等分为末，有脓水干渗其上，其脓水即收。如干瘢，以清油调涂。
解鼠莽毒⑤	右用木蓝根擂水数碗服，即染青根二。又方：乌桕根擂水服之安，镜面草一味擂自然汁，小酒一盏许，清油对停，搅匀服之，即下毒物三五次，以肉粥补不可迟。
解班猫毒⑥	大小黑豆汁饮之，玉簪花根擂水，亦能解诸毒。
解食河豚鱼毒⑦	仓卒无药，急以清油多灌之，吐出毒物即愈。

---

① 《中华道藏》第 22 册，第 750 页。
② 同上，第 756 页。
③ 同上，第 763 页。
④ 同上，第 764 页。
⑤ 同上，第 752 页。
⑥ 同上。
⑦ 同上。

毒蛇伤①	急饮好醋一二碗，令毒气不随血走，或饮清油一二盏亦可，然后用药，或用头绳扎定伤处两头，次用白芷为末，白水调下半两许，服之顷刻，咬处黄水出尽，肿消合合。一方：雄黄为末涂之。又用水调服亦可。又方：白矾、雄黄、黄蜡等分为末，成丸如指头大，每遇着伤处，于香匙上溶热，滴于疮上，或以竹管按上滴入，则毒不散，尤妙。
蜈蚣毒②	用雄鸡冠割血，瓦盏盛，浸舌就咽下即缩。
暴赤肿热毒③	三黄汤：黄连半两、茯苓半两、大黄二两，煨，甘草末、朴硝，麦门冬汤食后下。
诸般风热心热，风毒烂眩，赤涩痒痛，障翳流相，妇人血风诸证④	常洗药：五倍子去灰，蔓刻子去白皮，热水洗过，右为末，每服二钱，用砂罐内水半盏，铜钱三五十个，用纸封口，火炙至久，纸上破小孔，以气蒸眼，待可用手，倾出澄清，开眼热洗，冷即住。后再温热，又洗。又洗药：铜青半两，白墡土一两，五倍子一钱半，右同为末，用热汤泡开，闭目热洗眼眩，不可入眼内，冷即住，后再温热洗。凡烂眩皆可用。
解巴豆毒⑤	煮黄连汁饮之。
解附子、川乌、天雄毒⑥	煮大小黑豆汁饮之。

---

① 《中华道藏》第 22 册，第 761、762 页。
② 同上，第 766 页。
③ 同上，第 772 页。
④ 同上。
⑤ 同上，第 752 页。
⑥ 同上。

解食野菌毒①	掘开黄土地窟，以冷水倾，搅令浊，少顷饮之，名曰地浆，可解上毒。又方：用甘草节不拘多少，用麻油一盏，煎一次，勿令黑冷，服油即解。
小儿十种丹瘤（十种丹毒)②	一飞灶丹，从顶头起肿光，用葱白研取自然汁涂。二吉灶丹，从头上红肿痛，用赤小豆末，鸡子清调搽。三鬼火丹，从面起赤肿，用灶心土，鸡子清调涂。四天火丹，从背起赤点，用桑白皮末，羊脂调涂。五天灶丹，从两臂赤肿黄色，用柳木烧灰，水调搽。六水丹，从两胁虚肿，用生铁屑末，猪粪调搽。七胡次丹，从脐上起黄肿，用槟榔为末，米醋调。八野火丹，从两脚赤肿，用乳香末，羊脂调涂。九烟火丹，从两脚有赤白点，用猪槽下土，麻油调搽。十胡漏丹，从阴上起黄肿，用屋漏处土，羊脂调搽。

---

① 《中华道藏》第 22 册，第 752 页。
② 同上，第 763、764 页。

第八章　道教服食食材的现代营养成分初探

——以《食疗本草》为例

　　道教服食具有涉及内容广泛、层次性明显的特征。服食内容涉及服食丹药、饮食、食气、服符等。层次性涉及成仙类服食、治疗类服食、日常饮食类以及其他服气、服符的宗教类。随着历史的发展，道教服食逐渐呈现"道俗合一"的特征，日常饮食层面的内容与俗世的区分已经不明显。这一部分内容，与现代的食疗、饮食、营养学的关系是最密切的。故笔者以《食疗本草》为例进行探讨。在唐代以前，已经出现了不少与食疗相关的书籍。《汉书·艺文志》就著录了《神农本草食忌》，此后又陆续出现了许多以"食禁"、"食忌"、"食经"等为名的书籍。但这些书籍或者专论饮食的忌讳，或者以烹调料理作为它们的主要内容。尽管这些书中也或多或少涉及到食物治病，但其内容并没有以食物治疗作为主体。在我国医药发展的早期是"药食同源"的，先民在寻找食物的过程中，不断发现新的药物。因此我国最古老的药物著作《神农本草经》中，食物类药物占据了很大的比重。某些药、食之间并无截然的界限，"用之充饥则谓之食，以其疗病则谓之药"。在早期医药发展进程中，着眼于食物的营养价值和食用禁忌的著作（即前述"食禁"、"食忌"、"食经"等）与着眼于药物治疗的著作（即"本草"）几乎同时发展。但在发展过程中，以食物为主体的"食经"和以药物为主体的"本草"开始逐渐融合、互相渗透。这一融合在唐代出现了一个转机，即在本草中诞生了一个新的"食疗"分支学科。[①] 孟诜的《食疗本草》则完全从形式到内容将"食疗"形成了一个独立的分支学科。

《旧唐书》记载："孟诜，汝州梁人也。举进士。垂拱初，累迁凤阁舍人。诜少好方术，尝于凤阁侍郎刘祎之家，见其敕赐金，谓祎之曰：'此药金也。若烧火其上，当有五色气。'试之果然。则天闻而不悦，因事出为台州司马。后累迁春官侍郎。睿宗在籓，召充侍读。长安中，为同州刺史，加银青光禄大夫。神龙初致仕，归伊阳之山第，以药饵为事。诜年虽晚暮，志力如壮，尝谓所亲曰：'若能保身养性者，常须善言莫离口，良药莫离手。'睿宗即位，召赴京师，将加任用，固辞衰老。景云二年，优诏赐物一百段，又令每岁春秋二时，特给羊酒糜粥。开元初，河南尹毕构以诜有古人之风，改其所居为子平里。寻卒，年九十三。诜所居官，好勾剥为政，虽繁而理。撰《家》、《祭礼》

---

① （唐）孟诜原著，郑金生等译注，《食疗本草译注》，上海古籍出版社，2007年，第1页。

各一卷，《丧服要》二卷，《补养方》、《必效方》各三卷。"①

在《新唐书》亦有记载："思邈于阴阳、推步、医药无不善，孟诜、卢照邻等师事之。……孟诜，汝州梁人。擢进士第，累迁凤阁舍人。他日至刘祎之家，见赐金，曰：'此药金也，烧之，火有五色气。'试之，验。武后闻，不悦，出为台州司马，频迁春官侍郎。相王召为侍读。拜同州刺史。神龙初，致仕，居伊阳山，治方药。睿宗召，将用之，以老固辞，赐物百段，诏河南春秋给羊酒糜粥。尹毕构以诜有古人风，名所居为子平里。开元初，卒，年九十三。"②"诜居官颇刻敛，然以治称。其闲居尝语人曰：'养性者，善言不可离口，善药不可离手。'"③

目前学界通行的看法是，唐代的张鼎将孟诜《补养方》增补改编之后，更名《食疗本草》。孟诜卒于713年，则《补养方》的撰成之年当不会晚于此年。《食疗本草》为孟诜原撰、张鼎增补的最早记载，见于宋《嘉祐补注神农本草·补注所引书传》（1060年）记载："《食疗本草》，唐同州刺史孟诜撰。张鼎又补其不足者八十九种，并归为二百二十七条，凡三卷。"从敦煌石窟中发现的《食疗本草》残卷中，我们可以了解到经张鼎增补而成的该书大致面貌。在此以前，孙思邈《备急千金要方》已经用"食治"名卷。只是因为到孟诜、张鼎之时，为了避唐高宗李治（650－683在位）的名讳，"食治"被改为"食疗"。④

---

① 《旧唐书·列传第一百四十一·方伎》，中华书局，1974年6月，第5101－5102页。

② 《新唐书·列传第一百二十一·隐逸》，中华书局，1974年6月，第5597页。

③ 同上，第5600页。

④ （唐）孟诜原著，郑金生等译注，《食疗本草译注》，上海古籍出版社，2007年，第1页。

可见，孟诜与孙思邈为师徒关系，并受孙思邈的道医影响。从《食疗本草》来看，"道俗合一"的特征已经很明显。作为道教服食的另一个方面，即日常生活饮食层面，食材的宗教性减弱，与现代营养学有对接的可能性和现实性。

随着人们的生活水平不断提高，人们对营养、卫生安全的要求也越来也高。道门中有益的成分也在逐年挖掘，而卫生安全是营养的前提。WHO 科学的总结了世界各国食源性疾病的发生情况，提出了安全制备食物的十项原则：选择经过安全处理的食品；彻底加热食品；熟食品放置时间不宜过长；妥善储存熟食品；储存的熟食品在食用前必须再次彻底加热；避免生食与熟食的接触；反复洗手；保持厨房所有表面的清洁；避免昆虫、鼠类和其它动物接触食品；饮用安全卫生的水。同时，现代的食品企业也在采用先进的生产规范：如，食品良好生产规范，即 GMP（good manufacture practice），以及 HACCP 体系的运用。① 因此，随着当代环境问题、食品问题的日益凸显，采用古今结合、相互参照的方法，能有利于推陈出新，古为今用，使道教服食中的日常饮食的部分进一步发扬光大。故笔者以此为例予以说明。参见表 12。

---

　　① 参考黄刚平主编：《烹饪营养卫生学》，东南大学出版社，2007 年版，第 219 页。

表12 《食疗本草》所载食材的现代营养、化学成分表

名称	主治、具体方法、 食宜、食忌、宗教特征	现代营养、 化学成分
盐	主治：蠼螋尿疮；治脚气；揩齿。具体方法：盐三升，水一斗，煮取六升，以绵浸汤，淹疮上；取盐三升，蒸，候热分裹近壁脚踏之，令脚心热；和槐白皮蒸用，夜夜与之良；以皂荚两梃，盐半两，同烧令通赤，细研。夜夜用揩齿。一月后，有动者齿及血齿，并差，其齿牢固。	含氯化钠，以及少量的碘、镁、钾等。
石燕	主治：补益，能吃食，令人健力。具体方法：在乳穴石洞中者，冬月采之，堪食。余月采者只堪治病，不堪食也。食如常法；又，治法：取石燕二十枚，和五味炒令熟，以酒一斗，浸三日，即每夜卧时饮一两盏，随性多少也。甚能补益，能吃食，令人健力也。食宜：冬月采之，堪食。食忌：余月采者只堪治病，不堪食也。	主要为碳酸钙，尚含少量磷酸及二氧化硅。
黄精	主治：能老不饥。具体方法：可取瓮子去底，釜上安置令得，所盛黄精令满；密盖，蒸之。令气溜，即暴之。第二遍蒸之亦如此。九蒸九暴。凡生时有一硕，熟有三四斗。蒸之若生，则刺人咽喉。暴使干，不尔朽坏。食宜：其生者，若初服，只可一寸半，渐渐增之。十日不食，能长服之，止三尺五寸。宗教特征：服三百日后，尽见鬼神。饵必升天。	含黏液质，淀粉及糖分。

名称	主治、具体方法、 食宜、食忌、宗教特征	现代营养、 化学成分
甘菊	主治：并主头风目眩、泪出，去烦热，利五脏。具体方法：其叶正月采，可作羹；茎，五月五日采。花，九月九日采。并主头风目眩、泪出，去烦热，利五脏。食忌：野生苦菊不堪用。	含挥发油、胆碱、菊甙、氨基酸、黄酮类、硒、铬、镍、锰等。
天门冬	主治：补虚劳，治肺劳，止渴，去热风。亦用洗面，甚佳。具体方法：可去皮心，入蜜煮之，食后服之。若曝干，入蜜丸尤佳。	含天门冬素、黏液质、β—谷甾醇、甾体皂甙、鼠李糖、木糖及葡糖糖、蛋白质、锌、硒等。
地黄	主治：生则寒，主齿痛，唾血，折伤。具体方法：以少蜜煎，或浸食之，或煎汤，或入酒饮，并妙。食宜：叶可以羹。	含β—谷甾醇与甘露醇、地黄素、生物碱、脂肪酸、葡萄糖、精氨酸、维生素A类物质。
薯蓣	主治：治头疼，利丈夫，助阴力。具体方法：和面作馎饦，则微动气，为不能制面毒也。熟煮和蜜，或为汤煎，或为粉，并佳。干之入药更妙也。	含淀粉、糖类、蛋白质、脂肪、皂甙、黏液质、胆碱、糖蛋白、自有氨基酸、山药碱、多巴胺、多种维生素和无机盐。
白蒿	主治：治淋沥疾；子：主鬼气，末和酒服之良。具体方法：烧淋灰煎；春初此蒿前诸草生。捣汁去热黄及心痛。其叶生捣，醋淹之为菹，甚益人；又，叶干为末，夏日暴水痢，以米饮和一匙，空腹服之。	本植物的绿色部分含一种倍半萜烯类白蒿宁，地上部分又含白蒿素、洋艾内酯和洋艾素。

名称	主治、具体方法、食宜、食忌、宗教特征	现代营养、化学成分
决明子	主治：叶：主明目，利五脏；子：主肝家热毒气，风眼赤泪。具体方法：每日取一匙，授去尘埃，空腹水吞之。百日后，夜见物光也。食宜：食之甚良。	含大黄素、大黄酸、大黄酚、决明素、维生素A等。
生姜	主治：去痰下气；除壮热，治转筋；冷痢；止逆，散烦闷，开胃气；除偏风；下一切结实冲胸隔恶气；又，胃气虚，风热，不能食；又，皮寒。具体方法：取椒烙为之末，共干姜末等分，以醋和面作小馄饨子，服二七枚。先以水煮，更稀饮中重煮。出，停冷吞之。以粥饮下，空腹，日以度作之良；姜屑末和酒服之；汁作煎；姜汁半鸡子壳，生地黄汁少许，蜜一匙，和水三合，顿服立差；又，姜汁和杏仁汁煎成煎，酒调服，或水调下，善下一切结实冲胸隔。食忌：多食少心智。八九月食，伤神；食之除鼻塞，去胸中臭气，宗教特征：通神明；神验。	含挥发油，包括姜醇、姜烯、水芹烯、柠檬醛、芳樟醇、龙脑、壬醛、桉油醚等，又含辣味成分姜辣素、氨基酸、淀粉、黏液，以及钾、镁、锰、锌、硒、铁、铜、磷等。
苍耳	主治：主中风、伤寒头痛；又，丁肿困重；又，治一切风。具体方法：生捣苍耳根、叶，和小儿尿绞取汁，冷服一升，日三度，甚验。取嫩叶一石，切，捣和五升麦蘗，团作块，于蒿、艾中盛二十日，状成曲。取米一斗，炊作饭。看冷暖，入苍耳麦蘗曲，作三大升酿之。封一十四日成熟。取此酒，空心暖服之，神验。封此酒可两重布，不得全密，密则溢出。食忌：不可和马肉食。	果实含苍耳甙、脂肪油、树脂、生物碱、维生素C。此外，尚含查耳酮衍生物、水溶性甙、葡萄糖、果糖、氨基酸、酒石酸、琥珀酸、延胡索酸、苹果酸、硝酸钾、硫酸钙等。
葛根	食宜：蒸食之，消酒毒。其粉亦甚妙。	富含淀粉，以及黄铜甙、葛根素等。

名称	主治、具体方法、 食宜、食忌、宗教特征	现代营养、 化学成分
栝蒌	主治：子：下乳汁；又，治痈肿。具体方法：栝蒌根苦酒中熬燥，捣筛之。苦酒和，涂纸上，摊贴；服金石，人宜用。	果实含三萜皂苷、氨基酸、糖类、有机酸；种子含油脂、亚油酸及甾醇类化合物。
燕覆子	主治：右主利肠胃，令人能食。下三焦，除恶气；又，主续五脏音声及气，使人足气力；除寒热不通之气。具体方法：取枝叶煮饮服之，治卒气奔绝；亦通十二经脉；其茎为通草，利关节拥塞不通之气；煮饮之，通妇人血气。食忌：其皮不堪食。	木髓中含灰分、脂肪、蛋白质、粗纤维、戊聚糖及糖醛酸，还含天冬氨酸、苏氨酸、侣氨酸、苯丙氨酸等 13 种氨基酸以及钙、钡、镁、铁等 18 种微量元素；木部含木质素；叶含通脱木皂甙，还含通脱木皂甙元 A－J，及原通脱木皂甙元 A1、A2 和槲皮甙。
百合	主治：主心急黄。具体方法：蒸过，蜜和食之。作粉尤佳。红花者名山丹，不甚良。	含生物碱、挥发油、酚类。
艾叶	主治：干者并煎者，金疮，崩中，霍乱。止胎漏；艾实：又治百恶气；又，产后泻血不止。具体方法：春初采，为干饼子，入生姜煎服，止泻痢。三月三日，可采作煎，甚治冷。若患冷气，取熟艾面裹作馄饨，可大如弹子许；取其子，和干姜捣作末，蜜丸如梧子大，空心三十丸服，以饭三五匙压之，日再服；取干艾叶半两炙熟，老生姜半两，浓煎汤，一服便止，妙。宗教特征：其鬼神速走出，颇消一切冷气。	含挥发油、黄酮类、桉叶烷类、三萜类及微量化学元素等。

名称	主治、具体方法、 食宜、食忌、宗教特征	现代营养、 化学成分
蓟菜 (刺儿菜)	主治：根：主养气；根：主崩中；叶：只堪煮羹食，甚除热风气；金创血不止；夏月热，烦闷不止。具体方法：取生根叶，捣取自然汁，服一盏，立佳。又，取菜煮食之，除风热；又，女子月候伤过，捣汁半升服之；捼叶封之即止；捣叶取汁半升，服之立差。	含生物碱、皂甙。
恶食 (牛蒡)	主治：根，作脯食之良；热毒肿；杖疮、金疮；又痈疽及丹石风毒，石热发毒。明耳目，利腰膝；欲散支节筋骨烦热毒；消胀壅；皮毛间习习如虫行。具体方法：捣根及叶封之；取叶贴之，永不畏风；则取其子末之，投酒中浸经三日，每日饮三两盏，随性多少；则食前取子三七粒，熟捼吞之，十服后甚食；细切根如小豆大，拌面作饭煮食；煮根汁浴之，却入其子炒过，末之如茶，煎三匕，通利小便。食忌：夏浴慎风。	叶寒抗菌物质最多，又含氧化酶。
海藻 (羊栖菜)	主治：主起男子阴气。具体方法：常食之，消男子癀疾。南方人多食之，传于北人。北人食之，倍生诸病，更不宜矣。食忌：瘦人，不可食之。	羊栖菜含藻胶酸、粗蛋白、甘露醇、灰分、钾、碘。海蒿子也含上述成分以及马尾藻多糖。
昆布 (海带)	主治：下气，久服瘦人。	含粗蛋白质、维生类（A、B1、B2、B12、C、D）、烟酸、胡萝卜素、脂肪、糖类、纤维素、甘露醇、及丰富的无机盐碘、钙、铁、磷、铜、钾、钴、氟等。

名称	主治、具体方法、 食宜、食忌、宗教特征	现代营养、 化学成分
紫菜	主治：下热气，多食胀人。具体方法：若热气塞咽喉，煎汁饮之。	含蛋白质、脂肪、碳水化合物、粗纤维、灰分、铁、钙、磷、碘、维生素、胶质、叶绿素、红藻素、胆碱、甘露醇等。
船底苔	主治：治鼻洪，吐血，淋疾；又，主五淋；又，水中细苔，主天行病，心闷。具体方法：以炙甘草并豉汁浓煎汤，旋呷；取一团鸭子大，煮服之；捣绞汁服。	含蛋白质、蛋氨酸、维生素、食物纤维、褐藻糖、维他命 B12、C 及 E、生物素及烟碱酸、胺基酸及脂肪酸钠、钾、铁、钙、镁、碘等。
干苔	主治：主痔，杀虫，及霍乱呕吐不止；又，心腹烦闷者；又，发诸疮疥，下一切丹石，杀诸药毒。具体方法：煮汁服之；冷水研如泥，饮之即止。食忌：不可多食，令人痿黄，少血色。	含粗蛋白、甘露醇、钾、碘等。
怀香 （小茴香）	主治：恶心；治卒肾气冲胁、如刀刺痛，喘息不得；亦甚理小肠气。具体方法：取香华叶煮服之；生捣茎叶汁一合，投热酒一合。	主要含茴油，油中成分为茴香脑、茴香醚、茴香酮、甲基胡椒酚、茴香醛等。此外还含脂肪酸、花生酸。
荠苨	主治：丹石发动。具体方法：取根食之。	含 β - 谷甾醇和胡萝卜甾醇等。
蒟酱 （蒟酱叶）	主治：散结气，治心腹中冷气。	含挥发油，油中主要成分为蒌叶酚、丁香油酚、石竹烯等，还含有多种氨基酸、抗坏血酸等。

名称	主治、具体方法、 食宜、食忌、宗教特征	现代营养、 化学成分
青蒿	主治：益气长发，能轻身补中，不老明目，煞风毒；又，鬼气；治恶疮瘢癧。 具体方法：捣敷疮上，止血生肉；取子为末，酒服之方寸匕；烧灰淋汁，和石灰煎。食宜：最早，春前生，色白者是。	含倍半萜类、黄酮类、香豆素、6－甲氧基－7－羟基香豆素等香豆素类成分以及β－半乳糖甙酶、β－葡萄糖甙酶、β－谷甾醇、豆甾醇和棕榈酸等.
菌子 (蘑菇)	主治：发五脏风，壅经脉，动痔病。 食忌：野田中者，恐有毒，杀人。多发冷气，令腹中微微痛。	含蛋白质、多种维生素、无机盐、多糖类、游离氨基酸、食物纤维等。
牵牛子	主治：去水病。具体方法：和山茱萸服之。	含牵牛子甙、种子还含生物碱、又含脂肪油及其他糖类；未成熟种子含多种赤霉素及其葡萄糖甙。圆叶牵牛种子含赤霉素。又含圣苯素－7－O－β－D－吡喃木糖基－O－β－D－吡喃阿拉伯糖甙，2，3，22，23－四羟基胆甾－6－酮，栗木甾酮和麦角类生物碱。
羊蹄	主治：主痒。食忌：不宜多食。	羊蹄根及根茎含有结合及游离的大黄素，大黄素甲醚，大黄酚，还含有酸模素。

名称	主治、具体方法、 食宜、食忌、宗教特征	现代营养、 化学成分
菰菜、 茭首 （茭 白）	主治：利五脏邪气，酒皶面赤，白癞疬 疡，目赤等，效；热毒风气，卒心痛；若 丹石发热；主心胸中浮热气。具体方法： 可盐、醋煮之；和鲫鱼煮作羹，食之三两 顿，即便差耳。食忌：然滑中，不可多 食。食之发冷气，滋人齿，伤阳道，令下 焦冷滑，不食甚好。	含蛋白质、脂肪、糖 类、维生素和钙、磷、 铁等，还含有较多难溶 性草酸钙。
蘦竹	主治：蛔虫心痛，面青，口中沫出，临 死；患痔；患热黄、五痔；丹石发，冲眼 目肿痛。具体方法：取叶十斤，细切；以 水三石三斗，煮如饧，去滓。通寒温，空 心服一升，虫即下。至重者再服，仍通宿 勿食，来日平明服之；常取蘦竹叶煮汁澄 清。常用以作饭；捣汁顿服一升，重者再 服；取根一握，洗。捣以少水，绞取汁服 之。若热肿处，捣根茎傅之。	含有蘦蓄甙、槲皮甙、 没食子酸、草酸、硅 酸、粘质、糖等
甘蔗 （香蕉）	主治：主黄疸；主渴，润肺，发冷病。具 体方法：蒸熟曝之令口开，舂取人食之。 食忌：子：生食大寒，性寒，通血脉，填 骨髓。	含淀粉、蛋白质、脂 肪、糖分、维生素 A、 维生素 B、维生素 C、 维生素 E、烟酸、胡萝 卜素、钙磷铁钾镁，以 及少量去甲肾上腺素和 5 - 羟色胺。

名称	主治、具体方法、 食宜、食忌、宗教特征	现代营养、 化学成分
蛇莓	主治：主胸、胃热气；主孩子口噤。具体方法：以汁灌口中，死亦再活。食忌：有蛇残不得食。	全草含甲氧基去氢胆甾醇，低聚缩合鞣质，并没食子鞣质、总蛋白，总非结构性碳水化合物，没食子酸，已糖，戊糖，糖醛酸，蛋白质，蛋白质鞣质多糖，酚性物质，又含熊果酸，委陵菜酸，野蔷薇葡萄糖酯，刺梨甙 F，6 - 甲氧基柚皮素，杜鹃素，β - 谷甾醇，硬脂酸，白桦甙，蛇莓并没食子甙 A、B，山柰酚 - 3 - O - 芸香糖甙及山柰酚 - 3 - O - 刺槐二糖甙。
苦芺	主治：生食治漆疮。具体方法：傅面目、通身漆疮。食宜：五月五日采，曝干作灰。食忌：不堪多食尔。	未找到对应的营养学解释。
槐实	主治：主邪气，产难，绝伤；主瘾疹，牙齿诸风疼。食宜：春初嫩叶亦可食。	含有芸香甙、槐实甙、槐黄酮甙、山柰素、双葡萄糖甙、脂肪油、半乳糖、甘露聚糖及维生素 A、C 等成分。

名称	主治、具体方法、食宜、食忌、宗教特征	现代营养、化学成分
枸杞（枸杞子）	主治：叶及子，并坚筋能老，除风，补益筋骨，能益人，去虚劳；根，主去骨热消渴；去肾气尤良。又益精气；去眼中风痒赤膜。具体方法：取洗去泥，和面拌作饮，煮熟吞之；捣叶汁点之良。食宜：叶和羊肉作羹，尤善益人。代茶法煮汁饮之，益阳事。	含甜菜碱、胡萝卜素玉蜀黄素、烟酸、维生素类（B1、B2、C）、Ca、Fe、P、有机锗、β—谷甾醇、酸浆果红素、亚油酸及 14 种氨基酸等。
榆荚	主治：右疗小儿痫疾，小便不利；患石淋、茎又暴赤肿者；又方：治女人石痈、妒乳肿；消食，利关节；又，涂诸疮癣妙；又，卒冷气心痛，食之瘥。具体方法：榆皮三两，熟捣，和三年米醋滓封茎上。日六七遍易；宜服丹石人。取叶煮食，时服一顿亦好。高昌人多捣白皮为末，和菹菜食之甚美。	果实水分、蛋白质、脂肪、碳水化合物、粗纤维、灰分、钙、磷、铁、硫胺素、核黄素、烟酸。种子含油。
酸枣（酸枣仁）	主治：主寒热结气，安五脏，疗不能眠。	含脂肪油、蛋白质、白桦脂醇、白桦脂酸、酸枣皂甙、谷甾醇、维生素 C 等。
木耳（黑木耳）	主治：利五脏，宣肠胃气拥、毒气，不可多食。具体方法：热发，和葱豉作羹。食宜：惟益服丹石人。	含蛋白质、脂肪、糖、灰分。灰分中包括磷、铁、钙、胡萝卜素、硫胺素、核黄素、烟酸等，糖中包括甘露聚糖、甘露糖、葡萄糖、木糖、葡萄醛酸、戊糖和甲基戊糖。

名称	主治、具体方法、食宜、食忌、宗教特征	现代营养、化学成分
桑（桑芽）	主治：桑椹：性微寒。食之补五脏，耳目聪明，利关节，和经脉，通血气，益精神；桑根白皮：煮汁饮，利五脏。又入散用，下一切风气水气；桑叶：炙，煎饮之止渴，一如茶法；桑皮：煮汁可染褐色，久不落；柴：烧灰淋汁，入炼五金家用。	叶含远志醇、茶条槭素A、茶条槭素B、茶条槭素C、甲基肌醇、槲皮甙、槭属鞣质A及其他茶条槭鞣质；还含没食子酸、没食子酸乙酯、并没食子酸、β-谷甾醇。
竹	主治：淡竹上，甘竹次。主咳逆，消渴，痰饮，喉痹，鬼疰恶气。杀小虫，除烦热；苦竹叶：主口疮，目热，喑哑；苦竹箬：主下热壅；苦竹根：大下心肺五脏热毒气；笋：寒，主逆气，除烦热，又动气，能发冷症；慈竹：主一切赤白痢；慈竹沥：疗热风，和食饮服之良；淡竹沥：大寒。主中风大热，烦闷劳复；淡竹箬：主噎膈，鼻衄。具体方法：苦竹根：细锉一斤，水五升，煮取汁一升，分三服；取洗之，和姜酱食之。食忌：不可多食；陈者不可食。竹笋不可共鲫鱼食之，使笋不消成症病，不能行步。	含蛋白质，氨基酸，脂肪，糖类，钙，磷，铁，胡萝卜素，维生素B1、B2。
吴茱萸	主治：右主治心痛，下气，除咳逆，去藏中冷。能温脾气消食；又方：生树皮：上牙疼痛痒等，立止；患风瘙痒痛者；如中风贼风，口偏不能语者。具体方法：取茱萸一升，清酒五升，二味和煮，取半升去滓，以汁微暖洗；取茱萸一升，美豉三升，美清酒四升，和煮四五沸，冷服之半升。日三服，得小汗为差。	含挥发油，主要为吴茱萸烯、罗勒烯、吴茱萸内酯醇、吴茱萸酸、生物碱（主要是吴茱萸次碱、吴茱萸因碱），以及吴茱萸啶酮、吴茱萸苦素。

名称	主治、具体方法、食宜、食忌、宗教特征	现代营养、化学成分
食茱萸	主治：主心腹冷气痛，中恶，除咳逆，去脏腑冷，能温中，甚良；又，齿痛；又，杀鬼毒；又，皮肉痒痛；又，鱼骨在腹中刺痛；又，脚气冲心；又，鱼骨刺入肉不出者。具体方法：酒煎含之；中贼风，口偏不语者，取子一升，美豉三升，以好酒五升，和煮四五沸，冷服半升，日三四服，得汗便瘥；酒二升，水五升，茱萸子半升，煎取三升，去滓微暖洗之立止；煎汁一盏服之，其骨软出；和生姜煎汁饮之；捣封之。其骨自烂而出。	含异虎耳草素。
槟榔	食忌：多食发热。	含生物碱、鞣质、脂肪油、氨基酸。生物碱主要为槟榔碱。
栀子	主治：主喑哑，紫癜风，黄疸，积热心躁；又方：治下鲜血。具体方法：栀子仁烧成灰，水和一钱匕服之，量其大小多少服之。	含黄酮类栀子素、果胶、鞣质、藏红花素、藏红花酸。
芜荑	主治：右主治五内邪气，散皮肤肢节间风气。能化食，去三虫，逐寸白，散腹中冷气；又，患热疮；治湿癣；治干癣；疗一切疮；又，杀肠恶虫。具体方法：捣为末，和猪脂涂，差；和白沙蜜；和马酪；和沙牛酪。	果实含鞣质及糖类等成分；树皮含黏液质等。

名称	主治、具体方法、 食宜、食忌、宗教特征	现代营养、 化学成分
茗 （茶）	主治：茗叶：利大肠，去热解痰；又，茶主下气，除好睡，消宿食，当日成者良。具体方法；煮取汁，用煮粥良；蒸、捣经宿。食宜：用陈故者，即动风发气。	约含 400 多种化学成分，包括蛋白质类（含22 种氨基酸）、酶类、维生素类（含维生素A、D、E、K、B 族、C、H、P、PP 等）、多酚类（茶多酚即茶的鞣质）、生物碱类（主要为咖啡碱）、糖类（约 10 种糖类）、无机盐类（有钙、钠、镁、铁、锌、铝、铜、锰、氯、氟）以及粗纤维等。
蜀椒、 秦椒 （花椒）	主治：粒大者，主上气咳嗽，久风湿痹；又，患齿痛；又，伤损成疮中风；又去久患口疮，去闭口者；又，秦椒：温、辛，有毒。主风邪腹痛，寒痹。温中，去齿痛，坚齿发，明目，止呕逆，灭瘢，生毛发，出汗，下气，通神，去老血，利五脏。治生产后诸疾，下乳汁。具体方法：醋煎含之；以面裹作馄饨，灰中炮之，使熟断开口，封其疮上，冷，易热者，三五度易之。亦治伤损成弓风；以水洗之，以面拌煮作粥，空心吞之三、五匙，以饭压之。重者可再服，以差为度。食忌：除客热，不可久食，钝人性灵；久服令人气喘促。	含挥发油柠檬烯、牻牛儿醇、枯醇等，另含胡萝卜素、钾、镁、磷以及苯甲酸和佛手柑内酯等。

名称	主治、具体方法、食宜、食忌、宗教特征	现代营养、化学成分
蔓椒（蔓荆子）	主治：主贼风挛急。	单叶蔓荆果实和叶含挥发油、及微量生物碱和维生素 A；果实中含牡荆子黄酮；果实含少量蔓荆子碱、脂肪油，主要成分是肉豆蔻酸、棕榈酸、硬脂酸、棕榈油酸、油酸、和亚油酸以及不皂化物系少量的石蜡、γ - 生育酚和 β - 谷甾醇。另含对 - 羟基苯甲酸、对 - 茴香酸、及香草醛；蔓荆叶挥发油含 α - 和 β - 蒎烯、苯酚、1，8 - 桉叶素及 α - 萜醇。
椿（香椿头）	主治：女子血崩及产后血不止，月信来多；疗小儿疳痢。具体方法：可取东引细根一大握洗之，以水一大升煮，分再服便断；可多煮汁后灌之。食忌：多食令人神不清，血气微。	含水分、蛋白质、脂肪、碳水化合物、膳食纤维、钠、钙、铁、视黄醇当量、硫胺素、核黄素、维生素 E、尼克酸、抗坏血酸等。

名称	主治、具体方法、食宜、食忌、宗教特征	现代营养、化学成分
樗	主治：主疳痢，杀蛔虫；盖壅经脉也。食忌：若和猪肉、热面频食，则中满。	树皮含臭椿苦酮，臭椿苦内酯，11-乙酰臭椿苦内酯，苦木素，新苦木素等。根皮中含臭椿苦内酯、11-乙酰臭椿苦内酯、臭椿双内酯，丁香酸、香草酸，β-谷甾醇，壬二酸，D-甘露醇，苦楝素，鞣质，赭红等。种子含油约35%及2，6-二甲氧基酸，臭椿苦酮，臭椿内酯，楂杷壬酮，苦木素等。叶含异槲皮甙，维生素C等。
郁李仁	主治：气结者；又，破癖气，能下四肢水。具体方法：酒服仁四十九粒，更泻，尤良。	含苦杏仁甙、脂肪油、挥发性有机酸、粗蛋白质、纤维素、淀粉、油酸、皂甙、维生素C，以及钙、磷、铁等。
胡椒	主治：治五脏风冷，冷气心腹痛，吐清水。具体方法：酒服之佳。亦宜汤服。若冷气，吞三七枚。	含胡椒碱、挥发油、碳水化合物、少量蛋白质与脂肪，无机盐包括钾、镁、磷、硒、钙、铁、锰、锌等。
橡实	主治：主止痢。食忌：不宜多食。	含淀粉、脂肪油、糖类、单宁。

名称	主治、具体方法、 食宜、食忌、宗教特征	现代营养、 化学成分
鼠李	主治：主腹胀满；其肉：主胀满谷胀；治脊骨疳。具体方法：其根有毒，煮浓汁含之治蜃齿。并疳虫蚀人脊骨者，可煮浓汁灌之食；和面作饼子，空心食之，少时当泻；其煮根汁，亦空心服一盏。	1. 果实含大黄素、大黄酚、蓝酚；另含山索酚。 2. 种子中有多种黄酮贰酶。 3. 树皮含大黄素、芦荟大黄素、大黄酚等多种蒽酮类。
枳椇 （枳 椇子）	食忌：多食发蛔虫。	含多量葡萄糖、苹果酸钙。
棐子 （榧子）	主治：右主治五种痔，去三虫，杀鬼毒恶疰；又，患寸白虫人。具体方法：日食七颗，经七日满，其虫尽消作水即差。食宜：按经：多食三升、二升佳，不发病。令人消食，助筋骨，安荣卫，补中益气，明目轻身。	含脂肪油，其中主要是棕榈酸、硬脂酸、油酸、亚油酸等甘油酸，蛋白质也很丰富，还含葡萄糖、挥发油、鞣质等。
藕	主治：右主补中焦，养神，益气力，除百病；生食则主治霍乱后虚渴、烦闷、不能食。食宜：长服生肌肉，令人心喜悦；久服轻身耐寒，不饥延年。宗教特征：仙家有贮石莲子及干藕经千年者，食之不饥，轻身能飞，至妙。世人何可得之。凡男子食，须蒸熟服之，生吃损血。	含蛋白质、糖类、钙、磷、铁和多种维生素、食物纤维、鞣质、天门冬素、过氧化物以及多酚化合物等。

名称	主治、具体方法、 食宜、食忌、宗教特征	现代营养、 化学成分
莲子	主治：右主治五脏不足，伤中气绝，利益十二经脉、廿五络血气。具体方法：生吃微动气，蒸熟为上；又方：（熟）去心，曝干为末，著蜡及蜜，等分为丸服；若雁腹中者，空腹服之七枚。食宜：（日服三十丸），令（人）不饥。学仙人最为胜。身轻，能登高涉远。采其雁（食）之，或粪于野田中，经年犹生。宗教特征：取得之服，永世不老也。	含多量的淀粉和棉子糖。也含蛋白质、脂肪、碳水化合物、无机盐等。
橘（橘子）	主治：（穰）：止泄痢。食之，下食，开胸膈痰实结气。下气不如皮也。穰不可多食，止气。性虽温，甚能止渴；皮：主胸中瘕气热逆；治下焦冷气；下腹脏间虚冷气。脚气冲心，心下结硬，悉主之。具体方法：又，干皮一斤，捣为末，蜜为丸。每食前酒下三十丸；又，取陈皮一斤，和杏仁五两，去皮尖熬，加少蜜为丸。每日食前饮下三十丸。	含少量蛋白质、脂肪、丰富的葡萄酸、果糖、蔗糖、苹果酸、枸橼酸、柠檬酸、胡萝卜酸、烟酸、维生素 B1、维生素 B2、维生素 C 等。
柚（柚子）	食忌：味酸，不能食。	含柚皮甙、枳属甙、新橙皮甙等，也含胡萝卜素、维生素 C、硫胺素、核黄素、烟酸、钙、磷、铁、糖类及挥发油。

名称	主治、具体方法、食宜、食忌、宗教特征	现代营养、化学成分
橙（橙子）	主治：去恶心，胃风；又，瓤：去恶气。具体方法：取其皮和盐贮之；和盐蜜细细食之。	含有较多的葡萄糖、果糖、蔗糖、丰富的维生素 B1、维生素 B2、维生素 C、维生素 P、胡萝卜素、钙、铁、磷，钾等矿物质元素和黄酮甙、生物碱、柠檬酸、果酸、苹果酸、琥珀酸等。
干枣（大枣）	主治：主补津液，养脾气，强志。三年陈者核中人：主恶气、卒疰忤；又，疗耳聋、鼻塞，不闻音声、香臭者；又云，洗心腹邪气，和百药毒。通九窍，补不足气。具体方法：取大枣十五枚，去皮核；蓖麻子三百颗，去皮。二味和捣，绵裹塞耳鼻。日一度易，三十余日闻声及香臭。先治耳，后治鼻，不可并塞之；又方：巴豆十粒，去壳生用。松脂同捣，绵裹塞耳；枣和桂心、白瓜仁、松树皮为丸，久服香身，并衣亦香。食忌：生者食之过多，令人腹胀。	含皂甙、生物碱、黄酮、氨基酸、碳水化合物、钙、磷、钾、铁、镁、维生素 C 和维生素 B、烟酸、胡萝卜素，还含苹果酸、酒石酸等。
软枣	食忌：多食动风，令人病冷气，发咳嗽。	含蔗糖、葡萄糖、果糖、鞣酸；未成熟果实含鞣质。

名称	主治、具体方法、 食宜、食忌、宗教特征	现代营养、 化学成分
蒲桃 （葡萄）	主治：右益藏气，强志，疗肠间宿水，调中。食宜：蒸者食之，补肠胃，肥中益气。第一青州，次蒲州者好。诸处不堪入药。食忌：其子不宜多食，令人心卒烦闷，犹如火燎，亦发黄病。凡热疾后不可食之，眼暗，骨热，久成麻疠病。	含葡萄糖、果糖、蔗糖、木糖等糖类，及酒石酸、苹果酸、枸橼酸、柠檬酸、草酸等有机酸，所含维生素类有 B1、B2、B6、C、P、PP 及胡萝卜素、烟酸等，另有十多种氨基酸，还有卵磷脂、果胶，以及钾、钠、钙、磷、铁等。
栗子	主治：生食治腰脚；又，树皮：主瘑疮毒；其上薄皮，研，和蜜涂面，展皱；又，壳：煮汁饮之，止反胃、消渴。 具体方法：宜日中曝干，食即下气、补益。食宜：小儿患秋痢，与虫枣食，良。 食忌：患风水气不宜食。	含蛋白质、脂肪、碳水化合物、多种维生素、以及磷、铁、钙、锌、钾等。
覆盆子	主治：右主益气轻身，令人发不白。	含有机酸、糖类及少量维生素 C。
芰实 （菱角）	主治：右主治安中焦，补脏腑气，令人不饥。	含淀粉、蛋白质、微量脂肪，以及多种维生素和多种无机盐。
鸡头子 （芡实）	主治：主温，治风痹，腰脊强直，膝痛，补中焦，益精，强志意，耳目聪明。食忌：生食动少气。	含淀粉、蛋白质、脂肪、碳水化合物、粗纤维、灰分、钙、磷、铁、硫胺酸、核黄素、烟酸、抗坏血素、胡萝卜素等。

名称	主治、具体方法、食宜、食忌、宗教特征	现代营养、化学成分
梅实（梅子）	主治：食之除闷，安神；又，刺在肉中，嚼白梅封之，刺即出；又，大便不通，气奔欲死；止渴、霍乱心腹不安及痢赤。食忌：乌梅多食损齿。	含柠檬酸、苹果酸、琥珀酸、碳水化合物、维生素 C、铁、钙、磷、钾、谷甾醇、齐墩果酸样物质、蜡样物质等。
木瓜	主治：右主治霍乱（呕哕），涩痹风气；脚膝筋急痛；亦治霍乱，去风气，消痰；又，脐下绞痛。	含番木瓜碱、木瓜蛋白酶、木瓜凝乳酶、番茄烃、维生素 B、维生素 C、维生素 E、糖分、蛋白质、脂肪、胡萝卜素、隐黄素、蝴蝶梅黄素、隐黄素环氧化物及齐敦果酸、木瓜酚、皂甙、苹果酸、酒石酸、柠檬酸、黄酮类、鞣质。种子含氢氰酸。
楂子（山楂）	主治：唯治霍乱转筋。食忌：右多食损齿及损筋。	山楂除含蛋白质、脂肪、鞣质、果糖外、还含有大量多种有机酸，以及黄酮类、甙类、胆碱、维生素 B 和维生素 C、胡萝卜素、钙、磷、铁等。
柿（柿子）	主治：主通鼻、耳气，补虚劳不足；干柿，浓肠胃，温中，健脾胃气，消宿血；又，红柿：补气，续经脉气；又，醂柿：涩下焦，健脾胃气，消宿血；疗男子、女人脾虚腹肚薄，食不消化；面上黑点，久服甚良。	含蔗糖、葡萄糖、果糖、鞣酸、少量的蛋白质、脂肪、以及无机盐碘、钾、铁、磷、钙、镁等。

名称	主治、具体方法、食宜、食忌、宗教特征	现代营养、化学成分
芋（芋头）	主治：右主宽缓肠胃，去死肌，令脂肉悦泽；白净者无味，紫色者良，破气；甚下气，补中焦；去身上浮气。	含蛋白质、淀粉、糖类、脂类、钙磷铁、胡萝卜素、维生素类（B1、B2、C）、黏液皂素。
葧茨（荸荠）	主治：下丹石，消风毒，除胸中实热气，明耳目，止渴，消疸黄。食忌：若先有冷气，不可食。令人腹胀气满。小儿秋食，脐下当痛。	含大量的淀粉和糖分，也含蛋白质、脂肪、灰分、多种维生素和钙、磷、铁。
茨菰（慈姑）	主治：主消渴，下石淋。食忌：不可多食。	含淀粉、蛋白质、维生素和无机盐、胆碱、甜菜碱等。
枇杷	主治：利五脏；子：食之润肺，热上膲；又，煮汁饮之，止渴。偏理肺及肺风疮、胸面上疮。食忌：久食亦发热黄。	含糖类、脂肪、纤维素、蛋白质、果胶、鞣质、胡萝卜素、维生素B、维生素C、钠、钾、铁、钙、磷、有机酸等。
荔枝	主治：食之通神益智，健气及颜色，多食则发热。	含葡萄糖、蔗糖、蛋白质、脂肪、柠檬酸、苹果酸、B族维生素、抗坏血酸、胡萝卜素，尚含多量精氨酸、色氨酸、葡萄糖含量高达60%。

名称	主治、具体方法、食宜、食忌、宗教特征	现代营养、化学成分
柑子（柑）	主治：利肠胃热毒，下丹石，渴。食忌：食多令人肺燥，冷中，发痃癖病也。	含糖分、维生素C、有机酸等。
甘蔗	主治：主补气，兼下气。食忌：不可共酒食，发痰。	含多量的糖分、近二十种氨基酸、近十种有机酸、多种维生素、以及钙、磷、铁、硒等无机盐。
石蜜	主治：咽之津，润肺气，助五藏津。	含糖、葡萄糖等多种糖类、蛋白质、氨基酸、多种酶，维生素A、B、C、K，泛酸，叶酸，以及铁、锰、铜、镍等微量元素。
沙糖	主治：右功体与石蜜同也。食忌：多食令人心痛。养三虫，消肌肉，损牙齿，发疳䘌。不可多服之。又，不可与鲫鱼同食，成疳虫。又，不与葵同食，生流澼。又，不可共笋食之，（使）笋不消，成症病心腹痛。（身）重不能行履。	含水分、碳水化合物、钠、钙、铁。
桃人	主治：杀三虫，止心痛；又，女人阴中生疮，如虫咬、疼痛者；治心腹痛；又，秃疮；又，白毛，主恶鬼邪气；又，桃符及奴。具体方法：桃人：每夜嚼一颗，和蜜涂手、面良。食忌：又云，桃能发诸丹石，不可食之。生者尤损人。	含苦杏仁苷、苦杏仁酶、挥发油、脂肪油，油中主要含有油酸甘油酯和少量亚油酸甘油酯。
樱桃	主治：益气，多食无损；甚补中益气，主水谷痢，止泄精；东行根：疗寸白、蛔虫。食忌：不可多食，令人发暗风。	含糖分、蛋白质、钙、磷、铁、胡萝卜素、维生素C、维生素B。

名称	主治、具体方法、 食宜、食忌、宗教特征	现代营养、 化学成分
杏	主治：主咳逆上气，金创，惊痫，心下烦热，风（气）头痛；人患卒瘂；心腹中结伏气；齿痛；治虫疰。	含柠檬酸、苹果酸、β—胡萝卜素、少量γ-胡萝卜素、儿茶酚、番茄烃、黄酮类及糖类、蛋白质和氨基酸。还有维生素A原、维生素B和维生素C，以及无机盐钙、磷、铁和挥发油等。
石榴	主治：实：主谷利、泄精；疣虫白虫；断赤白痢；又，久患赤白痢，肠肚绞痛。食忌：久食损齿令黑。	含糖分、蛋白质、脂肪、苹果酸、柠檬酸、鞣质、维生素C，以及钙、磷、铁、钾等。
梨	主治：除客热，止心烦；又，卒咳嗽；凡治嗽，皆须待冷，喘息定后方食；又，胸中痞塞、热结者；卒暗风，失音不语者。具体方法：梨去核，内酥蜜，面裹烧令熟，食之大良。食忌：不可多食。金疮及产妇不可食，大忌。	含苹果酸、柠檬酸、果糖、蔗糖、葡萄糖、维生素B和维生素C，也含蛋白质、脂肪、胡萝卜素和钙、磷、铁及丰富的钾。
林檎（花红）	主治：主谷痢、泄精。东行根治白虫蛔虫；主止消渴。好睡，不可多食；又，林檎：味苦涩，平，无毒。食之闭百脉。	含碳水化合物、少量蛋白质、脂肪、以及钙磷铁和维生素B、维生素C等。
李子	主治：主女人卒赤、白下；生李亦去骨节间劳热。食忌：不可多食之。临水食之，令人发痰疟。	含碳水化合物、微量蛋白质、脂肪、无机盐、天门冬素、以及多种氨基酸、维生素等。

名称	主治、具体方法、 食宜、食忌、宗教特征	现代营养、 化学成分
杨梅	主治：右主（和）脏腑，调腹胃，除烦惯，消恶气，去痰实；又，烧为灰（亦）断下痢；亦通利五脏，下少气；然（甚能）断下痢。食忌：（亦）不可多食，损人（齿及）筋（也）。	含葡萄糖、果糖、柠檬酸、苹果酸、草酸、乳酸等，其中维生素C和有机酸的含量尤为丰富。
胡桃	主治：右（卒）不可多食，动痰（饮）；除去风，润脂肉，令人能食。不得多食之，计日月，渐渐服食。通经络气，（润）血脉，黑人鬓发、毛落再生也；拔去白发，傅之即黑毛发生；又方：（能差）一切痔病；动风，益气，发痼疾。具体方法：初服日一颗，后随日加一颗。至廿颗，定得骨细肉润。食忌：多吃不宜。	含丰富的脂肪油，主要成分是不饱和脂肪酸的亚油酸甘油酯，以及亚麻酸和油脂甘油酸。还含有蛋白质、碳水化合物、无机盐和维生素等。
藤梨（猕桃）	主治：右主下丹石，利五脏；服之去烦热，止消渴。食忌：久食发冷气，损脾胃。	含多量糖类、有机酸、蛋白质、类脂、硫、磷、氯、钙、钾、镁、钠、铁、胡萝卜素、还含有猕猴桃碱。尤其是维生素C的含量特别多，堪称百果之冠，被誉为维生素C之王。
苹果	主治：益心气，主补中膲诸不足气，和脾。	含苹果酸、枸橼酸、酒石酸、鞣酸、果胶、糖类，还含有脂肪、黏液质、胡萝卜素、维生素B和维生素C及钙、磷、铁、钾、锌、碘等。

名称	主治、具体方法、 食宜、食忌、宗教特征	现代营养、 化学成分
橄榄 （橄 榄）	主治：主鳀鱼毒，（煮）汁服之。中此鱼肝、子毒，人立死，惟此木能解。	含碳水化合物、维生素C、挥发油、香树脂醇、钙、钾、铁、镁、锌、磷、少量蛋白质、脂肪。其中钙和钾的含量特别丰富，铁、镁、锌的含量也高。
麝香	主治：辟诸毒热，煞蛇毒，除惊怪恍惚；脐中有香，除百病，治一切恶气疰病。	含水分，灰分（其中含钾、钠、钙、镁、铁、氯、硫酸根、磷酸根离子等），含氧化合物，胆甾醇，粗纤维，脂肪酸，麝香酮。
熊掌	主治：肉：平，味甘，无毒。主风痹筋骨不仁；其骨煮汤浴之，主历节风，亦主小儿客忤；胆：寒。主时气盛热，疳䘌，小儿惊痫；小儿惊痫瘈疭。食忌：十月勿食，伤神。	含丰富的粗脂肪和粗蛋白及灰分、水分、蛋白质水解后产生十余种氨基酸。
牛肉	主治：头、蹄：下热风；肝：治瘰。又，肝醋煮食之，治瘦；肚：主消渴，风眩，补五脏；肾：主补肾；髓：安五脏，平三焦，温中；治瘦病；粪：主霍乱。食忌：自死者，血脉已绝，骨髓已竭，不堪食。黄牛发药动病，黑牛尤不可食。十二月勿食，伤神。	含丰富的粗脂肪和粗蛋白及灰分、水分、蛋白质水解后产生十余种氨基酸。

名称	主治、具体方法、食宜、食忌、宗教特征	现代营养、化学成分
牛乳	主治：乌牛奶酪：寒。主热毒，止渴，除胸中热。食宜：患热风人宜服之.。食忌：患冷气人不宜服之。	含蛋白质，主要为酪蛋白质，也有白蛋白和球蛋白，还有脂肪、碳水化合物、灰分、钙、磷、锰、铁、碘、镁、锌、维生素 A 和维生素 C、硫胺素、核黄素、烟酸等。
羊（羊肉）	主治：角：主惊邪，明目，辟鬼，安心益气，治鬼气并漏下恶血；羊肉：温。主风眩瘦病，小儿惊痫，丈夫五劳七伤，藏气虚寒；头肉：平。主缓中，汗出虚劳，安心止惊。主热风眩，疫疾，小儿痫。兼补胃虚损及丈夫五劳骨热；肚：主补胃病虚损，小便数，止虚汗；肝：性冷。治肝风虚热，目赤暗痛；主目失明；常患眼痛涩，不能视物，及看日光并灯火光不得者；羊心：补心肺；羊毛：醋煮裹脚，治转筋；去一切风，治脚中虚风；羊骨：热。主治虚劳；血：主女人风血虚闷；头中髓：发风；羊屎：黑人毛发。主箭镞不出。食宜：热病后宜食羊头肉。热病后失明者，以青羊肝或子肝薄切，水浸傅之，极效。生子肝吞之尤妙。患宿热人勿食。若和酒服，则迷人心，便成中风也。食忌：若和酒服，则迷人心，便成中风也。羊肉：妊娠人勿多食。宿有冷病患勿多食。白羊黑头者，勿食之。	含蛋白质、脂肪、碳水化合物、灰分、钙、磷、铁、硫胺素、核黄素、烟酸和丰富的左旋肉碱等。
羊乳（羊奶）	主治：补肝肾气，和小肠。亦主消渴，治虚劳，益精气。合脂作羹食，补肾虚；羊乳治卒心痛，可温服之；亦主女子与男子中风。蚰蜒入耳，以羊乳灌耳中即成水；又，主小儿口中烂疮。	含蛋白质、脂肪、碳水化合物、灰分、钙、磷、铁、硫胺素、核黄素、烟酸、维生素 A 和维生素 C。

名称	主治、具体方法、 食宜、食忌、宗教特征	现代营养、 化学成分
酥 （酥 油）	主治：除胸中热，补五脏，利肠胃；水牛酥功同，寒，与羊酪同功。	含蛋白质、脂肪、碳水化合物、胆固醇、酥油、维生素、核黄素、维生素、钙、磷、钾、钠、镁、铁、锌、硒、铜等。
酪 （奶 酪）	主治：主热毒，止渴，除胃中热。食忌：患冷人勿食羊乳酪。	含蛋白质、脂肪、碳水化合物、胆固醇、酥油、维生素、核黄素、维生素、钙、磷、钾、钠、镁、铁、锌、硒、铜等。B2、B6、B12、烟酸、泛酸、生物素等多种营养成分。
醍醐	主治：主风邪，通润骨髓。	含蛋白质，脂肪，还有碳水化合物，灰分，钙，磷，铁，硫胺素，核黄酸，烟酸，维生素A。
乳腐	主治：微寒。润五脏，利大小便，益十二经脉；治赤白痢。小儿患，服之弥佳。	含有机酸、醇、酯、氨基酸。另外腐乳中除含有大量水解蛋白质，游离氨基酸和游离脂肪酸外，还有硫胺素、核黄素、尼克酸、钙和磷等。

名称	主治、具体方法、 食宜、食忌、宗教特征	现代营养、 化学成分
马 （马肉）	主治：肉：冷，有小毒。主肠中热，除下气，长筋骨；又，食诸马肉心闷，饮清酒即解，浊酒加甚；赤马蹄：主辟温疟；悬蹄：主惊痫；又，恶刺疮；白秃疮；患丁肿，中风疼痛者；患杖疮并打损疮，中风疼痛者；男子患，未可及，新差后，合阴阳，垂至死；又，小儿患头疮；白秃者发即生；又，马汗入人疮，毒气攻作脓，心懑欲绝者；白马茎：益丈夫阴气。食忌：白马黑头，食令人癫。白马自死，食之害人。不与仓米同食，必卒得恶，十有九死。不与姜同食，生气嗽。蹄无夜眼者勿食。又黑脊而斑不可食。患疮疥人切不得食。（马心）：患痢人不得食。	含丰富的蛋白质，而含脂肪量较低，含胆固醇量也很少，蛋白质中的氨基酸达 20 余种，是一种高蛋白、低脂肪、低胆固醇食品。
鹿 （鹿肉）	主治：鹿茸：主益气；鹿头肉：主消渴，多梦梦见物；又，蹄肉：主脚膝骨髓中疼痛；肉：主补中益气力；又，生肉：主中风口偏不正；角：主痈疽疮肿，除恶血。食宜：肉：九月后、正月前食之，则补虚羸瘦弱、利五藏，调血脉。令人轻身益力，强骨髓，补阳道、绝伤。食忌：不可以鼻嗅其茸。中有小白虫，视之不见，入人鼻必为虫颡，药不及也。凡是鹿白臆者，不可食。	含有粗蛋白质、粗脂肪及灰分。
黄明胶	主治：治咳嗽不差者；又，止吐血，咯血。	含氮、糖、各种氨基酸等。

名称	主治、具体方法、食宜、食忌、宗教特征	现代营养、化学成分
犀角	主治：治赤痢；又，主卒中恶心痛，诸饮食中毒及药毒、热毒，筋骨中风，心风烦闷，皆差；与小儿服，治惊热；肉：微温，味甘，无毒。主瘴气、百毒、蛊疰邪鬼，食之入山林，不迷失其路。除客热头痛及五痔、诸血痢。若食过多，令人烦，即取麝香少许，和水服之，即散也。	含角蛋白、还含其他蛋白质、肽类及游离氨基酸、胍衍生物、甾醇类等。
犬（狗肉）	主治：牡狗阴茎：补髓；犬肉：益阳事，补血脉，浓肠胃，实下焦，填精髓；肉：温。主五藏，补七伤五劳，填骨髓，大补益气力；明目，去眼中脓水；又，主恶疮痂瘁。食忌：不可炙食，恐成消渴。不与蒜同食，必顿损人。若去血则力少，不益人。瘦者多是病，不堪食。女人妊娠勿食。犬自死，舌不出者，食之害人。九月勿食犬肉，伤神。	含蛋白质、脂肪、碳水化合物、嘌呤类、肌肽、有机酸、钾、钠、氯等。
麠羊	主治：南人食之，免为蛇虫所伤。和五味炒之，投酒中经宿。饮之，治筋骨急强中风；角：主中风筋挛，附骨疼痛；又，卒热闷，亦治热毒痢及血痢；伤寒热毒下血，又疗疝气。	含维生素、钾、钠、铜、锌、铁、镁。

名称	主治、具体方法、食宜、食忌、宗教特征	现代营养、化学成分
虎	主治：肉：食之入山，虎见有畏，辟三十六种精魅；又，眼睛：主疟病，辟恶，小儿热、惊悸；胆：主小儿疳痢，惊神不安；骨：煮汤浴，去骨节风毒；又，主腰膝急疼；主筋骨风急痛，胫骨尤妙；又，小儿初生，取骨煎汤浴，其孩子长大无病；治筋骨节急痛；膏：内下部，治五痔下血。食忌：切忌热食，损齿。小儿齿生未足，不可与食，恐齿不生。又，正月勿食虎肉。	含丰富蛋白质等。
兔（兔肉）	主治：肝：主明目；又，主丹石人上冲眼暗不见物。食忌：肉：不宜与姜、橘同食之，令人卒患心痛，不可治也。又，兔死而眼合者，食之杀人。二月食之伤神。又，兔与生姜同食，成霍乱。	所含蛋白质的质量颇高，人体必需氨基酸含量全面，尤其是人体最易缺乏的赖氨酸、色氨酸，兔肉中的含量较高，而脂肪含量较低。
狸	主治：骨：主痔病；主痔；又，食野鸟肉中毒；治痔及瘘疮；主鬼疟；尸疰，腹痛，痔瘘；治尸疰邪气。食宜：五月收者粪，极神妙。头骨最妙。食忌：不与酒同食；正月勿食，伤神。	含蛋白质、脂肪、糖类、矿物质、微量元素及维生素等
獐	主治：亦治恶病。	含蛋白质、脂肪、矿物质以及其它营养素。
豹	主治：肉：补益人。食之令人强筋骨，志性粗疏；脂：可合生发膏，朝涂暮生；头骨：烧灰淋汁，去白屑。食宜：久食之，终令人意气粗豪。唯令筋健，能耐寒暑。食忌：正月食之伤神。	含蛋白质、脂肪、糖类、矿物质和微量元素等。

名称	主治、具体方法、食宜、食忌、宗教特征	现代营养、化学成分
猪（猪肉）	主治：肉：味苦，微寒。压丹石，疗热闭血脉；肾：主人肾虚，不可久食；又，舌：和五味煮取汁饮，能健脾，补不足之气，令人能食；大猪头：主补虚，乏气力，去惊痫、五痔，下丹石；又，肠：主虚渴，小便数，补下焦虚竭；治毒黄热病；肚：主暴痢虚弱。食忌：虚人动风，不可久食。	富含蛋白质和脂肪，同时又是磷和铁的丰富来源。此外还含有铬、钴、铜、锌、锰、锌、硒、硅、氟诸多微量元素。维生素中主要是含脂溶性维生素，如维生素 A、维生素 D、维生素 E 和维生素 K，基本不含水溶性维生素。
麋	主治：肉：益气补中，治腰脚；骨：除虚劳至良。可煮骨作汁，酿酒饮之。令人肥白，美颜色；其角：补虚劳，填髓；又，丈夫冷气及风、筋骨疼痛；涂面，令不皱，光华可爱；熏脚气。食忌：不与雉肉同食。多食令人弱房，发脚气。	含蛋白质、脂肪、矿物质以及其他营养素。
驴（驴肉）	主治：肉：主风狂，忧愁不乐，能安心气；去大风；治积年耳聋；狂癫不能语、不识人者；皮：覆患疟人良；治一切风毒骨节痛；治历节风；治多年消渴，无不差者；治多年疟；又，头中一切风；卒心痛，绞结连腰脐者。食忌：忌陈仓米、麦面等。	含丰富的蛋白质，还有脂肪、钙、磷、铁和多种维生素。
狐	主治：主疮疥，补虚损，及女子阴痒绝产，小儿癀卵肿，煮炙任食之良。又主五脏邪气，服之便差。食宜：患蛊毒寒热，宜多服之。	含有蛋白质、脂肪、多种矿物质等营养成分。

名称	主治、具体方法、 食宜、食忌、宗教特征	现代营养、 化学成分
猯	主治：肉：主服丹石劳热。患赤白痢 多时不差者；骨：主上气咳嗽。	未找到对应的营养学解释。
獭 （獭肉）	主治：肝：主疰病相染，一门悉患者；患咳嗽者；主治时疫及牛马疫；又，若患寒热毒，风水虚胀。	含蛋白质、脂肪，以及维生素和无机盐等。
野猪 （野猪肉）	主治：主鬼疰痫病；又，其肉主癫痫，补肌肤，令人虚肥。雌者肉美；又，胆：治恶热毒邪气；令妇人多乳；脂：主妇人无乳者，服之即乳下；主蛇毒。食忌：青蹄者，不可食。	富含蛋白质和脂肪，同时又是磷和铁的丰富来源。此外还含有铬、钴、铜。锌、锰、硒、硅、氟诸多微量元素。维生素中主要是含脂溶性维生素，如维生素A、维生素 D、维生素E、维生素 K，基本不含水溶性维生素。
豺	主治：主疳痢，腹中诸疮。食忌：肉酸不可食，消人脂肉，损人神情。	含蛋白质、脂肪、矿物质、维生素等。

名称	主治、具体方法、食宜、食忌、宗教特征	现代营养、化学成分
鸡（鸡肉）	主治：丹雄鸡：主患白虎；其肝入补肾方中；乌雄鸡：主心痛，除心腹恶气；又，虚弱人取一只，治如食法；又，刺在肉中不出者；又，目泪出不止者；乌雌鸡：温、味酸，无毒。主除风寒湿痹，治反胃，安胎及腹痛，踒折骨疼，乳痈；月蚀疮绕耳根；产后血不止；黄雌鸡：主腹中水癖水肿；治久赤白痢；又，人热毒发；治大人及小儿发热；又，胞衣不出；治目赤痛，除心胸伏热，烦满咳逆，动心气。食宜：又，光粉诸石为末，和饭与鸡食之，后取鸡食之，甚补益。食忌：又，先患骨热者，不可食之。鸡子动风气，不可多食。卵并不得和蒜食，令人短气。鸡具五色者，食之致狂。肉和鱼肉汁食之，成心瘕。六指、玄鸡白头家鸡，及鸡死足爪不伸者，食并害人。鸡子和葱食之，气短。鸡子白共鳖同食，损人。鸡子共獭肉同食，成遁尸注，药不能治。鸡兔同食成泄痢。小儿五岁已下，未断乳者，勿与鸡肉食。	鸡是含蛋白质很丰富的肉类食品，也含脂肪、灰分、钙、铜、磷、锌、铁、硫胺素、核黄素、烟酸、维生素A、维生素C和维生素E等。
鹅（鹅肉）	主治：脂：可合面脂；卵：温。补五脏，亦补中益气。食宜：与服丹石人相宜。食忌：肉：性冷，不可多食。令人易霍乱。	鹅肉含蛋白质、脂肪、维生素A、维生素C、维生素B1、维生素B2，以及钙、磷等。

名称	主治、具体方法、食宜、食忌、宗教特征	现代营养、化学成分
野鸭、白鸭（鸭肉）	主治：（野鸭）寒。主补中益气，消食。九月已后即中食，全胜家者。虽寒不动气，消十二种虫，平胃气，调中轻身；又，身上诸小热疮，多年不可者，但多食之即差；白鸭 肉：补虚，消毒热，利水道，及小儿热惊痫，头生疮肿；去卒烦热；又，粪：主热毒毒痢；封热肿毒上消；又，黑鸭：滑中，发冷痢，下脚气；项中热血：解野葛毒，饮之差；屎：可揾蚯蚓咬疮；卵：小儿食之，脚软不行，爱倒。盐淹食之即宜人。食忌：不可多食。	除含蛋白质、脂肪外、还含有多种无机盐、包括钾、钠、钙、镁、铁、锌、磷、硒等，以及硫胺素、核黄素和烟酸。
鹧鸪（鹧鸪肉）	主治：能补五脏，益心力，聪明。食忌：不可与竹笋同食，令人小腹胀。自死者，不可食。	含蛋白质、脂肪、维生素及无机盐等。
雁（雁肉）	主治：膏：可合生发膏；仍治耳聋；骨灰和泔洗头，长发。	含蛋白质、粗脂肪、碳水化合物、灰分。
雀（麻雀肉）	粪：和天雄、干姜为丸，令阴强；主男子阴痿不起，女子带下，便溺不利。除疝瘕，决痈肿，续五脏气。食宜：其肉十月已后、正月以前食之，续五脏不足气，助阴道，益精髓，不可停息。	含蛋白质、脂肪、无机盐等。

名称	主治、具体方法、食宜、食忌、宗教特征	现代营养、化学成分
山鸡、野鸡	主治：山鸡：主五脏气喘、不得息者；又，野鸡：久食令人瘦。食宜：又九月至十二月食之，稍有补。食忌：和荞麦面食之，生肥虫。卵：不与葱同食，生寸白虫。不与胡桃同食，即令人发头风，如在舡车内，兼发心痛。亦不与豉同食。自死、足爪不伸，食之杀人。菌子、木耳同食，发五痔，立下血。	含粗蛋白质、粗脂肪、灰分、维生素A、硫胺素、核黄素、维生素C、钙、磷、铁等。
鹑（鹌鹑肉）	主治：补五脏，益中续气，实筋骨，耐寒暑，消结气。鹑肉不可共猪肉食之，令人多生疮。四月以后及八月以前，鹑肉不可食之。	含蛋白质、脂肪及钙、磷、铁等。
鸥	主治：主头风目眩；肉：食之治癫痫疾。	未找到对应的营养学解释。
鸲鹆肉	主治：主五痔，止血；治老嗽。食宜：取腊月腊日得者良，有效。食忌：非腊日得者不堪用。	肉含蛋白质、肽类、脂类；肥蚶骨肌肉和股肌肉含乙酰胆碱酯酶；心肌含脂酶。
慈鸦（慈乌）	主治：主瘦病，咳嗽，骨蒸者。食忌：其大鸦不中食，肉涩，只能治病，不宜常食也。	肉含蛋白质、肽类、氨基酸、脂类。
鸳鸯	主治：其肉主瘘疮，以清酒炙食之。食之则令人美丽；又，主夫妇不和，作羹臛私与食之，即立相怜爱也。	未找到对应的营养学解释。

名称	主治、具体方法、 食宜、食忌、宗教特征	现代营养、 化学成分
蜜 （蜂蜜）	主治：主心腹邪气，诸惊痫，补五脏不足气。益中止痛，解毒。能除众病，和百药，养脾气，除心烦闷，不能饮食；治心肚痛，血刺腹痛及赤白痢；若觉热，四肢不和，即服蜜浆一碗，甚良；又能止肠澼，除口疮，明耳目；又，治癞。	含有 70% 以上的转化糖（葡萄糖和果糖），少量的蔗糖（5% 以下），酶类，蛋白质，氨基酸，维生素，矿物质，抗菌素类的物质。
牡蛎	食宜：令人细润肌肤，美颜色。	含糖原、牛黄酸、各种必需氨基酸、维生素类（包括 A、B1、B2、B12、E 和 D），还含有无机盐钙、磷、铝、铜、锌、钡、硒、镁、锰和氧化铁及有机物。
龟甲 （龟）	主治：主除温瘴气，风痹，身肿，踒折；其甲能主女人漏下赤白、崩中，小儿囟不合，破症瘕，瘤疟，疗五痔，阴蚀，湿痹，女子阴隐疮及骨节中寒热。	含蛋白质、脂肪、糖类、维生素 B1、维生素 B2、烟酸。
魁蛤 （蚶）	主治：润五脏，治消渴，开关节。服丹石人食之，使人免有疮肿及热毒所生也。	蚶肉含粗蛋白、极少量的粗脂肪、又含糖原、维生素 A 原、硫胺素、核黄素、烟酸等。
鳢鱼 （乌鱼）	主治：下大小便壅塞气；又，作鲙，与脚气风气人食之，效；下一切恶气。	含蛋白质及多种氨基酸。
鲇、鳠 （鮠鱼）	主治：鲇与鳠大约相似，主诸补益，无鳞，有毒，勿多食。赤目、赤须者并人也。	含蛋白质、脂肪、碳水化合物、维生素 B1 和维生素 B2、钙、磷、铁等。

名称	主治、具体方法、 食宜、食忌、宗教特征	现代营养、 化学成分
鲫鱼	主治：食之平胃气，调中，益五脏；作鲙食之，断暴下痢。和蒜食之，有少热；和姜酱食之，有少冷；骨：烧为灰，傅恶疮上，三五次差。食宜：和莼作羹食良。食忌：夏月热痢可食之，多益。冬月则不治也。	含蛋白质、脂肪、糖类、无机盐、B族维生素及维生素A、烟酸等。
鳝鱼	主治：补五脏，逐十二风邪。	含蛋白质、脂肪、碳水化合物、钙、磷、铁、维生素A和维生素B、烟酸等。
鲤鱼	主治：胆：主除目中赤及热毒痛，点之良；肉：白煮食之，疗水肿脚满，下气；刺在肉中，中风水肿痛者；鱼血主小儿丹毒，涂之即差；破产妇滞血；脂：主诸痫，食之良；肠：主小儿腹中疮。食忌：腹中有宿瘕不可食，害人。久服天门冬人，亦不可食。鲤鱼鲊：不得和豆藿叶食之，成瘦。其鱼子，不得合猪肝食之。又，凡修理，每断去脊上两筋及脊内黑血，此是毒故也。炙鲤鱼切忌烟，不得令熏着眼，损人眼光。又，天行病后不可食，再发即死。又，其在砂石中者，有毒，多在脑髓中，不可食其头。	含蛋白质、脂肪、钙、磷、铁、维生素A和维生素B、烟酸等。
鲟鱼	主治：有毒。主血淋。食忌：其味虽美，而发诸药毒。服丹石人不可食，令人少气。发一切疮疥，动风气。不与干笋同食，发瘫痪风。小儿不与食，结症瘕及嗽。大人久食，令人卒心痛，并使人卒患腰痛。	含蛋白质、脂肪、碳水化合物、钙、磷和丰富的铁，以及多元不饱和脂肪酸。

名称	主治、具体方法、食宜、食忌、宗教特征	现代营养、化学成分
猬	主治：主下焦弱，理胃气，令人能食。主胃逆；治肠风，鼠奶痔；其脂主肠风、痔瘘；有患水病鼓胀者，服此豪猪肚一个便消。食忌：不得食其骨也。其骨能瘦人，使人缩小也。	未找到对应的营养学解释。
鳖（甲鱼）	主治：主妇人漏下，羸瘦。食宜：中春食之美，夏月有少腥气。食忌：赤足不可食，杀人。	含蛋白质、脂肪、糖、无机盐、烟酸、维生素A、硫胺素、核黄素等。
蟹	主治：主散诸热。又，堪治胃气，理经脉，消食；蟹脚中髓及脑，能续断筋骨。人取蟹脑、髓，微熬之，令内疮中，筋即连续；和酢食之，利肢节，去五藏中烦闷气；爪：能安胎。食忌：足斑、目赤不可食，杀人。	含蛋白质、脂肪、碳水化合物、灰分、维生素A、维生素B、烟酸及无机盐钙、磷、铁，又含胆固醇。肉中含10余种氨基酸，其中谷氨酸、甘氨酸、脯氨酸、组氨酸、精氨酸的含量较多。
乌贼鱼	主治：骨：主小儿、大人下痢；其骨能销目中一切浮臀；又，骨末治眼中热泪；又，点马眼热泪甚良。食忌：食之少有益髓；久食之，主绝嗣无子，益精。	含蛋白质、脂肪、碳水化合物等。
鳗鲡鱼	主治：杀诸虫毒；腰肾间湿风痹；又，诸草石药毒，食之，诸毒不能为害；又，疗妇人带下百病，一切风瘙如虫行；又，烧之熏毡中，断蛀虫。置其骨于箱衣中，断白鱼、诸虫咬衣服；又，烧之熏舍屋，免竹木生蛀蚰。	含蛋白质、脂肪、肌肽、钙、磷、铁、维生素A和维生素B2等。

名称	主治、具体方法、食宜、食忌、宗教特征	现代营养、化学成分
鼍（扬子鳄）	主治：疗惊恐及小腹气疼。	含有 21 种无机元素，其中 14 种为动物必需元素，微量元素有 9 种，如 Fe、Zn、Cu、Mn、Cr、Mb、Co、Ni、Sr。元素中 Ca 的含量较高；脂肪含量约 6.4%，有 24 种脂肪酸；蛋白质含量较高，含有全部 9 种必需氨基酸，且含量丰富。
鼋（甲鱼）	主治：主五脏邪气，杀百虫蛊毒，消百药毒，续人筋。膏：摩风及恶疮；又，膏涂铁，摩之便明。	含蛋白质、脂肪、糖、无机盐、烟酸、维生素 A、硫胺素、核黄素等。
鲛鱼	主治：补五藏；又，如有大患喉闭。	含维生素 A、维生素 D、蛋白质、脂肪、胶体蛋白及磷脂。鱼翅含软骨素。
白鱼	主治：主肝家不足气，不堪多食，泥人心；调五脏，助脾气，能消食。食忌：久食令人腹冷生诸疾。	含蛋白质、脂肪、碳水化合物、钙、磷、铁、维生素 B1、维生素 B2、烟酸等。
鳜鱼	主治：补劳，益脾胃。稍有毒。	含蛋白质、脂肪、灰分、钙、磷、铁、硫胺素、核黄素、烟酸。
青鱼	主治：主脚气烦闷。治脚气脚弱，烦闷，益心力也；此物疗卒心痛，平水气；又，胆、眼睛：益人眼，取汁注目中，主目暗。亦涂热疮，良。具体方法：以水研服之良。	含蛋白质、脂肪、糖类、维生素 B、核酸、钙、磷、铁、镁、硒、碘、锌。

名称	主治、具体方法、食宜、食忌、宗教特征	现代营养、化学成分
石首鱼	主治：作干鲞，消宿食，主中恶，不堪鲜食。	含蛋白质、脂肪、糖、钙、磷、铁、碘、硫胺素、核黄素、烟酸。
嘉鱼	主治：常于崖石下孔中吃乳石沫，甚补益。微有毒。其味甚珍美也。	未找到对应的营养学解释。
鲈鱼	主治：主安胎，补中；补五藏，益筋骨，和肠胃，治水气。食宜：多食宜人。又，曝干甚香美。	含蛋白质、脂肪、糖类、灰分、维生素 B、钙、磷、铁、维生素A。
鲨	主治：治痔，杀虫；治肠风泻血，并崩中带下及产后痢。食忌：多食发嗽并疮癣。	含钾、蛋白质、胆固醇、维生素 E、维生素A 等。
黄赖鱼（黄颡鱼）	主治：醒酒。	含蛋白质、脂肪、灰分等。
时鱼（鲥鱼）	主治：补虚劳，稍发疳痼。	含蛋白质、脂肪、碳水化合物、钙、磷、铁，维生素 B1、维生素B2、烟酸。
比目鱼	主治：补虚，益气力。食忌：多食稍动气。	含水分、蛋白质、脂肪、碳水化合物、钠、钙、铁、硒、锰、锌、视黄醇当量、硫胺素、核黄素、维生素 E、尼克酸、烟酸和硫胺素等。

名称	主治、具体方法、 食宜、食忌、宗教特征	现代营养、 化学成分
鲚鱼	食忌：发疥，不可多食。	含蛋白质、脂肪、及微量元素锌、硒等。
鯸鮧鱼（河豚）	食忌：有毒，不可食之。其肝毒杀人。	含粗蛋白质、粗脂肪、灰分、维生素B1、维生素B2、河豚毒素、河豚酸等。
鯮鱼	主治：补五脏，益筋骨，和脾胃。食宜：多食宜人。作鲊尤佳。曝干甚香美。	含蛋白质、脂肪、维生素B、钙、磷、铁等。
黄鱼	食忌：有毒。发诸气病，不可多食。亦发疮疥，动风。不宜和荞麦同食，令人失音也。	鳔中含高粘性胶体蛋白和黏多糖物质；含有蛋白质、脂肪、钙、磷、铁、碘、维生素B1、维生素B2、烟酸等。
鲂鱼	主治：调胃气，利五脏。助肺气，去胃家风；消谷不化者，作鲙食，助脾气，令人能食。食宜：作羹臛食，宜人。食忌：患疳痢者，不得食。	含多种氨基酸、铁、磷、维生素B1、维生素B2等。
牡鼠	主治：主小儿痫疾、腹大贪食者；涂冻疮及折破疮。	未找到对应的营养学解释。
蚌	主治：主大热，解酒毒，止渴，去眼赤。	含有较多的蛋白质、碳水化合物、还含有维生素A、维生素E和维生素B，所含无机盐包括钾、钙、镁、铁、锌、铜、磷和硒。
车螯	食忌：车螯、蝤蝥类，并不可多食之。	含砗磲凝集素等。

名称	主治、具体方法、 食宜、食忌、宗教特征	现代营养、 化学成分
蚶	主治：主心腹冷气，腰脊冷风；利五脏，健胃，令人能食；又云：温中，消食，起阳；又云：蚶：主心腹腰肾冷风；又云：无毒；益血色；治一切血气、冷气、症癖。	蚶肉含粗蛋白、及少量的粗脂肪、又含糖原、维生素A原、硫胺素、核黄素、烟酸等。
蛏	主治：味甘，温，无毒。补虚，主冷利。煮食之，主妇人产后虚损；主胸中邪热、烦闷气。食宜：与服丹石人相宜。食忌：天行病后不可食，切忌之。	含蛋白质、脂肪、碳水化合物、钙、磷、铁、碘等。
淡菜	主治：补五脏，理腰脚气，益阳事。能消食，除腹中冷气，消痃癖气；补虚劳损，产后血结，腹内冷痛。治症瘕，腰痛，润毛发，崩中带下。食忌：多食令头闷、目暗，可微利即止。	含蛋白质、脂肪、碳水化合物、钙、磷、铁、锌、更含多种多量B族维生素和碘。
虾	主治：小儿患赤白游肿。食忌：无须及煮色白者，不可食。小者生水田及沟渠中，有小毒。动风发疮疥。（勿作鲊食之），鲜内者甚有毒尔。	含蛋白质、脂肪、碳水化合物、钙、磷、铁，以及维生素A和维生素B等。
蚺蛇	主治：膏：主皮肤间毒气；肉：主温疫气；胆：主置疮瘘，目肿痛，疳置；小儿疳痢；除疳疮，小儿脑热。食忌：如无此疾及四月勿食之。	未找到对应的营养学解释。
蛇蜕皮	主治：主去邪，明目。治小儿一百二十种惊痫，寒热，肠痔，蛊毒。诸置恶疮，安胎。	氨基酸，糖原，核酸，氨肽酶，及β-葡萄糖醛酸酶，乳酸脱氢酶，异柠檬酸脱氢酶，二及三磷酸吡啶核苷酸黄递酶，酯酶，葡萄糖-6-磷酸脱氢酶，磷酸化酶。

名称	主治、具体方法、 食宜、食忌、宗教特征	现代营养、 化学成分
蝮蛇	主治：肉：疗癞，诸瘘；下结气，除蛊毒。食忌：如无此疾者，即不假食也。	蝮蛇全体含胆甾醇，牛磺酸，脂肪，脂质，挥发油等。其中脂肪酸类分以油酸，亚油酸，花生四烯酸等不饱和脂肪酸含一多，另见微量的奇数（碳）脂肪酸。脂质类成分以磷脂和胆甾醇居多，内脏中以三酰甘油和胆固醇居多。同时在蛇体及内脏中也发现有磷酸乙醇胺，磷酸胆碱，磷酸丝氨酸，磷酸肌醇，神经鞘磷脂等种种磷脂。蝮蛇肛门腺分泌物有胆甾醇，癸酸，二十一（烷）酸，二十（烷）酸，十八（烷）酸，顺－9－十八烯酸，十七（烷）酸，十八（烷）酸等。
田螺	主治：汁饮疗热、醒酒、压丹石。食忌：不可常食。	含丰富的蛋白质、而脂肪的含量却很多。在无机盐中，钙的含量特别高，也含磷铁。另含维生素 A 与维生素 B2，维生素 B1 的含量也很多。
海月	主治：主消痰，辟邪鬼毒；以生椒酱调和食之良，能消诸食，使人易饥。	未找到对应的营养学解释。

名称	主治、具体方法、 食宜、食忌、宗教特征	现代营养、 化学成分
胡麻 （芝 麻）	主治：润五脏，主火灼；生杵汁，沐头发良。牛伤热亦灌之，立愈；（胡麻油）：主暗痖，涂之生毛发。	含丰富的脂肪油、其中主要成分为油酸、亚油酸的甘油酯。此外尚含蔗糖、多缩戊糖、卵磷脂、蛋白质、脂麻素及脂麻油酚。还含有多量的钙和铁。
白油 麻 （芝 麻）	主治：大寒，无毒。治虚劳，滑肠胃，行风气，通血脉，去头浮风，润肌；又，叶捣和浆水，绞去滓，沐发，去风润发；治蛔心痛，傅一切疮疥癣，杀一切虫。	含丰富的脂肪油、其中主要成分为油酸、亚油酸的甘油酯。此外尚含蔗糖、多缩戊糖、卵磷脂、蛋白质、脂麻素及脂麻油酚。还含有多量的钙和铁。
麻蕡	主治：治大小便不通，发落，破血，不饥，能寒。取汁煮粥，去五脏风，润肺，治关节不通，发落，通血脉，治气；青叶：甚长发；研麻子汁沐发，即生长；（消渴）。	含大麻色烯、大麻萜酚、大麻环酚等。
饧糖 （食 糖）	主治：补虚，止渴，健脾胃气，去留血，补中；主吐血，健脾。主打损瘀血，熬令焦，和酒服之，能下恶血；又，伤寒大毒嗽。食宜：凝强者为良。	主要为糖分，还含蛋白质、钙、磷、铁、镁、钾。

名称	主治、具体方法、 食宜、食忌、宗教特征	现代营养、 化学成分
大豆 （黄 豆）	主治：主霍乱吐逆；微寒。主中风脚弱，产后诸疾，去一切热毒气；善治风毒脚气，煮食之，主心痛，筋挛，膝痛，胀满。杀乌头、附子毒；卷：蘗长五分者，破妇人恶血，良；和饭捣涂一切毒肿。疗男女阴肿，以绵裹内之。杀诸药毒；煮饮服之，去一切毒气，除胃中热痹，伤中，淋露，下淋血，散五脏结积内寒。和桑柴灰汁煮服，下水鼓腹胀；其豆黄：主湿痹，膝痛，五脏不足气，胃气结积，益气润肌肤；又，卒失音。食忌：大豆黄屑，忌猪肉。小儿不得与炒豆食之。若食了，忽食猪肉，必壅气致死，十有八九。十岁以上者不畏也。	富含蛋白质和脂肪，黄豆的蛋白质中含人体必需的八种氨基酸，而且赖氨酸的含量很高，脂肪油的特点是含丰富的不饱和脂肪酸、亚麻酸及油酸、亚油酸；此外还含有碳水化合物、纤维素、灰分、钙、磷、铁、钼、硒、胡萝卜素及多种维生素。
薏苡仁	主治：去干湿脚气，大验。	薏苡仁含丰富的碳水化合物，其主要成分为淀粉和糖类，并含有脂肪、蛋白质、少量维生素 B1 等。所含氨基酸主要为亮氨酸、赖氨酸、精氨酸、酪氨酸等。此外还含有薏苡素、薏苡脂、三萜化合物等。
赤小豆	主治：和鲤鱼烂煮食之，甚治脚气及大腹水肿；止痢；（毒肿）；（风搔隐疹）。食忌：暴痢后，气满不能食。	含蛋白质、脂肪、碳水化合物、粗纤维、灰分、维生素 B1、维生素 B2、烟酸以及无机盐钙、磷、铁、钾、镁、铜、锌、硒等。

名称	主治、具体方法、 食宜、食忌、宗教特征	现代营养、 化学成分
青小豆 （绿 豆）	主治：疗热中，消渴，止痢，下胀满。	含蛋白质、脂肪、碳水化合物、钙、铁、磷、胡萝卜素、硫胺素、核黄素、烟酸。蛋白质主要为球蛋白类，其中富含蛋氨酸、色氨酸、赖氨酸、亮氨酸、苏氨酸的完全蛋白质。绿豆所含的磷脂包括卵磷脂、磷脂酰肌醇、磷脂酰甘油等。
粟米 （小 米）	主治：陈者止痢，甚压丹石热。	含蛋白质、淀粉、脂肪、糖类、及钙、磷、铁，维生素 B1、B2 等。
酒	主治：味苦。主百邪毒，行百药。当酒卧，以扇扇，或中恶风；中恶痊杵；又，服丹石人胸背急闷热者；紫酒：治角弓风；姜酒：主偏风中恶；桑椹酒：补五藏，明耳目；蜜酒：疗风瘮；蒲桃子酿酒，益气调中，耐饥强志，取藤汁酿酒亦佳。食宜：狗肉汁酿酒，大补。食忌：久饮伤神损寿	均含乙醇。不同的酒类还含有脂肪酸类、脂类、醛类、糖类、糊精等。
秫米 （糯 米）	主治：其性平。能杀疮疥毒热。拥五脏气，动风，不可常食；又，生捣和鸡子白，傅毒肿良；根煮作汤，洗风；服之治筋骨挛急。	含蛋白质、脂肪、糖类、钙磷铁、维生素 B1 和维生素 B2、烟酸及淀粉等。
矿麦	主治：主轻身，补中。不动疾。	含糖类、蛋白质及钙磷、铁，维生素 B1、B2 等。

名称	主治、具体方法、 食宜、食忌、宗教特征	现代营养、 化学成分
粳米	主治：主益气，止烦、泄；仓粳米：炊作干饭食之，止痢。又，补中益气，坚筋骨，通血脉，起阳道；久陈者，蒸作饭，和醋封毒肿，立差；去卒心痛；白粳米汁：主心痛，止渴，断热毒痢。食忌：不可和苍耳食之，令人卒心痛，即急烧仓米灰，和蜜浆服之，不尔即死。不可与马肉同食之，发痼疾。	约含75%以上的淀粉、8%左右的蛋白质、0.5%—1%的脂肪，尚有少量B族维生素及多种有机酸，无机盐以磷较多而钙较少。
白粱米（白米）	主治：患胃虚并呕吐食及水者；除胸膈中客热，移易五脏气，续筋骨。具体方法：用米汁二合，生姜汁一合，和服之。	含B族维生素、钾、镁、铁、锌、锰等微量元素、赖氨酸等。
黍米	主治：患鳖瘕者；又，破提扫煮取汁，浴之去浮肿；又，和小豆煮汁，服之下小便。食忌：性寒，有少毒。不堪久服，昏五脏，令人好睡。不得与小儿食之，令儿不能行。若与小猫、犬食之，其脚便跼曲，行不正。缓人筋骨，绝血脉。合葵菜食之，成痼疾。牛肉不得和黍米、白酒食之，必生寸白虫。	含B族维生素、钾、镁、铁、锌、锰等微量元素、赖氨酸等。
稷（小米）	主治：益气，治诸热，补不足。食忌：不与瓠子同食，令冷病发。	含水分、能量、蛋白质、脂肪、膳食纤维、灰分、维生素A、胡萝卜素、硫胺素、核黄素、烟酸、维生素E、各种氨基酸及无机盐钙、磷、钾、钠、镁、铁、锌、硒、铜、锰、碘等。

名称	主治、具体方法、 食宜、食忌、宗教特征	现代营养、 化学成分
小麦	主治：养肝气，煮饮服之良。服之止渴；又，炒粉一合，和服断下痢；又，性主伤折。食宜：宜作粉食之，补中益气，和五脏，调经络，续气脉。	含淀粉 50%—70%、蛋白质约 11%、糖类约 2%—7%、糊精约 2%—10%、脂肪约 1.6%、粗纤维约 2%。脂肪油主要为油酸、亚油酸、棕榈酸、硬脂酸的甘油酯。还含有少量谷甾醇、卵磷脂、尿囊素、精氨酸、淀粉酶、麦芽糖酶、蛋白酶和无机盐，及少量的维生素 B、维生素 E。
大麦	主治：暴食之，亦稍似令脚弱，为下气及腰肾间气故也。久服即好，甚宜人。食宜：久食之，头发不白。食忌：熟即益人，带生即冷，损人。	含淀粉、蛋白质、钙、磷、尿囊素等。
曲	主治：味甘，大暖。疗脏腑中风气，调中下气，开胃消宿食。主霍乱，心膈气，痰逆；六畜食米胀欲死者，煮曲汁灌之。立消；又，神曲，使，无毒。能化水谷，宿食，症气。健脾暖胃。	未找到对应的营养学解释。
荞麦	主治：味甘平，寒，无毒。实肠胃，益气力。食忌：难消，动热风。不宜多食。久食动风，令人头眩。和猪肉食之，患热风，脱人眉须。	含蛋白质 7%—13%、脂肪 2%—3%、含有九种脂肪酸，其中主要为对人体有益的亚油酸和油酸，还含有维生素 B、芦丁、烟酸和较多的无机盐，尤其是磷、铁、镁。

名称	主治、具体方法、 食宜、食忌、宗教特征	现代营养、 化学成分
藊豆 （扁豆）	主治：主呕逆；疗霍乱吐痢不止；其叶治瘕；又，吐痢后转筋。食宜：久食头不白。食忌：患冷气人勿食。	含蛋白质、脂肪、糖类、钙磷铁、锌，以及食物纤维、维生素 A 原、维生素 B、维生素 C 和泛酸、氰甙、酪氨酸酶等。还含有磷脂、蔗糖、葡萄糖、血球凝集素 A 和 B、植物凝集素、胰蛋白酶抑制物、淀粉酶抑制物等。
豉 （豆豉）	主治：能治久盗汗患者。	含蛋白质、脂肪、糖、维生素 B1、核黄素、烟酸等。
绿豆	主治：补益，和五脏，安精神，行十二经脉；治消渴；又，去浮风，益气力，润皮肉。	含蛋白质、脂肪、碳水化合物、钙、磷、铁、胡萝卜素。硫胺素、核黄素、烟酸。蛋白质主要为球蛋白类。其中富含蛋氨酸、色氨酸、赖氨酸、亮氨酸、苏氨酸的完全蛋白质。绿豆所含的磷脂包括磷脂酸、磷脂酰肌醇、磷脂酰甘油等。
白豆 （饭豇豆）	主治：平，无毒。补五脏，益中，助十二经脉，调中，暖肠胃；叶：利五脏，下气。食宜：生食之亦妙，可常食。	种子含大量淀粉、脂肪、蛋白质、并含烟酸及维生素 B1、维生素 B2 和钙、磷、铁等。

名称	主治、具体方法、食宜、食忌、宗教特征	现代营养、化学成分
醋	主治：能治妇人产后血气运；又，人口有疮；又，牛马疫病；止卒心痛、血气等；治疥癣；气滞风壅，手臂、脚膝痛。具体方法：醋煎大黄，生者甚效。食忌：多食损人胃。不可与蛤肉同食。人食多，损腰肌脏。	含醋酸、糖分、氨基酸、乙醛、乙醇、维生素B1、维生素B2、烟酸等。
糯米	主治：霍乱后吐逆不止。食忌：使人多睡。发风，动气，不可多食。	含蛋白质、多肽和多种氨基酸、糖类、碳水化合物、有机酸、醇类、脂类、酚类，以及钠、钙、铁、磷和维生素B1、维生素B2、烟酸等。
酱	主治：主火毒，杀百药；又，榆仁酱亦辛美，杀诸虫，利大小便，心腹恶气；又，芜荑酱：功力强于榆仁酱。多食落发。食忌：不宜多食。獐、雉、兔、及鳢鱼酱，皆不可多食。	含蛋白质、脂肪、糖类、钙磷铁、维生素B1和维生素B2、烟酸及淀粉等。
葵（冬葵子）	主治：主疖疮生身面上、汁黄者；久服丹石人时吃一顿，佳也；服丹石人发动，舌干咳嗽，每食后饮一盏，便卧少时；主患肿未得头破者；女人产时，可煮，顿服之佳；若生时困闷；又，凡有难产，若生未得者；滑小肠；吞钱不出。具体方法：可取根作灰，和猪脂涂之；冬月，葵菹汁；三日后，取葵子二百粒，吞之；以子一合，水二升，煮取半升，去滓顿服之，少时便产；取一合捣破，以水二升，煮取一升服下，只可半升，去滓顿服之；（葵苗与叶）细剉，以水煎服一盏食；（根）煮之，冷饮之，即出。食忌：其性冷，若若热食之，亦令人烦闷。甚动风气；（根），天行后病，食一顿，便失目；无蒜勿食。四季月食生葵，令饮食不消化，发宿疾；又，霜葵生食，动五种留饮。黄葵尤忌。	种子含脂肪油及蛋白质。花含花青素类。鲜冬葵含单糖6.8—7.4％，蔗糖4.1—4.6％，麦芽糖4.5—4.8％，淀粉1.2％。种子含15％—20％，其中亚油酸为主；叶含芸香甙，根含粘液质，其中有戊糖、戊聚糖、甲基戊聚糖、糖醛酸和微量甲基戊糖。

名称	主治、具体方法、食宜、食忌、宗教特征	现代营养、化学成分
苋（苋菜）	主治：补气，除热。其子明目；叶：食亦动气，令人烦闷，冷中损腹；调与妊娠，服之易产。食宜：九月霜后采之；五月五日采苋菜和马齿苋为末，等分。食忌：不可与鳖肉同食，生鳖症。	含蛋白质、脂肪、钙、磷、铁、钾、镁、钠、氯以及维生素类（C、A、B2）等。
胡荽（香菜）	主治：利五脏，补筋脉。主消谷能食。若食多，则令人多忘；又，食着诸毒肉，吐、下血不止，顿瘥黄者；秋冬捣子，醋煮熨肠头出，甚效；治肠风；子：主小儿秃疮，油煎傅之。亦主蛊、五痔及食肉中毒下血：煮，冷取汁服。食宜：可和生菜食。食忌：狐臭䘌齿病患不可食，疾更加。久冷人食之，脚弱。患气，弥不得食。又，不得与斜蒿同食。食之令人汗臭，难差。不得久食，此是熏菜，损人精神。利五脏不足，不可多食，损神。久食令人多忘。发腋臭、脚气。	含挥发油、水分、能量、蛋白质、脂肪、碳水化合物、膳食纤维、灰分、维生素A、胡萝卜素、硫胺素、核黄素、烟酸、维生素C、维生素E和各种氨基酸以及无机盐钙、磷、钾、钠、镁、铁、锌、硒、铜、锰、碘等。
邪蒿	主治：味辛，温，平，无毒。主胸膈中臭烂恶邪气。利肠胃，通血脉，续不足气。食宜：作羹食良。食忌：生食微动风气。不与胡荽同食，令人汗臭气。	根和果实含食用当归素等。
同蒿（茼蒿）	主治：主安心气，养脾胃，消水饮。食忌：动风气，熏人心，令人气满，不可多食。	含十多种氨基酸、胡萝卜素、挥发油、胆碱、钙、铁、磷、硒等。

名称	主治、具体方法、食宜、食忌、宗教特征	现代营养、化学成分
罗勒	主治：味辛、温、微毒。调中消食，去恶气，消水气，宜生食。又，疗齿根烂疮为灰用甚良；子：主目翳及物入目，三五颗致目中，少顷当湿胀，与物俱出；根：主小儿黄烂疮，烧灰傅之佳。食忌：不可过多食，壅关节，涩荣卫，令血脉不行。又，动风发脚气。	含挥发油，主要是罗勒烯、α—蒎烯、芳樟醇、甲基胡椒酚、丁香油酚、茴香醚、沉香醇等。
石胡荽	主治：无毒。通鼻气，利九窍，吐风痰，不任食。亦去翳，熟挼内鼻中，翳自落。	全草含棕榈酸蒲公英甾醇酯，乙酸蒲公英甾醇酯，蒲公英甾醇，豆甾醇，山金车二醇，谷甾醇，十九酸三十四醇酯，2-异丙基-5-甲基氢酯-4-O-β-D-吡喃木糖甙、2α，3β，19α，23-四羟基-12-乌苏烯-28-O-β-D-吡喃木糖甙等。
蔓菁（大头菜）	主治：消食，下气，治黄疸，利小便。根：主消渴，治热毒风肿；其子九蒸九曝，捣为粉，服之长生；又，研子入面脂，极去皱；又，捣子，水和服，治热黄、结实不通，少顷当泻一切恶物；又，女子妒乳肿。	含水分，蛋白质，碳水化合物，尼克酸，抗坏血酸。钙，磷，铁，硫胺素，胡萝卜素，粗纤维
冬瓜	主治：右主治小腹水鼓胀；又，利小便，止消渴；又，其子：主益气耐老，除心胸气满，消痰止烦；案经：（食之）压丹石，去头面热风；又，煮食之，能炼五脏精细；令人面滑静如玉。食宜：欲瘦小轻健者，食之甚健人。忌：患冷人勿食之，令人益瘦。	含蛋白质、粗纤维、糖分、灰分、钙、磷、铁、胡萝卜素、硫胺素、核黄素、烟酸、维生素C等。

名称	主治、具体方法、食宜、食忌、宗教特征	现代营养、化学成分
濮瓜（冬瓜）	主治：孟诜说：肺热消渴。	含蛋白质、粗纤维、糖分、灰分、钙、磷、铁、胡萝卜素、硫胺素、核黄素、烟酸、维生素C等。
甜瓜	主治：右止渴，（益气），除烦热；其瓜蒂：主治身面四肢浮肿，杀蛊，去鼻中瘜肉，阴瘴黄及急黄；又，生瓜叶：治人头不生毛发者；其子热，补中焦，宜人。其肉止渴，利小便，通三焦间拥塞气；治癥气；治小儿疳。食忌：多食令人阴下痒湿，生疮。又，发瘅黄，动宿冷病，患症瘕人不可食瓜。案经：多食令人羸惙虚弱，脚手少力。	含蛋白质、脂肪、糖类、钙磷铁、维生素B和维生素C、β—胡萝卜素、柠檬酸等。
胡瓜（黄瓜）	主治：叶：味苦，平，小毒。主小儿闪癖；又，捣根傅胡刺毒肿；其实味甘，寒，有毒。食忌：不可多食，动风及寒热。又发疰疟，兼积瘀血。案：多食令人虚热上气，生百病，消人阴，发疮（疥），及发痃气，及脚气，损血脉。天行后不可食。小儿食，发痢，滑中，生疳虫。又，不可和酪食之，必再发。	含多种糖类和甙类，包括葡萄糖、甘露糖、木糖、鼠李糖、半乳糖、果糖和芸香甙、精氨酸、葡萄糖甙等，并有咖啡酸、游离氨基酸、维生素和无机盐等。
越瓜（菜瓜）	主治：右主治利阴阳，益肠胃，止烦渴。食忌：不可久食，发痢。案：此物动风。虽止渴，能发诸疮。令人虚，脚弱，虚不能行（立）。小儿夏月不可与食，成痢，发虫。令人腰脚冷，脐下痛。患时疾后不可食。不得和牛乳及酪食之。又，不可空腹和醋食之，令人心痛。	含糖、柠檬酸、维生素A原、维生素B1、维生素C及钙、磷、铁等。

名称	主治、具体方法、食宜、食忌、宗教特征	现代营养、化学成分
芥 （芥菜）	主治：主咳逆，下气明目，去头面风；其子：微熬研之，作酱香美，有辛气，能通利五脏。食忌：其叶不可多食。又，细叶有毛者杀人。	含辣味成分辣子油、酸盐、蛋白异硫氰质、脂肪、碳水化合物、膳食纤维、维生素A、胡萝卜素、硫胺素、核黄素、尼克酸、维生素E、钙、磷、钠、铁、锌、硒、铜、锰、钾、镁等。
萝卜	主治：利五脏，轻身益气；根：消食下气。甚利关节，除五脏中风，练五脏中恶气。服之令人白净肌细。	含有糖类（葡萄糖、蔗糖、果糖）、酶类（淀粉酶、苷酶、氧化酶）、有机酸（香豆酸、咖啡酸、阿魏酸、苯丙酮酸、龙胆酸、羟基苯甲酸和多种氨基酸类）、无机盐（钙、磷、铁、锰、硼），以及维生素和芥子油。
菘菜 （青菜）	主治：治消渴；又，消食，亦少下气。	含蛋白质、脂肪、碳水化合物、粗纤维、钙、磷、铁及多种维生素。
荏子 （白苏）	主治：主咳，逆下气；治男子阴肿；补中益气，通血脉，填精髓。具体方法：生捣和醋封之。	含紫苏醛、紫苏酮、香薷酮、左旋柠檬烯、蒎烯、肉豆蔻醚、莳萝油脑豆甾醇。
龙葵	主治：主丁肿。患火丹疮，和土杵傅之尤良。	含氨基酸、矿物质、多种维生素、生物碱（澳洲茄碱和澳洲茄边碱等）、多糖等。

名称	主治、具体方法、 食宜、食忌、宗教特征	现代营养、 化学成分
苜蓿	主治：患疸黄人；又，利五脏，轻身；安中，利五脏。具体方法：取根生捣，绞汁服之良。	含能量、水分、蛋白质、脂肪、膳食纤维、碳水化合物、胡萝卜素、视黄醇当量、硫胺素、核黄素、尼克酸、抗坏血酸、维生素E微量；钾、钠、钙、镁、铁、锰、锌、磷、硒。主要成分为大豆黄酮和皂甙类。
蕨	主治：补五脏不足。	含苯甲酰蕨素B、异巴豆酰蕨素B、乙酰蕨素C、苯乙酰蕨素C和硫胺素酶等。
荠 （荠菜）	主治：荠子：入治眼方中用；补五脏不足。食忌：不与面同食。令人背闷。服丹石人不可食。	含水分、蛋白质、脂肪、碳水化合物、膳食纤维、钠、钙、磷、铁、视黄醇当量、硫胺素、核黄素、维生素E、尼克酸、抗坏血酸等。
蓼子	主治：亦通五脏拥气。食忌：多食令人吐水；损阳气。	全草含辛辣挥发油。
翘摇 （元修菜）	主治：疗五种黄病；甚益人，和五脏，明耳目，去热风，令人轻健。具体方法：生捣汁，服一升，日二，差。食忌：若生吃，令人吐水。	含芹菜甙、槲皮素。

名称	主治、具体方法、食宜、食忌、宗教特征	现代营养、化学成分
葱	主治：叶：温。白：平。主伤寒壮热、出汗；中风，面目浮肿，骨节头疼，损发鬓；葱白及须：平。通气，主伤寒头痛。又，治疮中有风水，肿疼、秘涩；又，止血衄，利小便。食忌：冬葱最善，宜冬月食，不宜多。	含挥发油，主要成分是葱蒜辣素，或称葱蒜杀菌素。又含脂肪油、黏液质和维生素。
韭（韭菜）	主治：胸痹，心中急痛如锥刺，不得俯仰，白汗出；或痛彻背上，不治或至死；初生孩子，可捣根汁灌之，即吐出胸中恶血，永无诸病。具体方法：可取生韭或根五斤，洗，捣汁灌少许，即吐胸中恶血。食忌：热病后十日，不可食热韭，食之即发困。五月勿食韭。	含蛋白质、脂肪、糖类、维生素及无机盐钙磷铁钾等，还含有挥发性精油、甙类、苦味质和硫化物。
薤（薤白）	主治：疗金疮，生肌肉；疗诸疮中风水肿；又，治寒热，去水气，温中，散结气：可作羹；又，治女人赤白带下；骨鲠在咽不去者，食之即下。具体方法：生捣薤白，以火封之。更以火就炙，令热气彻疮中。干则易之；生捣，热涂上，或煮之。食忌：又，发热病，不宜多食。三月勿食生者。	根含大蒜糖。
荆芥	主治：辟邪气，除劳，传送五脏不足气，助脾胃；通利血脉，发汗，动渴疾；又，杵为末，醋和封风毒肿上；患丁肿。具体方法：荆芥一把，水五升，煮取二升，冷，分二服。食忌：多食熏人五脏神。	荆芥含挥发油；荆芥穗中分离出荆芥甙 A、B、C、D、E 以及荆芥醇、荆芥二醇等单萜类化合物. 亦分离出芹黄素－7－O－葡萄糖甙、黄色黄素－7－O－葡萄糖甙、橙皮甙、香叶木素、橙皮素和黄色黄素等黄酮类成分；花梗中含三个新的苯并呋喃类化合物。

名称	主治、具体方法、 食宜、食忌、宗教特征	现代营养、 化学成分
恭菜	主治：又，捣汁与时疾人服，差；子：煮半生，捣取汁，含，治小儿热。	含蔗糖、葡萄糖、果糖、淀粉，多种氨基酸及甜菜碱、果胶、纤维素、有机酸等。
紫苏	主治：除寒热，治冷气。	含挥发油，包括紫苏醛、左旋柠檬烯、紫苏醇、薄荷酮，另含维生素 A 原、多量维生素 B1、维生素 B2 和维生素 C、钙、铁等。
鸡苏 （薄荷）	主治：疗聋；又，头风目眩者；产后中风，服之弥佳；可烧作灰汁及以煮汁洗头，令发香，白屑不生。具体方法：熟捣生叶，绵裹塞耳；以清酒煮汁一升服。	含挥发油，包括薄荷醇、薄荷酮、乙酸薄荷酯、莰烯、柠檬酸、蒎烯、树脂、鞣质、迷迭香酸等。
香菜 （香薷）	主治：去热风；卒转筋；又，干末止鼻衄，以水服之。食忌：生菜中食，不可多食。	含挥发油、香薷 二醇、甾醇、黄酮甙等。
薄荷	主治：解劳。与薤相宜。发汗，通利关节。杵汁服，去心藏风热。	含挥发油，包括薄荷醇、薄荷酮、乙酸薄荷脂、莰烯、柠檬酸、蒎烯、鞣质、迷迭香酸等。
秦荻梨	主治：于生菜中最香美，甚破气；疗卒心痛；子：末以和醋封肿气。	含苹果酸、柠檬酸、果糖、葡萄糖、蔗糖等。
瓠子	主治：右主治消渴；治热风。食忌：患恶疮，患脚气虚肿者，不得食之。患冷气人食之，加甚。又发痼疾。	含蛋白质、脂肪、维生素及无机盐。

名称	主治、具体方法、 食宜、食忌、宗教特征	现代营养、 化学成分
大蒜	主治：除风，杀虫，毒气；治蛇咬疮；下一切冷毒风气；患鬼气者，当汗出即差。具体方法：取蒜去皮一升，捣以小便一升，煮三四沸，通人即入溃损处，从夕至暮。初被咬未肿，速嚼蒜封之，六七易；蒜一升去皮，以乳二升，煮使烂；独头者一枚，和雄黄、杏人研为丸，空腹饮下三丸，静坐少时，患鬼气者，当汗出即差。食忌：久服损眼伤肝。	含挥发油，主要为大蒜素及多种烯丙基、丙基和甲基组成的硫醚化合物。此外还含有大蒜甙，以及蛋白质、脂肪、碳水化合物、维生素和微量元素硒、锌、锗等。
小蒜	主治：主霍乱，消谷，治胃温中，除邪气；又，去诸虫毒、丁肿、毒疮，甚良。食宜：五月五日采者上。食忌：不可常食。	含大蒜糖、烯丙基硫化合物。
胡葱	主治：主消谷，能食；又，食著诸毒肉，吐血不止，痿黄悴者。具体方法：取子一升煮，煮使破，取汁停冷。食忌：久食之，令人多忘。又，患狐臭、蜃齿人不可食，转极甚。	含槲皮醇、绣线菊甙、黄酮类。
莼菜	主治：和鲫鱼作羹，下气止呕。食忌：多食动痔。又，不宜和醋食之，令人骨痿。少食，补大小肠虚气；久食损毛发。	含少量维生素 B12；叶的背面分泌一种类似琼脂的黏液，是一种多糖混合物；又含蛋白质、脂肪、多缩戊糖、没食子酸；此外还有亮氨酸、苯丙氨酸、蛋氨酸、脯氨酸、苏氨酸、天门冬素和组胺。

名称	主治、具体方法、 食宜、食忌、宗教特征	现代营养、 化学成分
水芹	主治：食之养神益力，令人肥健。食忌：于醋中食之，损人齿，黑色。	维生素、矿物质含量较高，也含蛋白质、脂肪、碳水化合物、粗纤维、钙、磷、铁、芸香苷、水芹素和槲皮素等。
马齿苋	主治：主马毒疮；患湿癣白秃；作膏：主三十六种风；治疳痢及一切风，敷杖疮良；止痢，治腹痛。具体方法：以水煮，冷服一升，并涂疮上；取马齿膏涂之。若烧灰傅之亦良；可取马齿一硕，水可二硕，蜡三两，煎之成膏；又可细切煮粥。食宜：延年益寿，明目。	含大量去甲肾上腺素和多量钾盐，并含蛋白质、脂肪、糖、粗纤维、无机盐和维生素。
落苏 （茄子）	主治：主寒热，五脏劳；又，根主冻脚疮，煮汤浸之；又，醋摩之，傅肿毒。食忌：不可多食。动气，亦发痼疾。熟者少食之，无畏。患冷人不可食，发痼疾。	含维生素、蛋白质、脂肪、糖类和无机盐以及生物碱。
蘩蒌 （繁缕）	主治：（治隐瘮疮），捣蘩蒌封上；煮作羹食之，甚益人食忌：不用令人长食之，恐血尽。	含胡萝卜素、核黄素、维生素 C、钾、钙、镁、磷、钠、铁、锰、锌、铜。
鸡肠草 （鹅不食草）	主治：疗一切疮及风丹遍身如枣大、痒痛者；治一切恶疮，捣汁傅之；亦疗小儿赤白痢。食宜：亦可生食，煮作菜食之，益人。	棕榈酸蒲公英甾醇酯、乙酸蒲公英甾醇酯、蒲公英甾醇、豆甾醇、山金车二醇、川陈皮素、羽扇豆醇、二十六醇等。

名称	主治、具体方法、 食宜、食忌、宗教特征	现代营养、 化学成分
白苣 (莴苣)	主治：主补筋力；利五脏，开胸膈拥塞气，通经脉，养筋骨，令人齿白净，聪明，少睡。食忌：又，产后不可食之，令人寒中，少腹痛。	含蛋白质、脂肪、糖类、灰分、维生素 A 原及维生素类（B1、B2、C），和无机盐钙、磷、铁、钾、硅、镁等。
落葵	主治：其子悦泽人面；其子令人面鲜华可爱。具体方法：取蒸，烈日中曝干，挦去皮，取人细研，和白蜜傅之，甚验。	含维生素 B、维生素 C、蛋白质、脂肪、色素。
堇菜 (苦菜)	主治：主寒热鼠瘘，瘰疬生疮，结核聚气。下瘀血；久食，除心烦热，令人身重懈惰；又，杀鬼毒；叶：主霍乱；蛇咬：生研傅之，毒即出矣。具体方法：生取汁半升服，及吐出。	含 17 种氨基酸，其中包括 8 种人体必需氨基酸在内，也含有钙、镁、铁、锌、铜等元素，还含有抗肿瘤成分。
蕺菜	食忌：小儿食之，便觉脚痛，三岁不行。久食之，发虚弱，损阳气，消精髓，不可食。	含挥发油、氯化钾、硫酸钾、蕺菜碱、鱼腥草素等。
马芹子	主治：卒心痛。具体方法：子作末，醋服。	未找到对应的营养学解释。
芸薹	食忌：若先患腰膝，不可多食，必加极；又，极损阳气，发口疮，齿痛；又，能生腹中诸虫。宗教特征：道家特忌。	含蛋白质、维生素类（B、C、D、K）、胡萝卜素及无机盐。
雍菜 (蕹菜)	主治：味甘，平，无毒。主解野葛毒。	含蛋白质、脂肪、糖类、无机盐、烟酸、维生素类（A、B1、B2、C）等。

名称	主治、具体方法、食宜、食忌、宗教特征	现代营养、化学成分
菠薐（菠菜）	主治：冷，微毒。利五脏，通肠胃热，解酒毒。食宜：服丹石人食之佳。食忌：不可多食，冷大小肠。久食令人脚弱不能行。发腰痛，不与蛆鱼同食。发霍乱吐泻。	含蛋白质、脂肪、碳水化合物、粗纤维、灰分、钙、磷、铁、胡萝卜素、抗坏血素、烟酸、核黄素、草酸等。
苦荬	主治：冷，无毒。治面目黄，强力，止困，傅蛇虫咬。食忌：蚕蛾出时，切不可取拗，令蛾子青烂。蚕妇亦忌食。	含 17 种氨基酸，其中包括 8 种人体必需氨基酸在内，也含有钙、镁、铁、锌、铜等元素，还含有抗肿瘤成分。
鹿角菜（角叉菜）	主治：大寒。无毒，微毒。下热风气，疗小儿骨蒸热劳。食忌：丈夫不可久食，发痼疾，损经络血气，令人脚冷痹，损腰肾，少颜色。	含蛋白质、褐藻酸、甘露醇、碘、脂肪、糖、粗纤维、维生素 B1、维生素 B2、牛黄酸、多糖、矿物质碘、钾、钠、硅、磷、铁、钙、镁等。
莙荙（莙荙菜）	主治：微毒。补中下气，理脾气，去头风，利五脏。食忌：冷气不可多食，动气。	含维生素 A 原及维生素 B2、维生素 C、钙、磷、铁和蛋白质、脂肪、糖类。
附余	主治：治产后血运心闷气绝方。食宜：以冷水噀面即醒。	未找到对应的营养学解释。

备注：食材取自（唐）孟诜原著，郑金生等译注，《食疗本草译注》，上海古籍出版社，2007 年版。现代营养学探讨部分主要参见王焕华编著《食物养生大全》（增补本），广东旅游出版社，2006 年版。并参考其它资料。少部分食材没有找到对应的现代营养学解释，已在表中说明。

附 录

附表一:《图经衍义本草》所载
非宗教性特征描述的食材列表
(未注明宗教性体验)

名称	产地	时间	性味	忌、畏	主治(作用、解毒)
芒消			味辛、苦,大寒。	恶麦句姜。	主五脏积聚,久热、胃闭,除邪气,破留血,腹中痰实结搏,通经脉,利大小便及月水,破五淋,推陈致新。
玄明粉			味辛、甘,冷,无毒。		治心热烦躁,并五脏宿滞、症结。明目,退膈上虚热,消肿毒。
马牙消			味甘,大寒,无毒。		能除五脏积热伏气。末筛点眼及点眼药中用,甚去赤肿障翳涩泪痛。

名称	产地	时间	性味	忌、畏	主治（作用、解毒）
生消	生茂州西山岩石间。	采无时。	味苦，大寒，无毒。	恶麦句姜。	主风热癫痫，小儿惊邪，瘛疭，风眩头痛，肺壅，耳聋，口疮，喉痹咽塞，牙颔肿痛，目赤热痛，多眵泪。
绿青	生山之阴穴中。		味酸，寒，无毒。		主益气，疗䘌鼻，止泄痢。
无名异	出大食国。		味甘，平。		主金疮折伤内损，止痛，生肌肉。
菩萨石			平，无毒。		解药毒、蛊毒，及金石药发动作痈疽渴疾，消扑损瘀血，止热狂惊痛，通月经，解风肿，除淋，并水磨服。蛇虫、蜂蝎、狼犬、毒箭等所伤，并末傅之，良。
婆娑石	生南海。				主解一切药毒，瘴疫热闷头痛。
绿矾			凉，无毒。		治喉痹，虫牙，口疮及恶疮疥癣。酿鲫鱼烧灰和服，疗肠风泻血。
柳絮矾			冷，无毒。		消痰，治渴，润心肺
金线矾	生波斯国。		味咸、酸、涩，有毒。		主野鸡瘘痔，恶疮疥癣等疾。
古镜			味辛，无毒。		主惊痫邪气，小儿诸恶。

名称	产地	时间	性味	忌、畏	主治（作用、解毒）
铁锈					主恶疮疥癣，和油涂之。
铜盆					主熨霍乱。
石黄					主恶疮，杀虫，熏疮疥蚘虱，和诸药熏嗽。
石栏杆	生大海底。		味辛，平，无毒。		主石淋，破血，产后恶血。
石髓	生临海华盖山石窟。		味甘，温，无毒。	多食伤肺。	主寒热中，羸瘦无颜色，积聚，心腹胀满，食饮不消，皮肤枯槁，小便数疾，癖块，腹内肠鸣，下痢，腰脚疼冷，男子绝阳，女子绝产，血气不调，令人肥健能食，合金疮。
食盐			味咸，温，无毒。		主杀鬼蛊邪疰毒气，下部蜃疮，伤寒寒热，吐胸中痰癖，止心腹卒痛，坚肌骨。
石硫黄	生东海牧羊山谷中，及太山、河西山，矾石液也。		味酸，温、大热，有毒。		主妇人阴蚀，疽痔，恶血，坚筋骨，除头秃，疗心腹积聚，邪气冷癖在胁，咳逆上气，脚冷疼弱无力，及鼻衄，恶疮，下部蜃疮，止血，杀疥虫。

名称	产地	时间	性味	忌、畏	主治（作用、解毒）
石膏	生齐山山谷及齐卢山、鲁蒙山。	采无时。	味辛、甘、微寒、大寒，无毒。	恶莽草、马目毒公。	主中风寒热，心下逆气惊喘，口干舌焦，不能息，腹中坚痛，除邪鬼，产乳，金疮，除时气，头痛身热，三焦大热，皮肤热，肠胃中隔气，解肌发汗，止消渴，烦逆，腹胀，暴气喘息，咽热，亦可作浴汤。
金屑	生益州。	采无时。	味辛，平，有毒。		主镇精神，坚骨髓，通利五脏，除邪毒气，服之神仙。
生银	出饶州、乐平诸坑生银矿中。		寒，无毒。		主热狂惊悸，发痫恍惚，夜卧不安，谵语，邪气，鬼祟。服之明目，镇心，安神定志。小儿诸热丹毒，并以水磨服，功胜紫雪。
水银粉			味辛，冷，无毒。	畏磁石、石黄。忌一切血。	通大肠，转小儿疳，并瘰疬，杀疮疥癣虫，及鼻上酒齇，风疮燥痒。
玄石	生太山之阳。		味咸，温，无毒。	恶松脂、柏实、菌桂。	主大人小儿惊痫，女子绝孕，小腹冷痛，少精，身重，服之令人有子。
孔公孽	生梁山山谷。		味辛，温，无毒。	恶细辛。	主伤食不化，邪气结恶，疮疽瘘痔，利九窍，下乳汁，男子阴疮，女子阴蚀，及伤食病常欲眠睡。

名称	产地	时间	性味	忌、畏	主治（作用、解毒）
殷孽	生赵国山谷，又梁山及南海。	采无时。	味辛，温，无毒。	恶防己、畏术。	主烂伤瘀血，泄痢，寒热，鼠瘘，症瘕结气，脚冷疼弱。
蜜陀僧			味咸、辛、平，有小毒。		主久痢，五痔，金疮，面上瘢酐，面膏药用之。
铁精			平、微温，主明月，化铜。		疗惊悸，定心气，小儿风痫，阴癀，脱肛。
生铁			微寒。		主疗下部及脱肛
柔铁			味甘，无毒。		主金疮，烦满，热中，胸膈气寒，食不化。
珊瑚	生南海。		味甘，平，无毒。		主宿血，去目中翳，鼻衄，末吹鼻中。
石蟹	生南海。		味咸，寒，无毒。		主青盲，目中肤翳及丁翳，漆疮。
马瑙	生西国玉石间。		味辛，寒，无毒。		主辟恶，熨目赤烂。
太阴玄精	出解县。		味咸，温，无毒。		主除风冷，邪气湿痹，益精气，妇人痼冷、漏下，心腹积聚冷气，止头痛，解肌。
绿盐			味咸、苦、辛、平，无毒。		主目赤泪出，肤翳眵暗。

名称	产地	时间	性味	忌、畏	主治（作用、解毒）
铁浆					主癫痫发热，急狂走，六畜癫狂。人为蛇犬虎狼毒刺，恶虫等啮。服之毒不入内。
秤锤					主贼风，止产后血瘕复痛及喉痹热塞。
铁华粉			味咸，平，无毒。		主安心神，坚骨髓，强志力，除风邪，养血气，延年变白，去百病，随所冷热，合和诸药，用枣膏为丸。
铁落	生牧羊平泽及枋音俘城或析城。	采无时。	味辛、甘，平，无毒。		主风热，恶疮疡疽，疮痂疥，气在皮肤中，除胸膈中热气，食不下，止烦，去黑子。
石脑	生名山土石中。	采无时。	味甘，温，无毒。		主风寒虚损，腰脚疼痹，安五脏益气。
理石	生汉中山谷及卢山。	采无时。	味辛、甘，寒、大寒，无毒。		主身热，利胃，解烦，益精明目，破积聚，去三虫，除荣卫中去来大热，结热，解烦毒，止消渴及中风痿痹。
马衔			无毒。		主难产，小儿痫，产妇临产时手持之，亦煮汁服一盏，此马勒口铁也。
砺石			无毒。		主破宿血，下石淋，除症结，伏鬼物恶气。

名称	产地	时间	性味	忌、畏	主治（作用、解毒）
石花			味甘，温，无毒。		主腰脚风冷，与殷孽同。
光明盐	生盐州五原盐池下。		味咸、甘，平，无毒。		主头面诸风，目赤痛，多眵泪。
石床			味甘，温，无毒。		
肤青	生益州川谷。		味辛、咸，平，无毒。		主蛊毒及蛇、菜、肉诸毒，恶疮。
车辖			无毒。		主喉痹及喉中热寒
天子藉田三推犁下土			无毒。		主惊悸癫邪，安神定魄，强志。
铸钟黄土			无毒。		主卒心痛，疰忤恶气。
土蜂窠上细土					主肿毒，醋和为泥傅之。
胡燕窠内土			无毒。		主风瘙瘾疹，末，以水和傅之。又主恶刺疮，及浸淫疮绕身至心者死，亦用之。
柱下土			无毒。		主腹痛暴卒者，末，服方寸匕。
故茅屋上尘			无毒。		主老嗽。
伏龙肝			味辛，微温。		主妇人崩中，吐下血，止咳逆，止血，消痈肿毒气。

名称	产地	时间	性味	忌、畏	主治（作用、解毒）
石灰	生中山川谷。		味辛，温。		主疽疡，疥瘙，热气，恶疮，癞疾，死肌，堕眉，杀痔虫，去黑子息肉，疗髓骨疽。
礜石	生汉中山谷及少室。	采无时。	味辛、甘，大热、生温熟热，有毒。	恶马目毒公、鹜屎、虎掌、细辛，畏水。	主寒热，鼠瘘，蚀疮，死肌，风痹，腹中坚，癖邪气，除热，明目，下气，除膈中热，止消渴，益肝气，破积聚，痼冷腹痛，去鼻中息肉。
砒霜			味苦、酸而有毒。		主诸疟，风痰在胸膈。
硇砂	出西戎。		味咸、苦、辛，温，有毒。		主积聚，破结血，烂胎，止痛下气，疗咳嗽宿冷，去恶肉，生好肌。
铅丹	生蜀郡平泽。		味辛，微寒。		主吐逆胃反，惊痫疾，除热下气，止小便利，除毒热脐挛，金疮溢血。
铅	生蜀郡平泽。		味甘，无毒。		镇心安神，治伤寒毒气，反胃呕秽，蛇蝎所咬，炙熨之。
粉锡			味辛，寒，无毒。		主伏尸毒螫，杀三虫，去鳖瘕，疗恶疮，堕胎，止小便利。

名称	产地	时间	性味	忌、畏	主治（作用、解毒）
铜青			平，微毒。		治妇人血气心痛，合金疮，止血，明目，去肤赤息肉。
代赭	生齐国山谷。	采无时。	味苦、甘，寒，无毒。	畏天雄。	主鬼疰，贼风，蛊毒，杀精物恶鬼，腹中毒邪气，女子赤沃漏下，带下百病，产难，胞衣不出，堕胎、养血气，除五脏血脉中热，血痹血瘀，大人、小儿惊气入腹及阴痿不起。
铛墨					主蛊毒中恶，血晕吐血。
东壁土					主下部疮，脱肛。
赤铜屑			味苦，平，微毒。		明目，治风眼，接骨焊齿，疗女人血气及心痛。
锡铜镜鼻	生桂阳山谷。				主女子血闭，症瘕，伏肠，绝孕及伏尸邪气。
戎盐	生胡盐山及西羌北地酒泉福禄城东南角。	十月采。	味咸，寒，无毒。		主明目、目痛，益气，坚肌骨，去毒蛊，心腹痛，溺血吐血，齿舌血出。
大盐	生邯郸及河东池泽。		味甘、咸，寒，无毒。		主肠胃结热，喘逆，胸中病。

名称	产地	时间	性味	忌、畏	主治（作用、解毒）
卤咸	生河东盐池。		味苦、咸，寒，无毒。		主大热、消渴、狂烦，除邪及下蛊毒，柔肌肤，去五脏肠胃留热结气，心下坚，食已呕逆喘满，明目、目痛。
浆水			味甘、酸，微温，无毒。	冰浆至冷，妇人怀妊，不可食之，食谱所忌也。	主调中，引气宣和，强力通关，开胃止渴，霍乱泄痢，消宿食。
井华水			味甘，平，无毒。		主人九窍大惊出血，以水噀面。亦主口臭，正朝含之，吐弃厕下，数度即差。
菊华水	出南阳郦县北潭水。		味甘，温，无毒。		除风补衰，久服不老，令人好颜色，肥健，益阳道，温中，去痼疾。
地浆			寒。		主解中毒烦闷
腊雪			味甘，冷，无毒。		解一切毒，治天行时气温疫，小儿热痫狂啼，大人丹石发动，酒后暴热，黄疸，仍小温服之。
泉水			味甘，平，无毒。		主消渴，反胃，热痢热淋，小便赤涩。
半天河			微寒。		主鬼疰，狂，邪气，恶毒

名称	产地	时间	性味	忌、畏	主治（作用、解毒）
白垩	生邯郸山谷。	采无时。	味苦、辛，温，无毒。	不可久服，伤五脏，令人羸瘦。	主女子寒热，症瘕，月闭，积聚，阴肿痛，漏下，无子，泄痢。
自然铜	生邕州山岩中出铜处。		味辛，平，无毒。		疗折伤，散血止痛，破积聚。
金牙	生蜀郡。		味咸，无毒。		主鬼疰，毒蛊，诸疰。
金星石	今多出濠州。		寒，无毒。		主脾肺壅毒，及主肺损吐血、嗽血，下热涎，解众毒。
礞石					治食积不消，留滞在脏腑，宿食症块久不差及小儿食积羸瘦，妇人积年食症，攻刺心腹。
姜石	生土石间；齐州历城东者佳。		味咸，寒，无毒。		主热豌豆疮，丁毒等肿。
井泉石	近道处处有之，以出饶阳郡者为胜，生田野间地中。		大寒，无毒。		主诸热，治眼肿痛，解心脏热结，消去肿毒及疗小儿热疳，雀目，青盲。
花乳石	出陕华诸郡。	采无时。			主金疮止血，又疗产妇血晕恶血。

名称	产地	时间	性味	忌、畏	主治（作用、解毒）
不灰木	出上党。		大寒。		主热痱疮，和枣叶、石灰为粉，傅身。
蓬砂			味苦、辛，暖，无毒。		消痰止嗽，破症结，喉痹。
铅霜			冷，无毒。		消痰，止惊悸，解酒毒，疗胸膈烦闷，中风痰实，止渴。
蛇黄	出岭南。				主心痛，疰忤，石淋，产难，小儿惊痫，以水煮研服汁。
古文钱			平。		治翳障，明目，疗风赤眼，盐卤浸用。
冬灰	生方谷川泽。		味辛，微温。		主黑子，去疣息肉，疽蚀疥瘙。
铜矿石			味酸，寒，有小毒。		主丁肿恶疮，驴马脊疮，臭腋，石上水磨取汁涂之。
铜弩牙			平，微毒。		主妇人产难，血闭，月水不通，阴阳隔塞。
握雪礜石	出徐州西宋里山。		味甘，温，无毒。		主痼冷，积聚，轻身延年，多食令人热。
梁上尘			平，微寒，无毒。		主腹痛噎，中恶，鼻衄，小儿软疮。

名称	产地	时间	性味	忌、畏	主治（作用、解毒）
土阴孽	生高山崖上之阴。	采无时。	味咸，无毒。		主妇人阴蚀，大热，干痂。
车脂			味辛，无毒。		主卒心痛，中恶气，以温酒调及热搅服之。又主妇人妒乳，乳痈，取脂熬令热涂，亦和热酒服。主鬼气，温酒烊令热服之。
钉中膏					主逆产，以膏画儿脚底即正。又主中风，发狂。
煅灶灰					主症痕坚积，去邪恶气。
淋石			暖，无毒。	主石淋。	
方解石	生方山。	采无时。	味苦、辛，大寒，无毒。	恶巴豆。	主胸中留热，结气，黄疸，通血脉，去蛊毒。
苍石	生西域。	采无时。	味甘，平，有毒。		主寒热，下气，瘘蚀，杀禽兽。
石脑油					主小儿惊风，化涎，可和诸药作丸服。
白瓷瓦屑	定州。		平，无毒。		主妇人带下白崩，止呕吐，破血，止血。
乌古瓦			寒，无毒。		以水煮及渍汁饮，止消渴。

名称	产地	时间	性味	忌、畏	主治（作用、解毒）
醴泉			味甘，平，无毒。		主心腹痛，痓忤鬼气邪秽之属，并就泉空腹饮之。
甘露蜜	生巴西绝域中。		味甘，平，无毒。		主胸膈诸热，明目止渴。
水花			平，无毒。		主渴
生熟汤			味咸，无毒。		
天门冬	生奉高山谷。	二月、三月、七月、八月采根，暴干。	味苦、甘，平、大寒，无毒。	畏曾青。	主诸暴风湿偏痹，强骨髓，杀三虫，去伏尸，保定肺气，去寒热，养肌肤，益气力，利小便，冷而能补，久服轻身，益气延年，不饥。
干地黄			味甘、苦，寒，无毒。		主折跌绝筋，伤中，逐血痹，填骨髓，长肌肉。
茺蔚子	生海滨池泽。	五月采。	味辛，甘，微温、微寒，无毒。		主明目益精，除水气，疗血逆大热，头痛心烦。久服轻身。
巴戟天	生巴郡及下邳山谷（归州、滁州）。	二月、八月采根。	味辛、甘，微温，无毒。	恶朝生、雷丸、丹参。	主大风邪气，阴痿不起，强筋骨，安五脏，补中，增志，益气，疗头面游风，小腹及阴中相引痛，下气，补五劳，益精，利男子。
羊不吃草	生蜀川山谷。		味苦、辛，温，无毒。		主一切风血，补益，攻诸病。

名称	产地	时间	性味	忌、畏	主治（作用、解毒）
仙人草	生阶庭间。				主小儿酢疮
千里及	道旁篱落间有之。		味苦，平，小毒。		主天下疫气，结黄，疟瘴，虫毒。
甜藤	生江南山林下。		味甘，寒，无毒。		去热烦，解毒，调中气，令人肥健。又主剥马血毒入肉，狂犬，牛马热黄。
地杨梅	生江东温湿地。		味辛，平，无毒。		主赤白痢。取茎、子煎服。
天竺干姜	生婆罗门国。		味辛，温，无毒。		主冷气寒中，宿食不消，腹胀下痢，腰背疼，疝癖气块，恶血积聚。
芎䓖	生武功川谷、斜谷西岭（凤翔府、永康府）。	三月、四月采根。	味辛，温，无毒。	畏黄连。	主中风入脑，头痛，寒痹，筋挛缓急，金疮，妇人血闭，无子，除脑中冷动，面上游风去来，目泪出，多涕唾，忽忽如醉，诸寒冷气，心腹坚痛，中恶，卒急肿痛，胁风痛，温中内寒。
黄耆	生蜀郡山谷、白水、汉中（宪州）。	二月、十月采。	味甘，微温。无毒。	恶龟甲。	主痈疽久败疮，排脓止痛，大风癞疾，五痔鼠瘘，补虚，小儿百病，妇人子藏风邪气，逐五脏间恶血，补丈夫虚损，五劳羸瘦，止渴，腹痛，泄痢，益气，利阴气。

名称	产地	时间	性味	忌、畏	主治（作用、解毒）
五味子	生齐山山谷及代郡（号州、越州）。	八月采实。	味酸，温，无毒。	恶萎蕤，胜乌头。	主益气，咳逆上气，劳伤羸瘦，补不足，强阴，益男子精，养五脏，除热，生阴中肌。
地不容	生山西谷。	采无时。	味苦，大寒，无毒。		主解蛊毒，止烦热，辟瘴疬，利喉闭及痰毒。
白兔藿	生交州山谷。		味苦，平，无毒。		主蛇虺、蜂虿、猘狗、菜肉、蛊毒，鬼疰、风疰，诸大毒不可入口者，皆消除之。
鬼督邮			味辛、苦，平，无毒。		主鬼疰、卒忤中恶，心腹邪气，百精毒，温疟疫疾，强腰脚，益膂力。
白花藤	生岭南、交州、广州平泽。		味苦，寒，无毒。		主解诸药、菜、肉中毒。
人肝藤	生岭南。				主解诸毒药，肿游风，脚手软痹。
越王余算	生南海水中，如竹算子，长尺许。		味咸，平，无毒。		主下水，破结气。
石纯	生南海中水石上。		味甘，平，无毒。		下水，利小便。

名称	产地	时间	性味	忌、畏	主治（作用、解毒）
海根	生会稽海畔山谷。		味苦，小温，无毒。		主霍乱中恶，心腹痛，鬼气注忤，飞尸，喉痹，蛊毒，痈疽恶肿，赤白游胗，蛇咬大毒。
干姜			味辛，温、大热，无毒。		主胸满，咳逆上气，温中，止血，出汗，逐风湿痹，肠澼下痢，寒冷腹痛，中恶霍乱，胀满，风邪诸毒，皮肤间结气，止唾血。
葛根	生汶山川谷。	五月采根	味甘，平，无毒。		主消渴，身大热，呕吐，诸痹；起阴气，解诸毒，疗伤寒中风头痛，解肌发表出汗，开腠理，疗金疮，止痛胁风痛。
葛粉			味甘，大寒，无毒。		主压丹石，去烦热，利大小便，止渴。
栝楼	生洪农川谷及山阴地；生卤地者有毒（衡州、均州）。	二月、八月采根	味苦，寒，无毒。	恶干姜，畏牛膝、干漆，反乌头。	主消渴，身热烦满，大热，补虚安中，续绝伤，除肠胃中痼热，八疸，身面黄，唇干口燥，短气，通月水，止小便利。
当归	生陇西川谷。	二月、八月采根	味甘、辛，温、大温，无毒。	恶蘭茹，畏菖蒲、海藻、牡蒙。	主咳逆上气，温疟寒热洗在皮肤中，妇人漏下，绝子，诸恶疮疡，金疮，煮饮之。

名称	产地	时间	性味	忌、畏	主治（作用、解毒）
麻黄	生晋地及河东（浮州）。	立秋采茎。	味苦，温、微温，无毒。	恶辛夷、石韦。	主中风伤寒头痛，温疟，发表出汗，去邪热气，止咳逆上气，除寒热，破症坚积聚，五脏邪气缓急，风胁痛，字乳余疾，止好唾，通腠理，疏伤寒头疼，解肌，泄邪恶气，消赤黑斑毒。
通草	生石城山谷及山阳（兴元府、海州、解州）。	正月采枝。	味辛、甘，平，无毒。		主去恶虫，除脾胃寒热，通利九窍、血脉关节，令人不忘，疗脾疸，常欲眠，心烦哕，出音声，疗耳聋，散痈肿、诸结不消，及金疮恶疮，鼠瘘，踒折，齆鼻息肉，堕胎，去三虫。
芍药	生中岳川谷及丘陵（泽州）。	二月、八月采根。	味苦、酸，平、微寒，有小毒。		主邪气腹痛，除血痹，破坚积，寒热疝瘕，止痛，利小便，益气，通顺血脉，缓中，散恶血，逐贼血，去水气，利膀胱、大小肠，消痈肿，时行寒热，中恶，腹痛、腰痛。
瞿麦	生太山川谷（绛州）。	立秋采实。	味苦、辛，寒，无毒。	恶螵蛸。	主关格诸癃结，小便不通，出刺，决痈肿，明目去翳，破胎堕子，下闭血，养肾气，膀胱邪逆，止霍乱，长毛发。

名称	产地	时间	性味	忌、畏	主治（作用、解毒）
秦艽	生飞乌山谷（宁化军、石州、泰州、齐州）。	二月、八月采根。	味苦、辛，平、微温，无毒。		主寒热邪气，寒湿风痹，肢节痛，下水，利小便，疗风无问新久，通身挛急。
百合	生荆州川谷（滁州、成州）。	二月、八月采根。	味甘，平，无毒。		主邪气腹胀，心痛，利大小便，补中益气，除浮肿胪胀，痞满，寒热，通身疼痛，及乳难，喉痹，止涕泪。
知母	生河内川谷（卫州、隰州、滁州、解州）。	二月、八月采根。	味苦，寒，无毒。		主消渴热中，除邪气，肢体浮肿，下水，补不足，益气，疗伤寒，久疟，烦热，胁下邪气，膈中恶及风汗、内疸。
贝母	生晋地（峡州、越州）。	十月采根。	味辛、苦，平、微寒，无毒。	恶桃花，畏秦艽、矾石、莽草，反乌头。	主伤寒烦热，淋沥、邪气、疝瘕，喉痹，乳难，金疮风痉，疗腹中结实，心下满，洗洗恶风寒，目眩项直，咳嗽上气，止烦热渴，出汗，安五脏，利骨髓。
白芷	生河东川谷下泽（泽州）。	二月、八月采根。	味辛，温，无毒。	恶旋复花。	主女人漏下赤白，血闭，阴肿，寒热，风头侵目泪出，长肌肤，润泽，可作面脂，疗风邪，久渴，吐呕，两胁满，风痛，头眩目痒。

名称	产地	时间	性味	忌、畏	主治（作用、解毒）
淫羊藿	生上郡阳山山谷（永康军、沂州）。		味辛，寒，无毒。		主阴痿，绝伤，茎中痛，利小便，益气力，强志，坚筋骨，消瘰疬赤痈，下部有疮，洗出虫。
黄芩	生秭归山谷及冤句（耀州、潞州）。	三月三日采根。	味苦，平、大寒，无毒。	恶葱实，畏丹砂、牡丹、藜芦。	主诸热黄疸，肠澼泄痢，逐水下血闭，恶疮疽蚀火疡，疗痰热，胃中热，小便涩痛，消谷，利小肠，女子血闭，淋露下血，小儿腹痛。
狗脊	生常山川谷（淄州、眉州、温州）。	二月、八月采根。	味苦、甘，平，微温，无毒。	恶败酱。	主腰背强，关机缓急，周痹，寒湿膝痛，颇利老人，疗失溺不节，男子脚弱腰痛，风邪淋露，少气，目暗，肩脊利俯仰，女子伤中，关节重。
紫菀	生房陵山谷及真定、邯郸（泗州、甘州、房州）。	二月、三月采根。	味苦、辛，温，无毒。	恶天雄、瞿麦、雷丸、远志、茵陈蒿。	主咳逆上气，胸中寒热结气，去劳伤，痿蹶，安五脏，疗咳唾脓血，止喘悸，五劳体虚，补不足，小儿惊痫。
紫草	生砀山山谷及楚地（东京、单州）。	三月采根。	味苦，寒，无毒。		主心腹邪气，五疸，补中益气，利九窍，通水道，疗腹肿胀满痛。以合膏，疗小儿疮及面齄。

名称	产地	时间	性味	忌、畏	主治（作用、解毒）
前胡	（成州、建州、江宁府、绛州、淄州）。	二月、八月采根。	味苦，微寒，无毒。	恶皂荚，畏藜芦。	主疗痰满，胸胁中痞，心腹结气，风头痛，去痰实，下气。治伤寒寒热，推陈致新，明目，益精。
败酱	生江夏川谷（江宁府）。	八月采根。	味苦、咸，平、微寒，无毒。		主暴热火疮，赤气，疥瘙，疽痔，马鞍热气，除痈肿，浮肿，结热，风痹不足，产后疾痛。
白鲜	生上谷川谷及冤句（滁州、江宁府）。	四月、五月采根。	味苦、咸，寒，无毒。	恶蛸螵、桔梗、茯苓、萆薢。	主头风，黄疸，咳逆，淋沥，女子阴中肿痛，湿痹死肌，不可屈伸，起止行步，疗四肢不安，时行腹中大热饮水，欲走大呼，小儿惊痫，妇人产后余痛。
酸浆	生刻楚川泽及人家田园中。	五月采。	味酸，平、寒，无毒。		主热烦满，定志益气，利水道，产难吞其实立产。
紫参	生河西及冤句山谷（晋江、眉州、濠州、滁州）。	三月采根。	味苦、辛，寒、微寒，无毒。	畏辛夷。	主心腹积聚，寒热邪气，通九窍，利大小便，疗肠胃大热，唾血、衄血，肠中聚血，痈肿，诸疮，止渴，益精。
藁本	生崇山山谷（宁化军并州）。	正月、二月采根。	味辛、苦，温、微温、微寒，无毒。	恶䕡茹。	主妇人疝瘕，阴中寒肿痛，腹中急，除风头痛，长肌肤，悦颜色，辟雾露润泽，疗风邪躺曳，金疮，可作沐药面脂。

名称	产地	时间	性味	忌、畏	主治（作用、解毒）
石韦	生华阴山谷石上。	二月采叶。	味苦、甘，平，无毒。		主劳热邪气，五癃闭不通，利小便水道，止烦下气，通膀胱满，补五劳，安五脏，去恶风，益精气。
萆薢	生真定山谷。	二月、八月采根。	味苦、甘，平，无毒。	畏葵根、大黄、茈胡、牡蛎	主腰背痛强，骨节风寒湿周痹，恶疮不瘳，热气，伤中，恚怒，阴痿失溺，关节老血，老人五缓。
杜蘅	生山谷。	三月三日采根。	味辛，温，无毒。		主风寒咳逆
金钗股	生岭南山谷。		味甘，平，小毒。		解诸药毒，人中毒者，煮汁服之。亦生研更烈，必大吐下，如无毒，亦吐，去热痰疟瘴，天行蛊毒，喉闭。
离鬲草	江东有之，北土无。		味辛，寒，有小毒。		主瘰疬丹毒，小儿无辜寒热，大腹痞满，痰饮膈上热
王瓜	生鲁地平泽田野及人家墙间（均州）。	三月采根。	味苦，寒，无毒。		主消渴，内痹，瘀血，月闭寒热，酸疼，益气，愈聋，疗诸邪气，热结，鼠瘘，散痈肿留血，妇人带下不通，下乳汁，止小便数不禁，逐四肢骨节中水，疗马骨刺人疮。

名称	产地	时间	性味	忌、畏	主治（作用、解毒）
地榆	生桐柏及冤句山谷（卫州、江宁府）。	二月、八月采根。	味苦、甘、酸，微寒，无毒。	恶麦门冬。	主妇人乳痓痛，七伤，带下病，止痛，除恶肉，止汗，疗金疮，止脓血，诸瘘恶疮，热疮，消酒，除消渴，补绝伤，产后内塞，可作金疮膏。
大小蓟根		五月采。	味甘，温，主养精保血。		大蓟主女子赤白沃，安胎，止吐血，衄鼻，令人肥健。
海藻	生东海池泽。	七月七日采。	味苦、咸，寒，无毒。	反甘草。	主瘿瘤气，颈下核，破散结气，痈肿，症瘕坚气，腹中上下鸣，下十二水肿，疗皮间积聚，曝癀，留气热结，利小便。
泽兰	生汝南诸大泽傍（梧州、徐州）。	三月三日采。	味苦、甘，微温，无毒。		主乳妇血衄，中风余疾，大腹水肿，身面四肢浮肿，骨节中水，金疮，痈肿脓，产后金疮内塞。
昆布	生东海。		味咸，寒，无毒。		主十二种水肿，瘿瘤聚结气，瘘疮。

名称	产地	时间	性味	忌、畏	主治（作用、解毒）
防己	生汉中川谷（兴化军、黔州）。	二月、八月采根。	味辛、苦，平、温，无毒。	恶细辛，畏萆薢。	主风寒，温疟，热气，诸痫，除邪，利大小便，疗水肿风肿，去膀胱热，伤寒，寒热邪气，中风手脚挛急，止泄，散痈肿恶结，诸蜗疥癣，虫疮，通腠理，利九窍。
阿魏	生西蕃及昆仑（广州）。		味辛，平，无毒。		主杀诸小虫，去臭气，破症积，下恶气，除邪鬼蛊毒。
高良姜			大温。		主暴冷，胃中冷逆，霍乱腹痛。
百部根			微温。		主咳嗽上气。
蘹香子			味辛，平，无毒。		主诸瘘，霍乱及蛇伤。
款冬花	生常山山谷及上党水傍（晋州、秦州、潞州、雄州）。	十一月采花。	味辛、甘，温，无毒。	恶皂角、消石、玄参，畏贝母、辛夷、麻黄、黄芩、黄连、黄箬、青葙。	主咳逆上气，善喘，喉痹，诸惊痫，寒热邪气，消渴，喘息呼吸。

名称	产地	时间	性味	忌、畏	主治（作用、解毒）
红蓝花	生梁、汉及西域。		味辛，温，无毒。		主产后血运口噤，腹内恶血不尽绞痛，胎死腹中，并酒煮服。
牡丹	生巴郡山谷及汉中（滁州）。	二月、八月采根。	味辛、苦寒、微寒，无毒。	畏菟丝子。	主寒热，中风瘈疭，痉、惊痫邪气，除症坚，瘀血留舍肠胃，安五脏，疗痈疮，除时气头痛，客热五劳，劳气，头、腰痛，风噤，癫疾。
京三棱			味苦，平，无毒。		主老癖症瘕结块。
姜黄	澧州、宜州。		味辛、苦，大寒，无毒。		主心腹结积，疰忤，下气破血，除风热，消痈肿，功力烈于郁金。
荜拨	生波斯国（端州）。		味辛，大温，无毒。		主温中下气，补腰脚，杀腥气，消食，除胃冷，阴疝痃癖。
蒟酱	生巴蜀。		味辛，温，无毒。		主下气温中，破痰积。
萝摩子			味甘、辛，温，无毒。		主虚劳。
青黛	从波斯国来，及太原并庐陵、南康等。		味咸，寒，无毒。		主解诸药毒，小儿诸热，惊痫发热，天行头痛寒热，并水研服。

名称	产地	时间	性味	忌、畏	主治（作用、解毒）
郁金	潮州。		味辛、苦，寒，无毒。		主血积下气，生肌止血，破恶血，血淋尿血，金疮。
卢会	生波斯国（广州）。		味苦，寒，无毒。		主热风烦闷，胸膈间热气，明目镇心，小儿癫痫惊风，疗五疳，杀三虫及痔病疮瘘，解巴豆毒。
马先蒿	生南阳川泽。		味苦，平，无毒。		主寒热鬼疰，中风湿痹，女子带下病，无子。
延胡索	生奚国。		味辛，温，无毒。		主破血，产后诸病因血所为者，妇人月经不调，腹中结块，崩中淋露，产后血运，暴血冲上，因损下血，或酒摩及煮服。
肉豆蔻	生胡国（广州）。	六七月采。	味辛，温，无毒。		主鬼气，温中治积冷，心腹胀痛，霍乱中恶，冷疰，呕沫冷气，消食止泄，小儿乳霍。
补骨脂	生广南诸州及波斯国（梧州）。	九月采。	味辛，大温，无毒。	恶甘草。	主五劳七伤，风虚冷，骨髓伤败，肾冷精流，及妇人血气堕胎。
零陵香	生零陵山谷（濠州、蒙州）。	三月采。	味甘，平，无毒。		主恶气疰心腹痛满，下气。

名称	产地	时间	性味	忌、畏	主治（作用、解毒）
缩纱蜜	生南地（新州）。	八月采。	味辛，温，无毒。		主虚劳冷泻，宿食不消，赤白泄痢，腹中虚痛，下气。
积雪草	生荆州山谷。	八九月采根苗。	味苦，寒，无毒。		主大热，恶疮痈疽，浸淫赤熛，皮肤赤，身热。
白前	越州、舒州。	三、八月采根。	味甘，微温，无毒。		主胸胁逆气，咳嗽上气。
荠苨	蜀州、润州。	二、八月采根。	味甘，寒。		主解百药毒。
白药	出原州。	九月采根。	味辛，温，无毒。		主金疮生肌。
苙草	生水傍。	五月采实。	味咸，微寒，无毒。		主消渴，去热，明目，益气。
荜澄茄	生佛誓国（广州）。	八九月采。	味辛，温，无毒。		主下气消食，皮肤风，心腹间气胀，令人能食，疗鬼气。
胡黄连	生胡国（广州）。		味苦，平，无毒。		主久痢成疳，伤寒咳嗽，温疟骨热，理腰肾，去阴汗，小儿惊痫，寒热不下食，霍乱下痢。
船底苔			冷，无毒。		治鼻洪吐血，淋疾。
红豆蔻	生南海诸谷。		味辛，温，无毒。		主肠虚水泻，心腹搅痛，霍乱，呕吐酸水，解酒毒。

名称	产地	时间	性味	忌、畏	主治（作用、解毒）
莳萝	生佛誓国（广州）。	六七月采实。	味辛，温，无毒。		主小儿气胀，霍乱吐逆，腹冷，食不下，两肋痞满。
艾蒳香	出西国。		味甘，温，无毒。		去恶气，杀虫，主腹冷泄痢。
甘松香	文州。		味甘，温，无毒。		主恶气，卒心腹痛满，兼用合诸香，丛生，叶细。
陟厘	生江南池泽。		味甘，大温，无毒。		主心腹大寒，温中消谷，强胃气，止泄痢。
凫葵	生水中。		味甘，冷，无毒。		主消渴，去热淋，利小便。
女菀	生汉中川谷或山阳。	正月、二月采。	味辛，温，无毒。	畏卤咸。	主风寒洗洗，霍乱泄痢，肠鸣上下无常处，惊痫，寒热百疾。
王孙	生海西川谷及汝南城郭垣下。		味苦，平，无毒。		主五脏邪气，寒湿痹，四肢疼酸，膝冷痛，疗百病，益气。
蜀羊泉	生蜀郡山谷。	三四月采苗。	味苦，微寒，无毒。		主头秃恶疮，热气，疥瘙痂癣虫，疗龋齿，女子阴中内伤，皮间实积。
菟葵		六七月采茎叶。	味甘，寒，无毒。		主下诸石五淋，止虎蛇毒。
蘩草		五六月采茎叶。	味甘，寒，无毒。		主暴热喘息，小儿丹肿。

名称	产地	时间	性味	忌、畏	主治（作用、解毒）
鳢肠	生滁州。	二、八月采。	味甘、酸，平，无毒。		主血痢。
爵床	生汉中川谷及田野。		味咸，寒，无毒。		主腰脊痛，不得着床，俯仰艰难，除热，可作浴汤。
井中苔及萍		大寒。		杀野葛、巴豆诸毒。	主漆疮，热疮，水肿。杀野葛、巴豆诸毒。
茅香花	生剑南道诸州（淄州、丹州、岢岚军）。	正二月采根，五月采花，八月采苗。	味苦，温，无毒。		主中恶，温胃止呕吐，疗心腹冷痛。
马兰	生泽傍。		味辛，平，无毒。		主破宿血，养新血，合金疮，断血痢，蛊毒，解酒疸，止鼻衄，吐血及诸菌毒。
使君子	生交、广等州（广州）。	七月采实。	味甘，温，无毒。		主小儿五疳，小便白浊，杀虫，疗泻痢。
干苔			味咸，寒。一云温。		主痔，杀虫及霍乱呕吐不止，煮汁服之。
百脉根	出肃州、巴西。		味甘、苦，微寒，无毒。		主下气，止渴去热，除虚劳，补不足。
白豆蔻	出伽古罗国（广州）。	七月采。	味辛，大温，无毒。		主积冷气，止吐逆反胃，消谷下气。

名称	产地	时间	性味	忌、畏	主治（作用、解毒）
地笋			温，无毒。		利九窍，通血脉，排脓治血，止鼻洪，吐血，产后心腹痛，一切血病。
海带	出东海水中石上。				催生，治妇人病及疗风下水。
陀得花	生西国。		味甘，温，无毒。		主一切风血。
剪草	润州。	二三月采。	凉，无毒。		治恶疮，疥癣，风疡。
迷迭香	出大秦国。		味辛，温，无毒。		主恶气，令人衣香，烧之去鬼。
故鱼网					主鲠，以网覆鲠者颈差。如煮汁饮之，骨当下矣。
故缴脚布			无毒。		主天行劳复，马骏风黑汗。
虿建草	生山足湿地。		味苦，无毒。		去虮虱。亦主诸虫疮。
含生草	生鞞羯国。		无毒。		主妇人难产，口中含之，立产。
兔肝草			味甘，平，无毒。		主金疮，止血生肉，解丹石发热。
石芒	生高山。	六七月采。	味甘，平，无毒。		主人、畜为虎、狼等伤，恐毒入肉者。
蚕纲草	生湿地。		味辛，平，无毒。		主蚕及诸虫，如蚕类咬人，恐毒入腹，煮汁服之。

名称	产地	时间	性味	忌、畏	主治（作用、解毒）
问荆	生伊、洛间洲渚。		味苦，平，无毒。		主结气瘤痛上气，气急。
附子	生犍为山谷及广汉（梓州）。	冬月采。	味辛、甘温、大热有大毒。	恶蜈蚣畏防风、黑豆、甘草、黄耆、人参、乌韭。	主风寒咳逆，邪气，温中，金疮，破症坚积聚血瘕，寒湿踒躄，拘挛膝痛，脚疼冷弱，不能行步，腰脊风寒，心腹冷痛，霍乱转筋，下利赤白，坚肌骨，强阴。
乌头	龙州、成州、梓州、江宁府、晋州、邵州。		味辛、甘，温、大热，有大毒。		主中风恶风，洗洗出汗，除寒湿痹，咳逆上气，破积聚寒热，消胸上痰冷，食不下，心腹冷疾，脐间痛，肩胛痛，不可俯仰，目中痛，不可久视。
射罔			味苦，有大毒。		疗尸疰症坚，及头中风痹痛。
乌喙	生朗陵山谷。	八月采。	味辛，微温，有大毒。	反半夏、栝楼、贝母、白敛、白及、恶藜芦	主风湿，丈夫肾湿阴囊痒，寒热历节，制引腰痛，不能行步，痈肿脓结。
天雄	生少室山谷。	二月采根。	味辛、甘，温、大温，有大毒。	恶腐婢。	主大风，寒湿痹，历节痛，拘挛缓急，破积聚邪气，金疮，强筋骨，轻身健行，疗头面风去来疼痛，心腹结积，关节重，不能行步，除骨间痛，长阴气，强志，令人武勇力作不倦。

名称	产地	时间	性味	忌、畏	主治（作用、解毒）
侧子	峡州。	八月采。	味辛，大热，有大毒。		主痈肿，风痹历节，腰脚疼冷，寒热，鼠瘘。
半夏	生槐里川谷。	五月、八月采根。	味辛，平、生微寒，熟温，有毒。	恶皂荚畏雄黄、生姜、干秦龟甲，反乌头	主伤寒寒热，心下坚，下气，咽喉肿痛，头眩，胸胀咳逆，肠鸣，止汗，消心腹胸膈痰热满结，咳嗽上气，心下急痛坚痞，时气呕逆，消痈，堕胎，疗痿黄，悦泽面目。
虎掌	生汉中山谷及冤句（黄州、江州）。	二月、八月采。	味苦，温、微寒，有大毒。	恶莽草	主心痛，寒热结气，积聚伏梁，伤筋痿拘缓，利水道，除阴下湿，风眩。
由跋					主毒肿结热
鸢尾	生九疑山谷。	五月采。	味苦，平，有毒。		主蛊毒邪气，鬼疰诸毒，破症瘕积聚，大水，下三虫，疗头眩，杀鬼魅。
大黄（将军）	生河西山谷及陇西。	二月、八月采根。	味苦，寒、大寒，无毒。		主下瘀血，血闭，寒热，破症瘕积聚，留饮宿食，荡涤肠胃，推陈致新，通利水谷，调中化食，安和五脏，平胃下气，除痰实，肠间结热，心腹胀满，女子寒血闭胀，小腹诸老血留结。

名称	产地	时间	性味	忌、畏	主治（作用、解毒）
葶苈	生稿城平泽及田野（曹州、丹州、成德军）。	立夏后采实。	味辛、苦，寒、大寒，无毒。	恶僵蚕、石龙芮。	主症瘕积聚结气，饮食寒热，破坚逐邪，通利水道，下膀胱水，伏留热气，皮间邪水上出，面目浮肿，身暴中风热痱痒，利小腹。
桔梗	生嵩高山谷及冤句（解州、成州、和州）。	二月采根。	味辛、苦，微温，有小毒。	畏白及、龙眼、龙胆。	主胸胁痛如刀刺，腹满肠鸣幽幽，惊恐悸气，利五脏肠胃，补血气，除寒热风痹，温中消谷，疗喉咽痛，下蛊毒。
草蒿	生华阴川泽。	四五月采苗，八九月采子。	味苦，寒，无毒。		主疥瘙痂痒恶疮，杀虱，留热在骨节间，明目。
旋覆花	生平泽川谷（随州）。	五月采花。	味咸、甘，温、微冷利，有小毒。		主结气胁下满，惊悸，除水，去五脏间寒热，补中下气，消胸上痰结，唾如胶漆，心胁痰水，膀胱留饮，风气湿痹，皮间死肉，目中眵䁾，利大肠，通血脉，益色泽。
藜芦	生太山山谷（解州）。	三月采根。	味辛、苦，寒、微寒，有毒。	反细辛、芍药、五参，恶大黄。	主蛊毒，咳逆，泄痢肠澼，头疡疥瘙恶疮，杀诸蛊毒，去死肌，疗哕逆，喉痹不通，鼻中息肉，马刀烂疮。

名称	产地	时间	性味	忌、畏	主治（作用、解毒）
钩吻	生傅高山谷及会稽东野。	二、八月采。	味辛，温，有大毒。	恶黄芩。	主金疮，乳痓，中恶风，咳逆上气，水肿，杀鬼疰蛊毒，破症积，除脚膝痹痛，四肢拘挛，恶疮疥虫，杀鸟兽。
射干	生南阳川谷田野。	三月三日采根。	味苦，平、微温，有毒。		主咳逆上气，喉痹咽痛，不得消息，散结气，腹中邪逆，食饮大热，疗老血在心脾间，咳唾，言语气臭，散胸中热气。
蛇合（合是含字）。	生益州山谷（兴州）。	八月采。	味苦，微寒，无毒。		主惊痫，寒热邪气，除热，金疮疽痔，鼠瘘恶疮头疡，疗心腹邪气，腹痛湿痹，养胎，利小儿。
常山	生益州川谷及汉中。	八月采根。	味苦、辛，寒、微寒，有毒。	畏玉札。	主伤寒寒热，热发，温疟鬼毒，胸中痰结，吐逆，疗鬼蛊往来，水胀，洒洒恶寒，鼠瘘。
蜀漆	生江林山川谷及蜀汉中（海州、明州、明州）。	五月采叶。	味辛，平、微温，有毒。	恶贯众。	主疟及咳逆寒热，腹中症坚，痞结，积聚，邪气，蛊毒，鬼疰，疗胸中邪气，吐出之。

名称	产地	时间	性味	忌、畏	主治（作用、解毒）
甘遂	生中山川谷。	二月采根。	味苦、甘寒、大寒，有毒。	恶远志，反甘草。	主大腹疝瘕腹满，面目浮肿，留饮宿食，破症坚积聚，利水谷道，下五水，散膀胱留热，皮中痞，热气肿满。
白敛	生滁州。	二月、八月采根。	味苦、甘，平、微寒，无毒。		主痈肿疽疮，散结气，止痛，除热，目中赤，小儿惊痫，温疟，女子阴中肿痛，下赤白，杀火毒。
青葙子	生平谷道傍（滁州）。	三月采茎叶，五月、六月采子。	味苦，微寒，无毒。		主邪气，皮肤中热，风瘙身痒，杀三虫，恶疮疥虱，虚蚀，下部䘌疮。
雚菌	生东海池泽及渤海章武。	八月采。	味咸、甘，平、微温，有小毒。	畏鸡子。	主心痛，温中，去长虫、白癣蛲虫，蛴毒，症瘕，诸虫，疽蜗，去蛔虫、寸白，恶疮。
白及	生北山川谷，又冤句及越山。	二、八月采根。	味苦、辛平、微寒，无毒。	恶理石，畏李核、杏人。	主痈肿恶疮败疽，伤阴死肌，胃中邪气，贼风鬼击，痱缓不收，除白癣疥虫。

名称	产地	时间	性味	忌、畏	主治（作用、解毒）
大戟	生常山（并州、滁州、信州、河中府）。	十二月采根。	味苦、甘，寒、大寒，有小毒。	反甘草。	主蛊毒，十二水，腹满急痛积聚，中风皮肤疼痛，吐逆，颈腋痈肿，头痛，发汗，利大小肠。
泽漆	生太山川泽（冀州）。	三月三日、七月七日采茎叶。	味苦、辛，微寒，无毒。	恶薯蓣。	主皮肤热，大腹水气，四肢面目浮肿，丈夫阴气不足，利大小肠，明目，轻身。
茵芋	生太山川谷（绛州）。	三月三日采叶。	味苦，温、微温，有毒。		主五脏邪气，心腹寒，羸瘦，如疟状，发作有时，诸关节风湿痹痛，疗久风湿，走四肢，脚弱。
赭魁	生山谷。	二月采。	味甘，平，无毒。		主心腹积聚，除三虫。
贯众	生玄山山谷及冤句少室山。	二月、八月采根。	味苦，微寒，有毒。		主腹中邪热气，诸毒，杀三虫，去寸白，破症瘕，除头风，止金疮。
莞花	生咸阳川谷及河南中牟。	六月采花。	味苦、辛，寒、微寒，有毒。		主伤寒温疟，下十二水，破积聚大坚症瘕，荡涤肠胃中留癖饮食，寒热邪气，利水道，疗痰饮咳嗽。
牙子	生淮南川谷及冤句。	八月采根。	味苦、酸，寒，有毒。	恶地榆、枣肌。	主邪气热气，疥瘙恶疡，疮痔，去白虫。

名称	产地	时间	性味	忌、畏	主治（作用、解毒）
及己		二月采根。	味苦，平，有毒。		主诸恶疮疥痂瘘蚀，及牛马诸疮。
羊踯躅	生太行山川谷及淮南山。	三月采花。	味辛，温，有大毒。		主贼风在皮肤视中淫淫痛，温疟，恶毒诸痹邪气鬼疰蛊毒。
瓶香	生南海山谷，草之状也。		味寒，无毒。		主天行时气，鬼魅邪精等。
钗子股	生岭南及南海诸山。		味苦，平，无毒。		主解毒痈疽，神验。
藕车香	生彭城。		味辛，温。		主鬼气，去臭及虫鱼蛀物。
朝生暮落花					主恶疮疽匶，疥痫、蚁瘘等。
街洞根	岭南恩州		味苦，平，无毒。		主热毒，蛇、犬、虫、痈疮等毒。
井口边草					主小儿啼，着母卧席下，勿令母知。
豚耳草					主溪毒射工。
千金鑺草	生江南。				主蛇蝎虫咬等毒。
断罐草		五月采。			主丁疮。
猨杷草	生山道傍。				秋穗子并染皂，黑人头发，令人不老。

名称	产地	时间	性味	忌、畏	主治（作用、解毒）
百草灰		五月五日采。			主腋臭及金疮。
产死妇人冢上草					主小儿醋疮。
故炊带					主人面生白驳。
天罗勒	生江南平地。				主溪毒。
毛蓼	生山足。				主痈肿疽瘘瘰疬。
蛇芮草	生平地。				主蛇虺及毒虫等螫。
万一藤	生岭南。				主蛇咬。
螺厣草					主痈肿风疹，脚气肿。
继母草	生塞北川原。				主恶疮。
甲煎			味辛，平，无毒。		主甲疽疮及杂疮难差者，虫蜂蛇蝎所螫疼，小儿头疮，吻疮，耳后月蚀疮。
金疮小草	生江南村落田野间下湿地。		味甘，平，无毒。		主金疮，止血长肌，断鼻中衄血。
鬼钗草	生池畔。		味苦，平，无毒。		主蛇及蜘蛛咬。

名称	产地	时间	性味	忌、畏	主治（作用、解毒）
商陆	生咸阳川谷。		味辛、酸，平，有毒。		主水胀疝瘕，痹，熨除痈肿，杀鬼精物，疗胸中邪气，水肿，痿痹，腹满洪直，疏五脏，散水气。
牵牛子			味苦，寒，有毒。		主下气，疗脚满水肿，除风毒，利小便。
蓖麻子			味甘、辛，平，有小毒。		主水症；又主风虚寒热，身体疮痒，浮肿，尸疰恶气，笮取油涂之。
蒴藋	生田野。	春夏采叶，秋冬采茎、根。	味酸，温，有毒。		主风瘙瘾疹，身痒湿痹，可作浴汤。
天南星	生平泽，处处有之。	二月、八月采之。	味苦、辛，有毒。		主中风，除痰，麻痹，下气，破坚积，消痈肿，利胸膈，散血，坠胎。
羊蹄	生陈留川泽。		味苦，寒，无毒。		主头秃疥瘙，除热，女子阴蚀，浸淫疽痔，杀虫。
菰根			大寒。		主肠胃痼热，消渴，止小便。
萹蓄	生东莱山谷。	五月采。	味苦，平，无毒。		主浸淫疥瘙疽痔，杀三虫，疗女子阴蚀。
狼毒	生秦亭山谷及奉高。	二月、八月采根。	味辛，平，有大毒。	恶麦句姜。	主咳逆上气，破积聚饮食，寒热水气，胁下积癖，恶疮鼠瘘疽蚀，鬼精蛊毒，杀飞鸟走兽。

名称	产地	时间	性味	忌、畏	主治（作用、解毒）
豨莶			味苦，寒，有小毒。		主热䘌，烦满不能食。
马鞭草		七八月采苗叶。	味甘、苦，微寒，有小毒。		主下部䘌疮。
苧根			寒。		主小儿赤丹。
白头翁	生山谷及田野。	四月采。	味苦，温，无毒、有毒。		主温疟狂易寒热，症瘕积聚，瘿气，逐血止痛，疗瘕疮。
甘蔗根	本出广州，今都下东间并有。		大寒。		主痈肿结热。
芦根	生下湿坡泽中。	二、八月采。	味甘，寒。		主消渴，客热，止小便利。
鬼臼	生九真山谷及冤句。	二月、八月采根。	味辛，温，微温，有毒。	畏垣衣。	主杀蛊毒，鬼疰精物，辟恶气不祥，逐邪，解百毒，疗咳嗽喉结，风邪烦惑，失魄妄见，去目中肤翳，杀大毒，不入汤。
角蒿		七、八月采。	味辛、苦，平，有小毒。		主甘湿䘌诸恶疮有虫者。
马兜铃	生关中。		味苦，寒，无毒。		主肺热咳嗽，痰结喘促，血痔瘘疮。

名称	产地	时间	性味	忌、畏	主治（作用、解毒）
羊桃	生山林川谷及生田野。	二月采。	味苦，寒，有毒。		主熛热，身暴赤色，风水积聚，恶疡，除小儿热，去五脏五水大腹，利小便，益气。
鼠尾草	生平泽中。	四月采叶，七月采花。	味苦，微寒，无毒。		主鼠瘘寒热，下痢脓血不止。
女青	生朱崖。	八月采。	味辛，平，有毒。		主蛊毒，逐邪恶气，杀鬼，温疟，辟不祥。
刘寄奴草	生江南。		味苦，温。		主破血下胀。
骨碎补	生江南。		味苦，温，无毒。		主破血止血，补伤折。
木贼	出秦、陇、华、成诸郡近水地。	四月采。	味甘、微苦，无毒。		主目疾，退翳膜，又消积块，益肝胆，明目，疗肠风，止痢，及妇人月水不断。
荩草	生青衣川谷。	九月、十月采。	味苦，平，无毒。	畏鼠妇。	主久咳上气喘逆，久寒惊悸，痂疥白秃疡气，杀皮肤小虫，可以染黄作金色。
蒲公草	生平泽田园中。	四、五月采。	味甘，平，无毒。		主妇人乳痈肿。
谷精草	谷田中采之（泰州、江宁府）。	二月、三月采。	味辛，温，无毒。		主疗喉痹，齿风痛，及诸疮疥。

名称	产地	时间	性味	忌、畏	主治（作用、解毒）
牛扁草	生桂阳山谷。		味苦，微寒，无毒。		主身皮疮热气，可作浴汤，杀牛虱小虫，又疗牛病。
苦芙			微寒。		主面目、通身漆疮。
酢浆草	生道傍。		味酸，寒，无毒。		主恶疮瘑瘘。
昨叶何草	生上党屋上。	夏采。	味酸，平，无毒。		主口中干痛，水谷血痢，止血。
蒻头	生吴、蜀（扬州）。		味辛，寒，有毒。		主痈肿风毒，摩傅肿上。
夏枯草	生蜀郡川谷（滁州）。	四月采。	味苦、辛，寒、无毒。		主寒热，瘰疬，鼠瘘，头疮，破症，散瘿结气，脚肿湿痹，轻身。
燕蓐草			无毒。		主眠中遗溺不觉。
鸭跖草	生江东、淮南平地。		味苦，大寒，无毒。		主寒热瘴疟，痰饮丁肿，肉症涩滞，小儿丹毒，发热狂痫，大腹痞满，身面气肿，热痢，蛇犬咬，痈疽等毒。
山慈菰根	生山中湿地。		有小毒。		主痈肿，疮瘘，瘰疬，结核等，醋摩傅之。
茼实			味苦，平，无毒。		主赤白冷热痢，散饮之。
赤车使者			味辛、苦，温，有毒。		主风冷邪疰，蛊毒症瘕，五脏积气。
狼跋子			有小毒。		主恶疮蜗疥，杀虫鱼。

名称	产地	时间	性味	忌、畏	主治（作用、解毒）
屋游	生屋上阴处。	八月、九月采。	味甘，寒。		主浮热在皮肤，往来寒热，利小肠膀胱气。
地锦草	生近道田野，出滁州者尤良。		味辛，无毒。		主通流血脉，亦可用治气。
败船茹			平。		主妇人崩中，吐痢血不止。
灯心草	生江南滁州。		味甘，寒，无毒。		主五淋。
五毒草	生江东平地。		味酸，平，无毒。		主痈疽，恶疮毒肿，赤白游疹，虫蚕蛇犬咬，并醋摩傅焙上，亦捣茎、叶傅之。
鼠曲草	生平岗熟地。		味甘，平，无毒。		调中益气，止泄除痰，压时气，去热嗽。
列当	生山南岩石上。		味甘，温，无毒。		主男子五劳七伤，补腰肾，令人有子，去风血。
马勃	生园中久腐处。		味辛，平，无毒。		主恶疮，马疥。
质汗	出西蕃。		味甘、温，无毒。		主金疮伤折，瘀血内损，补筋肉，消恶血，下血气，妇人产后诸血结腹痛，内冷不下食。
茺草	生水田中。		味甘，大寒，无毒。		主湿痹，消水气。

名称	产地	时间	性味	忌、畏	主治（作用、解毒）
狗舌草		四、五月采茎。	味苦，寒，有小毒。		主蛊疥瘙疮，杀小虫。
海金沙	出黔中郡。	七月收采。			主通利小肠。
萱草		五月采花，八月采根。	凉，无毒。		治沙淋，下水气，主酒疸，黄色通身者。
格注草	生齐、鲁山泽。		味辛、苦，温，有大毒。		主蛊疰诸毒疼痛等。
鸡窠中草					主小儿白秃疮。
鸡冠子			凉，无毒。		止肠风泻血，赤白痢，妇人崩中带下，入药炒用。
地椒	出上党郡。		味辛，温，有小毒。		主淋煠肿痛，可作杀蛀虫药。
草三棱根	生蜀地。	二月、八月采。	味甘，平、温，无毒。		疗产后恶血，通月水，血结，堕胎，破积聚症瘕，止痛利气。
合明草	生下湿地。		味甘，寒，无毒。		主暴热淋，小便赤涩，小儿瘰病，明目，下水，止血痢，捣绞汁服。
败天公			平。		主鬼疰精魅。
鹿药	生姑藏以西。		味甘，温，无毒。		主风血，去诸冷，益老起阳。

名称	产地	时间	性味	忌、畏	主治（作用、解毒）
松实		九月采。	味苦，温，无毒。		主风痹寒气，虚羸少气，补不足。
松叶			味苦，温。		主风湿疮，生毛发，安五脏，守中，不饥延年。
松节			温。		主百节久风，风虚，脚痹疼痛。
槐花			味苦，平，无毒。		治五痔，心痛，眼赤，杀腹脏虫及热，治皮肤风并肠风泻血，赤白痢，并炒服。
茯神	生太山山谷大松下。	二月、八月采。	平。	恶白敛，畏牡蒙、地榆、雄黄、秦芁、龟甲。	主辟不祥，疗风眩、风虚，五劳，口干，止惊悸，多恚怒，善忘，开心益智，安魂魄，养精神。
琥珀	生永昌。		味甘，平，无毒。		主安五脏，定魂魄，杀精魅邪鬼，消瘀血，通五淋。
牡荆实	生河间、南阳、冤句山谷，或平寿、都乡高岸上及田野中。	八月、九月采实。	味苦，温，无毒。	恶石膏。	主除骨间寒热，通利胃气，止咳逆，下气。
枫香脂	所在大山皆有。		味辛、苦，平，无毒。		主瘾疹风痒，浮肿齿痛。

名称	产地	时间	性味	忌、畏	主治（作用、解毒）
木兰	生零陵山谷及太山。	十二月采皮。	味苦，寒，无毒。		主身大热在皮肤中，去面热赤疱酒齄，恶风癫疾，阴下痒湿，明耳目，疗中风伤寒，及痈疽水肿，去臭气。
丁香	生交、广、南蕃。	二月、八月采。	味辛，温，无毒。		主温脾胃，止霍乱壅胀，风毒诸肿。
沉香			微温。		疗风水毒肿，去恶气。
熏陆香	出天竺国及邯郸。		微温。		疗风水毒肿，去恶气伏尸。
鸡舌香			微温。		疗风水毒肿，去恶气，疗霍乱，心痛。
檀香			热，无毒。		治心痛霍乱，肾气腹痛。
乳香			微温。		疗风水毒肿，去恶气，疗风瘾疹痒毒。
藿香		六、七月采。	微温。		疗风水毒肿，去恶气，疗霍乱心痛。
落雁木	生南海山野中。	四月采苗。	味平、温，无毒。		主风痛伤折，脚气肿，腹满虚胀。
詹糖香			微温。		疗风水毒肿，去恶气伏尸。
皋芦叶	出南海诸山。		味苦，平。		作饮止渴，除痰，不睡，利水，明目。
不凋木	生太白山岩谷。		味苦，温，无毒。		主调中补衰，治腰脚，去风气，却老变白。

名称	产地	时间	性味	忌、畏	主治（作用、解毒）
牛奶藤	生深山。		味甘，温，无毒。		主荒年食之，令人不饥，取藤中粉食之，如葛根，令人发落。
木蜜	生南方。		味甘，平，无毒。		止渴除烦，润五脏，利大小便，去膈上热。
桑根白皮		采无时。	味甘，寒，无毒。		主伤中，五劳六极，羸瘦，崩中脉绝，补虚益气，去肺中水气，唾血热渴，水肿腹满胪胀，利水道，去寸白，可以缝金疮。
竹叶	生益州。		味苦，平、大寒，无毒。		主咳逆上气，溢筋，急恶疡，杀小虫，除烦热，风痉，喉痹，呕吐。
吴茱萸	生上谷川谷及冤句。	九月九日采。	味辛，温、大热，有小毒。	恶丹参、消石、白垩，畏石英。	主温中下气，止痛，咳逆寒热，除湿血痹，逐风邪，开腠理，去痰冷，腹内绞痛，诸冷实不消，中恶，心腹痛，逆气，利五脏。
槟榔	生南海。		味辛，温，无毒。		主消谷逐水，除痰癖，杀三虫、伏尸，疗寸白。
栀子	生南阳川谷。	九月采实。	味苦，寒、大寒，无毒。		主五内邪气，胃中热气，面赤酒疱，鼻白癞，赤癞疮疡，疗目热赤痛，胸心大小肠大热，心中烦闷，胃中热气。

名称	产地	时间	性味	忌、畏	主治（作用、解毒）
紫矿骐驎竭			味甘、咸，平，有小毒。		主五脏邪气，带下，止痛，破积血，金疮生肉，与骐驎竭二物大同小异。
龙脑香及膏香	出婆律国。		味辛、苦，微寒一云温、平，无毒。		主心腹，邪气，风湿积聚，耳聋，明目，去目赤肤翳。
食茱萸			味辛、苦，大热，无毒。		功用与吴茱萸同。
芜荑	生晋山川谷。	三月采实。	味辛，平，无毒。		主五内邪气，散皮肤、骨节中淫淫温行毒，去三虫，化食，逐寸白，散肠中嗢嗢喘息。
枳壳	生商州川谷。	九月、十月采。	味苦、酸，微寒，无毒。		主风痒麻痹，通利关节，劳气咳嗽，背膊间倦，散留结胸膈痰滞，逐水，消胀满，大肠风，安胃，止风痛。
枳实	生河内川泽。	九月、十月采。	味苦、酸，寒、微寒，无毒。		主大风在皮肤中如麻豆苦痒，除寒热结，止痢，长肌肉，利五脏，益气轻身，除胸胁痰癖，逐停水，破结实，消胀满，心下急痞痛逆气，胁风痛，安胃气，止溏泄，明目。

名称	产地	时间	性味	忌、畏	主治（作用、解毒）
厚朴	生交趾、冤句。	三月、九月采皮。	味苦，温、大温，无毒。	恶泽泻、寒水石、消石。	主中风伤寒，头痛，寒热，惊悸，气血痹，死肌，去三虫，温中益气，消痰下气，疗霍乱及腹痛胀满，胃中冷逆，胸中呕不止，泄痢淋露，除惊，去留热，心烦满，厚肠胃。
茗、苦荼茗		春采之。	味甘、苦，微寒，无毒。		主瘘疮，利小便，去痰热、渴，令人少睡。
紫葳	生西海川谷及山阳。		味酸，微寒，无毒。		主妇人产乳余疾，崩中，症瘕血闭，寒热羸瘦，养胎。
胡桐泪	出肃州以西平泽及山谷中。		味咸、苦，大寒，无毒。		主大毒热，心腹烦满，水和服之，取吐。
乌药	生岭南邕、容州及江南。	八月采根。	味辛，温，无毒。		主中恶心腹痛，蛊毒疰忤鬼气，宿食不消，天行疫瘴，膀胱肾间冷气攻冲背脊，妇人血气，小儿腹中诸虫。
没药	生波斯国。		味苦，平，无毒。		主破血止痛，疗金疮杖疮，诸恶疮痔漏，卒下血，目中翳晕痛、肤赤。
庵摩勒	生岭南交、广、爱等州。		味苦、甘，寒，无毒。		主风虚热气。

名称	产地	时间	性味	忌、畏	主治（作用、解毒）
卫矛	生霍山山谷。	八月采。	味苦，寒，无毒。		主女子崩中下血，腹满汗出，除邪，杀鬼毒蛊疰，中恶腹痛，去白虫，消皮肤风毒肿，令阴中解。
海桐皮	出南海以南山谷。		味苦，平，无毒。		主霍乱中恶，赤白久痢，除甘蜃、疥癣，牙齿虫痛，并煮服及含之。
虎杖	生田野。		根微温		主通利月水，破留血症结。
蜜蒙花	生益州川谷。	二月、三月采花。	味甘，平、微寒，无毒。		主青盲肤翳，赤目多眵泪，消目中赤脉，小儿麸豆及疳气攻眼。
墨			味辛，无毒。		止血生肌肤，合金疮，主产后血运崩中，卒下血，醋摩服之。
棘刺花	生道傍，四月采。	冬至后百二十日采之。	味苦，平，无毒。		主金疮内漏。
安息香	出西戎。		味辛、苦，平，无毒。		主心腹恶气，鬼疰。
松罗	生熊耳山川谷松树上。	五月采。	味苦、甘，平，无毒。		主嗔怒邪气，止虚汗，头风，女子阴寒肿痛，疗痰热温疟，可为吐汤，利水道。
大腹	生南海诸国。		微温，无毒。		主冷热气攻心腹，大肠壅毒，痰膈，醋心，并以姜盐同煎，入疏气药良。

名称	产地	时间	性味	忌、畏	主治（作用、解毒）
天竺黄	生天竺国。		味甘，寒，无毒。		主小儿惊风天吊，镇心明目，去诸风热，疗金疮，止血，滋养五脏。
白棘	生雍州川谷。		味辛，寒，无毒。		主心腹痛，痈肿溃脓，止痛，决刺结，疗丈夫虚损，阴痿精自出，补肾气，益精髓。
毗梨勒	出西域及岭南交、爱等州。		味苦，寒，无毒。		主风虚热气。
郁金香		四月、五月采花。	味苦，温，无毒。		主蛊野诸毒，心气鬼疰，鸦鹘等臭。
紫藤			味甘，微温，有小毒。		主水癥病。
伏牛花	生蜀地。	三月采。	味苦、甘，平，无毒。		疗久风湿痹，四肢拘挛，骨节疼痛。
天竺桂	生西胡国。		味辛，温，无毒。		主腹内诸冷，血气胀，功用似桂。
折伤木	生资州山谷。	八九月采茎。	味甘、咸，平，无毒。		主伤折筋骨疼痛，散血补血，产后血闷，止痛。
桑花			暖，无毒。		健脾涩肠，止鼻洪，吐血，肠风，崩中带下。又主盗汗。
椋木		生江东林箐间。	味苦，平，无毒。		破产后血，煮服之。叶捣碎封蛇咬，亦洗疮癣。

名称	产地	时间	性味	忌、畏	主治（作用、解毒）
倒挂藤	生深山。		味苦，无毒。		主一切老血及产后诸疾，结痛，血上欲死。
故木砧			无毒。		主人病后食劳复。
巴豆	生巴郡川谷。	八月采。	味辛，温，生温熟寒，有毒。	恶草，黄、蘘，畏大黄连、藜芦	主伤寒温疟寒热，破症瘕结聚坚积，留饮痰癖，大腹水胀，荡涤五脏六腑，开通闭塞，利水谷道，去恶肉，除鬼毒蛊疰邪物，杀虫鱼，疗女子月闭，烂胎，金疮脓血，不利丈夫阴，杀斑猫毒。
皂荚	生雍州川谷及鲁邹县。	九月、十月采荚。	味辛、咸，温，有小毒。	恶麦门冬，畏空人参、苦参、青	主风痹死肌邪气，风头泪出，利九窍，杀精物，疗腹胀满，消谷，除咳嗽，囊结，妇人胞不落，明目，益精。
诃梨勒	生交、爱州。	七月、八月实熟时采。	味苦，温，无毒。		主冷气，心腹胀满，下食。
柳花	生琅邪川泽。		味苦，寒，无毒。		主风水黄疸，面热黑，痂疥恶疮，金疮。
楝实	生荆山山谷。	十二月采实，其根采无实。	味苦，寒，有小毒。		主温疾伤寒，大热烦狂，杀三虫，疥疡，利小便水道。

名称	产地	时间	性味	忌、畏	主治（作用、解毒）
椿木			味苦，有毒。		主洗疮疥，风疽。
郁李人	生高山川谷及丘陵上。	五月、六月采根。	味酸，平，无毒。		主大腹水肿，面目四肢浮肿，利小便水道。
莽草	生上谷山谷及冤句。	五月采叶。	味辛，苦，温，有毒。		主风头痈肿，乳痈疝瘕，除结气疥瘙。
黄药根	生岭南。	十月采根。	味苦，平，无毒。		主诸恶肿疮瘘，喉痹，蛇犬咬毒。
櫩若			味甘、苦，平，无毒。		主痔，止血，疗血痢，止渴。取脉炙用之。
桐叶	生桐柏山谷。	五六月给桐子。	味苦，寒，无毒。		主恶蚀疮着阴。
无食子	出西戎。		味苦，温，无毒。		主赤白痢，肠滑，生肌肉。
雷丸	生石城山谷及汉中土中。	八月采根。	味苦、咸，寒、微寒，有小毒。	恶葛根。	主杀三虫，逐毒气，胃中热。
胡椒	生西戎。		味辛，大温，无毒。		主下气温中去痰，除脏腑中风冷。
苏方木	出南海，昆仑来。		味甘、咸，平，无毒。		主破血。

名称	产地	时间	性味	忌、畏	主治（作用、解毒）
白杨树皮		采其皮无时。	味苦，无毒。		主毒风脚气肿，四肢缓弱不随，毒气游易在皮肤中，痰癖等，酒渍服之。
桄榔子	生岭南山谷。	不拘时月采之。	味苦，平，无毒。		主宿血。
榉树皮	多生溪涧水侧。		大寒。		主时行头痛，热结在肠胃。
钓樟根皮	出桂阳，邵陵诸出。	八月九月采根皮。			主金疮止血。
千金藤					主一切血毒诸气，霍乱中恶，天行虚劳疟瘴，痰嗽不利，痈肿，蛇犬毒，药石发，癫痫，悉主之。
无患子皮	生南谷大树。		有小毒。		主浣垢，去面䵟，喉痹，内喉中，立开。
梓白皮	生河内山谷。		味苦，寒，无毒。		主热，去三虫，疗目中疾。
橡实	所在山谷中皆有。	不拘时采。	味苦，微温，无毒。		主下痢，厚肠胃，肥健人。
益智子	生昆仑国。		味辛，温，无毒。		主遗精虚漏，小便余涩，益气安神，补不足，安三焦，调诸气。

名称	产地	时间	性味	忌、畏	主治（作用、解毒）
鼠李	生田野。	采无时。	味苦，微寒，无毒。		主寒热，瘰疬疮。主除身皮热毒。
椰子皮	生安南。		味苦，平，无毒。		止血，疗鼻衄，吐逆霍乱，煮汁服之。
紫荆木	生江东，林泽间有之。		味苦，平，无毒。		主破宿血，下五淋，浓煮服之。
南藤	生南山山谷。		味辛，温，无毒。		主风血，补衰老，起阳，强腰脚，除痹，变白，逐冷气，排风邪。
杉木	今生江南。	采无时。	微温，无毒。		主疗漆疮。
接骨木			味苦、甘，平，无毒。		主折伤，续筋骨，除风痒，龋齿，可作浴汤。
木鳖子	出朗州及南中。	七八月采之。	味甘，温，无毒。		主折伤，消结肿恶疮，生肌，止腰痛，除粉刺𪒟𪒟，妇人乳痈，肛门肿痛。
钓藤	出梁州。	三月采。	微寒，无毒。		主小儿寒热，十二惊痫。
枳椇			味甘，平，无毒。		主头风，小腹拘急。

名称	产地	时间	性味	忌、畏	主治（作用、解毒）
紫真檀	出海南。		味咸，微寒。		主恶毒，风毒。
乌臼木	生山南平泽。		根皮味苦，微温，有毒。		主暴水，症结积聚。
盐麸子	生吴、蜀山谷。		味酸，微寒，无毒。		除痰饮瘴疟，喉中热结喉痹，止渴，解酒毒黄疸，飞尸蛊毒，天行寒热，痰嗽，变白，生毛发。
楠材			微温。		主霍乱吐下不止。
柘木			味甘，温，无毒。		主补虚损，主风虚耳聋，及主疟疾。
木槿			平，无毒。		止肠风泻血，又主痢后热渴，作饮服之，令人得睡，入药炒用。
石南	生华阴山谷。	二月、四月采叶，八月采实。	味辛、苦，平，有毒。		主养肾气，内伤阴衰，利筋骨皮毛，疗脚弱，五脏邪气，除热。
木天蓼	生山谷中。	五月采子。	味辛，温，有小毒。		主症结积聚，风劳虚冷。
黄环	生蜀郡山谷。	三月采根。	味苦，平，有毒。	恶茯苓、防己。	主蛊毒鬼疰鬼魅，邪气在脏中，除咳逆寒热。

名称	产地	时间	性味	忌、畏	主治（作用、解毒）
溲疏	生熊耳川谷及田野故丘墟地。	四月采。	味辛、苦，寒、微寒，无毒。		主身皮肤中热，除邪气，止遗溺，通利水道，除胃中热，下气。
小天蓼	生天目山、四明山。		味甘，温，无毒。		主一切风虚羸冷，手足疼痹，无论老幼轻重，浸酒及煮汁服之。
小蘗			味苦，大寒，无毒。		主口疮疳鬣，杀诸虫，去心腹中热气。
荚蒾			味甘、苦，平，无毒。		主三虫，下气消谷。
枫柳皮	出原州。		味辛，大热，有毒。		主风，齲齿痛。
赤爪木	生平陆。		味苦，寒，无毒。		主痢，风头身痒。
桦木皮			味苦，平，无毒。		主诸黄疸，浓煮汁饮之良。
榼藤子	生广南山林间。		味涩、甘，平，无毒。		主蛊毒，五痔，喉痹及小儿脱肛，血痢，并烧灰服。
椎实	生永昌。		味甘，无毒。		主五痔，去三虫蛊毒，鬼疰。

名称	产地	时间	性味	忌、畏	主治（作用、解毒）
栾荆			味辛、苦，温，有小毒。		主大风，头面手足诸风，癫痫狂痉，湿痹寒冷疼痛。
扶栘木皮	生江南山谷。		味苦，平，有小毒。		去风血，脚气疼痹，踠损瘀血，痛不可忍。
药实根	生蜀郡山谷。	采无时。	味辛，温，无毒。		主邪气，诸痹疼酸，续绝伤，补骨髓。
栾华	生汉中川谷。	五月采。	味苦，寒，无毒。		主目痛泪出，伤眦，消目肿。
蔓椒	生云中川谷及丘冢间。		味苦，温，无毒。		主风寒湿痹，历节疼，除四肢厥气，膝痛。
感藤	生江南山谷。		味甘，平，无毒。		调中益气，主五脏，通血气，解诸热，止渴，除烦闷，治肾钓气。
赤柽木	生河西沙地。		无毒。		主剥驴马血入肉毒。
突厥白	出突厥国。		味苦。		主金疮，生肉止痛；补腰续筋。
卖子木	生山谷中。		味甘、微咸，平，无毒。		主折伤血内溜，续绝，补骨髓，止痛，安胎。

名称	产地	时间	性味	忌、畏	主治（作用、解毒）
婆罗得	生西国。		味辛，温，无毒。		主冷气块，温中，补腰肾，破痃癖，可染髭发令黑。
大空	生山谷中。		味辛、苦，平，有小毒。		主三虫，杀虮虱。
椿荚					主大便下血。
水杨叶			味苦，平，无毒。		主久痢赤白。
杨栌木	生篱垣间。		味苦，寒，有毒。		主疽瘘恶疮，水煮叶汁洗疮，立差。
榄子			味辛辣如椒。		主游蛊，飞尸着喉口者，刺破以子揩之令血出，当下涎沫。
柞木皮	生南方。		味苦，平，无毒。		治黄疸病，皮烧末，服方寸匕。
黄栌	生商洛山谷。		味苦，寒，无毒。		除烦热，解酒疸目黄，煮服之。
柯树皮	生广南山谷。		味辛，平，有小毒。		主大腹水病。
败扇	生山中。				主蚊子。主汗。

名称	产地	时间	性味	忌、畏	主治（作用、解毒）
罂子桐子	生山中。		有大毒。		压为油，毒鼠主死，摩疥癣虫疮毒肿。
发髮			味苦，温、小寒，无毒。		主五癃关格不通，利小便水道，疗小儿痫，大人痉，仍自还神化。
乱发			微温。		主咳嗽，五淋，大小便不通，小儿惊痫，止血。
人乳汁				老人患口疮不能食。	主补五脏，令人肥白悦泽。
头垢					主淋闭不通。
故腻头巾			无毒。		主食自死鸟兽肝中毒。取故头巾垢一钱匕，热汤中烊服之。主卒心痛。
人牙齿			平。		除劳治疟，蛊毒气。
人屎			寒。		主疗时行大热狂走，解诸毒，宜用绝干者捣末。
天灵盖			味咸，平，无毒。		主传尸，尸疰，鬼气伏连，久瘴劳疟，寒热无时者。
人血					主羸病人皮肉干枯，身上麸片起。
人肉					治瘵疾。

名称	产地	时间	性味	忌、畏	主治（作用、解毒）
人胆					主鬼气，尸疰，伏连。
象牙			无毒。		主诸铁及杂物入肉，刮取屑细研，和水傅疮上，及杂物刺等立出。
酥			微寒。		补五脏，利大肠，主口疮。
羊乳			味甘，温，无毒。		补寒冷虚乏。
牛乳			微寒。		补虚羸，止渴。
酪			味甘、酸，寒，无毒。		主热毒，止渴，解散发利，除胸中虚热，身面上热疮，肌疮。
醍醐	生酥中。		味甘，平，无毒。		主风邪痹气，通润骨髓。
马乳			味甘，治热，性冷利。		止渴。
乳腐			微寒。		润五脏，利大小便，益十二经脉。
底野迦	出西戎。		味辛、苦，平，无毒。		主百病中恶，客忤邪气，心腹积聚。
乌毡			无毒。		主火烧生疮，令不着风水，止血，除贼风。
海獭			味咸，无毒。		主人食鱼中毒；鱼骨伤人，痛不可忍，及鲠不下者，取皮煮汁服之。

名称	产地	时间	性味	忌、畏	主治（作用、解毒）
土拨鼠	生西蕃山泽。		味甘，平，无毒。		主野鸡瘘疮。
白马茎	生云中平泽。		味咸、甘，平，无毒。		主伤中，脉绝阴不起，强志益气，长肌肉肥健，生子，小儿惊痫。
牡狗阴茎		六月上伏取	味咸，平，无毒。		主伤中，阴痿不起，令强热大，生子，除女子带下十二疾。
虎骨					主除邪恶气，杀鬼疰毒，止惊悸，主恶疮鼠瘘。
兔头骨			平，无毒。		主头眩痛，癫疾。
狸骨	今处处有之。		味甘，温，无毒。		主风疰、尸疰、鬼疰，毒气在皮中淫跃如针刺者，心腹痛，走无常处，及鼠瘘恶疮。
獐骨	今陂泽浅草中多有之。		微温。		主虚损泄精。
笔头灰					主小便不通，小便数难，阴肿，中恶，脱肛，淋沥。
灵猫阴	生南海山谷。		味辛，温，无毒。		主中恶鬼气，飞尸，蛊毒，心腹卒痛，狂邪鬼神，如麝用之。
震肉			无毒。		主小儿夜惊，大人因惊失心。

名称	产地	时间	性味	忌、畏	主治（作用、解毒）
豚卵		五月五日取。	味甘、温，无毒。		主惊痫癫疾，鬼疰蛊毒，除寒热，贲豚五癃，邪气挛缩。
狐阴茎	皆在北方及益州。今江南亦时有。		味甘，有毒。		主女子绝产，阴痒，小儿阴颓卵肿。
獭肝	今江湖间多有之。		味甘，有毒。		主鬼疰蛊毒，却鱼鲠，止久嗽，烧服之。
鼹鼠	在土中行。	五月取令干。	味咸，无毒。		主诸瘘蚀恶疮，阴匿烂疮。
鼺鼠	生山都平谷。		微温。		主堕胎，令产易。
膃肭脐	生西戎。		味咸，无毒，热。		主鬼气尸疰，梦与鬼交，鬼魅，狐魅，心腹痛，中恶邪气，宿血结块，痃癖羸瘦等。
麂	生东南山谷。		味甘，平，无毒。		主五痔病，多食能动人痼疾。
野猪黄			味辛、甘，平，无毒。		主金疮，止血生肉，疗癫痫。
败鼓皮			平。		主中蛊毒。

名称	产地	时间	性味	忌、畏	主治（作用、解毒）
麇脂	生南山山谷及淮海边。	十月取。	味辛，温，无毒。	不可近阴，畏大黄。	主痈肿、恶疮、死肌，寒风湿痹，四肢拘缓不收，风头肿气，通腠理，柔皮肤。
貒肉、胞、膏			味甘，平，无毒。		主上气乏气，咳逆。又主马肺病，虫颡等病。
豺皮			性热。		主冷痹，脚气，熟之以缠病上，即瘥。
野驼脂	生塞北、河西。		无毒。		主顽痹风瘙，恶疮毒肿死肌，筋皮挛缩，损筋骨。
六畜毛蹄甲			味咸，平，有毒。		主鬼疰蛊毒，寒热惊痫，痓痉狂走。
诸血			味甘，平。		主补人身血不足，又解诸药毒，菌毒，止渴，除丹毒，去烦热，食筋令人多力。
果然肉	交州。		味咸，无毒。		主疟瘴，寒热，煮食之，亦坐其皮为褥。
丹雄鸡			味甘，微温、微寒，无毒。		主女人崩中漏下赤白沃，补虚，温中止血，久伤乏疮，通神，杀毒，辟不祥。
白雄鸡			肉，味酸，微温。		主下气，疗狂邪，安五脏，伤中消渴。

名称	产地	时间	性味	忌、畏	主治（作用、解毒）
乌雄鸡			肉，微温。		主补中止痛。
黑雌鸡					主风寒湿痹，五缓六急，安胎血无毒。主中恶腹痛及矮折骨痛，乳难。
黄雌鸡			味酸、甘，平。		主伤中消渴，小便数不禁，肠澼泄利，补益五脏绝伤，疗劳益气。
鸡子					主除热火疮，痫痓。
白鹅膏					主耳卒聋。
鹜肪			味甘，无毒。		主风虚寒热。
鹧鸪	生江南。		味甘，温，无毒。	不可与竹笋同食。	主岭南野葛、菌毒、生金毒，及温瘴久，欲死不可差者，合毛熬酒渍服之。
雀卵		五月取。	味酸，温，无毒。		主下气，男子阴痿不起，强之令热，多精有子。
雉肉		九月以后至十一月以前食之。	味酸，微寒，无毒。		主补中益气力，止泄痢，除蚁瘘。
孔雀屎			微寒。		主女子带下，小便不利。

名称	产地	时间	性味	忌、畏	主治（作用、解毒）
白鹤			味咸，平，无毒。		主益气力，补劳乏，去风益肺。
乌鸦			平，无毒。		治瘦，咳嗽，骨蒸劳。
雄鹊			味甘，寒，无毒。		主石淋，消结热。
啄木鸟	生山中。		平，无毒。		主痔瘘，及牙齿疳䘌、蛀牙。
慈鸦	北土极多。		味酸、咸，平，无毒。		补劳治瘦，助气止咳嗽。
燕屎	生高山平谷。		味辛，平，有毒。		主蛊毒鬼症，逐不祥邪气，破五癃，利小便。
天鼠屎	生合浦山谷。	十月、十二月收。	味辛，寒，无毒。	恶白蔹、白薇。	主面痈肿，皮肤洗洗时痛，腹中血气，破寒热积聚，除惊悸，去面黑䵟。
鸱头			味咸，平，无毒。		主头风眩颠倒，痫疾。
鹡鸰			味甘，平，无毒。		治惊邪。
斑鹪			味甘，平，无毒。		主明目。
练鹊		冬春间取。	味甘，温、平，无毒。		益气，治风疾。

名称	产地	时间	性味	忌、畏	主治（作用、解毒）
鸲鹆肉			味甘，平，无毒。		主五痔，止血。
鹳骨			味甘，无毒。		主鬼蛊，诸疰毒，五尸，心腹疾。
白鸽			味咸，平，无毒。	食多恐减药力。	主解诸药毒，及人、马久患疥。
百劳			平，有毒。		主小儿继病。继病，母有娠乳儿，有病如疟痢，他日亦相继腹大，或差或发。
鹘嘲	在深林间，飞翔不远。		味咸，平，无毒。		助气益脾胃，主头风目眩。
鹈鹕嘴			味咸，平，无毒。		主赤白久痢成疳者，烧为黑末，服一方寸匕。
鸳鸯			味咸，平，小毒。		主诸瘘疥癣病，以酒浸，炙令热，傅疮上，冷更易。
阳乌鹳	出建州。				主恶虫咬作疮者，烧为末，酒下。
鱼狗			味咸，平，无毒。		主鲠及鱼骨入肉，不可出，痛甚者，烧令黑为末，顿服之。

名称	产地	时间	性味	忌、畏	主治（作用、解毒）
百舌鸟					主虫咬，炙食之。亦主小儿久不语。
秦龟	生山之阴土中。	二月、八月取。	味苦，无毒。		主除湿痹气，身重，四肢关节不可动摇。
真珠			寒，无毒。		主手足皮肤逆胪，镇心。主聋。主肤翳障膜。
玳瑁	生岭南海畔山水间。		寒，无毒。		主解岭南百药毒。
海蛤（魁蛤）	生东海。		味苦、咸，平，无毒。	畏狗胆、甘遂、芫花。	主咳逆上气，喘息烦满，背痛寒热，疗阴痿。
文蛤	生东海。	取无时。	味咸，平，无毒。		主恶疮，蚀五痔，咳逆胸痹，腰痛胁急，鼠瘘大孔出血，崩中漏下。
蠡鱼	生九江池泽。	取无时。	味甘，寒，无毒。		主湿痹，面目浮肿，下大水，疗五痔，有疮者不可食，令人瘢白。
鮧鱼			味甘，无毒。		主百病。
鳝鱼		五月五日取。	味甘，大温，无毒。		主补中，益血，疗沈唇。止痛。
魁蛤	生东海。	取无时。	味甘，平，无毒。		主痿痹，泄痢便脓血。

名称	产地	时间	性味	忌、畏	主治（作用、解毒）
鲍鱼			味辛、臭、温，无毒。	勿令中咸。	主坠堕，腿吐猥切蹶，蹉折，瘀血、血痹在四肢不散者，女子崩中，血不止。
时鱼			平。		补虚劳，稍发疳痼。
黄鱼			平，有毒。	发诸气病，不可多食。亦发疮疥，动风。不宜和荞麦同食，令人失音。	
鲟鱼	生江中。		味甘，平，无毒。		主益气补虚，令人肥健。杀腹中小虫，补虚下气。
海豚鱼	生大海中。		味咸，无毒。		肉主飞尸，蛊毒，瘴疟。
鳢鱼肝			无毒。	勿以盐炙食。	主恶疮疥癣。
水龟	出南海。		无毒。		主难产。
猬皮	生楚山川谷田野。	取无时。	味苦，平，无毒。	畏桔梗、麦门冬。	主五痔，阴蚀，下血赤白五色，血汁不止，阴肿痛引腰背，酒煮杀之。

名称	产地	时间	性味	忌、畏	主治（作用、解毒）
露蜂房	生牂柯山谷。	七月七日采。	味苦，咸，平，有毒。	恶干姜、丹参、黄芩、芍药、牡蛎。	主惊痫瘛疭，寒热邪气，癫疾，鬼精蛊毒，肠痔，火熬之良。又疗蜂毒肿。
鳖甲	生丹阳池泽。	取无时。	味咸，平，无毒。	恶矾石。	主心腹症瘕坚积，寒热，去痞，息肉，阴蚀，痔，恶肉，疗温疟，血瘕，腰痛，小儿胁下坚。
蟹	生伊、洛池泽诸水中。	取无时。	味咸，寒，有毒。	杀莨菪毒。	主胸中邪气热结痛，喎僻，面肿，败漆烧之致鼠，解结散血，愈漆疮，养筋气。
蚱蝉	生杨柳上。	五月采。	味咸、甘，寒，无毒。		主小儿惊痫，夜啼，癫病，寒热，惊悸，妇人乳难，胞衣不出，又堕胎。
蝉花	生苦竹林。	七月采。	味甘，寒，无毒。		主小儿天吊，惊痫瘛疭，夜啼心悸。
蛴螬	生河内平泽及人家积粪草中。	取无时。	味咸，微温、微寒，有毒。	恶附子。	主恶血，血瘀痹气，破折血在胁下坚满痛，月闭，目中淫肤，青翳白膜，疗吐血在胸腹不去及破骨踒折，血结，金疮内塞，产后中寒，下乳汁。

名称	产地	时间	性味	忌、畏	主治（作用、解毒）
乌贼鱼骨	生东海池泽。	取无时。	味咸，微温，无毒。	恶白敛、白及、附子。	主女子漏下赤白经汁，血闭，阴蚀肿痛，寒热，症瘕，无子，惊气入腹，腹痛环脐，阴中寒肿，令人有子。又止疮多浓汁不燥。
鳗鲡鱼			味甘，有毒。	、	主五痔，疮瘘，杀诸虫。
鮀鱼甲	生南海池泽。	取无时。	味辛，微温，有毒。	畏狗胆、芫花、甘遂。	主心腹症瘕，伏坚积聚，寒热，女子崩中，下血五色，小腹阴中相引痛，疮疥死肌，五邪涕泣时惊，腰中重痛，小儿气癃眦溃。
白僵蚕	生颍川平泽。	四月取。	味咸、辛，平，无毒。	勿令中湿。	主小儿惊痫夜啼，去三虫，灭黑黔，令人面色好，男子阴疡病，女子崩中赤白，产后余痛，灭诸疮瘢痕。
蛞蝓	生泰山池泽及阴地沙石垣下。	八月收。	味咸，寒，无毒。		主脱肛，惊痫挛缩。
蜗牛			味咸，寒。		主贼风喎僻，踠跌，大肠下脱肛，筋急及惊痫。
石龙子	生平阳川谷及荆山山石间。	五月取。	味咸，寒，有小毒。	恶硫黄、斑猫、芜荑。	主五癃邪结气，破石淋下血，利小便水道。

名称	产地	时间	性味	忌、畏	主治（作用、解毒）
樗鸡	生河内川谷樗树上。	七月采。	味苦平，有小毒。		主心腹邪气，阴痿，益精强志，生子好色，补中轻身。又疗腰痛，下气，强阴多精，不可近目。
木虻	生汉中川泽。	五月取。	味苦，平，有毒。		主目赤痛，眦伤泪出，瘀血，血闭，寒热酸㾓，无子。
青鱼	生江湖间。		味甘，平，无毒。		肉，主脚气湿痹。作鲊与服石人相反。眼睛，主能夜视。头中枕，蒸取干，代琥珀，用之摩服，主心腹痛。胆，主目暗，滴汁目中，并涂恶疮。
紫贝	生东海及南海上。				明目，去热毒。
缘桑螺					主人患脱肛。
蜚虻	生江夏川谷。	五月取。	味苦，微寒，有毒。		主逐瘀血，破下血积，坚痞，症瘕，寒热，通利血脉及九窍，女子月水不通，积聚，除贼血在胸腹五脏者，及喉痹结塞。
蜚蠊	生晋阳川泽及人家屋间。	立秋采。	味咸，寒，有毒。		主血瘀症坚，寒热，破积聚，喉咽痹内寒，无子，通利血脉。
白鱼	生江湖中。		味甘，平，无毒。		主胃气，开胃下食，去水气，令人肥健。

名称	产地	时间	性味	忌、畏	主治（作用、解毒）
鳜鱼	生江溪间。		味甘，平，无毒。		主腹内恶血，益气力，令人肥健，去腹内小虫。
河豚	江、河、淮皆有。		味甘，温，无毒。		主补虚，去湿气，理腰脚，去痔疾，杀虫。
石首鱼	生东海。		味甘，无毒。		主下石淋，磨石服之，亦烧为灰末服，和莼菜作羹，开胃益气。
嘉鱼			味甘，温，无毒。		食之令人肥健悦泽。
鲈鱼			平。	不可与乳酪同食。	补五脏，益筋骨，和肠胃，治水气。多食宜人，作鲊犹良。
鲨			平，微毒。		治痔，杀虫，多食发嗽并疮癣。
海马	生西海。		性温，平，无毒。		主妇人难产，带之于身，神验。
齐蛤	生海水中。			蜡畏齐蛤。远志畏齐蛤。	无别功用，海人食之。
虾蟆	生江湖池泽。	五月五日取。	味辛，寒，有毒。		主邪气，破症坚血，痈肿，阴疮，服之不患热病，疗阴蚀、疽疠、恶疮，猘犬伤疮，能合玉石。

名称	产地	时间	性味	忌、畏	主治（作用、解毒）
牡鼠			微温，无毒。		疗踒折，续筋骨，捣傅之，三日一易。四足及尾，主妇人堕胎，易出。肉，热，无毒。主小儿哺露大腹，炙食之。粪，微寒，无毒。主小儿痫疾，大腹，时行劳复。
马刀	生江湖池泽及东海。	取无时。	味辛，微寒，有毒。	用之当炼，得水烂人肠。	主漏下赤白，寒热，破石淋，杀禽兽贼鼠，除五脏间热，止烦满补中，去厥痹，利机关。
蚌			冷，无毒。		明目，止消渴，除烦，解热毒，补妇人虚劳，下血并痔漏，血崩带下，压丹石药毒。痈肿，醋调傅，兼能制石亭脂。
蚺蛇胆			味甘、苦，寒，有小毒。		主心腹蟨痛，下部蟨疮，目肿痛。主皮肤风毒，妇人产后腹痛余疾。
蛇蜕	生荆州川谷及田野。	五月五日、十五日取。	味咸，甘，平，无毒。	畏磁石及酒。	主小儿百二十种惊痫，癫疾，寒热，肠痔，虫毒，蛇痫，弄舌摇头，大人五邪，言语僻越，恶疮，呕咳，明目。
白颈蚯蚓	生平土。	三月取。	味咸，寒、大寒，无毒。		主蛇瘕，去三虫，伏尸，鬼疰，蛊毒，杀长虫，仍自化作水。疗伤寒伏热，狂谬，大腹，黄疸。

名称	产地	时间	性味	忌、畏	主治（作用、解毒）
蜘蛛	七月七日取。	微寒。			主大人、小儿疔。疗喜忘。
蠮螉	生熊耳川谷，或人屋间。		味辛，平，无毒。		主久聋，咳逆，毒气，出污，疗鼻室。其土房主痈肿，风头。
葛上亭长		七月取。	味辛，微温，有毒。		主蛊毒，鬼疰，破淋结，积聚，堕胎。
蛤蚧	生岭南山谷及城墙或大树间。		味咸，平，有小毒。		主久肺劳传尸，杀鬼物邪气，疗咳嗽，下淋沥，通水道。
蜈蚣	生大吴川谷、江南。		味辛，温，有毒。		主鬼疰，蛊毒，啖诸蛇、虫、鱼毒，杀鬼物老精温疟，去三圆，疗心腹寒热结聚，堕胎，去恶血。
水蛭	生雷泽池泽。	五月、六月采。	味咸、苦，平、微寒，有毒。		主逐恶血，瘀血，月闭，破血瘕，积聚，无子，利水道，又堕胎。
斑猫	生河东川谷。	八月取。	味辛，寒，有毒。	畏巴豆、丹参、空青，恶肤青。	主寒热，鬼疰，蛊毒，鼠瘘，疥癣，恶疮，疽蚀，死肌，破石癃，血积，伤人肌，堕胎。
蛤蜊			冷，无毒。	服丹石人食之，令腹结痛。	润五脏，止消渴，开胃，解酒毒，主老癖，能为寒热者及妇人血块，煮食之。

名称	产地	时间	性味	忌、畏	主治（作用、解毒）
蚬			冷，无毒。	多食发嗽并冷气，消肾。	治时气，开胃，压丹石药及丁疮，下湿气，下乳，糟煮服，良。
车螯			冷，无毒。		治酒毒，消渴，酒渴并痈肿。
蚶			温。		主心腹冷气，腰脊冷风，利五脏，健胃，令人能食，每食了，以饭压之，不尔令人口干。
蛏	生海泥中。		味甘，温，无毒。	主胸中邪热，烦闷气。与服丹石人相宜。天行病后不可食，切忌之。	补虚，主冷利，妇人产后虚损。
淡菜			温。	常时频烧食即苦，不宜人。	补五脏，理腰脚气，益阳事，能消食，除腹中冷气，消疭癖气。补虚劳损，产后血结，腹内冷痛，治症瘕，腰痛，润毛发，崩中带下。
蝮蛇胆			味苦，微寒，有毒。		主䘌疮。肉，酿作酒，疗㾃疾，诸瘘，心腹痛，下结气，除蛊毒。其腹中吞鼠，有小毒，疗鼠瘘。
田中螺汁			大寒。		主目热赤痛，止渴。

名称	产地	时间	性味	忌、畏	主治（作用、解毒）
贝子	生东海池泽。		味咸，平，有毒。		主目翳，鬼疰，蛊毒，腹痛下血，五癃，利水道，除寒热温疰，解肌，散结热。
石蚕	生江汉池泽。		味咸，寒，有毒。		主五癃，破石淋，堕胎。肉，解结气，利水道，除热。
雀瓮	生汉中。	八月取。	味甘，平，无毒。		主小儿惊痫，寒热，结气，蛊毒，鬼疰。
白花蛇	生南地及蜀郡诸山中。	九月、十月采捕之。	味甘、咸，温，有毒。		主中风，湿痹不仁，筋脉拘急，口面㖞斜，半身不遂，骨节疼痛，大风疥癞及暴风瘙痒，脚弱不能久立。
乌蛇	生商洛山。		无毒。		主诸风瘙瘾瘆，疥癣，皮肤不仁，顽痹诸风。
蛓螂	生长沙池泽。	五月五日取。	味咸，寒，有毒。	畏羊角、石膏。	主小儿惊痫，瘛疭，腹胀，寒热，大人癫疾狂阳。
五灵脂	出北地。		味甘，温，无毒。		主疗心腹冷气，小儿五疳，辟疫，治肠风，通利气脉，女子月闭。
蝎	出青州者良。		味甘、辛，有毒。		疗诸风瘾疹及中风，半身不遂，口眼㖞斜，语涩，手足抽掣。
蝼蛄	生东城平泽。	夏至取。	味咸，寒，无毒。		主产难，出肉中刺，溃痈肿，下哽噎，解毒，除恶疮。

名称	产地	时间	性味	忌、畏	主治（作用、解毒）
鲮鲤甲			微寒。		主五邪，惊啼悲伤，烧之作灰，以酒或水和方寸匕，疗蚁瘘。
芫青		三月取。	味辛，微温，有毒。		主蛊毒，风疰，鬼疰，堕胎。
蛙	生水中。	取无时。	味甘，寒，无毒。		主小儿赤气，肌疮，脐伤，止痛，气不足。
蜻蛉			微寒。		强阴，止精。
鼠妇	生魏郡平谷及人家地上。	五月五日取。	味酸，温、微寒，无毒。		主气癃，不得小便，痫痓，寒热，利水道。
衣鱼	生咸阳平泽。		味咸，温，无毒。		主妇人疝瘕，小便不利，小儿中风，项强背起，摩之。又疗淋，堕胎，涂疮灭瘢。
甲香	生南海。		味咸，平，无毒。		主心腹满痛，气急，止痢，下淋。
金蛇	生宾、澄州。		无毒。		解生金毒。
马陆	生玄菟川谷。		味辛，温，有毒。		主腹中大坚症，破积聚，息肉，恶疮，白秃，疗寒热痞结，胁下满。
地胆	生汶山川谷。	八月取。	味辛，寒，有毒。	恶甘草。	主鬼疰，寒热，鼠瘘，恶疮，死肌，破症瘕，堕胎，蚀疮中恶肉，鼻中息肉，散结气石淋，去子，服一刀圭即下。

名称	产地	时间	性味	忌、畏	主治（作用、解毒）
珂	生南海。	取无时。	味咸，平，无毒。		主目中瞖，断血，生肌。
萤火	生阶地池泽。	七月七日取。	味辛，微温，无毒。		主明目，小儿火疮，伤热气，蛊毒，鬼痓，通神精。
海月			味辛，平，无毒。		主消渴下气，令人能食，利五脏。
飞生虫			无毒。		令人易产，取角，临时执之。
豆蔻	生南海。		味辛，温，无毒。		主温中，心腹痛，呕吐，去口臭气。
栗	生山阴。	九月采。	味咸，温，无毒。		主益气，厚肠胃，补肾气，令人耐饥。
覆盆子		五月采之。	味甘，平，无毒。		主益气轻身，令发不白。
樱桃			味甘。		主调中，益脾气，令人好颜色，美志。
芰实			味甘，平，无毒。		主安中，补五脏，不饥轻身。
梅实	生汉中川谷。	五月采。	味酸，平，无毒。		主下气，除热烦满，安心，肢体痛，偏枯不仁，死肌，去青黑痣，恶疾，止下痢，好唾，口干。
木瓜			实味酸，温，无毒。		主湿痹邪气，霍乱大吐下，转筋不止。
柿			甘，寒，无毒。		主通鼻耳气，肠癖不足。

名称	产地	时间	性味	忌、畏	主治（作用、解毒）
乌芋		三月三日采。	味苦，甘，微寒，无毒。		主消渴，痹热，温中益气。
枇杷叶			味苦，平，无毒。		主卒哕不止，下气。
荔枝子	生岭南及巴中。	四五月熟。	味甘，平，无毒。		止渴，益人颜色。
乳柑子	生岭南及江南。		味甘，大寒。	多食令人脾冷，发痼癖，大肠泄。	主利肠胃中热毒，解丹石，止暴渴，利小便。
石蜜（乳糖）	出益州及西戎。		味甘，寒，无毒。		主心腹热胀，口干渴，性冷利。
芋			味辛，平，有毒。		主宽肠胃，充肌肤，滑中。
甘蔗			味甘，平，无毒。		主下气和中，助脾气，利大肠。
沙糖	蜀地、西戎、江东并有之。		味甘，寒，无毒。		功体与石蜜同，而冷利过之。
桃核人	生太山川谷。	七月采取。	味苦、甘，平，无毒。	多食令人有热。	主瘀血，血闭瘕，邪气，杀小虫，止咳逆上气，消心下坚，除卒暴击血，破症瘕，通月水，止痛。

名称	产地	时间	性味	忌、畏	主治（作用、解毒）
杏核人	生晋山川谷。	五月采之。	味甘、苦，温、冷利，有毒。	恶黄芩、黄耆、葛根，解锡毒，畏蘘草。	主咳逆上气，雷鸣，喉痹，下气，产乳，金疮，寒心，贲豚，惊痫，心下烦热，风气去来，时行头痛，解肌，消心下急，杀狗毒。
安石榴			味甘、酸，无毒。		主咽燥渴，损人肺，不可多食。
梨			味甘、微酸，寒。	多食令人寒中，金疮，乳妇尤不可食。	
李核人			味苦，平，无毒。		主僵仆跻瘀血，骨痛。李根皮，大寒，主消渴，止心烦，逆奔气。
橄榄	生岭南。	八月、九月采。	味酸、甘，温，无毒。		主消酒，疗鳜鲌毒。
林檎		六七月熟。	味酸、甘，温。	令人好睡，发冷痰，生疮疖，脉闭不行。	
胡桃	生北土。		味甘，平，无毒。		食之令人肥健，润肌，黑发。多食利小便，能脱人眉，动风故也。去五痔。外青皮染髭及帛皆黑。

名称	产地	时间	性味	忌、畏	主治（作用、解毒）
海松子	生新罗。		味甘，小温，无毒。		主骨节风，头眩，去死肌，变白，散水气，润神五脏，不饥。
榅桲	生北土。		味酸、甘，微温，无毒。		主温中，下气，消食，除心间醋水，去臭，辟衣鱼。
榛子	生辽东山谷。		味甘，平，无毒。		主益气力，宽肠胃，令人不饥，健行。
猕猴桃	生山谷。		味酸，甘，寒，无毒。		止暴渴，解烦热，冷脾胃，动泄澼，压丹石，下石淋。
奈			味苦，寒。	多食令人胪胀，病人尤甚。	
庵罗果			味甘，温。	天行病后及饱食后俱不可食之。又，不可同大蒜辛物食，令人患黄病。	食之止渴，动风气。
无漏子	生波斯国。		味甘，温，无毒。		主温中益气，除痰嗽，补虚损，好颜色，令人肥健。
悬钩根皮			味苦，平，无毒。		主子死腹中不下，破血，杀虫毒，卒下血，妇人赤带下，久患痢，不问赤白，脓血，腹痛。

名称	产地	时间	性味	忌、畏	主治（作用、解毒）
钩栗	生江南山谷。		味甘，平。		主不饥，厚肠胃，令人肥健。
白油麻			大寒，无毒。	有牙齿并脾胃疾人切不可吃。	治虚劳，滑肠胃，行风气，通血脉，主头浮风，润肌。
饴糖			味甘，微温。		主补虚乏，止渴，去血。
赤小豆			味甘、酸，平，无毒。		主下水，排痈肿脓血，寒热，热中，消渴，止泄，利小便，吐逆，卒澼，下胀满。
大豆黄卷			味甘，平，无毒。		主湿痹，筋挛，膝痛，五脏胃气结积，益气，止毒，润泽皮毛。
酒			味苦、甘、辛，大热，有毒。		主行药势，杀百邪恶毒气。
粟米			味咸，微寒，无毒。		主养肾气，去胃脾中热，益气。
秫米			味甘，微寒。		止寒热，利大肠，疗漆疮。
粳米			味甘、苦，无毒。		主益气，止烦，止泄。

名称	产地	时间	性味	忌、畏	主治（作用、解毒）
黍米			味甘，温，无毒。		主益气补中，多热，令人烦。
丹黍米			味苦，微温，无毒。		主咳逆，霍乱，止泄，除热，止烦渴。
白粱米			味甘，微寒，无毒。		主除热，益气。
黄粱米			味甘，平，无毒。		主益气和中，止泄。
䅟米			味苦，无毒。		主寒中，下气，除热。
小麦			味甘，微寒，无毒。		主除热，止躁渴咽干，利小便，养肝气，止漏血、唾血。
大麦			味咸，温、微寒，无毒。		主消渴，除热，益气调中。
曲			味甘，大暖。		主霍乱，心膈气，痰逆，除烦，破症结及补虚，去冷气，除肠胃中塞，不下食，令人有颜色，六月作者良。疗脏腑中风气，调中下气，开胃消食。能化水谷宿食症气，健脾暖胃。

名称	产地	时间	性味	忌、畏	主治（作用、解毒）
荞麦			味甘，平、寒，无毒。	久食动风，令人头眩。	宝肠胃，益气力。
藕豆			味甘，微温。		主和中下气。
豉			味苦，寒，无毒。		主伤寒，头痛寒热，瘴气恶毒，烦躁满闷，虚劳喘吸，两脚疼冷。
绿豆			味甘，寒，无毒。		主丹毒，烦热，风疹，药石发动，热气奔豚，生研绞汁服。亦煮食，消肿，下气，压热解石。
白豆			平，无毒。		补五脏，益中，助十二经脉，调中，暖肠胃。
醋			味酸，温，无毒。		主消痈肿，散水气，杀邪毒。
稻米			味苦。		主温中，令人多热，大便坚。
稷米			味甘，无毒。		主益气，补不足。
腐婢	生汉中。	七月采。	味辛，平，无毒。		主痎疟寒热，邪气，泄痢，阴不起，止消渴，病酒头痛。
酱			味咸、酸，冷利。		主除热，止烦满，杀百药，热汤及火毒。

名称	产地	时间	性味	忌、畏	主治（作用、解毒）
陈廪米			味咸、酸，温，无毒。		主下气，除烦渴，调胃，止泄。
罂子粟			味甘，平，无毒。		主丹石发动，不下食，和竹沥煮作粥食之，极美。
师草实	出东海洲岛。		味甘，平，无毒。		主不饥，轻身。
寒食饭					主灭瘢痕，有旧瘢及杂疮，并细研傅之。
胡豆子	生野田间。		味甘，无毒。		主消渴，勿与盐煮食之。
麦苗			味辛，寒，无毒。		主蛊，取汁，细绢滤，服之稳，即芒秕也。
芜菁及芦菔	今南北皆通有之。		味苦，温，无毒。		主利五脏，轻身益气，可长食之。
瓜蒂	生嵩高平泽。	七月七日采。	味苦，寒，有毒。		主大水，身面、四肢浮肿，下水，杀蛊毒，咳逆上气，及食诸果病在胸腹中，皆吐下之。
白冬瓜			味甘，微寒。		主除小腹水胀，利小便，止渴。
菘			味甘，温，无毒。		主通利肠胃，除胸中烦，解酒渴。
黄蜀葵花	近道处处有之。	六七月采。			治小便淋及催生。

名称	产地	时间	性味	忌、畏	主治（作用、解毒）
甜瓜			寒，有毒。	患脚气人勿食甜瓜。多食令人阴下湿痒生疮，动宿冷病，发虚热，破腹。	止咳，除烦热。
荠		四月八日收实。	味甘，温无毒。	不与面同食，服丹石人不可食。	主利肝气，和中，主明目，目痛。
邪蒿			味辛，温、平，无毒。	不与胡荽同食	主胸膈中臭烂恶邪气，利肠胃，通血脉，续不足气。
同蒿			平。		主安心气，养脾胃，消水饮。
罗勒			味辛，温，微毒。		调中消食，去恶气，消水气，宜生食。
石胡荽			寒，无毒。		通鼻气，利九窍，吐风痰。
芥	旧不著所出州土，今处处有之。		味辛，温，无毒。		主除肾邪气，利九窍，明耳目，安中，久食温中。

名称	产地	时间	性味	忌、畏	主治（作用、解毒）
莱菔根	河北甚多。		味辛、甘，温，无毒。		主消渴。
荏子		九月采。	味辛，温，无毒。		主咳逆，下气，温中，补体。
胡瓜叶			味苦，平，小毒。	天行后不可食，小儿切记，滑中，生疳虫，不与醋同食。	主小儿闪癖，一岁服一叶已上，斟酌与之。生接绞汁服，得吐下。
越瓜			味甘，寒。	不益小儿，天行病后不可食。又不得与牛乳、酪及鲊同餐，及空心食，令人心痛。	利肠胃，止烦渴。
白芥	生河东。		味辛，温，无毒。		主冷气。
龙葵	北方有之。		味苦，寒，无毒。	不与葱、薤同食。	食之解劳少睡，去虚热肿。

名称	产地	时间	性味	忌、畏	主治（作用、解毒）
苦耽			味苦，寒，小毒。		主传尸，伏连鬼气，痊忤邪气，腹内热结，目黄不下食，大小便涩，骨热咳嗽，多睡劳乏，呕逆痰壅，疮癣痃满。
苜蓿	陕西甚多。		味苦，平，无毒。		主安中，利人，可久食。
蕨			味甘，寒，滑。	此物不可生食之。	去暴热，利水道，令人睡，弱阳。
蓼实	生雷泽川泽。		味辛，温，无毒。	多食令人吐水。	主明目，温中，耐风寒，下水气，面目浮肿，痈疡。
葱实			味辛，温，无毒。	不可与蜜同食。正月勿多食生葱，食之发面上游风。	主明目，补中不足。
韭	今处处有之。		味辛、微酸，温，无毒。	最是养性所忌也。多食昏神暗目，酒后尤忌。不可与蜜同食。过清明勿吃。	归心，安五脏，除胃中热，利病人，可久食。

名称	产地	时间	性味	忌、畏	主治（作用、解毒）
蘁	生鲁山平泽。		味辛、苦，温，无毒。	不可生啖，荤辛为忌。四月不可食之。	主金疮疮败，轻身，不饥耐老，归于骨。
苏	今处处有之。	夏采茎叶，秋采实。	味辛，温。		主下气，除寒中，其子尤良。
香薷		十月中采。	味辛，微温。		主霍乱腹痛吐下，散水肿。
假苏	生汉中川泽。		味辛，温，无毒。		主寒热鼠瘘，瘰疬生疮，破结聚气，下瘀血，除湿痹。
白蘘荷	今荆襄、江湖间多种之，北地亦有。		微温。	多食损药势，又不利脚。	主中蛊及疟。
薄荷	今所处有之。	夏秋采茎叶。	味辛、苦，温，无毒。	新病差人勿食，令人虚汗不止。	主贼风伤寒发汗，恶气，心腹胀满，霍乱，宿食不消，下气。
恭菜			味甘、苦，大寒。		主时行壮热，解风热毒。
秦荻梨			味辛，温，无毒。	热病不可食之，损目。	主心腹冷胀，下气，消食。

名称	产地	时间	性味	忌、畏	主治（作用、解毒）
苦瓠	生晋地川泽。		味苦，寒，有毒。	患脚气及虚胀，冷气人不可食之。	主大水，面目、四肢浮肿，下水，令人吐。
蒜	旧不著所出州土，今处处有之。生田野中。	五月五日采。	味辛，温，有小毒。	三月不可食，不可常食。	主霍乱，腹中不安，消谷，理胃，温中，除邪痹毒气。
茄子	生岭南。		味甘，寒。	久冷人不可多食，损人动气，发疮及痼疾。	主寒热，五脏劳。
马芹子			味甘、辛，温，无毒。		主心腹胀满，下气，消食。
芸薹			味辛，温，无毒。	狐臭人不可食。若先患腰脚，不可多食。	主风游丹肿，乳痈。
莼			味甘，寒，无毒。	性滑，服食家不可多啖之也。	主消渴，热痹。
水芹	生南海池泽。		味甘，平，无毒。		主女子赤沃，止血，养精，保血脉，益气，令人肥健，嗜食。

名称	产地	时间	性味	忌、畏	主治（作用、解毒）
蘩蒌	今南中多生于田野间，近京下温地亦或有之。	五月五日中采。	味酸，平，无毒。		主积年恶疮不愈。
鸡肠草					主毒肿，止小便利。
白苣			味苦，寒，一云平。	产后不可食，令人寒中，小腹痛。	主补筋骨，利五脏，开胸膈壅气，通经脉，止脾气，令人齿白，聪明，少睡。
落葵			味酸，寒，无毒。		主滑中，散热。
堇			味甘，寒，无毒。		主马毒疮，捣汁洗之并服之。
蘵	山谷阴处湿地有之。		味辛，微温。	素有脚弱病尤忌之。多食令人气喘。	主蠷螋溺疮。
雍菜	岭南。		味甘，平，无毒。		主解野葛毒，煮食之。
苦荬			冷，无毒。	蚕妇忌食。	治面目黄，强力，止困，敷蛇虫咬。

名称	产地	时间	性味	忌、畏	主治（作用、解毒）
鹿角菜	出海州，登、莱、沂、密州并有，生海中。		大寒，无毒、微毒。	丈夫不可久食。	下热风气，疗小儿骨蒸热劳。
莙荙			平，微毒。	冷气，不可多食，动气。	补中下气，理脾气，去头风，利益五脏。
东风菜	生岭南平泽。		味甘，寒，无毒。		主风毒壅热，头疼目眩，肝热眼赤，亦堪入羹臛，煮食甚美。
钱葛	生山南峡中。		味甘，温，无毒。		主一切风，血气羸弱，令人性健。久服风缓及偏风并正。
续断	生常山山谷（越州、晋州）。	七月、八月采。	味苦、辛，微温，无毒。	恶雷丸。	主伤寒，补不足，金疮，痈伤，折跌，续筋骨，妇人乳难，崩中漏血，金疮血内漏，止痛生肌肉及踠伤，恶血，腰痛，关节缓急。久服益气力。
丹参	生桐柏山川谷及太山（随州）。	五月采根。	味苦，微寒，无毒。	畏咸水，反藜芦。	主心腹邪气，肠鸣幽幽如走水，寒热积聚，破症除瘕，止烦满，益气，养血，去心腹痼疾，结气，腰脊强，脚痹，除风邪留热。久服利人。

名称	产地	时间	性味	忌、畏	主治（作用、解毒）
玄参	生河间川谷及宛句（邪州、江州、衡州）。	三月、四月采根。	味苦、咸，微寒，无毒。	恶黄耆、干姜、大枣、山茱萸，反藜芦。	主腹中寒热积聚，女子产乳余疾，补肾气，令人目明，主暴中风，伤寒身热，支满狂邪，忽忽不知人，温疟洒洒，血瘕，下寒血，除胸中气，下水，止烦渴，散颈下核，痈肿，心腹痛，坚症，定五脏。久服补虚，明目，强阴益精。
沙参	生河内川谷及宛句般阳续山。	二月、八月采根。	味苦，微寒，无毒。	恶防己，反藜芦。	主血积惊气，除寒热，补中，益肺气，疗胃痹心腹痛，结热邪气，头痛，皮间邪热，安五脏，补中。
茅根	生楚地山谷、田野（澧州、鼎州）。	六月采根。	味甘，寒，无毒。		主劳伤虚羸，补中益气，除瘀血、血闭，寒热，利小便，下五淋，除客热在肠胃，止渴，坚筋，妇人崩中。久服利人。
白薇	生平原川谷（滁州）。	三月三日采根。	味苦、咸，平、大寒，无毒。	恶黄耆、大黄、大戟、干姜、干漆、山茱萸、大枣。	主暴中风，身热肢满，忽忽不知人，狂惑邪气，寒热酸疼，温疟洗洗，发作有时，疗伤中淋露，下水气，利阴气益精。久服利人。

名称	产地	时间	性味	忌、畏	主治（作用、解毒）
垣衣	生古垣墙阴或屋上。	三月三日采。	味酸，无毒。		主黄疸，心烦，咳逆血气，暴热在肠胃，金疮内寒。久服补中益气，长肌好颜色。
威灵仙	出商州上洛山及华山并平泽。	冬月丙丁戊己日采。	味苦，温，无毒。	忌茗。	主诸风，宣通五脏，去腹闷冷滞，心膈痰水，久积症瘕，痃癖气块，膀胱宿脓恶水，腰膝冷疼，及疗折伤。久服之无瘟疫疟。
槐胶					主一切风，化涎，治肝脏风，筋脉抽掣，及急风口噤，或四肢不收，顽痹或毒风，周身如虫行，或破伤风，口眼偏斜，腰脊强硬。
芫花	生淮源川谷。	三月三日采花。	味辛、苦，温、微温，有小毒。	久服令人虚。	主咳逆上气，喉鸣喘，咽肿，短气，蛊毒，鬼疟，疝瘕，痈肿，杀虫鱼，消胸中痰水，水肿，五水在五脏皮肤及腰痛，下寒毒、肉毒。
甘露藤	生岭南。		味甘，温，无毒。		主风、血气诸病。久服调中温补，令人肥健，好颜色，止消渴，润五脏，除腹内诸冷。

名称	产地	时间	性味	忌、畏	主治（作用、解毒）
豹肉	今河、洛、唐、郢间或有之。		味酸，平，无毒。		主安五脏，补绝伤，轻身益气。久服利人。
桑螵蛸	今在处有之。	二月、三月采。	味咸、甘平，无毒。	畏旋复花。	主伤中，疝瘕，阴痿，益精生子，女子血闭腰痛，通五淋，利小便水道。又疗男子虚损，五脏气微，梦寐失精，遗溺。久服益气养神。
鲤鱼胆	生九江池泽。	取无时。	味苦，寒，无毒。	山上水中有鲤不可食。又鲤鲊不可合小豆藿食之。其子合猪肝食之，亦能害人。	主目热赤痛，青盲，明目。久服强悍，益志气。
鲻鱼	生江海浅水中。		味甘，平，无毒。		主开胃，通利五脏。久食令人肥健。
椑柿	生江淮南。		味甘，寒，无毒。	不宜与蟹同食，令人腹疼并大泻。	主压石药发热，利水，解酒热。久食令人寒中，去胃中热。
杨梅	生江南、岭南山谷。	四月、五月采。	味酸，温，无毒。	忌生葱。不可多食。久食令人发热。	主去痰，止呕哕，消食下酒，干作屑，临饮酒时服方寸匕，止吐酒。

名称	产地	时间	性味	忌、畏	主治（作用、解毒）
生大豆	生太山平泽。	九月采。	味甘，平。	恶五参、龙胆。	涂痈肿，煮汁饮杀鬼毒，止痛，逐水胀，除胃中热痹，伤中，淋露，下瘀血，散五脏结积、内寒，杀乌头毒。久服令人身重。
矿麦			味甘，微寒，无毒。		主轻身，除热。久服令人多力健行。
葫（大蒜）		五月五日采。	味辛，温，有毒。	久食伤人，损目明。	主散痈肿，蜃疮，除风邪，杀毒气。
菠薐			冷，微毒。	不可与鳝鱼同食，发霍乱吐泻。久食令人脚弱不能行，发腰痛。	利五脏，通肠胃热，解酒毒。久食令人脚弱不能行，发腰痛。
胡葱	生蜀郡山谷。	五月、六月采。	味辛。	患狐臭人不可食，多食损神。久食伤神损性，令人多忘，损目明，尤发痼疾。	温中消谷，下气，杀虫。

附表二　《图经衍义本草》所载宗教性特征描述的食材列表

名称	产地	时间	性味	忌畏	主治 （作用、解毒）	宗教性 特征描述
丹砂	生符陵山谷。	采无时。	味甘，微寒，无毒。	恶磁石，畏咸水。	主身体五脏百病，养精神，安魂魄，益气明目，通血脉，止烦满，消渴，益精神，悦泽人面，杀精魅邪恶鬼，除中恶、腹痛、毒气、疥瘘、诸疮。	久服通神明，不老，轻身神仙，能化为汞。
云母	生太山山谷、齐庐山及琅玡北定山石间。	二月采。	味甘，平，无毒。	畏鮀甲及流水。	主身皮死肌、中风寒热，如在车船上，除邪气，安五脏，益子精，明目，下气，坚肌，续绝，补中，疗五劳七伤，虚损少气，止痢。	久服轻身延年，悦泽不老，耐寒暑，志高神仙。
玉屑	生蓝田。	采无时。	味甘，平，无毒。	恶鹿角。	主除胃中、喘息、烦满，止渴。	屑如麻豆服之，服轻身长年。

名称	产地	时间	性味	忌畏	主治（作用、解毒）	宗教性特征描述
玉泉	生蓝田山谷。	采无时。	味甘，平，无毒。	畏款冬花。	主五脏百病，柔筋强骨，安魂魄，长肌肉，益气，利血脉，疗妇人带下十二病，除气癃，明耳目。	久服耐寒暑，不饥渴，不老神仙，轻身长年。人临死服五斤，死三年色不变。
石锺乳	生少室山谷及太山。	采无时。	味甘，温，无毒。	恶牡丹、玄石、牡蒙，畏紫石英、蘘草。	主咳逆上气，明目，益精，安五脏，通百节，利九窍，下乳汁，益气、补虚损，疗脚弱疼冷，下焦伤竭，强阴。	久服延年益寿，好颜色，不老，令人有子。不炼，服之令人淋。
矾石	生河西山谷及陇西武都、石门。	采无时。	味酸，寒，无毒。	恶牡蛎。	主寒热，泄痢，白沃，阴蚀，恶疮，目痛，坚骨齿，除固热在骨髓，去鼻中息肉。	炼饵服之，轻身、不老、增年。岐伯云：久服伤人骨，能使铁为铜。
消石	生益州山谷及武都、陇西、西羌。	采无时。	味苦、辛，寒、大寒，无毒。	恶苦参、苦菜，畏女苑。	主五脏积热，胃胀闭，涤去蓄结饮食，推陈致新，除邪气，疗五脏十二经脉中百二十疾，暴伤寒，腹中大热，止烦满、消渴，利小便及瘘蚀疮。	久服轻身。

名称	产地	时间	性味	忌畏	主治 （作用、解毒）	宗教性 特征描述
朴消	生益州山谷有咸水之阳。	采无时。	味苦、辛，寒、大寒，无毒。	畏麦句姜。	主百病，除寒热邪气，逐六腑积聚，结固留癖，胃中食饮热结，破留血闭绝，停痰痞满，推陈致新，能化七十二种石。	炼饵服之，轻身神仙。
滑石	生赭阳山谷及太山之阴，或掖北白山，或卷羌权切山。	采无时。	味甘，寒、大寒，无毒。	恶曾青。	主身热、泄澼，女子乳难，癃闭，利小便，荡胃中积聚寒热，益精气，通九窍六腑津液，去留结，止渴，令人利中。	久服轻身，耐饥，长年。
石胆	生羌道山谷、羌里句青山。	二月庚子辛丑日采。	石胆味酸、辛，寒，有毒。	畏牡丹桂菌桂芫花辛夷白薇。	主明目、目痛，金疮，诸痫痉，女子阴蚀痛，石淋寒热，崩中下血，诸邪毒气，令人有子，散症积，咳逆上气，及鼠瘘恶疮。	炼饵服之，不老，久服增寿神仙。能化铁为铜，成金银。
空青	生益州山谷及越隽山有铜处。	三月中旬采。	味甘、酸，寒、大寒，无毒。		主青盲，耳聋，明目，利九窍，通血脉，养精神，益肝气，疗目赤痛，去肤翳止泪出，利水道，下乳汁，通关节，破坚积。	久服轻身，延年不老，令人不忘，志高神仙。

名称	产地	时间	性味	忌畏	主治 （作用、解毒）	宗教性 特征描述
曾青	生蜀中山谷及越隽。	采无时	味酸，小寒，无毒。	畏菟丝子。	主目痛，止泪出，风痹，利关节，通九窍，破症坚积聚，养肝胆，除寒热，杀白虫，疗头风、脑中寒，止烦渴，补不足，盛阴气。	久服轻身不老。
禹余粮	生东海池泽及山岛中，或池泽中。		味甘，寒、平，无毒。		主咳逆，寒热，烦满，下赤白，血闭，症瘕，大热，疗小腹痛结烦疼。	炼饵服之，不饥，轻身延年。
太一余粮	生太山山谷。	九月采。	味甘，平，无毒。	畏贝母、菖蒲、铁落。	主咳逆上气，症瘕，血闭，漏下，除邪气，肢节不利，大饱绝力身重。	久服耐寒暑，不饥，轻身，飞行千里，神仙。
白石英	生华阴山谷及太山。	二月采。	味甘、辛，微温，无毒。	恶马目毒公。	主消渴，阴痿不足，咳逆，胸膈间久寒，益气，除风湿痹，疗肺痿，下气，利小便，补五脏，通日月光。	久服轻身长年，耐寒热。

名称	产地	时间	性味	忌畏	主治 (作用、解毒)	宗教性 特征描述
紫石英	生太山山谷。	采无时。	味甘、辛,温,无毒。	畏扁青、附子,欲黄麦,不驼甲连句姜。	主心腹咳逆邪气,补不足,女子风寒在子宫,绝孕十年无子,疗上气心腹痛,寒热邪气结气,补心气不足,定惊悸,安魂魄,填下焦,止消渴,除胃中久寒,散痈肿,令人悦泽。	久服温中,轻身延年。
青石、赤石、黄石、白石等	生南山之阳山谷中。		味甘,平。		主黄疸,泄痢,肠澼,脓血,阴蚀,下血,赤痈肿,疽痔恶疮,头疡,疥瘙。	久服补髓,益气,肥健,不饥,轻身,延年。
青石脂	生齐区山及海崖。	采无时。	味酸,平,无毒。		主养肝胆气,明目,疗黄疸,泄痢肠,女子带下百病,及疽痔,恶疮。	久服补髓,益气,不饥,延年。

名称	产地	时间	性味	忌畏	主治 （作用、解毒）	宗教性 特征描述
赤石脂	生济南、射阳及太山之阴。	采无时。	味甘、酸、辛，大温，无毒。	恶大黄。畏芫花。	主养心气，明目益精，疗腹痛，泄澼，下痢赤白，小便利，及痈疽疮痔，女子崩中漏下，产难胞衣不出。	久服补髓，好颜色，益智，不饥，轻身延年。
白石脂	生太山之阴。	采无时。	味甘、酸，平，无毒。	恶松脂，畏黄芩。	主养肺气，厚肠，补骨髓，疗五脏惊悸不足，心下烦，止腹痛下水，小肠热溏，便脓血，女子崩中漏下，赤白沃，排痈疽疮痔。	久服安心，不饥，轻身长年。
石中黄子	出余粮处有之，云出禹粮余处处有之，今惟出河中府中条山谷内。		味甘，平，无毒。			久服轻身，延年不老。
黄石脂	生嵩高山。	采无时。	味苦，平，无毒。	恶细辛，畏蜚蠊。	主养脾气，安五脏，调中，大人、小儿泄痢肠澼，下脓血，去白虫，除黄疸，痈疽虫。	久服轻身延年。

名称	产地	时间	性味	忌畏	主治 （作用、解毒）	宗教性 特征描述
黑石脂	出颍川阳城。	采无时。	味咸平，无毒。	畏黄芩，大黄。	主养肾气，强阴，主阴蚀疮，止肠泄痢，疗口疮咽痛。	久服益气，不饥延年。
白青	生豫章山谷。	采无时。	味甘、咸、酸，平，无毒。		主明目，利九窍，耳聋，心下邪气，令人吐，杀诸毒三虫。	久服通神明，轻身，延年不老。
扁青	生朱崖山谷、武都、朱提。	采无时。	味甘，平，无毒。		主目痛、明目，折跌、痈肿，金疮不瘳，破积聚，解毒气，利精神，去寒热风痹，及丈夫茎中百病，益精。	久服轻身不老。
金浆			味辛，平，无毒。			主长生神仙。
玄黄石	出淄川北海山谷土中。		味甘，平，温，无毒。		主惊恐身热邪气，镇心。	久服令人眼明，令人悦泽。
玉膏	瀛洲。		味甘，平，无毒。			主延年神仙。

名称	产地	时间	性味	忌畏	主治 （作用、解毒）	宗教性 特征描述
雄黄	生武都山谷、炖煌山之阳。	采无时。	味苦、甘，平、寒温、大有毒。		主寒热，鼠瘘，恶疮，疽痔，死肌，疗疥虫，䘌疮，目痛，鼻中息肉及绝筋破骨，百节中大风，积聚，癖气中恶，腹痛，鬼疰，杀精物恶鬼，邪气，百虫毒，胜五兵，杀诸蛇虺毒，解藜芦毒，悦泽人面。	炼食之，轻身神仙。饵服之，皆飞入人脑中，胜鬼神，延年益寿，保中不饥。
雌黄	生武都山谷，与雄黄同山生。	采无时。	味辛、甘，平、寒、大有毒。	凡使，勿误用夹石黄、黄熟。	主恶疮，头秃，痂疥，杀毒虫、虱，身痒，邪气，诸毒，蚀鼻中息肉，下部䘌疮，身面白驳，散皮肤死肌，及恍惚邪气，杀蜂蛇毒。	炼之，久服轻身、增年、不老，令人脑满。
水银	生符陵平土。		味辛，寒，有毒。	畏磁石。	主疥瘘，痂疡白秃，杀皮肤中虱，堕胎，除热。	久服神仙不死。
银屑	生永昌。	采无时。	味辛，平，有毒。	恶锡。	主安五脏，定心神，止惊悸，除邪气。	久服轻身长年。

名称	产地	时间	性味	忌畏	主治 （作用、解毒）	宗教性 特征描述
灵砂			味甘，性温无毒。	恶磁石，畏咸水。	主五脏百病，养神安魂魄，益气，明目，通血脉，止烦满，益精神，杀精魅恶鬼气。	久服通神明，不老轻身神仙，令人心灵。
磁石	生太山川谷及慈山山阴，有铁处则生其阳。	采无时。	味辛、咸，寒，无毒。	杀铁毒，恶牡丹、莽草，畏黄石脂。	主周痹，除大热，烦满及耳聋，养肾脏，强骨气，益精，除烦，通关节，消痈肿，鼠瘘，颈核，喉痛，小儿惊痫。	炼水饮之，亦令人有子。
凝水石	生常山山谷，又中水县及邯郸。		味辛、甘，寒、大寒，无毒。	畏地榆。	主身热，腹中积聚邪气，皮中如火烧，烦满，水饮之。除时气热盛，五脏伏热，胃中热，烦满，止渴，水肿，小腹痹。解巴豆毒。	久服不饥。
阳起石	生齐山山谷及琅琊或云山、阳起山。	采无时。	味咸，微温无毒。	恶泽泻、菌桂、雷丸、蛇蜕皮，畏菟丝，蜕丝。	主崩中漏下，破子脏中血，症瘕结气，寒热，腹痛，无子，阴痿不起，补不足，疗男子茎头寒，阴下湿痒，去臭汗，消水肿。	久服不饥，令人有子。

名称	产地	时间	性味	忌畏	主治 （作用、解毒）	宗教性 特征描述
长石	生长子山谷及太山、临淄。	采无时。	味辛、苦，寒，无毒。		主身热，胃中结气，四肢寒厥，利小便，通血脉，明目，去翳眇，下三虫，杀虫毒，止消渴，下气，除胁肋肺间邪气。	久服不饥。
桃花石	出申州钟山县。		味甘，温，无毒。		主大肠中冷，脓血痢。	久服令人肌热，能食。
铁粉			味咸，平，无毒。		主安心神，坚骨髓，除百病，变白，润肌肤，令人不老体健，能食。	久服令人身重肥黑，合和诸药各有所主。
青琅玕	生蜀郡平泽。	采无时。	味辛，平，无毒。	畏鸡骨。	主身痒，火疮，痈伤，白秃，疥瘙，死肌，浸淫在皮肤中；杀锡毒。	煮炼服之，起阴气，可化为丹。
特生礜石	生西域。	采无时。	味甘，温，有毒。	火炼之良，畏水。	主明目，利耳，腹内绝寒，破坚结及鼠瘘，杀百虫恶兽。	久服延年。
玉井水	出诸有玉处，山谷水泉皆有。		味甘，平，无毒。			久服神仙，令人体润，毛发不白。

名称	产地	时间	性味	忌畏	主治 (作用、解毒)	宗教性 特征描述
甘露水			味甘美，无毒。			食之润五脏，长年不饥神仙。
黄精	生山谷。今南北皆有之，以嵩山、茅山者为佳。	二月三月采根。	味甘，平，无毒。		主补中益气，除风湿，安五脏。	久服轻身延年，不饥。
菖蒲	生上洛池泽及蜀郡严道；今处处有之，生石磶上。	五月、十二月采根。	味辛温，无毒。	恶地胆麻黄。	主风寒湿痹，咳逆上气，开心孔，补五脏，通九窍，明耳目，出音声，主耳聋、痈疮，温肠胃，止小便利，四肢湿痹，不得屈伸，小儿温疟，身积热不解，可作浴汤。	久服轻身，聪耳目，不忘，不迷惑，延年，益心智，高志不老。
菊花	生雍州川泽及田野。	正月采根，三月采叶，五月采茎，九月采花，十月采实。	味苦、甘，平，无毒。		主风头头眩、肿痛，目欲脱，泪出，皮肤死肌，恶风，湿痹，疗腰痛去来陶陶，除胸中烦热，安肠胃，利五脉，调四肢。	久服利血气，轻身，耐老，延年。

名称	产地	时间	性味	忌畏	主治 （作用、解毒）	宗教性 特征描述
人参	生上党山谷及辽东。高丽、潞州、泽、易、檀、箕、幽、妫等州并出；次出海东新罗国；今河东诸州及泰州皆有之。	二月、四月、八月上旬采根。	味甘，微寒，微温，无毒。	茯苓为之使，恶溲疏，反藜芦，马兰为使，恶卤咸。	主补五脏，安精神，定魂魄，止惊悸，除邪气，明目，开心，益智，疗肠胃中冷，心腹鼓痛，胸胁逆满，霍乱吐逆，调中，止消渴，通血脉，破坚积，令人不忘。	久服轻身延年。
甘草（国老）	生河西川谷积沙山及上郡。	二月、八月除日采根。	味甘，平，无毒。	恶远志，反大戟、芫花、甘遂、海藻四物。	主五脏六腑寒热邪气，坚筋骨，长肌肉，倍力，金疮尰，解毒，温中下气，烦满短气，伤脏咳嗽，止渴，通经脉，利血气，解百药毒。	久服轻身延年。
生地黄	生咸阳川泽黄土地者佳。	二月、八月采根。	大寒。	恶贝母，畏芜荑。	主妇人崩中血不止及产后血上薄心、闷绝，伤身胎动下血，胎不落，堕坠跭折，瘀血，留血，衄鼻，吐血，皆捣饮之。	久服轻身不老。

名称	产地	时间	性味	忌畏	主治（作用、解毒）	宗教性特征描述
尤	生郑山山谷、汉中、南郑。	二月、三月、八月九月采根。	味苦、甘，温，无毒。	忌桃、李肉、雀菘青菜鱼。	主风寒湿痹，死肌痉疸，止汗除热，消食。主大风在身面，风眩头痛，目泪出，消痰水，逐皮间风水结肿，除心下急满及霍乱吐下不止，利腰脐间血，益津液，暖胃，消谷，嗜食。	久服轻身、延年、不饥。
菟丝子	生朝鲜川泽田野。	九月采实。	味辛、甘，平，无毒。	恶瞿菌。	主续绝伤，补不足，益气力，肥健。	久服明目，轻身延年。
牛膝	生河内川谷及临朐（单州、怀州）。	二月、八月采根。	味苦、酸，平，无毒。	恶萤火英、龟甲，畏陆龟甲白前。	主寒湿痿痹，四肢拘挛，膝痛不可屈伸，逐血气，伤热火烂，堕胎，疗伤中少气，男子阴消，老人失溺，补中续绝，填骨髓，除脑中痛及腰脊痛，妇人月水不通，血结，益精，利阴气，止发白。	久服轻身延年。

名称	产地	时间	性味	忌畏	主治 （作用、解毒）	宗教性 特征描述
柴胡	生洪农川谷及冤句（江宁府、寿州、淄州）。	二月、八月采根。	味苦，平、微寒，无毒。	恶皂荚，畏女菀、藜芦。	主心腹，去肠胃中结气，饮食积聚，寒热邪气，推陈致新，除伤寒心下烦热，诸痰热结实，胸中邪逆，五脏间游气，大肠停积水胀，及湿痹拘挛，亦可作浴汤。	久服轻身，明目，益精。
麦门冬	生函谷川谷及堤坂肥土石间久废处（陆州、随州）。	二月、三月、八月、十月采。	味甘，平、微寒，无毒。	恶款冬、苦瓠，畏苦参、青囊。	主心腹结气，肠中伤饱，胃络脉绝，羸瘦短气，身重目黄，心下支满，虚劳客热，口干燥渴，止呕吐，愈痿蹶，强阴益精，消谷调中，保神，定肺气，安五脏，令人肥健，美颜色，有子。	久服轻身，不老不饥。

名称	产地	时间	性味	忌畏	主治 （作用、解毒）	宗教性 特征描述
独活	生雍州川谷，或陇西南安（凤翔府宁化军羌活、文州）。	二月、八月采根。	味苦、甘，平、微温，无毒。		主风寒所击，金疮止痛，贲豚，痫痓，女子疝瘕。疗诸贼风，百节痛风无久新者。	久服轻身延年。
升麻	生益州山谷（滁州、汉州）。	二月、八月采根。	味甘、苦，平、微寒，无毒。		主解百毒，杀百精老物殃鬼，辟温疫，瘴气，邪气，蛊毒。	久服不夭，轻身长年。
车前子	生滁州。	五月五日采。	味甘、咸，寒，无毒。		主气癃，止痛，利水道小便，除湿痹，男子伤中，女子淋沥不欲食，养肺强阴益精，令人有子，明目，疗赤痛。	久服轻身延年。
木香	生永昌山谷（海州、广州）。		味辛，温，无毒。		主邪气，辟毒疫温鬼，强志，主淋露，疗气劣，肌中偏寒，主气不足，消毒，杀鬼精物，温疟蛊毒，行药之精。	久服不梦寤魇寐，轻身致神仙。

名称	产地	时间	性味	忌畏	主治（作用、解毒）	宗教性特征描述
薏苡人	生真定平泽及田野。	八月采实，采根无时。	味甘，微寒，无毒。		主筋急拘挛，不可屈伸，风湿痹，下气，除筋骨邪气不仁，利肠胃，消水肿，令人能食。	久服轻身延年。
泽泻	生汝南池泽（齐州）。	五月、六月、八月采根。	味甘、咸，寒，无毒。	畏海蛤文蛤。	主风寒湿痹，乳难，消水，养五脏，益气力，肥健，补虚损五劳，除五脏痞满，起阴气，止泄精、消渴、淋沥，逐膀胱三焦停水。	久服耳目聪明，不饥，延年，轻身，面生光，能行水上。
薯蓣	生嵩高山谷（滁州、明州）。	二月、八月采根。	味甘，温，平，无毒。	恶甘遂。	主伤中，补虚羸，除寒热邪气，补中，益气力，长肌肉，主头面游风，风头眼眩，下气，止腰痛，补虚劳羸瘦，充五脏，除烦热，强阴。	久服耳目聪明，轻身，不饥，延年。
女萎（亦名萎蕤）	生太山山谷及丘陵（滁州、舒州）。	立春后采。	味甘，平，无毒。	畏卤咸。	主中风暴热，不能动摇，跌筋结肉，诸不足，心腹结气，虚热湿毒，腰痛，茎中寒及目痛眦烂泪出。	久服去面黑䵟，好颜色，润泽，轻身不老。

名称	产地	时间	性味	忌畏	主治 （作用、解毒）	宗教性 特征描述
防葵	生临淄川谷及嵩高、太山、少室（襄州）。	三月三日采根。	味辛、甘、苦、寒，无毒。		主疝瘕，肠泄，膀胱热结，溺不下，咳逆，温疟，癫痫，惊邪狂走，疗五脏虚气，小腹支满，胪胀，口干，除肾邪，强志。	久服坚骨髓，益气轻身。
远志	生太山及冤句川谷（商州、齐州）。	四月采根。	味苦，温，无毒。	畏真珠、藜芦、蜚蠊、齐蛤。	主咳逆伤中，补不足，除邪气，利九窍，益智慧，耳目聪明，不忘，强志，倍力，利丈夫，定心气，止惊悸，益精，去心下膈气，皮肤中热，面目黄。	久服轻身不老，好颜色，延年。
细辛	生华阴山谷（华州）。	二月八月采根。	味辛，温，无毒。	恶狼毒、山茱萸、黄耆，畏消石、滑石，反藜芦。	主咳逆，头痛脑动，百节拘挛，风湿痹痛，死肌，温中下气，破痰，利水道，开胸中，除痹，齆鼻，风痫癫疾，下乳结，汗不出，血不行，安五脏，益肝胆，通精气。	久服明目，利九窍，轻身长年。

名称	产地	时间	性味	忌畏	主治 （作用、解毒）	宗教性 特征描述
石斛	生六安山谷水傍石上（春州、温州）。	七月、八月采茎。	味甘，平，无毒。	恶凝水石、巴豆，畏僵蚕、雷丸。	主伤中，除痹，下气，补五脏，虚劳羸瘦，强阴，益精，补内绝不足，平胃气，长肌肉，逐皮肤邪热痱气，脚膝疼冷痹弱。	久服厚肠胃，轻身延年，定志除惊。
赤箭	生陈仓川谷、雍州及太山、少室（兖州）。	三月、四月、八月采根。	味辛，温。		主杀鬼精物，蛊毒恶气，消痈肿，下支满疝，下血。	久服益气力，长阴肥健，轻身增年。
蒺藜子	生咸阳川泽及道旁。	四月、五月采。	味辛、微温，无毒。	恶干姜，苦参。	主明目，目痛泪出，除痹，补五脏，益精光，疗心腹腰痛。	久服轻身延年。
蓍实	生少室山谷（秦州）。	八月、九月采实。	味苦、酸，平，无毒。		主益气，充肌肤，明目，聪慧先知。	久服不饥，不老，轻身。
卷柏	生常山山谷石间（兖州、海州）。	五月、七月采。	味辛、甘，温，平、微寒，无毒。		五脏邪气，女子阴中寒热痛，症瘕，血闭，绝子，止咳逆，治脱肛，散淋结，头中风眩，痿蹶，强阴益精。	久服轻身和颜色，令人好容体。

名称	产地	时间	性味	忌畏	主治（作用、解毒）	宗教性特征描述
龙胆	生齐朐山谷及冤句（陆州山龙胆、襄州）。	二月、八月、十月、十一月采根。	味苦，寒，大寒，无毒。	恶葵、防地黄。	主骨间寒热，惊耀，邪气，续绝伤，定五脏，杀蛊毒，除胃中伏热，时节温热，热泄下痢，去肠中小虫，益肝胆气，止惊惕。	久服益智不忘，轻身耐老。
白蒿	生中山川泽。	二月采。	味甘，平，无毒。		主五脏邪气，风寒湿痹，补中益气，长毛发令黑，疗心悬，少食常饥。	久服轻身，耳目聪明，不老。
白英	生益州山谷。	春采叶，夏采茎，秋采花，冬采根。	味甘，寒，无毒。		主寒热八疸，消渴，补中益气。	久服轻身延年。
紫芝	生高夏山谷。	六月采。	味甘，温。	恶常山，畏扁青、茵陈蒿。	主耳聋，利关节，保神，益精气，坚筋骨，好颜色。	久服轻身不老，延年。
赤芝	生衡山。		味苦，平。		主胸中结，益心气，补中，增智慧，不忘。	久食轻身不老，延年神仙。

名称	产地	时间	性味	忌畏	主治（作用、解毒）	宗教性特征描述
黑芝	生常山。		味咸，平。		主癃，利水道，益肾气，通九窍，聪察。	久食轻身不老，延年神仙。
青芝	生泰山。		味酸，平。		主明目，补肝气，安精魂，仁恕。	久食轻身不老，延年神仙，不忘强志。
黄芝	生嵩山。		味甘，平。		主心腹五邪，益脾气，安神，忠信和乐。	久食轻身不老，延年神仙。
白芝	生华山。		味辛，平。		主咳逆上气，益肺气，通利口鼻，强志意，勇悍，安魄。	久食轻身不老，延年神仙。
黄连	生巫阳川谷及蜀郡、太山（宣州、澧州）。	二月、八月采。	味苦，寒、微寒，无毒。	恶菊花、芜花、玄参、白鲜，畏款冬，胜乌头，解巴豆毒。	主热气，目痛、眦伤、泣出，明目，肠澼腹痛，下痢，妇人阴中肿痛，五脏冷热，久下泄澼脓血。止烦渴、大惊，除水利骨，调胃厚肠，益胆，疗口疮。	久服令人不忘。

名称	产地	时间	性味	忌畏	主治（作用、解毒）	宗教性特征描述
蒺藜子	生冯翊平泽或道傍（秦州、同州）。	七月、八月采实。	味苦、辛，温、微寒，无毒。		主恶血，破症结积聚，喉痹，乳难，身体风痒，咳逆伤肺，肺痿，止烦下气，小儿头疮。	久服长肌肉，明目，轻身。
肉苁蓉	生河西山谷及代郡雁门。	五月五日采。	味甘、酸咸，微温，无毒。		主五劳七伤，补中。	久服轻身。
防风	生沙苑川泽及邯郸、琅邪、上蔡。	二月、十月采根。	味甘、辛，温，无毒。	恶姜芦，敛花。干藜白芫	主大风，头眩痛，恶风，风邪，目盲无所见，风行周身，骨节疼痹，烦满，胁痛胁风，头面去来，四肢挛急。	久服轻身。
蒲黄	生河东池泽。	四月采。	味甘，平，无毒。		主心腹膀胱寒热，利小便，止血，消瘀血。	久服轻身，益气力，延年神仙。

名称	产地	时间	性味	忌畏	主治（作用、解毒）	宗教性特征描述
香蒲	生南海池泽（徐州）。		味甘，平，无毒。		主五脏，心下邪气，口中烂臭坚齿，明目，聪耳。	久服轻身耐老。
漏芦	生乔山山谷（海州、秦州、单州）。	八月采根。	味苦、咸，寒、大寒，无毒。		主皮肤热，恶疮，疽痔，湿痹，下乳汁，止遗溺，热气疮痒如麻豆，可作浴汤。	久服轻身益气，耳目聪明，不老延年。
蓝实	生河内平泽（江陵府吴蓝、福州马蓝）。	五月、六月采实。	味苦，寒，无毒。		主解诸毒，杀虫蚑，小儿鬼也，痊鬼，螫毒。	久服头不白，轻身。
络石	生太山川谷，或石山之阴，或高山岩石上，或生人间。	正月采。	味苦，温、微寒，无毒。	恶铁落，畏贝母、菖蒲。	主风热，死肌，痈伤，口干舌焦，痈肿不消，喉舌肿，不通，水浆不下，大惊入腹，除邪气，养肾，主腰髋痛，坚筋骨，利关节。	久服轻身，明目，润泽，好颜色，不老延年，通神。
蘼芜	生雍州川泽及冤句。	四月、五月采叶。	味辛，温，无毒。		主咳逆，定惊气，辟邪恶，除蛊毒、鬼痊，去三虫。	久服通神。

名称	产地	时间	性味	忌畏	主治 （作用、解毒）	宗教性 特征描述
营实	生零陵川谷及蜀郡。	八月、九月采。	味酸，温、微寒，无毒。		主痈疽，恶疮，结肉，跌筋，败疮，热气，阴蚀不瘳，利关节。	久服轻身益气。
天名精	生平原川泽（明州）。	五月采。	味甘，寒，无毒。		主瘀血，血瘕欲死，下血，止血，利小便，除小虫，去痹，除胸中结热，止烦渴，逐水大吐下。	久服轻身，耐老。
决明子	生龙门川泽（眉州、滁州）。	十月十日采。	味咸、苦、甘，平、微寒，无毒。	恶大麻子。	主青盲，目淫，肤赤，白膜，眼赤痛，泪出，疗唇口青。	久服益精光，轻身。
茜根	生乔山川谷。	二月、三月采根。	味苦，寒，无毒。	畏鼠姑。	主寒湿风痹，黄疸，补中，止血，内崩，下血，膀胱不足，踒跌，蛊毒。	久服益精气，轻身。

名称	产地	时间	性味	忌畏	主治 （作用、解毒）	宗教性 特征描述
旋花	生豫州平泽（池州）。	五月采。	味甘，温，无毒。		主益气，去面皯黑色，媚好益气。	久服不饥，轻身。
蛇床子	生临淄川谷及田野。	五月采实。	味苦辛、甘，平，无毒。	恶丹豆母巴贝牡	主妇人阴中肿痛，男子阴痿，湿痒，除痹气，利关节，癫痫恶疮，温中下气，令妇人子藏热，男子阴强。	久服轻身，好颜色，令人有子。
地肤子	生荆州平泽及田野（蜀州、密州）。	八月、十月采实。	味苦，寒，无毒。		主膀胱热，利小便，补中益精气，去皮肤中热气，散恶疮疝瘕，强阴。	久服耳目聪明，轻身耐老，使人润泽。
千岁藟	生太山川谷（兖州）。	八月采。	汁味甘，平，无毒。		主补五脏，益气，续筋骨，长肌肉，去诸痹。	久服轻身不饥，耐老，通神明。
景天	生太山川谷。	四月四日、七月七日采。	味苦、酸，平，无毒。		主大热火疮，身热烦，邪恶气，诸蛊毒，痂疕，寒热风痹，诸不足。	久服通神不老。

名称	产地	时间	性味	忌畏	主治（作用、解毒）	宗教性特征描述
茵蔯蒿	生太山及丘陵坡岸上。	五月及立秋采。	味苦，平、微寒，无毒。		主风湿，寒热，邪气，热结，黄疸，通身发黄，小便不利，除头热，去伏瘕。	久服轻身，益气耐老，面白悦长年。白兔食之仙。
杜若	生武陵川泽及冤句。	二月、八月采根。	味辛，微温，无毒。	恶柴胡、前胡。	主胸胁下逆气，温中，风入脑户，头痛肿，多涕泪出，止痛，除口臭气。	久服益精，明目，轻身，令人不忘。
沙参	生河内川谷及冤句、般阳续山。	二月、八月采根。	味苦，微寒，无毒。	恶防己，反藜芦。	主血积惊气，除寒热，补中，益肺气，疗胃痹心腹痛，结热邪气，头痛，皮间邪热，安五脏，补中。	久服利人。
徐长卿	生太山山谷及陇西。	三月采。	味辛，温，无毒。		主鬼物百精，蛊毒疫疾，邪恶气，温疟。	久服强悍轻身，益气延年。
石龙刍	生梁州山谷湿地。	五月、七月采茎。	味苦，微寒，微温，无毒。		主心腹邪气，小便不利，淋闭，风湿，鬼疰恶毒，补内虚不足，痞满，身无润泽，出汗，除茎中热痛，杀鬼疰恶毒气。	久服补虚羸，轻身，耳目聪明，延年。

名称	产地	时间	性味	忌畏	主治（作用、解毒）	宗教性特征描述
云实	生河间川谷（瀛州）。	十月采。	味辛、苦，温，无毒。		主泄痢肠澼，杀虫蛊毒，去邪恶结气，止痛，除寒热，消渴。	久服轻身通神明，益寿。
王不留行	生太山山谷（河中府）。	二月、八月采。	味苦、甘，平，无毒。		主金疮止血，逐痛出刺，除风痹内寒，止心烦，鼻衄，痈疽恶疮瘘乳，妇人难产。	久服轻身，耐老增寿。
飞廉	生河内川泽。	正月采根，七月、八月采花。	味苦，平，无毒。	恶麻黄。	主骨节热，胫重酸疼，头眩顶重，皮间邪风如蜂螫针刺，鱼子细起，热疮痈疽痔，湿痹，止风邪咳嗽，下乳汁。	久服令人身轻，益气，明目，不老，可煮可干。
兰草	生大吴池泽。	四月、五月采。	味辛，平，无毒。		主利水道，杀蛊毒，辟不祥，除胸中痰癖。	久服益气，轻身，不老，通神明。
忍冬		十二月采。	味甘，温，无毒。		主寒热身肿。	久服轻身，长年益寿。
薇衔	生汉中川泽及冤句、邯郸。	七月采茎、叶。	味苦，平，微寒，无毒。		主风湿痹，历节痛，惊痫吐舌，悸气贼风，鼠瘘痈肿，暴症，逐水，疗痿躄。	久服轻身明目。

名称	产地	时间	性味	忌畏	主治（作用、解毒）	宗教性特征描述
生姜	生犍为川谷及荆州、扬州（涪州、温州）。	九月采。	味辛，微温。	恶黄芩、黄连、天鼠粪。	主伤寒头痛鼻塞，咳逆上气，止呕吐。	久服去臭气，通神明。
菜耳	生安陆川谷及六安田野（滁州）。	实熟时采。	味苦、甘，温。		主风头寒痛，风湿周痹，四肢拘挛痛，恶肉死肌，膝痛，溪毒。	久服益气，耳目聪明，强志轻身。
苦参	生汝南山谷及田野。	三月、八月、十月采根。	味苦，寒，无毒。	恶母菟丝，具漏芦反藜芦。	主心腹结气，症瘕积聚，黄疸，溺有余沥，逐水，除痈肿，补中，明目止泪，养肝胆气，安五脏，定志益精，利九窍。	令人嗜食、轻身。
蠡实	生河东川谷（异州）。	五月采实。	味甘，平、温，无毒。		主皮肤寒热，胃中热气，风寒湿痹，坚筋骨，令人嗜食，止心烦满，利大小便，长肌肤肥大。	久服轻身。
石龙芮	生太山川泽石边（兖州）。	五月五日采子，二月、八月采皮。	味苦，平，无毒。	畏蛇蜕皮及吴茱萸。	主风寒湿痹，心腹邪气，利关节，止烦满，平肾、胃气，补阴气不足，失精茎冷。	久服轻身，明目，不老，令人皮肤光泽，有子。

名称	产地	时间	性味	忌畏	主治 （作用、解毒）	宗教性 特征描述
牛蒡子	生鲁山平泽（蜀州）。		味辛，平。		主明目，补中，除风伤。	久服轻身耐老。
水萍	生雷泽池泽。	三月采。	味辛、酸，寒，无毒。		主暴热身痒，下水气，胜酒，长须发，主消渴，下气。	久服轻身。
天麻	生郓州、利州、太山、崂山诸山（邵州）。	五月采根。	味辛，平，无毒。		主诸风湿痹，四肢拘挛，小儿风痫惊气，利腰膝，强筋力。	久服益气，轻身长年。
莎草根	生田野（澧州）。	二月、八月采。	味甘，微寒，无毒。		主除胸中热，充皮毛。	久服利人，益气，长须眉。
莨菪	生海滨川谷及雍州（秦州）。	五月采子。	味苦、甘，寒，有毒。		主齿痛出虫，肉痹拘急，使人健行，见鬼，疗癫狂风痫，颠倒拘挛。	久服轻身，走及奔马，强志益力，通神。
何首乌	本出顺州南河县，今岭外江南诸州皆有。	春夏采。	味苦、涩，微温，无毒。	忌铁。	主瘰疬，消痈肿，疗头面风疮，五痔，止心痛，益血气，黑髭须，悦颜色。	久服长筋骨，益精髓，延年不老。

名称	产地	时间	性味	忌畏	主治 （作用、解毒）	宗教性 特征描述
仙茅	生西域，又大庾岭。	二月、八月采根。	味辛，温，有毒。	忌铁及牛乳。	主心腹冷气不能食，腰脚风冷挛痹不能行，丈夫虚劳，老人失溺，无子，益阳道。	久服通神强记，助筋骨，益肌肤，长精神，明目。
桂	生桂阳。	二月、八月、十月采皮。	味甘、辛，大热，有小毒。		主温中，利肝肺气，心腹寒热，冷疾，霍乱转筋，头痛腰痛，出汗，止烦止唾，咳嗽鼻衄，能堕胎，坚骨节，通血脉，理疏不足，宣导百药，无所畏。	久服神仙不老。
牡桂	生南海山谷。		味辛，温，无毒。		主上气咳逆，结气，喉痹，吐吸，心痛，胁风胁痛；温筋通脉，止烦出汗，利关节，补中益气。	久服通神，轻身不老。
菌桂	生交趾、桂林山谷岩崖间。	立秋采。	味辛，温，无毒。		主百病，养精神，和颜色，为诸药先聘通使。	久服轻身不老，面生光华，媚好常如童子。

名称	产地	时间	性味	忌畏	主治 （作用、解毒）	宗教性 特征描述
松脂	生太山山谷。	六月采。	味苦、甘，温，无毒。		主疽，恶疮，头疡，白秃，疥瘙风气，安五脏，除热，胃中伏热，咽干，消渴，及风痹死肌。	久服轻身，不老延年。
槐实	生河南平泽。	七月七日取。	味苦、酸、咸，寒，无毒。		主五内邪气热，止涎唾，补五伤，五痔，火疮，妇人乳瘕，子脏急痛。	久服明目，益气，头不白，延年。
枸杞	生常山平泽及诸丘陵阪岸。	冬采根，春夏采叶，秋采茎、实。	味苦，根寒。大寒，子微寒，无毒。		主五内邪气，热中消渴，周痹，风湿，下胸胁气，客热头痛，补内伤大劳嘘吸，坚筋骨，强阴，利大小肠。	久服坚筋骨，轻身不老，耐寒暑。
柏实	生太山山谷。		味甘，平，无毒。		主惊悸，安五脏，益气，除风湿痹，疗恍惚，虚损吸吸，历节腰中重痛，益血，止汗。	久服令人润泽美色，耳目聪明，不饥不老，轻身延年。

名称	产地	时间	性味	忌畏	主治 （作用、解毒）	宗教性 特征描述
茯苓			味甘，平，无毒。		主胸胁逆气，忧恚、惊邪、恐悸，心下结痛，寒热，烦懑，咳逆，口焦舌干，利小便，止消渴，好唾，大腹淋沥，膈中痰水，水肿淋结，开胸府，调脏气，伐肾邪，长阴，益气力，保神守中。	久服安魂养神，不饥延年。
榆皮	生颍川山谷。	二月采皮，八月采实。	味甘，平，无毒。	勿令中湿，湿则伤人。	主大小便不通，利水道，除邪气，肠胃邪热气，消肿。	久服轻身不饥，其实尤良。
酸枣	生河东川泽。	八月采实。	味酸，平，无毒。	恶防己。	主心腹寒热，邪结气聚，四肢酸疼，湿痹，烦心不得眠，脐上下痛，血转久泄，虚汗烦渴，补中，益肝气，坚筋骨，助阴气，令人肥健。	久服安五脏，轻身延年。

名称	产地	时间	性味	忌畏	主治 （作用、解毒）	宗教性 特征描述
蘖木	生汉中山谷及永昌。		味苦，寒，无毒。	恶干漆。	主五脏肠胃中结热，黄疸，肠痔，止泄痢，女子漏下赤白，阴伤蚀疮，疗惊气在皮间，肌肤热赤起，目热赤痛，口疮。	久服轻身延年，通神。
楮实	生少室山。	八月、九月采实。	味甘，寒，无毒。		主阴痿，水肿，益气充肌肤，明目。又主恶疮，生肉，树皮，主逐水，利小便，茎，主瘾疹痒。	久服不饥不老，轻身。
干漆	生汉中川谷。	夏至后采。	味辛，温，无毒、有毒。	畏鸡子，今又忌油脂。	主绝伤，补中，续筋骨，填髓脑，安五脏，五缓六急，风寒湿痹，疗咳嗽，消瘀血，痞结，腰痛，女子疝瘕，利小肠，去蛔虫。	久服轻身耐老。

名称	产地	时间	性味	忌畏	主治（作用、解毒）	宗教性特征描述
五加皮	生汉中及冤句。	五月、七月采茎，十月采根。	味辛、苦，温、微寒，无毒。	畏蛇皮玄参。	主心腹疝气，腹痛，益气，疗躄，小儿不能行，疽疮阴蚀，男子阴痿，囊下湿，小便余沥，女人阴痒及腰脊痛，两脚疼痹风弱，五缓虚羸，补中益精，坚筋骨，强志意。	久服轻身耐老。
蔓荆实		八九月采。	味苦、辛，微寒、平、温，无毒。	恶乌头石膏。	主筋骨间寒热，湿痹拘挛，明目坚齿，利九窍，去白虫、长虫，主风头痛，脑鸣，目泪出，益气。	久服轻身耐老，令人光泽，脂致。
辛夷	生汉中川谷。	九月采实。	味辛，温，无毒。	恶五石脂，畏菖蒲、蒲黄、黄连、石膏、黄环。	主五脏身体寒热，风头脑痛，面皯，温中解肌，利九窍，通鼻塞涕出，治面肿引齿痛，眩冒身兀兀如在车船之上者，生须发，去白虫。	久服下气，轻身明目，增年耐老。

名称	产地	时间	性味	忌畏	主治 （作用、解毒）	宗教性 特征描述
桑上寄生	生洪农川谷桑树上。	三月三日采茎叶。	味苦、甘，平，无毒。		主腰痛，小儿背强，痈肿，安胎，充肌肤，坚发齿，长须眉，主金疮，去痹，女子崩中，内伤不足，产后余疾，下乳汁。	其实明目，轻身通神。
杜仲	生上虞山谷及上党、汉中。	二月、五月、六月采皮。	味辛、甘，平、温，无毒。	恶蛇蜕皮、玄参。	主腰脊痛，补中益精气，坚筋骨，强志，除阴下痒湿，小便余沥，脚中酸疼，不欲践地。	久服轻身耐老。
女贞实	生武陵川谷。	立冬采。	味苦、甘，平，无毒。		主补中，安五脏，养精神，除百疾。	久服肥健，轻身不老。
蕤核	生函谷川谷及巴西。		味甘，温、微寒，无毒。		主心腹邪结气，明目，目赤痛，伤泪出，目肿眦烂，齆鼻，破心下结痰痞气。	久服轻身益气，不饥。
苏合香	生中台川谷。		味甘，温，无毒。		主辟恶，杀鬼精物，温疟蛊毒，痫痓，去三虫，除邪，令人无梦魇。	久服通神明，轻身长年。

名称	产地	时间	性味	忌畏	主治（作用、解毒）	宗教性特征描述
金樱子		十一月、十二月采。	味酸，涩，平，温，无毒。		疗脾泄下痢，止小便利，涩精气。	久服令人耐寒，轻身。
秦皮	生庐江川谷及冤句。	二月、八月采皮。	味苦，微寒，大寒，无毒。	恶吴茱萸。	主风寒湿痹，洗洗寒气，除热，目中青翳白膜，疗男子少精，妇人带下，小儿痫，身热。	久服头不白，秦皮轻身，皮肤光泽，肥大有子。
秦椒	生太山川谷及秦岭上，或琅琊。	八月、九月采实。	味辛，温，生温熟寒，有毒。	恶栝蒌、防葵，畏雌黄。	主风邪气，温中除寒痹，坚齿发，明目，疗喉痹，吐逆，疝瘕，去老血，产后余疾腹痛，出汗，利五脏。	久服轻身，好颜色，耐老增年通神。
山茱萸	生汉中山谷及琅琊、冤句、东海承县。	九月、十月采实。	味酸，平，微温，无毒。	恶桔梗、防风、防己。	主心下邪气，寒热，温中，逐寒湿痹，去三虫，肠胃风邪，寒热疝瘕，头风，风气去来，鼻塞，目黄，耳聋，面疮，温中下气，出汗，强阴益精，安五脏，通九窍，止小便利。	久服轻身，明目，强力长年。

名称	产地	时间	性味	忌畏	主治 （作用、解毒）	宗教性 特征描述
猪苓	生衡山山谷及济阴冤句。	二月、八月采。	味甘、苦，平，无毒。		主痎疟，主解毒蛊疰不祥，利水道。	久服轻身耐老。
龙眼	生南海山谷。		味甘，平，无毒。		主五脏邪气，安志厌食，除虫去毒。	久服强魂聪明，轻身不老，通神明。
仙人杖			味咸，无毒。		主哕气呕逆，辟痁，小儿吐乳，大人吐食，并水煮服，小儿惊痫及夜啼，安身伴睡良。	久服长生，坚筋骨，令人不老。
合欢	生益州山谷。		味甘、平，无毒。		主安五脏，利心志，令人欢乐无忧。	久服轻身明目，得所欲。
蜀椒	生武都川谷及巴郡。	八月采实。	味辛，温、大热，有毒。	畏款冬。	主邪气咳逆，温中，逐骨节皮肤死肌，寒湿痹痛，下气，除六腑寒冷，伤寒温疟大风汗不出，心腹留饮宿食，肠澼下痢，泄精，散风邪瘕结，水肿黄疸，鬼疰蛊毒，杀虫、鱼毒。	久服之头不白，轻身增年。

名称	产地	时间	性味	忌畏	主治 （作用、解毒）	宗教性 特征描述
南烛枝叶	生高山。	不拘时采其枝叶用。	味苦，平，无毒。		止泄除睡，强筋益气力。	久服轻身长年，令人不饥，变白去老。
龙骨	生晋地川谷及泰山岩水岸土穴中死龙处。	采无时。	味甘，平、微寒，无毒。	畏干漆、蜀椒、理石。	主心腹鬼疰，精物老魅，咳逆，泄痢脓血，女子漏下，症瘕坚结，小儿热气惊痫，疗心腹烦满，四肢痿枯，汗出，夜卧自惊，恚怒，伏气在心下，不得喘息，肠痈内疽，阴蚀，止汗，缩小便，溺血，养精神，定魂魄，安五脏。	久服轻身，通神明，延年。
麝香	生中台川谷及益州、雍州山中。	春分取之。	味辛，温，无毒。		主辟恶气，杀鬼精物，温疟蛊毒，痫痉，去三虫，疗诸凶邪鬼气，中恶，心腹暴痛，胀急痞满，风毒，妇人产难，堕胎，去面䵟、目中肤翳。	久服除邪，不梦寤魇寐，通神仙。

名称	产地	时间	性味	忌畏	主治 （作用、解毒）	宗教性 特征描述
牛黄	生晋地平泽。		味苦，平，有小毒。	恶龙骨、地黄、龙胆、蜚蠊、畏牛膝。	主惊痫寒热，热盛狂痓，除邪逐鬼，疗小儿百病，诸痫热，口不开，大人狂癫，及堕胎。	久服轻身增年，令人不忘。
熊脂	生雍州山谷。	十一月取。	味甘，微寒、微温，无毒。		主风痹不仁筋急，五脏腹中积聚，寒热羸瘦，头疡白秃，面䵟疱，食饮吐呕。	久服强志，不饥，轻身，长年。
白胶	生云中。		味甘，平、温，无毒。	畏大黄。	主伤中劳绝，腰痛羸瘦，补中益气，妇人血闭无子，止痛安胎，崩中不止，四肢酸疼，多汗淋露，折跌伤损。	久服轻身延年。
阿胶	生东平郡。		味甘，平、微温，无毒。	畏大黄。	主心腹内崩，腰腹痛，四肢酸痛，女子下血，安胎，丈夫小腹痛，虚劳羸瘦，阴气不足，脚酸不能久立，养肝气。	久服轻身益气。

名称	产地	时间	性味	忌畏	主治（作用、解毒）	宗教性特征描述
鹿茸		四月、五月解角时取。	味甘、酸，温、微温，无毒。		主漏下恶血，寒热惊痫，益气强志，主齿不老，疗虚劳，洒洒如疟，羸瘦，四肢酸疼，腰脊痛，小便利，泄精溺血，破留血在腹，散石淋痈肿，骨中热疽。	久服耐老。
羖羊角	生河西川谷。	取无时。	味咸、苦，温、微寒，无毒。		主青盲，明目，杀疥虫，止寒泄，辟恶鬼、虎狼，止惊悸，疗百节中结气，风头痛及蛊毒，吐血，妇人产后余痛。	久服安心益气轻身。
羚羊角	生石城山川谷及华阴山。	采无时。	味咸、苦，寒、微寒，无毒。		主明目，益气，起阴，去恶血注下，辟蛊毒恶鬼不祥，安心气，常不魇寐，疗伤寒，时气寒热，热在肌肤，温风注毒伏在骨间，除邪气惊梦，狂越僻谬及食噎不通。	辟蛊毒恶鬼不祥，久服强筋骨，轻身，起阴，益气，利丈夫。

名称	产地	时间	性味	忌畏	主治 （作用、解毒）	宗教性 特征描述
犀角	生永昌山谷及益州。		味苦、酸、咸，寒、微寒，无毒。	恶雚菌、雷丸。	主百毒蛊疰，邪鬼瘴气，杀钩吻、鸩羽、蛇毒，除邪，不迷惑魇寐，疗伤寒温疫，头痛寒热，诸毒气。	久服轻身，骏健。
伏翼（蝙蝠）	生泰山川谷及人家屋间。	立夏后采。	味咸，平，无毒。		主目瞑痒痛，疗淋利水道，明目，夜视有精光。	久服令人喜乐，媚好无忧。
雁肪	生江南池泽。	取无时。	味甘，平，无毒。		主风挛拘急偏枯，气不通利。	久服长毛发须眉，益气不肌，轻身耐老。
石蜜	生武都山谷、河源山谷及诸山石中。		味甘，平，微温，无毒。		主心腹邪气，诸惊痫痉，安五脏诸不足，益气补中，止痛解毒，除众病，和百药，养脾气，除心烦，食饮不下，止肠澼，肌中疼痛，口疮，明耳目。	久服强志轻身，不饥不老，延年神仙。

名称	产地	时间	性味	忌畏	主治（作用、解毒）	宗教性特征描述
蜂子	生武都山谷。		味甘平、微寒，无毒。	畏黄芩、芍药、牡蛎。	主风头，除蛊毒，补虚羸，伤中，心腹痛，大人、小儿腹中五虫口吐出者，面目黄。	久服令人光泽好颜色，不老，轻身，益气。
蜜蜡	生武都山谷。		味甘、微温，无毒。	恶芫花、齐蛤。	主下痢脓血，补中，续绝伤，金疮，益气，不饥，耐老。	久服轻身不饥。
牡蛎	生东海池泽。	采无时。	味咸平、微寒，无毒。	恶麻黄、吴茱萸、辛夷。	主伤寒寒热，温疟洒洒，惊恚怒气，除拘缓鼠瘘，女子带下赤白，除留热在关节荣卫，虚热去来不定，烦满，止汗，心痛气结，止渴，除老血，涩大小肠，止大小便，疗泄精，喉痹咳嗽，心胁下痞热。	久服强骨节，杀邪鬼，延年。

名称	产地	时间	性味	忌畏	主治 (作用、解毒)	宗教性 特征描述
龟甲	生南海池泽及湖水中。	采无时。	味咸、甘,平,有毒。	恶沙参、蜚蠊。	主漏下赤白,破症瘕痎疟,五痔阴蚀,湿痹四肢重弱,小儿囟不合,头疮难燥,女子阴疮,及惊恚气心腹痛,不可久立,骨中寒热,伤寒劳复,或肌体寒热欲死,以作汤,良。	久服轻身不饥。
石决明	生南海。		味咸,平,无毒。		主目障翳痛,青盲。	久服益精轻身。
藕实茎	生汝南池泽。	八月采。	味甘,平、寒,无毒。		主补中养神,益气力,除百疾。	久服轻身耐老,不饥延年。
橘柚	生南山川谷,生江南。	十月采。	味辛,温,无毒。		主胸中瘕热逆气,利水谷,下气,止呕咳,除膀胱留热,停水,五淋,利小便,主脾不能消谷,气冲胸中,吐逆,霍乱,止泄,去寸白。	久服去臭,下气通神,轻身长年。

名称	产地	时间	性味	忌畏	主治 （作用、解毒）	宗教性 特征描述
大枣	生河东平泽。	八月采。	味甘，平，无毒。		主心腹邪气，安中养脾，助十二经，平胃气，通九窍，补少气，少津液，身中不足，大惊，四肢重，和百药，补中益气，强力，除烦闷，疗心下悬，肠澼。	久服轻身长年，不饥神仙。
葡萄	生陇西五原、敦煌山谷。		味甘，平，无毒。		主筋骨湿痹，益气倍力，强志令人肥健，耐饥，忍风寒。	久食轻身不老延年。
鸡头实	生雷泽池泽。	八月采。	味甘，平，无毒。		主湿痹，腰脊膝痛，补中除暴疾，益精气，强志，令耳目聪明。	久服轻身，不饥，耐老神仙。
蓬蘽	生刑山平泽及冤句。		味酸，咸，平，无毒。		主安五脏，益精气，长阴令坚，强志倍力，有子。又疗暴中风，身热大惊。	久服轻身不老。
仲思枣	生波斯国。		味甘，温，无毒。		主补虚益气，润五脏，去痰嗽，冷气。	久服令人肥健，好颜色，神仙不饥。

名称	产地	时间	性味	忌畏	主治（作用、解毒）	宗教性特征描述
胡麻	生上党川泽。		味甘，平，无毒。		主伤中，虚羸，补五内，益气力，长肌肉，填髓脑，坚筋骨，疗金疮，止痛，及伤寒温疟，大吐后虚热羸困。	久服轻身不老，明耳目，耐饥渴，延年。
青蘘	生中原川谷。		味甘，寒，无毒。		主五脏邪气，风寒湿痹，益气，补脑髓，坚筋骨。	久服耳目聪明，不饥，不老，增寿。
麻蕡	生太山川谷。	七月七日采。	味辛，平，有毒。	畏牡蛎、白薇，恶茯苓。	主五劳七伤，利五脏，下血寒气，破积，止痹，散脓，多食令人见鬼狂走。	久服通神明，轻身。
青粱米	青粱出北，今江东少有。		味甘，微寒，无毒。		主胃痹，热中，消渴，止泄痢，利小便。	益气补中，轻身长年。
冬葵	生少室山。	十二月采之。	味甘，寒，无毒。		主五脏六腑寒热，羸瘦，五癃，利小便，疗妇人乳难内闭。	久服坚骨，长肌肉，轻身延年。
白瓜子	生嵩高平泽。	八月采。	味甘，平、寒，无毒。	久服寒中。	主令人悦泽，好颜色，益气不饥，主除烦满不乐。	久服轻身耐老。

名称	产地	时间	性味	忌畏	主治 （作用、解毒）	宗教性 特征描述
苋实	生淮阳川泽及田中。	十一月采。	味甘，寒，无毒。		主青盲，白翳，明目，除邪，利大小便，去寒热，杀蛔虫。	久服益气力，不饥轻身。
苦菜	生益州川谷。	三月三日采。	味苦，寒，无毒。		主五脏邪气，厌谷胃痹，肠澼，渴热中疾，恶疮。	久服安心益气，聪察，少卧，轻身耐老，耐饥寒，高气不老。
蜀葵			味甘，寒，无毒。		根及茎并主客热，利小便，散脏血恶汁，叶烧为末，傅金疮。	久食钝人性灵。
苦苣			味苦，平，一云寒。		除面目及舌下黄，强力不睡。	久食轻身，少睡，调十二经脉，利五脏，霍乱后胃气逆烦。
秋露水			味甘，平，无毒。		治瘥百疾，止消渴。	令人身轻不饥。
水苏	生九真池泽。	七月采。	味辛，微温，无毒。		主下气，杀谷，除饮食，辟口臭，去毒，辟恶气。主吐血、衄血、血崩。	久服通神明，轻身耐老。

名称	产地	时间	性味	忌畏	主治 （作用、解毒）	宗教性 特征描述
马齿苋					主目盲，白翳，利大小便，去寒热，杀诸虫，止渴，破症结，痈疮。	服之长年不白。
鲛鱼皮	出南海。		味甘咸、无毒（微毒）。		主蛊气，蛊痊方用之。	治五尸鬼痊、百毒恶气。

（备注：由于部分食材的产地、时间、性味、忌畏、主治在文献中没有阐释，故对应的栏内为空白，对于同一种食材的记载有时亦有所不同，因此选择其中之一的特征列出。）

参考文献

《道藏》，文物出版社、上海书店、天津古籍出版社，1988 年影印本。

张继禹主编，《中华道藏》，华夏出版社，2004 年版。

《道藏精华录》，浙江古籍出版社，1989 年版。

卿希泰，詹石窗，《道教文化新典》，上海文艺出版社，1999 年版。

《道书十二种》，书目文献出版社，1996 年版。

《藏外道书》，巴蜀书社，1992 年版。

《古今图书集成医部全录》，人民卫生出版社，1991 年标点本。

卿希泰，《道教文化新探》，四川人民出版社，1988 年版。

卿希泰，《中国道教思想史纲·汉魏两晋南北朝时期》（第一卷），四川人民出版社，1980 年版。

卿希泰主编，《中国道教》，东方出版中心，1996 年 5 月版。

卿希泰主编，《中国道教史》（四卷本），四川人民出版社，1996 年版。

《黄帝内经素问校释》，人民卫生出版社，1982 年版。

《千金翼方》，人民卫生出版社，1983 年影印本。

《神龙本草经》，人民卫生出版社，1982 年影印本。

龚延贤，《寿世保元》，中国中医药出版社，1993 年版。

丹波康赖，《医心方》，辽宁科学技术出版社，1996 年版。

《云笈七籤》（一至五），中华书局，2003 年版。

何丙郁，何冠彪，《中国科技史概论》，中华书局，1988 年版。

严世芸，《中国医籍通考》，上海医学院出版社，1990 年版。

《中医大辞典》，人民卫生出版社，1995 年版。

《肘后备急方》，人民卫生出版社，1982 年影印本。

《诸病源候论》，人民卫生出版社，1984 年影印本。

《祝由科诸符密卷》，中州古籍书店，1994 年版。

《遵生八笺校注》，人民卫生出版社，1994 年版。

《备急千金要方》，人民卫生出版社，1982 年影印本。

《本草纲目》，人民卫生出版社，1977 年影印本。

李丰楙，《不死的探求——抱朴子》，台湾时报文化出版社事业有限公司，1982 年版。

陈兵，《道教之道》，今日中国出版社，1995 年版。

陈鼓应，《庄子今注今译》，中华书局，1983 年版。

陈国符，《陈国符道藏研究论文著》，上海古籍出版社，2004 年版。

陈国符，《中国外丹黄白法考》，上海古籍出版社，1997 年版。

陈国符，《道藏源流考》，中华书局，1963 年版；《道藏源流续考》，台湾文明书局，1983 年版。

陈桓，《道家金石略》，文物出版社，1988 年版。

陈廖安、龚鹏程主编，《中华续道藏》（台北），新文丰出版公司，1999 年。

陈霞，《道教生态思想研究》，巴蜀书社，2010 年版。

陈耀庭、刘仲宇，《道·仙·人》，上海：社会科学院出版社，1992 年版。

陈耀庭等编，《道家养生术》，宗教文化出版社，2003 年版。

陈撄宁，《道教与养生》，华文出版社，1989 年版。

崔大华，《道家与中华文化精神》，河南人民出版社，2003 年版。

董光壁，《当代新道家》，华夏出版社，1991 年版。

杜石然，《中国科学技术史稿》，科学出版社，1982 年版。

方立天，《中国古代哲学问题发展史》（上下），中华书局，1990 年版。

傅勤家，《中国道教史》，商务印书馆，1937 年版。

盖建民，《道教医学导论》，台湾中华道统出版社，1999 年版。

盖建民，《道教科学思想发凡》，科学文献出版社，2003 年版。

盖建民，《道教医学》，宗教文化出版社，2001 年版。

戈国龙，《道教内丹学探微》，巴蜀书社，2001 年版。

葛兆光，《道教与中国文化》，上海人民出版社，1987 年版。

葛兆光，《屈服史及其他——六朝隋唐道教思想史研究》，三联书店，2003 年版。

葛兆光，《中国思想史》（导论、第一、二卷），复旦大学出版社，2001 年版。

郭武，《〈净明忠孝全书〉研究》，中国社会科学出版社，2005 年版。

郝勤等，《道教养生——道教长寿术》，四川人民出版社，1994 年版。

胡孚琛，《道教与仙学》，中华书局，1993 年版。

胡孚琛、吕锡琛，《道学通论——道家·道教·丹道》，社会科学文献出版社，2004 年版。

胡孚琛主编，《中华道教大辞典》，中国社会科学出版社，1995 年版。

胡孚琛著，《魏晋神仙道教——抱朴子内篇研究》，人民出版社，1989 年版。

黄永锋，《道教服食技术研究》，东方出版社，2008 年出版。

黄永锋，《道教饮食养生指要》，宗教文化出版社，2007 年版。

黄兆汉，《道教丹药异名索引》，台湾学生书局，1989 年版。

姜生，《汉魏两晋南北朝道教伦理论稿》，四川大学出版社，1995 年版。

姜生，《宗教与人类自我控制——中国道教伦理研究》，巴蜀书社，1996 年版。

姜生、汤伟侠主编，《中国道教科学技术史》，科学出版社，2002年版。

金耀正，《道教与科学》，中国社会科学出版社，1991年版。

金耀正，《道教与炼丹术论》，宗教文化出版社，2001年版。

金耀正，《中国的道教》，商务印书馆，1996年版。

孔令宏，《从道家到道教》，中华书局，2004年版。

孔令宏，《宋明道教思想研究》，宗教文化出版社，2002年版。

孔令宏，《中国道教史话》，河北大学出版社，1999年版。

孔令宏，《朱熹哲学与道家、道教》，河北大学出版社，1999年版。

乐爱国，《道教生态学》，社会科学文献出版社，2005年版。

李大华，《道教生命哲学本体论研究》，1997年，博士学位论文。

李大华，《生命存在与境界超越》，上海文化出版社，2001年版。

李大华、李刚、何建明，《隋唐道家与道教》（上下），广东人民出版社，2003年版。

李刚，《汉代道教哲学》，巴蜀书社，1995年版。

李刚，《劝善成仙——道教生命伦理》，四川人民出版社，1994年版。

李刚主编，《古今中外宗教概观》，巴蜀书社，1997年版。

李刚著，《重玄之道开启众妙之门——道教哲学论稿》，巴蜀书社，2005年版。

李零，《中国方术考》，东方出版社，2000年版。

李培超，《自然与人文的和解——生态伦理学的新视野》，湖南人民出版社，2001年版。

李书还编，《道教大辞典》，浙江古籍出版社，1987年版。

李养正，主编《当代道教》，东方出版社，2000年版。

李远国，《道教气功养生学》，四川社会科学出版社，1988年版。

李远国，《神霄雷法——道教神霄派沿革与思想》，四川人民出版社，2003年版。

李远国，《中国道教养生长寿术》，四川科学技术出版社，1992 年版。

李远国，《道教炼养法》，北京燕山出版社，1993 年版。

李泽厚，《中国古代思想史论》，天津社会科学院出版社，2003 年版。

刘仲宇，《道家与道教》，上海古籍出版社，1996 年版。

刘仲宇，《道教法术》，上海文化出版社，2001 年版。

卢国龙，《道教哲学》，华夏出版社，1997 年版。

罗秉祥、万俊人，《宗教与道德》，清华大学出版社，2003 年版。

吕大吉，《宗教学通论新编》，中国社会科学出版社，2004 年版。

吕鹏志，《道教哲学》（台湾），文津出版社，2000 年版。

马伯英，《中国医药学文化史》，上海人民出版社，1994 年版。

孟乃昌，《道教与中国医药学》，北京燕山出版社，1995 年版。

孟乃昌，《道教与中国炼丹术》，北京燕山出版社，1993 年版。

牟钟鉴、张践，《中国宗教通史》（上下），社会科学文献出版社，2003 年版。

潘显一，《大美不言——道教美学思想范畴论》，四川人民出版社，1997 年版。

潘显一、冉昌光主编，《宗教与文明》，四川人民出版社，1999 年版。

饶宗颐，《老子想尔注校笺》，上海古籍出版社，1991 年版。

任继愈，《天之人际》，上海文艺出版社，1998 年版。

任继愈主编，《道藏提要》，中国社会科学院出版社，1995 年版。

任继愈主编，《中国道教史》（上下），中国社会科学出版社，2001 年版。

任继愈主编，《宗教大辞典》，上海辞书出版社，1998 年版。

邵汉明，《中国哲学与养生》，吉林人民出版社，2001 年版。

宋书功，《中国古代房室养生集要》，1959 年版。

苏南注评，《道德经》，江苏古籍出版社，2002 年版。

孙克宽，《宋元道教之发展》（上下），台湾东海大学，1965 年版。

汤一介，《中国传统文化中的儒道释》，中国和平出版社，1988 年版。

汤一介，《魏晋南北朝时期的道教》，陕西师范大学出版社，1988 年版。

唐大潮，《明清之际道教"三合一"思想论》，宗教文化出版社，2000 年版。

田诚阳，《道教知识宝典》，四川人民出版社，1996 年版。

王家祐，《道教论稿》，巴蜀书社，1987 年版。

王卡主编，《中国道教基础知识》，宗教文化出版社，2000 年版。

王明，《抱朴子内篇校释》，中华书局，1985 年版。

王明，《道家与传统文化研究》，中国社会科学技术出版社，1996 年版。

王明，《道家与道教思想研究》，中国社会科学技术出版社，1984 年版。

王明编，《太平经合校》，中华书局，1960 年版。

王明编，《太平经合校》（上、下），中华书局，1997 年版。

王晓毅，《儒释道与魏晋玄学形成》，中华书局，2003 年版。

王晓毅，《中国文化的清流》，中国社会科学出版社，1991 年版。

吴国盛，《追思自然——从自然辩证法到自然哲学》，辽宁出版社，1998 年版。

吴国盛，《自然哲学》，中国社会科学出版社，1994 年版。

许地山，《道教、因明及其他》，中国社会科学出版社，1994 年版。

许地山，《道教史》，商务印书馆，1934 年版。

薛公枕，《儒道佛与中医药学》，中国书店，2002 年版。

扬力，《周易与中医学》，北京科学技术出版社，1990 年版。

杨伯峻，《列子集释》，中华书局，1971 年版。

杨丽华，《匿名的拼接——内丹观念下道教长生技术的开展》，北京大学出版社，2002 年版。

杨玉辉，《道教人学研究》，人民出版社，2004 年版。

易心莹，《道教源流三字经》，上海古籍出版社，2002 年版。

余敦康、吕大吉、牟钟鉴、张践，《中国宗教与中国文化》（卷一二三四），中国社会科学出版社，2003 年版。

袁柯，《山海经校释》，上海古籍出版社，1985 年版。

詹石窗，《道教科技与文化养生》，科学出版社，2004 年版。

詹石窗，《道教文化十五讲》，北京大学出版社，2003 年版。

詹石窗，《道教与女性》，上海古籍出版社，1990 年版。

詹石窗，《南宋金元道教文学研究》，上海文化出版社，2001 年版。

詹石窗，《南宋金元的道教》，上海古籍出版社，1989 年版。

詹石窗，《生命灵光——道教传说与智慧》，云南人民出版社，1997 年版。

詹石窗，《易学与道教符号揭秘》，中国书店，2001 年版。

詹石窗，《易学与道教思想关系研究》，厦门大学出版社，2001 年版。

詹石窗，《易学与道教文化》，福建人民出版社，1995 年版。

张广保，《金元全真道内丹心性学》，北京三联书店，1995 年版。

张继禹，《道法自然与环境保护》，华夏出版社，1998 年版。

张继禹，《天师道史略》，华文出版社，1998 年版。

张继禹主编，《中华道藏》，华夏出版社，2004 年版。

张觉人，《中国炼丹术与丹药》，四川人民出版社，1981 年版。

张隆溪，《道与逻各斯》，四川人民出版社，1998 年版。

张钦，《道教炼养心理学引论》，巴蜀书社，1999 年版。

张钦，《道学的养生智慧》，中国教科文出版社，2011 年版。

张荣明，《道家性哲学与道教性方术》，香港三联书店，1993 年版。

张泽洪，《道教斋醮符咒仪式》，巴蜀书社，1999 年版。

张紫晨，《中国巫术》，三联书店上海分店，1990 年版。

赵存义，《中医古方方名考》，中国中医药出版社，1994 年版。

钟来因，《长生不死的探求：道经〈真诰〉》，文汇出版社，1992 年版。

朱越利，《道藏分类解题》，华夏出版社，1996 年版。

朱越利，《道经总论》，辽宁教育出版社，1995 年版。

朱越利、陈敏，《道教学》，当代世界出版社，2000 年版。

祝亚平，《道家文化与科学》，中国科技大学，1995 年版。

（德）W·顾彬著，马树德译，《中国文人的自然观》，上海人民出版社，1990 年版。

（德）马克斯·韦伯著、王容芳译，《儒教与道教》，商务印书馆，2003 年版。

（德）卫礼贤、（瑞士）荣格著，通山译，《金华养生秘旨与分析心理学》，东方出版社，1993 年版。

（美）亨赔尔（hempel，c. q.），《自然科学的哲学》，三联书店，1987 年版。

（美）杰克·伦敦著、万崇译，《热爱生命》，上海社会科学院出版社，2003 年版。

（美）杰罗姆等编，《生命科学》，外语教学与研究出版社，2004 年版。

（美）拉兹洛（Laszlo，F.），《科学新发展的自然哲学》，中国社会科学出版社，1985 年版。

（美）刘达著，刘泰山、成项译，《道与中国文化》，广西人民出版社，1990 年版。

（美）约瀚生著，黄素封译，《中国炼丹术考》，上海文艺出版社，1992 年版。

（清）黄元吉，《道德经讲义·乐育堂语录》，宗教文化出版社，2003 年版。

（日）佐中壮，《战国宋初间の信仰与技术の关系》，皇学馆大学出版部，1975 年版。

（唐）孟诜、张鼎撰，《食疗本草》，人民卫生出版社，1984 年版。

（英）李约瑟，《中国科学技术史》，科学出版社，2002 年版。

陈炳卿，《营养与食品卫生学》（第四版），人民卫生出版社，2000 年版。

陈炳卿主编，《现代食品卫生学》，北京人民卫生出版社，2001 年版。

杜雅纯，《食品卫生学》，北京：中国轻工业出版社，2003 年版。

冯玉珠主编，《烹调工艺学》（第 2 版），中国轻工业出版社，2005 年版。

何志谦，《人类营养学》（第 2 版），北京：人民卫生出版社，2000 年版。

黄承钰，《医学营养学》，北京：人民卫生出版社，2003 年版。

黄刚平主编，《饮食营养与卫生》，四川大学出版社，2003 年版。

林培森，《烹调技术》，中国商业出版社，北京，1993 年版。

刘建秋，《烹饪卫生与安全》，高等教育出版社，2005 年版。

卢一主编，《烹饪营养卫生学》，四川人民出版社，2004 年版。

罗长松：《中国烹调工艺学》，中国商业出版社，北京，1990 年版。

孟凡乔、周陶陶、丁晓雯，《食品安全性》，北京：中国农业大学出版社，2005 年版。

施起红，《烹饪原料及初加工》，中国劳动出版社，1994 年版。

孙润书、王树温，《烹饪原料加工技术》，中国商业出版社，北京，1993 年版。

陶文台，《中国烹调史略》，江苏科学技术出版社，南京，1983 年版。

闻芝梅、陈君石，《现代营养学》（第 7 版），北京：人民卫生出版社，1998 年版。

杨月欣，《中国食物成分表 2002》，北京：北京大学医学出版社，2002 年版。

中国营养学会，《中国居民膳食营养素参考摄入量》，北京：中国轻工业出版社，2000 年版。

后　记

　　感叹时光飞逝，似水流年。在国家"985 工程"四川大学宗教·哲学与社会研究创新基地、道教与宗教文化研究所读博士的日子是难忘的，美好的。该所曾获得国内多项第一，实属不易，是前辈们辛勤付出的结果，令后生们肃然起敬。本人能在这样的国家级重点学科点学习，听到诸位名师授课、讲座，如沐春风，这是人生宝贵的经历和财富。

　　该书稿是在博士论文基础上修订完成的。事实上，对道教服食的研究，涉及诸多因素以及对切入点的把握、研究方法的运用等问题，确实有一定的难度。之所以选择这个题目，是因为道教是以生命炼养为其特色的，而服食是其中的重要方式之一，因此，以其为研究对象。

　　在研究的过程中，本人一直在思考研究方法的问题：既然历史上的道教服食是一种重要的生命实践活动，那么围绕"为何服""服什么""如何服""有何效果"等就不能单纯地从思辨的角度切入，需要多学科系统的予以分析。思考良久，本人的思路是，选取《道藏》中代表性的文献所涉及的服食食材、加工工艺等采用"地毯式"的方式统计出来，希望这能管窥历史上服食的变化，再围绕服食开展多方面的研究。实际上，由于涉及版本、别名、隐名、地域、宗教性描述、宗教体验等诸多因素，均需要仔细甄别。这一过程，采用人工的方式前后进行多次，实属不易。由于食材庞杂，仍然存在出错的可能性，这是一种尝试，算是抛砖引玉吧。统计完成后，对相关食材进行营养学分析，亦是一种探讨。

论文的完成，许多人给予了帮助。首先要感谢张钦教授。张老师待人慈善，每次见到张老师都感觉很温馨，张老师学识渊博、睿智幽默、真诚洒脱。张老师从多方面给予本人很大的关心和照顾，并对该论文给予悉心指导，提出了宝贵意见。感谢宗教所各位尊敬的老师，他们或当年辛勤地给我们授课，或在开题报告中提出修改意见，或在论文答辩中给予中肯的建议，以及以不同方式给予我帮助。感谢一路走来提供帮助的各位良师益友和各位同学！

感谢父母和家人多年无私辛勤的付出。父亲徐居法、母亲石绍英勤俭节约、辛劳一生，现年事已高，让我痛感岁月的流逝。祝愿家人与诸位友人身体健康，吉祥如意！

由于本人才疏学浅，所写论文不足之处，恳请各位方家批评指正。本人将继续努力，为本学科和传统文化的发展尽自己一份微薄的力量。

徐　刚

2018 年 1 月于成都

《儒道释博士论文丛书》已出书目

图书在版编目（CIP）数据

生命哲学视域下的道教服食研究/徐刚著 .—成都：
巴蜀书社，2018.6
（儒道释博士论文丛书）
ISBN 978-7-5531-0988-6

Ⅰ.①生… Ⅱ.①徐… Ⅲ.①道教—养生（中医）—研
究 Ⅳ.①R212

中国版本图书馆 CIP 数据核字（2018）第 110499 号

生 命 哲 学 视 域 下 的 道 教 服 食 研 究

SHENGMING ZHEXUE SHIYU XIA DE DAOJIAO FUSHI YANJIU

徐 刚 著

责任编辑	黄云生	
出　　版	巴蜀书社	
	成都市槐树街 2 号　邮编 610031	
	总编室电话：(028) 86259397	
网　　址	www.bsbook.com	
发　　行	巴蜀书社	
	发行科电话：(028) 86259422　86259423	
经　　销	新华书店	
印　　刷	成都春晓印务有限公司	
	电话：(028) 88450462	
版　　次	2018 年 9 月第 1 版	
印　　次	2018 年 9 月第 1 次印刷	
成品尺寸	203mm×140mm	
印　　张	23.375	
字　　数	600 千字	
书　　号	ISBN 978-7-5531-0988-6	
定　　价	85.00 元	

本书如有印装质量问题，请与发行科调换